要药分剂补正

本草经典古籍校注丛书（第一辑）

李成文 总主编

清·沈金鳌 原著

清·刘鹗 补正

李成文 王萍 杨海燕 校注

中国健康传媒集团
中国医药科技出版社 ·北京

内容提要

《要药分剂补正》是清代著名学者刘鹗（字铁云，江苏丹徒人）对医家沈金鳌《要药分剂》补订而成的一部本草专著，收载常用中药380余种。按照宣、通、补、泻、轻、重、滑、涩、燥、湿分卷。每药从其药性、功效主治、经络循行、合化配伍、名家论说、用药禁忌、道地出产、炮制贮存等方面进行阐发。本书方便实用，可供中医药教学、科研人员参考，也可供中医爱好者参阅。

图书在版编目（CIP）数据

要药分剂补正 /（清）沈金鳌原著；（清）刘鹗补正；李成文，王萍，杨海燕校注 . -- 北京：中国医药科技出版社，2025.8.（本草经典古籍校注丛书 / 李成文总主编）. -- ISBN 978-7-5214-4954-9

Ⅰ. R283.6

中国国家版本馆CIP数据核字第20248XW170号

美术编辑 陈君杞
版式设计 南博文化

出版　**中国健康传媒集团** | 中国医药科技出版社
地址　北京市海淀区文慧园北路甲22号
邮编　100082
电话　发行：010-62227427　邮购：010-62236938
网址　www.cmstp.com
规格　880×1230mm $^1/_{32}$
印张　17 $^1/_2$
字数　432千字
版次　2025年8月第1版
印次　2025年8月第1次印刷
印刷　大厂回族自治县彩虹印刷有限公司
经销　全国各地新华书店
书号　ISBN 978-7-5214-4954-9
定价　59.00元

获取新书信息、投稿、为图书纠错，请扫码联系我们。

本草经典古籍校注丛书
（第一辑）

编　委　会

前言

　　本草始自神农，专著400余部，各书所录，皆有侧重，载药3000多种，涵盖2000多年研究成果，包括药物形态、产地气候、种植栽培、采收加工、炮制保藏、伪劣鉴别、寒热温凉、酸苦甘辛咸淡、气味厚薄、升降浮沉、归经引经、功效主治、配伍应用、毒性禁忌、处方用量、煎煮方法、冲服外敷、丸散膏丹、用药验案等，至今未能全部整理出版，难得一窥芳容。即使是已经影印出版的繁体竖排版本，也因没有校注而阅读不便，故不被世人所关注。

　　不读本草，焉知药性？昆虫草木，生之有地，根叶花实，采之有时，新陈不同，精粗不等，区分名实，炮制加工。金石类多主镇逆破坚；草本类多主散结利气，大约苗及茎升，根降，叶散，子攻，花润；虫兽类多主助运泄闭。形质虽一，气味不同，气味相类，形质则迥。气无形而升为阳，味有质而降属阴；气味皆有厚薄，气厚者为纯阳，薄为阳中之阴；味厚者为纯阴，薄为阴中之阳。气薄则发泄，气厚则发热；味厚则泄，味薄则通；气薄宜升，味厚宜降，轻虚者浮而升，重实者沉而降。味薄者升而生春象，气薄者降而收秋象，气厚者浮而长夏象，味厚者浮而藏冬象，味平者化而成土象。气厚味薄者浮而升，味厚气薄者沉而降，气味俱厚者能浮能沉，气味俱薄者可升可降。降中有升，浮中有沉，升降一体，浮沉兼收。五味之用，味酸者能涩、能收，味苦者能泻、能燥、能坚，味甘者能补、能和、能缓，味辛者能散、能润、能横行，味咸者能下、能软坚，味淡者能利窍、能渗泄。辛甘发散为阳，酸苦涌泄为阴，咸味涌泄为阴，淡味渗泄为阳，轻清升浮为阳，重浊沉降为阴。药物归经引经，或入太阳，或入少阳，或入阳明，或行太阴，或走厥阴，或走少阴之经。凡色青、味酸、气躁，性属木者，皆入足厥阴肝、足少阳胆经；色赤、味苦、气焦，性属火者，皆入手少阴心、手太阳小肠经；色黄、味甘、气香，性属土者，皆入足太阴脾、足阳明胃经；色白、味辛、气腥，性属金者，皆入手太阴肺、手阳明大肠经；色黑、味咸、气腐，性属水者，皆入足少阴肾、足太阳膀胱经。寒热温凉，虚实补泻，或阴或阳，或气或血，或攻或补，或表或里，或开或阖，或通或涩，或燥或润，或芳香辟秽，防疫散邪，悦脾开胃，化湿祛浊，行气活血，消肿散结，通经止痛，开窍醒神。总之，多读本草，辨识药性，纠偏避害，才能将兵。否则，虚实莫辨，攻补妄施；温凉杂撮，寒热倒置，方不成方，何能制敌，动辄得咎，草菅人命。

本草多以繁体竖排手稿、抄本流传，近有刻本，遗漏错讹，在所难免，很多本草专著不被人知，历代医家耗尽毕生心血研究本草的新发现、新认知、新成果，或总结的独特用药心得与经验，无法得到传承，后人未见前书，却又进行着重复研究，浪费大量的宝贵资源，严重地影响了中药学的发展与学术进步，并波及中医学的发展与进步，更给大众健康带来了不利影响。

本草古籍众多，文辞深奥，涉及知识面较宽，过往校注之书，仅重医理，文字误读、注释错误、用典不释、当释未释、遇难不释现象屡见。为此，我们专门成立《本草经典古籍校注丛书》编写团队，对其进行系统整理校注。组织专家学者认真梳理，遵从中医古籍整理规范，参考诸家注释，筛选其影响阅读，难以理解的字、词、人名、地名、官职、书名、风俗、方物、典故、病证、本草异名等，逐一考订，遇疑即解，拨冗歧义，附以书证，注重源流，言简意赅，深入浅出，通俗易懂，清晰准确，突出实用。避免应解不解、蜻蜓点水、望文生义、字面顺释、曲解附会、失注误注，为中药研究、应用提供基础支持。

本套丛书的出版得到了中国医药科技出版社的大力支持，在此表示衷心的感谢。

中国中医药研究促进会各家学说与临床研究分会会长

河南中医药大学教授　　主任医师　博士研究生导师

李成文

2025 年 6 月

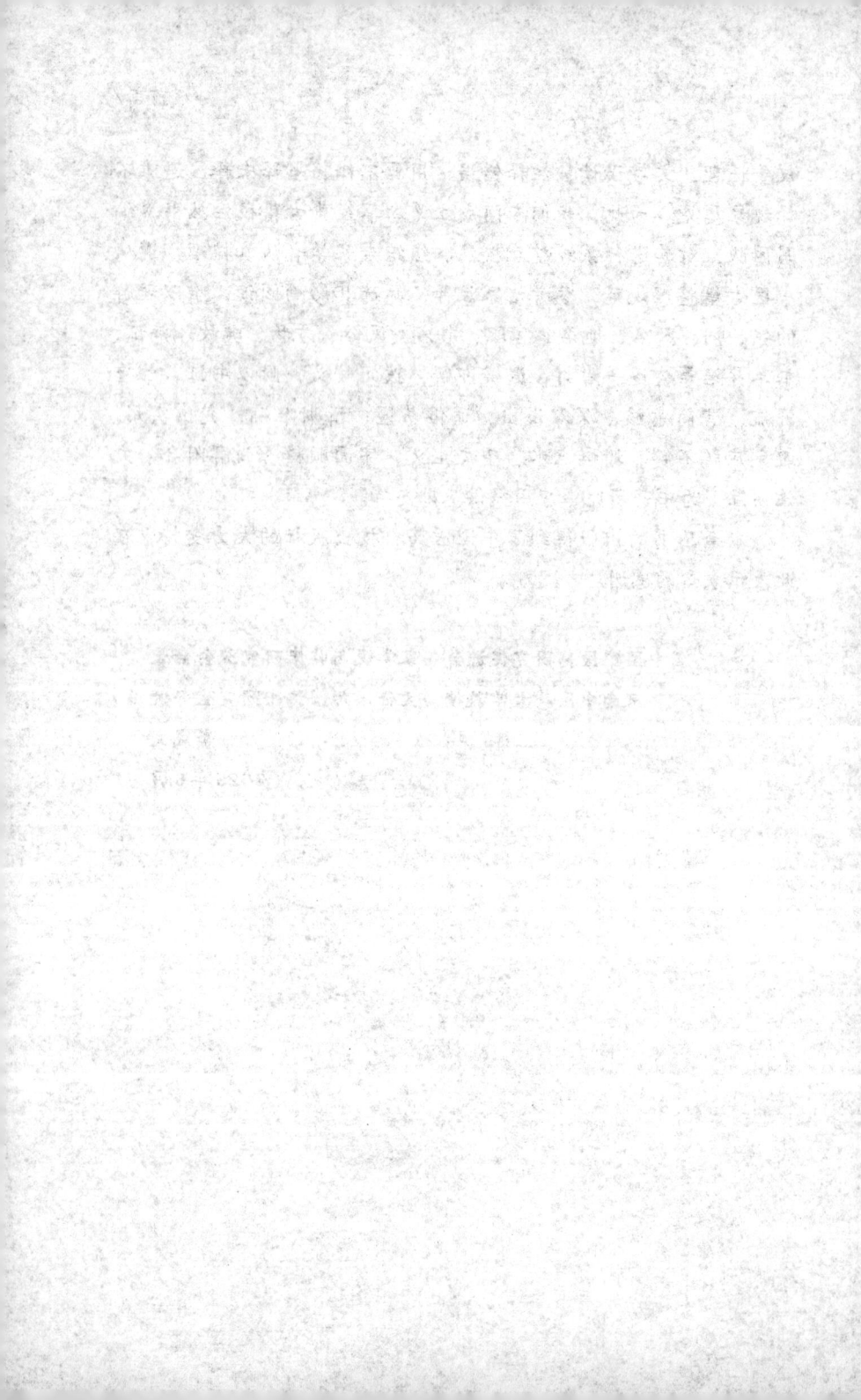

校注说明

1.本书以中国中医科学院图书馆藏稿本《要药分剂补正》为底本进行整理校注。凡繁体字、异体字、俗字、古今字，或有案可稽的古讹字，一律径改为规范简体字。

2.凡因形体相似，或因增笔、缺笔、连笔等而误写误刻的文字，如"灸、炙""且、旦""千、干""日、曰""己、巳""人、入""戊、戍"等，属明显讹误而无疑义者，径改。若遇难裁断是非者，不改原文，出注说明。

3.凡属疑难字、生僻字；难解词，或有歧义的词；本草别名、病症名、地名或地域名、官职、医家、书名等出注。同一内容多次出现且需出注时，一般只在首见处出注。

4.凡历朝避讳字，一律保持原貌，前人已改之字不回改，缺字不增补，但缺笔字补正。其中因改字影响文义之处，均出注说明。特殊情况根据语境和文义处理。

5.因书改横排，原书表示行文位置之右、左，分别径改为上、下。

6.本书校注侧重于解释字词、人名、地名、方物、著作等，力求简明扼要，不作烦琐考证。

《要药分剂补正》序

　　本草著自神农。汉唐以降，药品日增，经义日晦①，编辑成书，代不乏人。濒湖②出，搜罗遗品，阐发功能，区分名实，考究异宜，综览大纲，详分细目，集成千七百余种，嘉惠后人，既周且至。原卷帙繁多，学者望洋，咨嗟兴叹。他如《主治指掌》《药性歌赋》《本草从新》③、《本草备要》④等书，逐末忘本，拘泥鲜通，谬误丛生，奚⑤裨⑥实用？近世俗医，乃竟视若津梁⑦，奉为矩则⑧。父以训子，师以授弟，以讹传讹。医者病者，举世梦梦，甘受其毒，而不知谁过。

---

① 晦：本义为农历每月的最后一天。这天月球运行到地球和太阳之间，在地球上无法看到。引申指昏暗不明、隐微。比喻艰涩难懂。

② 濒湖：即李时珍（1518—1593），字东璧，号濒湖山人，明代湖北蕲州人，著名医药学家。著有《本草纲目》《奇经八脉考》《濒湖脉学》等。

③ 《本草从新》：本草著作。清代吴仪洛撰，十八卷。

④ 《本草备要》：本草著作。清代汪昂撰，八卷。

⑤ 奚：疑问代词，即"什么""何"的意思。

⑥ 裨（bì 闭）：增加，帮助。

⑦ 津梁：指渡口和桥梁。此比喻能起引导、过渡作用的事物或方法。

⑧ 矩则：指法则、规则、准则、法度。

　　夫用药如用兵，不能将兵，焉能制敌？不明药性，率然治病，无惑乎虚实莫辨，攻补妄施，温凉杂投，寒热倒置，方不成方，动辄得咎①，草菅人命也！余窃悲焉。

　　癸卯识先生于沪上。先生博雅人也，书藏富有，好古敏求②，心期济世③，研理务精；朝夕过从，颇多裨益。一日出《要药分剂》以示余。曰：古今本草，以斯为善，惜乎门类不全，尚多遗憾。我欲搜集群书，补而正之。汝能助我参考否？余生也晚，不及见。先大父④特庵公亲承医旨，暇⑤检残篇，略知门径，遂自不揣，怡然允诺。先生亦欣欣，有疑必问，三易其稿，越二年而书成。

　　余读之，见夫精核⑥种物，博采群书，分门别类，有美必搜。实足使学者识名辨性，治病处方，奉为圭臬⑦，不再舛误⑧。先生殆为神农之功臣，濒湖之良友。沈氏⑨有知，当亦心折。先生之读书得间，而自悔剩义之独留乎。将付梓⑩人，爰为之序。

光绪□□□年□□月　山阳剑农汪铭业谨序

---

① 咎：指罪过，过失。此用作动词，指追究罪过，责备。
② 好古敏求：喜爱古代的事物（典籍），努力去求知钻研。出自《论语·述而》。
③ 心期济世：指胸怀天下、大众。心期，心中相许，胸怀；济世，指世俗。
④ 先大父：已故的祖父。
⑤ 暇：本义为空闲，无事的时候。此指悠闲、从容。
⑥ 精核：认真考核。
⑦ 圭臬：本指土圭和水臬，古代测日影、正四时、测度土地的仪器。此比喻标准、准则和法度。
⑧ 舛（chuǎn 喘）误：差错，谬误。
⑨ 沈氏：即沈金鳌（1717—1776）。字芊绿，号汲门、再平、尊生老人，江苏无锡人，清代著名医家。著有《脉象统类》《诸脉主病诗》《杂病源流犀烛》《伤寒论纲目》《妇科玉尺》《幼科释迷》《要药分剂》，总其名曰《沈氏尊生书》。
⑩ 付梓：指书稿雕版印行。

目　录

无锡沈金鳌原辑
丹徒刘铁云补正

宣剂 上

徐之才^①曰：宣可去壅，生姜、橘皮之属是也。李杲^②曰：外感六淫之邪，欲传入里，三阴实而不受，逆于胸中，窒塞不通，而或呕或哕，所谓壅也。三阴者脾也，故必破气药，如生姜、橘皮、藿香、半夏之类，泻其壅塞。王好古^③曰：木郁达之，火郁发之，土郁夺之，金郁泄之，水郁折之，皆是也。

桔梗

味辛，微温。主胸胁痛如刀刺，腹满肠鸣幽幽，惊恐悸气

---

① 徐之才：字士茂（492—572），南朝丹阳人，南北朝医学家。著有《雷公药对》。

② 李杲：字明之（1180—1251），晚号东垣老人，后人多尊称为李东垣，河北真定人，金元著名医家。著有《内外伤辨惑论》《脾胃论》《兰室秘藏》《东垣试效方》《医学发明》等。

③ 王好古：字进之（约1200—1264），号海藏，赵州人，元代著名医家。著有《汤液本草》《医垒元戎》《阴证略例》等。

《本经》^①。

苦，有小毒，利五脏肠胃，除寒热风痹，疗咽喉痛，下蛊毒《别录》^②。

治下痢，破血积气，消聚痰涎，去肺热气促嗽逆^③，除腹中冷痛，主中恶^④，小儿惊痫甄权^⑤。

下一切气，止霍乱转筋，心腹胀痛，除邪辟温，破癥瘕肺痈，养血排脓，补内漏及喉痹《大明》^⑥。

利窍，治肺部风热，清利头目，咽嗌胸膈滞气及痛，除鼻塞元素^⑦。

治寒呕^⑧东垣。

主口舌生疮，赤目肿痛时珍。

味苦《得宜》^⑨。

---

① 《本经》：即《神农本草经》，又称《本草经》。载药365种，是我国现存最早的本草专著。

② 《别录》：即《名医别录》，本草专著。南北朝陶弘景著，载药730种。

③ 嗽逆：中医病症名。指咳嗽气喘。

④ 中恶：中医病名，又称客忤、卒忤。感受秽毒或不正之气，突然厥逆，不省人事。

⑤ 甄权：约541—643，南朝初唐名医，许州扶沟人。著有《针经钞》《药性论》《明堂人形图》，均已亡佚。部分内容见于《备急千金要方》《千金翼方》《外台秘要》等著作。

⑥ 《大明》：即《大明本草》。原书名为《吴越日华子集》，又称《日华子诸家本草》，简称《日华子本草》，五代十国时期日华子撰。

⑦ 元素：即张元素（约12—13世纪），字洁古，金代易州人，后人又称其为易老，金元著名医家。著有《医学启源》《脏腑标本寒热虚实用药式》《珍珠囊》等。

⑧ 寒呕：中医病证名。如《素问·举痛论》："寒气客于肠胃，厥逆上出，故痛而呕也。"

⑨ 《得宜》：即《得宜本草》，本草著作，又名《得意本草》《绛雪园得宜本草》。清代王子接著，载药458种。

【经络】味厚气轻，阳中之阴，升也^{好古}。

入足少阴经《得宜》。

入肺心二经，兼入胃经。为开发和解之品，兼泻剂，为肺经气分之药^{羊绿}。

【合化】徐之才曰：得牡蛎、远志，疗恚^①怒。得硝石、石膏，疗伤寒。《活人书》^②曰：得枳壳，治胸满不痛。又曰：得半夏，治伤寒腹胀。《伤寒论》曰：得甘草，治少阴咽痛。《普济方》^③曰：桔梗为末，治鼻出衄^④血。一方加生犀角屑。《肘后方》^⑤曰：桔梗为末，治打击瘀血。

【论说】张元素曰：桔梗清肺气，利咽喉。其色白，故为肺部引经。得甘草能载引上行，为舟楫之剂，如大黄，苦泄峻下之药，欲引至胸中最高之分，须用辛甘升之。譬如铁石入江，非舟楫不载，所以诸药有此一味，不能下沉也。朱震亨^⑥曰：干咳嗽，乃痰火之邪郁在肺中，宜桔梗开之；痢疾腹痛，乃肺金之气郁在大肠，亦宜桔梗开之，后用痢药。此药能开提气血，故气药宜用。

【禁忌】《经疏》^⑦曰：凡攻补下焦药中勿入，气逆上升，不得

---

① 恚（huì 慧）：即怨恨、愤怒。

② 《活人书》：伤寒学著作，即《无求子伤寒百问》（又名《南阳活人书》《类证活人书》《无求子活人书》）的简称，亦简称《活人》，北宋朱肱撰，二十卷。

③ 《普济方》：方书。明代朱橚等编，集15世纪以前方书之大成，总结明以前医疗之经验，除了博引历代医书外，兼收其他传记、杂说等，保存了不少宋元名医散佚的著作。

④ 衄（nǜ 恧）：本义指鼻子出血，后泛指出血。

⑤ 《肘后方》：方书。《肘后备急方》《肘后救卒方》之简称，亦有简写为《肘后》。东晋葛洪著，八卷，是我国第一部临床急救手册。

⑥ 朱震亨：字彦修（约1281—1358），浙江义乌丹溪人，后人尊为丹溪翁。著有《格致余论》《局方发挥》《金匮钩玄》等。

⑦ 《经疏》：即《神农本草经疏》，又名《本草经疏》，本草著作。明代缪希雍撰，共三十卷。

下降，及邪在下焦，均宜忌用。徐之才曰：节皮为使，畏白及、龙胆草，忌猪肉。

【出产】《图经》①曰：桔梗生嵩高②山谷及冤句③，今在处有之。春生苗，高尺余，叶似杏而长楮，四叶对生，夏时开花，紫碧色，颇似牵牛子，秋后结实，八月采根曝干。《吴普》④曰：叶如荠苨⑤，茎如笔管。苏恭⑥曰：荠苨、桔梗之叶，颇相混乱，但桔梗有心，荠苨无心，为不同耳。唐慎微⑦曰：解州⑧、成州⑨、和州⑩最有名。

---

① 《图经》：即《本草图经》，又名《图经本草》，本草著作。宋代苏颂等编撰，共二十卷，记载了300多种药用植物和70多种药用动物及其副产品。

② 嵩高：即嵩山，在今河南登封。

③ 冤句：古代地名。西汉置，治所在今山东曹县西北。王莽改名济平亭县，东汉复为冤句县，北宋元祐元年改为宛亭县。

④ 《吴普》：即《吴普本草》，又称《吴氏本草》，本草著作。三国魏吴普撰，六卷，载药441种。

⑤ 荠苨（nǐ拟）：桔梗科沙参属植物。

⑥ 苏恭：即苏颂（1020—1101），字子容，北宋福建泉州同安县人，著名政治家、文学家和药物学家。著有《本草图经》等。

⑦ 唐慎微：字审元（约1056—1093），宋代蜀州晋原人，医药学家。著有《经史证类备急本草》，简称《证类本草》，三十二卷。

⑧ 解（hài害）州：古代地名。五代后汉乾祐元年置，治所在解县。

⑨ 成州：古代地名。南朝梁普通四年置，治所在梁信县。隋开皇十年改名封州；西魏废帝三年以南秦州改名，治所在今甘肃西和西南。隋大业初废；隋末王世充置，治所在城父县。寻废，唐初改汉阳郡置，治所在上禄县。天宝元年改为同谷郡，乾元元年复为成州，宝应元年废，贞元五年复置，徙治泥公山，咸通七年又徙治宝井堡，后徙治同谷县。五代后梁开平初改名文州，唐同光初复名成州，南宋宝庆三年升为同庆府，元仍改为成州。

⑩ 和州：古代地名。北周保定三年以北荆州改置，治所在南陆浑县。隋开皇初改为伊州；北齐置，治所在历阳县。隋大业初改为历阳郡。唐武德三年复为和州，天宝初改为历阳郡，乾元初复为和州。元至元十五年改为路，二十八年复降为州；唐武德初置，治所在南和县。四年废。

【炮制】雷公^①曰：凡用，须去头上尖硬二三分，并去浮皮，泔浸，微炒。

天麻——名定风草

味辛，平，无毒。主诸风湿痹，四肢拘挛，小儿风痫惊气，利腰膝，强筋力《开宝》^②。

治冷气㿗^③痹，瘫缓不随，语多恍惚，善惊失志甄权。

治风虚、眩晕、头痛元素。

诸风麻痹不仁，风热语言不遂东垣。

【经络】苦平，阴中之阳也好古。

入足厥阴、足阳明经《得宜》。

入肝经，为祛风之品，乃肝经气分药芊绿。

【合化】缪希雍^④曰：得术、半夏、黄芩、前胡、橘皮、茯苓，治痰厥头痛。又曰：得南星、前胡、橘皮、白前，消一切风痰。《得宜本草》曰：得白术，则去湿。《卫生易简方》^⑤曰：得半夏、细辛各二两，绢袋分盛，作二个，蒸热，轮换熨腰脚疼痛，汗出

---

① 雷公：即雷敩，南朝宋时药学家。著有《雷公炮炙论》三卷，记载17种制药法。

② 《开宝》：即《开宝本草》，全称《开宝新详定本草》《开宝重定本草》，宋开宝六年尚药奉御刘翰、道士马志、翰林医官翟煦等9人编著。二十卷，收载药物984种。

③ 㿗（wán 顽）痹：中医病证名。即痹证。㿗，《广韵》痹也，《字汇》手足麻痹也。

④ 缪希雍：字仲淳（1546—1627），号慕台，明代南直隶苏州府常熟县人，著名医药学家。著有《先醒斋医学广笔记》《神农本草经疏》等。

⑤ 《卫生易简方》：方书。简称《易简方》《易简》。明代胡濙撰，十二卷（一作四卷），载396方。

即愈。

【论说】《图经》曰：天麻用根，有由内达外之理；赤箭用苗，有自表入里之功。东垣曰：肝虚不足者，天麻、川芎以补之。罗天益[1]曰：眼黑头旋，风虚内作，非天麻不能治。天麻为定风草，故为治风之神药。久服则遍身发红丹，是驱风之验也。寇宗奭[2]曰：天麻须别药相佐使，然后见功，仍须加而用之。希雍曰：天麻得土之辛味，兼感天之阳气以生，故无毒。日华子云：暖浮而升阳也，入肝能逐风湿之邪，凡头风眩晕，与夫痰热上壅，或四肢湿痹、小儿惊痫等症，所必须之药。

【禁忌】《经疏》曰：风药多燥，风能胜湿故也。凡病人觉津液少，口干舌燥，咽干痛，大便涩，及火炎头晕，血虚头痛，南方类中风者，均忌。

【出产】抱朴子[3]云：生高山深谷之处，左右无草，茎大如指。《图经》曰：生郓州[4]、利州[5]、泰山、崂山，今湖南、淮南[6]州郡亦有之。始生如芍药，独抽一茎，故名赤箭。寇宗奭曰：与赤箭治

---

[1] 罗天益：字谦甫（1220—1290），元代河北真定藁城人，著名医学家。著有《卫生宝鉴》等。

[2] 寇宗奭：宋代药物学家，生卒年和生平均不详。著有《本草衍义》三卷。

[3] 抱朴子：即葛洪（约283—363），字稚川，自号抱朴子，世称小仙翁，东晋丹阳句容人，道教理论家、著名炼丹家和医药学家。著有《肘后备急方》等。

[4] 郓州：古代地名。隋开皇十年置，治所在万安县。大业初改为东平郡。唐武德初复改为郓州，贞观八年移治须昌县，天宝初复改东平郡，乾元初复为郓州。北宋宣和元年升为东平府。

[5] 利州：古代地名。南朝梁置。隋开皇十八年改为智州；西魏废帝三年以西益州改名，治所在兴安县。隋大业初又改为义城郡。唐武德元年复为利州，天宝初改为益昌郡，乾元初仍改为利州。元至元十四年改为广元路；唐武德四年置，治所在深利县。贞观十一年改名微州。

[6] 淮南：古代地名。唐、五代方镇之一。唐至德元年置，治所在扬州。五代地属吴及南唐。北宋初废。

疗不同，仍当分为二条。

【炮制】《备要》^①曰：凡用，以明亮坚实者佳，湿纸包，煨熟，切片，酒浸一宿，焙。

秦艽

味苦，平。主寒热邪气，寒湿风痹，肢节痛，下水，利小便《本经》。

辛，微温，无毒，疗风，无问久新，通身挛急《别录》。

治小便难，腹满《圣惠》^②。

传尸骨蒸，治疳疾及时气《大明》。

疗酒疸黄疸，解酒毒，去头风甄权。

除阳明风湿，及手足不遂，口噤牙痛，口疮，肠风泻血，能养血荣筋元素。

泄热益胆气好古。

治胃热，虚劳发热时珍。

【经络】感秋金之气而生，阴中微阳，可升可降，降多于升，入手足阳明经《经疏》。兼入肝胆《得宜》。入胃、大肠，兼肝、胆经，为泄散疏利之品，乃胃与大肠驱除风湿之要药芊绿。

【合化】《圣惠方》曰：得甘草，治暴泻引饮。一治小儿骨蒸潮热，减食瘦弱。《太平圣惠方》曰：得牛乳，治伤寒烦渴，心神躁热。得阿胶、艾叶，治胎动不安。孙真人^③曰：得牛乳、芒硝，

---

① 《备要》：即《本草备要》，清代汪昂（字讱庵）著，四卷，载药460种。

② 《圣惠》：即《太平圣惠方》，简称《圣惠方》，方书。北宋翰林医官院王怀隐、王佑、郑彦、陈昭遇等编纂，一百卷，载方16834首。

③ 孙真人：即孙思邈。据传唐高宗赐封其妙应真人，故后人尊称为真人，又称为药王，唐代京兆华原人，著名医药学家、道士。著有《备急千金要方》和《千金翼方》。

治黄疸，皮肤、眼睛如金，小便赤。《得宜本草》曰：得独活、桂心，治产后中风。

【论说】徐之才曰：菖蒲为使，畏牛乳，然治黄疸又用之，须参。李时珍曰：此手足阳明经药，兼入肝胆，故手足不遂、黄疸烦渴之病，在所必需，取其能燥湿散热结，专祛阳明湿热也。阳明有湿，则身体酸疼烦热，阳明有热，则日晡潮热骨蒸，乃三痹必用之药。沈芊绿曰：感受风寒发热，遍身疼痛，必以秦艽治之，以其能散结除邪也，并能养胎。

【禁忌】《经疏》曰：下部虚寒人，及小便不禁者，均忌。

【出产】《图经》曰：生飞鸟山谷，今河、陕多有之。六月开花，紫色，似葛花，当月结子。春秋采根，阴干。苏恭曰：泾州①、鄜州②、岐州③者良。时珍曰：以其出秦中，故名秦艽，根作罗纹交纠者佳。

【炮制】雷公曰：凡使以布拭去黄白毛，乃用还元汤浸一宿，晒干用。

柴胡

味苦，平，微寒，无毒。主伤寒邪热，痰热结实，虚劳肌热，

---

① 泾州：古代地名。北魏置，治所在临泾县。后移治安定县。隋大业三年改为安定郡。唐复改名泾州，天宝元年改名安定郡，至德元年又改为保定郡，乾元元年复改为泾州，大历三年置泾源节度治此。北宋仍名泾州。金元光元年移治长武县，元复移治临泾县故址。

② 鄜（fū 夫）州：古代地名。西魏废帝三年以北华州改名，治所在杏城。隋大业三年移治洛交县，改为鄜城郡。唐武德元年复为鄜州，天宝元年改置洛交郡，乾元元年复为鄜州。

③ 岐州：古代地名。北魏太和十一年置，治所在雍县。隋开皇元年随县移治，大业三年改置扶风郡。唐武德元年复为岐州，天宝元年又改扶风郡。

呕吐心烦，诸疟寒热，头眩目赤，胸痞胁气，口苦耳聋，女人热入血室，胎前产后诸热，小儿痘疹，五疳羸热，散十二经疮疽、血凝气聚，功同连翘《备要》。

肠胃心腹中结气，五脏间游气，胸中邪气，大肠停积水胀，及湿痹拘挛，肩背疼痛，脾痹，阳气下陷，平肝、胆、心包、三焦相火，及头痛眩晕《本草括》①。

【经络】禀仲冬之气以生，兼得地之辛味春气。阴中之阳，故为少阳经表药《经疏》。

能引清气上行而顺阳道，益以少阳之气，初出地之皮为嫩阳，故以少阳当之海藏②。

入经达气，入络和血，升不上乎颠顶，散不达乎皮毛，故入胆，而合其无出无入之性《得宜》。

入肝、胆、心包、三焦四经，为表散之品，乃引经药也芊绿。

【合化】《本事方》③曰：得甘草，治伤寒余热。《澹寮方》④曰，得人参、姜、枣，治虚劳发热。《千金方》⑤曰：得决明子、人乳，治眼目昏暗。东垣曰：得升麻、干葛，能升阳散火。《得宜本草》曰：得益气药则能升阳，得清气药则能散邪。李时珍曰：得黄芩行手足少阳，得黄连行手足厥阴。

【论说】《图经》曰：仲景治伤寒，有大小柴胡汤，及加龙骨、

---

① 《本草括》：本草著作，即《本草括要》。后蜀张文懿撰。
② 海藏：即王好古（约1200—1264），字进之，号海藏，元代赵州人，著名医学家。著有《医垒元戎》《阴证略例》等。
③ 《本事方》：综合性方书，即《普济本事方》，又名《类证普济本事方》。宋许叔微撰，十卷，收载方剂300余首。
④ 《澹寮方》：医方著作，即《澹寮集验方》，元僧人继洪辑成。
⑤ 《千金方》：即《备急千金要方》，唐代孙思邈所撰，被誉为"中国最早的临床百科全书"，三十卷。

牡蛎，或加芒硝等汤，故后人治寒，必以此为要药。《衍义》①曰：
《本经》并无一字治劳。今人方中鲜有不用，误世甚多。尝原病
劳，有一种真脏虚损，复受邪热，因虚致劳，故曰劳者牢也，须
斟酌用之。如《经验方》②中，治劳热，青蒿煎丸，用柴胡正当
合宜。《日华子》曰：《药性论》谓治劳乏羸瘦，然无实热，医者
取而用之，不亡何待？若张仲景治寒热往来如疟，用柴胡，方合
其宜。张元素曰：气味俱轻，阳也，引胃气上升，故能发散表
热。李东垣曰：柴胡能引清气行阳道，伤寒外，诸有热病，则加
之，无热，不必加之。能引胃气上行升腾，而行春令。李时珍曰：
痨有五痨，在肝胆心包有热，则柴胡乃此四经必用之药。痨在
脾胃有热，或阳气下陷，则柴胡为升清退热必用之药，惟痨在肺
肾，当斟酌用之。孙琳曰：凡疟痨，热从髓出，若加刚剂，气血
愈亏。热有在皮肤、在脏腑、在骨髓者，非柴胡不可。若得真银
柴胡，一服可愈，南方者力减，三服亦愈。汪昂③曰：凡胁痛，多
是肝木有余，宜小柴胡汤加味。又左胁痛，宜活血行气；右胁痛，
宜消食行痰。又热入血室，男女均有是症。柴胡在脏主血，在经
主气。

　　沈芊绿曰：今人治疟，必用柴胡，若非柴胡，不足为治。致
有辗转淹滞，变生不测，竟至殒命者。则知疟非死症，惟概以柴
胡治疟者，杀之也。夫柴胡为少阳表药，若其疟果发自少阳，治
以柴胡，无不立愈。若病在他经用之，则必令他经之邪，转入少

---

① 《衍义》：本草著作，即《本草衍义》，北宋寇宗奭编著，全书二十卷，共载药
　　570余种，对《嘉祐本草》《嘉祐本草图经》之疏误进行了订正与发挥。

② 《经验方》：方书，又名《经验前方》，原书佚，收录于《证类本草》，成书年
　　代约在宋以前，《本草纲目》记载为陈抃编著，但可能为《宋书·艺文志》所
　　载同姓人所著陈氏《经验方》。

③ 汪昂：字讱庵（1615—1694），初名恒，明末清初安徽休宁人，医学家。著有
　　《素问灵枢类纂约注》《医方集解》《本草备要》《汤头歌诀》等。

阳。迁延日久，正气已虚，邪气仍盛，且恐弥漫诸经。甚或调养失宜，以至毙命，所必然也。医家病家，不明此理，可胜浩叹。古人云，凡疟误服柴胡，致淹缠不已。彼古人未尝不提醒此旨，而医者不能读书，或读而未明其理，故至此耳。又云，柴胡为治疟要药。不知柴胡专于升散，并不能治疟热，其始皆由日华子。补五痨七伤，药性能治劳乏羸瘦等语误之。后之医者，妄用杀人。《衍义》云，有一种真脏虚损，复受邪热，邪因虚而致劳，当须斟酌用之。此亦推究其极，而言惟其因虚复受邪热，以致成劳，故犹可斟酌而用。若但真元虚损，其不可再用表散之药，明矣。余非好异，实以人命攸关，故稍辩论，神而明之，存乎其人耳。

【禁忌】《经疏》曰：凡虚人气升呕吐，及阴虚火炽炎上，法所同忌，疟非少阳经者勿入。徐之才曰：半夏为使，恶皂荚，畏女菀、藜芦。

【出产】《图经》曰：生洪浓①山谷及宛句，今关陕江湖间，近道皆有之，以银州②者为胜。叶似竹叶，似斜蒿，似麦门冬而短。七月开黄花，八月采根，曝干。《备要》曰：银州柴胡，色白黄而大。北产者，色微黑而细，并良。南产者强硬，不堪入药。

【炮制】雷公曰：凡用，须去髭并头，用铜刀削去赤薄皮少

---

① 洪浓：古地名，即弘农。西汉元鼎四年置，治所在弘农县。王莽改名右队郡。东汉初复名弘农郡，末年改名恒农郡。三国魏复名弘农郡。十六国前秦移治陕县。北魏又改恒农郡。北周明帝又改西恒农郡为弘农郡，还治弘农县。隋开皇初废，大业初复置，与县移治今灵宝县；义宁元年又移治陕县。唐武德初废。

② 银州：古代地名。北周保定三年置。隋大业二年废。唐贞观二年复置，天宝元年改置银川郡，乾元元年复为银州。五代后地入西夏。北宋元丰四年攻取，次年移治永乐城，寻又为西夏攻占，崇宁四年复置，次年废为银川城。

许，细剉，勿令犯火。《备要》曰：外感生用，有汗、咳者，蜜水炒，内伤升气酒炒。下降用梢。

前胡

味苦，微寒，无毒。主痰满，胸胁中痞，心腹结气，风头痛，去痰下气，治伤寒寒热，推陈致新，明目益精《别录》。

能去热实，及时气内外俱热甄权。

治一切气，破癥结，开胃下食，通五脏，主霍乱转筋，骨节烦闷，呕吐反胃，气喘咳嗽。安胎，小儿一切疳气《大明》。

清肺热，化痰热，散风邪时珍。

【经络】得土金之气，而感秋冬之令，故味苦，微寒，无毒。入手太阴、少阳，阳中之阴，降也《经疏》。

入肺、三焦二经，兼入脾、胃、大肠、肝、膀胱五经，为解散之品，兼泻剂，乃降痰下气之要药芊绿。

【合化】《经疏》曰：得白前、杏仁、桑皮、甘草、桔梗，能豁风热痰壅，喘嗽下气，得羌活、干葛、柴胡、黄芩、栝楼根，治时疫寒热。《得宜本草》曰：得桔梗，治痰热咳逆。

【论说】李时珍曰：前胡性降，与柴胡纯阳上升不同，故其功长于下气，气下则火降，痰亦降。缪希雍曰：前胡能散有余之邪热实痰，不可施之气虚血少之病。汪讱庵曰：辛以畅肺解风寒，甘以悦脾理胸腹，苦泄厥阴肝家之热，寒散大肠膀胱之邪。又肝胆经风邪，非前胡不治。《得宜本草》曰：功专散风下气。刘若金[①]曰：时珍谓为入手足太阴阳明，不知既有苦而主气分，则希雍所云入手太阴手少阳者良是，但不宜遗足阳明耳。其气味，在

---

① 刘若金：字云密（1586—1665），号蠡园逸叟，明末清初湖北潜江人，官吏、医药学家。著有《本草述》。

《别录》曰苦微寒，而甄权又言甘辛平，苏颂谓最上者味浓苦，而雷公又云真前胡味甘微苦。未知孰是。然据其功用，似当以甘辛而有苦者为得也。

【禁忌】《经疏》曰：凡阴虚火炽，煎熬真阴，凝结为痰而嗽，真气虚而不归元，以致胸胁逆满，头痛不因于痰，而由阴血虚，内热心烦，外现寒热，而非外感者，均忌。徐之才曰：半夏为使，恶皂荚，畏藜芦。

【出产】弘景①曰：各处皆生，出吴兴②者为胜。根似柴胡而柔软，但《本经》上品有柴胡而无前胡，晚近医家乃用之。《别录》曰：二月、八月采根，曝干。李时珍曰：前胡有数种，惟以苗生青白色，似斜蒿，长三四寸，味甚香美者为真。大抵北产者良，故方书称北前胡云。

【炮制】雷公曰：修事，先用刀刮上苍黑皮，并髭上子，细剉，以甜竹沥浸令润，日中熬干用。

防风

味甘，温，无毒。主大风头眩痛，恶风，风邪，目盲无所见，风行周身，骨节疼痹，烦满《本经》。

辛，无毒，胁痛，胁风头面去来，四肢挛急，字乳③，金疮内

---

① 弘景：即陶弘景（456—536），字通明，自号华阳隐居，谥贞白先生，南朝齐梁时丹阳秣陵人，著名道教学者、炼丹家、医药学家。著有《本草经集注》等。

② 吴兴：古代地名。三国吴宝鼎元年置，治所在乌程县。南朝梁绍泰元年改为震州，太平元年复为吴兴郡。隋开皇时废。唐天宝元年又改湖州为吴兴郡，乾元元年复为湖州。

③ 字乳：即生育、产子。

痊《别录》。

三十六般风，男子一切劳劣，风赤眼，止冷泪，及瘫痪，通利五脏关脉，五劳七伤羸损，盗汗心烦，能安神定志，匀气脉《大明》。

治上焦风邪，泻肺实，散头目中滞气，经络中留湿，上部见血元素。

搜肝气好古。

头痛目眩，脊痛项强，周身尽痛，太阳经症，又行脾胃二经，兼治疮疡《备要》。

【经络】禀天地之阳气以生，故味甘温，《别录》兼辛而无毒，气厚味薄，升也，阳也。入手阳明、足少阳厥阴，风药也，治风通用《经疏》。

入手足太阳、足厥阴经，其性柔淫[1]，无所不入，随主药而走经络《得宜》。

入太阳本经，而为脾胃二经之行经药东垣。

入肝、大肠、三焦三经，为表发疏散之品，搜肝泻肺，发表祛风，胜湿药也芊绿。

【合化】徐之才曰：得葱白，能行周身；得泽泻、藁本，疗风湿；得归、芍、阳起石、禹余粮，治妇人子脏风冷。缪希雍曰：得黄芪、芍药，能实表止汗；入羌活汤，兼除太阳经伤风寒头痛。《朱氏集验方》[2]曰：得浮麦，疗自汗不止，但防风去芦，须用麸炒耳。《简便方》[3]曰：得麸炒枳实、甘草，能消风顺气，及老人大肠秘涩。《经验后方》曰：得天南星，治破伤中风，牙关

---

① 淫：本义为浸淫、浸渍，此处引申为"甚"之义。
② 《朱氏集验方》：方书，南宋朱佐编撰。
③ 《简便方》：方书，又称《经验奇效单方》《简便单方》，明代医家杨起著，两卷。

紧急。

【论说】《别录》曰：叶，主中风热汗出。甄权曰：花，主四肢拘急，不得行步，经脉虚羸，骨节间痛，心腹痛。苏恭曰：子，主风痰为最佳。李时珍曰：身，去身半已上之风邪；梢，去身半已下之风邪。苏恭又曰：凡风药皆能胜湿。李东垣曰：卒伍卑贱之职，随所引而下，乃风药中润剂。若补脾胃，非此引用不可。如脊痛项强，腰似折，项似拔，皆手足太阳证，均宜用此。如疮在胸膈已上，虽无太阳证，亦当用此。盖取其散结，去上部风邪。钱仲阳泻黄散中，倍用防风，乃于土中泻木，为深得此旨尔。《本草述》曰：王好古搜肝气一语，最为扼要。而《大明》谓治一切劳劣①等证，更当寻绎。如此乃能不至误投，而损人元气也。

【禁忌】《经疏》曰：似中风，产后血虚，发痉诸病，血虚痉急，头痛不因风寒，溏泄不因寒湿，二便秘涩，小儿脾虚发搐，慢惊，慢脾风，气升作呕，火升发嗽，阴虚盗汗，阳虚自汗，均忌。徐之才曰：畏萆薢，杀附子毒，恶藜芦、白蔹、干姜、芫花。东垣曰：防风能制黄芪，二者并用，其功绝用，乃相畏而实相使也。

【出产】苏恭曰：出齐州②，龙山最善，青、兖、淄三州亦佳。叶似青蒿、附子苗而短小。李时珍曰：江淮③所产，多是石防风，生于山石中者，以色黄而润者为佳。

---

① 劣：《日华子本草》作"羸"。
② 齐州：古代地名。北魏皇兴三年改冀州置，治所在历城县。隋大业初改为齐郡。唐武德元年复为齐州，天宝初改为临淄郡，旋改齐郡，乾元初复为齐州。北宋政和六年升为济南府。唐武德五年置，治所在涛安县，贞观元年废。
③ 江淮：古代地名。指长江与淮河一带。今特指河南南部、江苏、安徽中部地区。

【炮制】《本草述》曰：去芦，并叉头、叉尾及形弯者。易令人吐，均不当用。

独活—名独摇草

味苦，平。主风寒所击，金疮，止痛，奔豚痫痉，女子疝瘕《本经》。

甘，微温，无毒，疗诸贼风，百节痛，风无久新者。主入足少阴气分，以理伏风。本经伤风头痛，头晕目眩，风热齿痛，痉痫湿痹《别录》。

风寒湿痹，酸痛不仁东垣。

去肾间风邪，搜肝风，泻肝气，治项强腰脊痛好古。

【经络】禀天地正阳之气以生，气味俱薄，浮而升，阳也，足少阴别经气分之药《经疏》。

独活细而低，故入足少阴好古。

入肾经，为搜风去湿之品《得宜》。

【合化】《经疏》曰：得二术、秦艽、生地、薏仁、木瓜、石斛、黄檗，治下部一切风湿湿热。孙思邈曰：得好酒，治中风口噤，周身冷不知人。许学士①曰：得萝卜子，炒香，治妊娠浮肿。《外台秘要》②曰：得羌活、松节，治历节风痛。《得宜本草》曰：得细辛，治少阴伏风头痛。

【论说】《经疏》曰：二活攻邪发散，而《本经》谓轻身耐老，

---

① 许学士：即许叔微（1079—1154），字知可，南宋真州白沙人。著有《伤寒百证歌》《伤寒发微论》《伤寒九十论》《类证普济本事方》等。
② 《外台秘要》：综合性医书，又名《外台秘要方》，简称《外台方》或《外台》，唐代王焘辑录，共四十卷。

遗误后人不浅。汪机[1]曰：二活本非异种，仲景治少阴所用独活必紧实者，东垣治太阳所用羌活必轻虚者。正如黄芩取飘枯者名片芩，治太阴；取条实者名子芩，治阳明，其义同也。苏恭曰：疗风宜独活，兼水宜用羌活。王好古曰：羌活乃是太阳、厥阴、少阴药，与独活不分二种。后人因羌活气雄，独活气细，故雄者治足太阳风湿相搏。头痛，百节痛，一身尽痛者，非此不除，乃拨乱反正之主君。细者治足少阴伏风，头痛，两足湿痹，不能动止者，非此不治，而不治太阳之症。刘若金曰：独活能细缊至阴中之阳化，以裕足太阳之气化，而上际通天，功犹有逊欤？曰是也。如头痛一证，概用羌活，而用独活者少，是即所谓三阴上不至头也。然入至阴之地，即寒水而裕风化，又即就风木而达水化，所谓不争下流者，独活有焉。

【禁忌】《经疏》曰：血虚发痓，血虚头痛，及遍身疼痛，骨痛，因而带寒热者，俱属内证。倘若误用，反致作剧。

【出产】《本经》云：二活一类，出雍州[2]川谷，或陇西[3]南安[4]，今蜀汉产者佳。春生苗，六月开花，八月采根，曝干。后世

---

[1] 汪机：字省之（1463—1539），号石山居士，安徽祁门人，著名医药学家。著有《医学原理》《外科理例》《运气易览》《针灸问对》《脉诀刊误》《石山医案》等。

[2] 雍州：古代地名。东汉兴平元年置，治所在姑臧县。建安十八年移治长安。唐开元元年改为京兆府；十六国前秦皇始四年置秦州，建元七年改为雍州，治所在蒲坂县。后废。北魏神䴥元年又置，延和元年改为秦州；东晋太元中侨置，治所在襄阳县。后废。南朝宋元嘉中复置，西魏恭帝元年改为襄州。

[3] 陇西：泛指陇山以西地区。约当今甘肃陇山以西、黄河以东一带。

[4] 南安：古代地名。东汉中平五年分汉阳郡置，治所在源道县。隋开皇三年废；南朝宋置，治所即今四川剑阁县。西魏改为普安郡；南朝齐置，治所在南安县。隋初废；南朝梁天监中置，治所在晋安县。隋开皇九年废，东魏天平初置，治所在南安县。北周废。

以紫色而节密者为羌活，黄色而作块者为独活。

【炮制】雷公曰：采得后，细剉，拌淫羊藿，裹二日后曝干，去淫羊藿用。

羌活

味辛、苦，微温。气雄而散，入足太阳以理游风，兼肝肾气分，泻肝气，搜肝风，小无不入，大无不通。治风湿相搏，本经头痛，刚痉柔痉，中风不语，头旋目赤，散肌表八风之邪，利周身百节之痛《备要》。

【经络】气味俱轻，阳也元素。

入足太阳经《得宜》。

兼入肝、肾二经，又入小肠经，为发表搜风胜湿之品，乃太阳行经风药，亦肝肾气分药也芊绿。

【合化】张元素曰：得川芎，治太阳、少阴头痛，督脉为病，脊强而厥。《得宜本草》曰：得当归，能利劳伤，骨节酸痛。《小品方》①曰：羌活为末，加酒，治产后中风，语涩，四肢拘急。《子母秘录》②曰：煎，加酒服，治产后腹痛。《圣济方》③曰：得牛蒡子，加白矾少许，治喉闭口噤。

【论说】李东垣曰：君药也，非无为之主，乃却乱反正之主。又曰：钱氏泻青丸用此，壬乙同归，一治也。或问治头痛者何，

---

① 《小品方》：方书，又名《经方小品》，东晋陈延之撰，十二卷，原书已佚。

② 《子母秘录》：临床医著，唐代徐仁则撰，全十卷，是一部重要的中医儿科、妇科著作。其书早佚。

③ 《圣济方》：方书，即《圣济总录》，又名《政和圣济总录》，简称《圣济》。宋徽宗组织人员编纂，二百卷，后经金、元两次重刊（名为《大德重校圣济总录》）。内容系采辑历代医籍并征集民间验方和医家献方整理汇编而成。

答曰：巨阳从头走足，惟厥阴与督脉会于巅，逆而上行，诸阳不得下，故令头痛。汪昂曰：中风大法有四，一偏枯半身不遂，二风痱①四肢不收，三风懿②忽不知人，四风痹诸风类痹。风症尽矣，何尝有真中、类中之说乎？此症皆由气血亏虚，医者不知养血益气以固本，徒用乌附羌独以除风。命曰虚虚，误人多矣。且真中定重于类中，焉有类中既属内伤，真中单属外感者乎？

【禁忌】与独活同。

【出产】《本经》曰：独活，一名羌活，古方惟用独活。李时珍曰：蜀产为独活，西羌产者为羌活，故又名胡王使者。

【炮制】与独活同。

延胡索 本名玄③胡索

味辛，温，无毒。主破血，产后诸病，因血所为者。妇人月经不调，腹中结块，崩中淋露，产后血晕，暴血冲上，因损下血，或酒磨，及煮服《别录》。

主暴腰痛，暖腰膝，破癥癖，扑损瘀血落胎《大明》。

苦、辛，温，治心气，小腹痛，有神好古。

散气，治肾气通经络李珣④。

---

① 风痱：即中风。肢体瘫痪或废而不用，行走受限，失语等。《诸病源候论·风病诸候》："风痱之状，身体无痛，四肢不收，神智不乱，一臂不随者，风痱也。""痱"与"废"同义。

② 风懿：中医病证名，即风懿，证见猝然昏倒，不知人事，伴见舌强不能言，喉中窒塞感，甚则嘿嘿有声。

③ 玄：原作"玄"，乃刘鹗为避讳康熙皇帝玄烨，将"玄"缺笔。

④ 李珣：字德润。五代时期梓州人，祖籍波斯，也称李波斯。唐末五代时文学家、本草学家，著有《海药本草》六卷，《花间集》等。

活血利气，止痛，通小便_{时珍}。

【经络】禀初夏之气，兼得金之辛味，故入足厥阴，亦入手少阴经《经疏》。

甘、辛，温，可升可降，阴中之阳也_{东垣}。

纯阳，浮也_{好古}。

入肝经，兼入肺、脾、肾、心包四经。为利气活血以止痛之品，总治气血凝结之病_{羊绿}。

【合化】《普济方》曰：玄胡索末，绵裹塞耳中，治衄血。左则塞右，右则塞左。《活人书》曰：得朴硝，治小便出血。《圣惠方》曰：得金铃子，温酒下，治热厥心痛，时作时止，身热足寒者。《济生方》①曰：得橘红、酒炒当归，醋炒本药为丸，治妇女血气，腹中刺痛。《易简方》曰：得茴香，炒，治小儿盘肠气痛。《直指方》②曰：得当归、桂心，治腰痛冷气。

【论说】《经疏》曰：温能和畅而气行，辛能走散而血活。血活气行，故治诸血气，及产后诸病。时珍曰：入手足太阴、厥阴，能行血中气滞、气中血滞。故专治一身上下诸痛，用之中的，妙不可言。凡胃脘当心痛，下痢腹痛，气凝血滞，遍身作痛，肢节拘挛，服之皆有奇效。之颐③曰：此属血中之气药，气中之用药者。刘若金曰：血属阴下也，气属阳上也。此味专治冷滞乎气，而泣其血也。

【禁忌】《经疏》曰：此药性温味辛，能走而不能守。故经事④

---

① 《济生方》：方书，又名《严氏济生方》，宋严用和撰，共十卷，载方400首。

② 《直指方》：方书，即《仁斋直指方论》，又名《仁斋直指》《仁斋直指方》，宋杨士瀛撰，共二十六卷。

③ 之颐：即卢之颐（约1598—1664），字子繇、繇生、子蒙，号晋公、芦中人，浙江钱塘人，明清医药学家。著有《本草乘雅》等。

④ 经事：指月经。

先期，及一切血热为病，凡崩中淋露，皆应补气血，凉血清热则愈。此等辛走之药，法所当禁。

【出产】藏器①曰：生奚国②，从安东道③来，根如半夏，色黄。时珍曰：奚乃东北夷，今二茅山④西上龙洞种之，寒露后栽，立春生苗，叶如竹叶，<u>丛生如芋卵样</u>，<u>立夏掘起</u>。

【炮制】《备要》曰：凡使取根如半夏，肉黄小而坚者良，酒炒行血，醋炒止血，生用破血，炒用调血。

贝母 《诗》云言采其虻，即贝母也

味辛，平。主伤寒烦热，淋沥，邪气疝瘕，喉痹乳难，金疮风痉《本经》。

苦，微寒无毒，咳嗽上气，止烦热，渴，出汗《别录》。

消痰，润心肺，末和砂糖丸，含，止嗽，亦敛疮口《大明》。

主胸胁逆满，时疾黄疸甄权。

治人面疮苏颂。

味甘、苦，功专润肺化痰《得宜》。

【经络】在地得土金之气，在天禀清肃之令，以生。故入手太

---

① 藏器：即陈藏器（约687—757），唐代四明人，医药学家。撰《本草拾遗》。

② 奚国：古代国名。唐时奚族所建之国。《旧唐书·北狄传·奚》："奚国，盖匈奴之别种也，所居亦鲜卑故地，即东胡之界也，在京师东北四千余里，东接契丹，至西突厥，南拒白狼河，北至霫国。"

③ 安东道：古代地名。指唐代安东都护府所辖区域。安东都护府，唐总章元年置，治所在平壤城，辖境西起今辽河，南及朝鲜北部，东、北抵海，包括今乌苏里江以东和黑龙江下游两岸直抵海口之地。咸亨元年内迁辽东地区，上元三年移治辽东城，仪凤二年移治新城。开元二年又移治平州，天宝二年移治辽西故郡城。上元二年废。

④ 茅山：一名句曲山。即今江苏金坛西大茅山。

阴少阴，阴中微阳，可升可降，阴也《经疏》。

贝母乃肺经气分药也好古。

入心肺二经，为散结泄热、润肺清火之品。所谓苦泻心大火，辛散肺郁也芊绿。

【合化】《药性论》①曰：贝母七枚为末，治胞衣不出。《经疏》曰：得知母、前胡、葛根、麦冬、甘草，治阳明斑疹。《金匮要略》曰：得苦参、当归，同为末，蜜丸，治妊娠尿难。《笔峰方》②曰：得厚朴、姜，制蜜丸，治化痰降气。《圣惠方》曰：本药炮研，治吐血衄血。《得宜》曰：得桔梗，能下气；得白芷，消便痈。

【论说】好古曰：仲景治寒实，结胸，外无热证者，三物小陷胸汤主之，丸散亦可，以其内有贝母也。苏恭曰：贝母能散心胸郁结之气，用以治心中气不快，多愁郁者，有殊功。文清曰：润肺清心，消痰止嗽，和中气，安五脏，乃怯症之要药。汪机曰：贝母肺经药，半夏脾胃药，切不可代用。切庵曰：贝母寒润，主肺家燥痰；半夏温燥，主脾家湿痰。凡风寒湿热诸痰，贝母非所宜也，宜用星、夏。仲淳曰：淋沥者，小肠有热也，心、小肠表里，清心家之烦热，则小肠之热亦解矣。经曰：一阴一阳，结为喉痹。一阴者，少阴君火也；一阳者，少阳相火也。解少阴少阳之热，除胸中烦热，则喉痹之症自愈。

【禁忌】《经疏》曰：寒湿痰食，痰嗽湿痰，在胃恶心欲吐，痰饮作寒热，脾胃湿痰作眩，及痰厥头痛，中恶呕吐，胃寒作泄，法宜辛温燥热药。如星、夏、芩、术之类者，均忌。之才曰：厚朴，白薇，为使，恶桃花，畏秦艽、矾石，反乌头。

---

① 《药性论》：本草著作，唐代甄权著，原书佚。
② 《笔峰方》：方书，即《卫生杂兴》，又名《笔峰杂兴方》《杂兴方》，邓笔峰著。著者情况不详，原书佚。

【出产】《图经》曰：生晋地，今河中①、江宁②、郢寿③、滁州④等皆有之。二月生苗，茎细青色，叶似荞麦，七月开花，如百合。斜悬向下，上有红脉似人肺，八月采根晒干。《备要》曰：川产开瓣者良，独颗无瓣者名象贝⑤。

【炮制】雷公曰：凡使，擘去，内米许大者心一颗，拌糯米炒黄，去米用。

细辛

味辛，温。主欬⑥逆上气，头痛脑动，百节拘挛，风湿痹痛，死肌《本经》。

无毒，温中，下气破痰，利水道，开胸中滞结，除喉痹，齆⑦鼻不闻香臭，风痫癫疾，下乳结，汗不出，血不行，益肝胆，通精气《别录》。

治皮风湿痒，风眼泪下，齿痛甄权。

含之去口臭弘景。

---

① 河中：古代地名。唐方镇之一，至德二年置，治所在蒲州。光启元年号护国军。
② 江宁：古代地名。五代南唐升元元年以金陵府改名，号为西都，治所在上元县、江宁县。北宋开宝八年改为升州，天禧二年又升为江宁府。南宋建炎三年改为建康府。清顺治二年又改应天府为江宁府。1912年改为南京府。
③ 郢（yǐng影）寿：古代地名。凡为楚都当时皆称郢。
④ 滁州：古代地名。隋开皇初改谯州置，治所在新昌县。大业初废。唐武德三年复置，天宝元年改为永阳郡，乾元元年复为滁州。元至元十五年升为滁州路，二十年复降为州。明洪武初废州治清流县入州。1912年降为滁县。
⑤ 象贝：产于浙江象山的贝母。又称浙贝母、象贝母、大贝母。
⑥ 欬（kài忾）：亦作咳，即咳嗽。
⑦ 齆（wèng瓮）：因鼻孔堵塞而发音不清。见于《诸病源候论》："鼻气不宣调，故不知香臭，而为齆也。"

润肝燥，治督脉为病，脊强而厥_{好古}。

头面风痛_{宗奭}。味苦、辛《得宜》。

【经络】禀天地阳升之气以生，故入手少阴太阳经，风药也《经疏》。

气厚于味，阳也，升也，入肝肾血分，为手少阴引经药，香味俱细，故入少阴，与独活相类_{元素}。

入肝肾经《得宜》。

入心、小肠二经，为散风泄热之品_{芊绿}。

【合化】《经疏》曰：同石膏，治阳明火热上攻，以致齿痛。得甘草，疗伤寒少阴咽痛。《得宜》曰：得黄连，治口疮齿䘌①。得决明、鲤鱼胆、青羊肝，疗目痛。《外台》曰：得桂心，为末，治小儿客忤，口不能言。《圣惠》曰：细辛为末，吹治鼻瘜②。危氏③曰：亦治暗风卒倒，不省人事。

【论说】成无己④曰：胆气不足，细辛补之，又治邪气自里之表。故仲景少阴证，用麻黄附子细辛汤。元素曰：独活为使，治少阴头痛如神，亦止诸阳头痛，诸风通用之。味辛热，温少阴经，散水气以去内寒。张子和⑤曰：治头痛。太阳则羌活，少阴则细辛，阳明则白芷，厥阴则川芎、吴萸，少阳则柴胡，用者随经不可差。承⑥曰：细辛非华阴者不真，单用末不可过一钱，多则气闷

---

① 䘌（nì 逆）：小虫。

② 瘜（xī 息）：因黏膜发育异常而形成的像肉质的突起物。

③ 危氏：即危亦林（1277—1347），字达斋，元代南丰人，医学家。撰《世医得效方》。

④ 成无己：约1063—1156，宋金时期聊摄人，著名医学家。著《注解伤寒论》《伤寒明理论》《伤寒明理药方论》。

⑤ 张子和：即张从正（约1156—1228），字子和，号戴人，金元著名医家。著有《儒门事亲》等。

⑥ 承：即陈承，宋代阆中人，医药学家。编著有《本草别说》《重广补注神农本草并图经》等。

塞，不通者死。非本有毒，但识多寡耳。

【禁忌】《经疏》曰：此风药也。升燥发散，凡内热及火升炎上，上盛下虚，气虚有汗，血虚头痛，阴虚咳嗽，均忌。即入风药，亦不可过五分，以其性过烈也。之才曰：恶黄芪、茱萸，畏硝石、滑石，反藜芦。

【出产】沈梦溪[1]曰：出华山。极细而直，柔韧深紫色，味极辛，嚼之习习如椒，而更甚于椒。时珍曰：杜蘅[2]能乱细辛，然乱此者，不止杜蘅也。故凡他味虽辛，或兼微苦，或单苦，或甘者，皆非细辛。

【炮制】雷公曰：凡使切去头，及拣去双叶之害人者，用瓜水浸一宿，至天明漉出，曝干用之。

白茅根 即《诗》云白茅菅兮，露彼菅茅是也。

味甘，寒。主劳伤虚羸，补中益气，除瘀血血闭，寒热，利小便《本经》。

无毒，下五淋，除客热在肠胃，止渴坚筋，妇人崩中《别录》。

妇人月经不行，通血脉淋沥《大明》。

止吐衄诸血，伤寒哕逆，肺热喘急，水肿黄疸，解酒毒时珍。

附茅针

甘平，无毒，主下水《别录》。

---

① 沈梦溪：即沈括（1031—1095），字存中，号梦溪丈人，北宋浙江钱塘人，著名政治家、科学家。著有《梦溪笔谈》《苏沈良方》等。

② 杜蘅：中药名，与细辛相类，民间代细辛用，有杜细辛、土细辛、马蹄细辛、马辛诸名。

治消渴，能破血_{甄权}。

通小肠，治鼻衄，暴下血水，及恶疮痈肿，软疖未溃者_{藏器}。

茅花

甘温，无毒，主吐血、衄血，并塞鼻《大明》。

【经络】禀土之冲气，而兼感春阳生生之气以生，故味甘气寒，而入手少阴、足太阴阳明经《经疏》。

入心脾胃经，为清火治血之品_{芊绿}。

【合化】《经疏》曰：同麦冬、生地黄、枸杞子，治劳伤内热。同牛膝、生地黄、童便，治血热，经枯而闭。《伤寒卒病论》曰：同枇杷叶，去毛净，炙香，治温病冷哕。《圣济方》曰：同芦根，治反胃上气，食入即吐。《得宜》曰：得猪肉，治黄汗。《肘后方》曰：同小豆，水煮干，去茅根，食豆，治产后水肿，因饮多，小便不利者。《圣惠方》曰：为末，米泔水送下，治鼻血不止。《千金翼》①曰：水煎一握，治吐血不止。

【论说】时珍曰：甘能清伏热，利小便，故治以上诸症，诚良药也。世人以其微而忽之。惟事苦寒，以伤冲和之气。乌知此之清火行水，有甚妙哉。

【禁忌】《经疏》曰：因寒发哕，中寒呕吐，湿痰停饮，发热，并不得服。

【出产】《图经》曰：生楚地山谷，今处处有之。春生芽，布地如针，谓之茅针，三四月开花，洁白如絮，至秋乃枯，六月采根用。

【炮制】《本草述》②曰：洗净捣烂，勿用露根。

---

① 《千金翼》：综合医书，即《千金翼方》，唐代医家孙思邈著，共三十卷，是对《备急千金要方》的补编。

② 《本草述》：本草著作，清代刘若金撰，三十二卷，载药501种。

川芎《本经》名芎䓖

味辛，温。主中风入脑，头痛寒痹，筋挛缓急，金疮，妇人血闭无子《本经》。

无毒，治脑中冷动，面上游风去来，目泪出，多涕唾，忽忽如醉，诸寒冷气，心腹坚痛，中恶，卒急肿痛，胁风痛《别录》。

腰脚软弱，半身不遂，胞衣不下甄权。

破癥瘕宿血，养新血，吐衄、溺血、脑痈，一切痈疮，长肉排脓消瘀《大明》。

搜肝风，补肝血，润肝燥，益肝虚好古。

燥湿止泻痢，行气开郁时珍。

【经络】禀天之温气、地之辛味以生，辛甘发散为阳，是则气味俱阳，而无毒。阳主上升，辛温主散，故入足厥阴经《经疏》。

性温，味辛、苦，气厚味薄，浮而升，阳也，少阳引经药元素。

入手足厥阴经《得宜》。

入肝经，兼入心包、胆二经，为补血润燥、行气搜风之品羊绿。

【合化】《经疏》曰：同当归尾、桂心、牛膝，治子死腹中。《得宜》曰：得细辛，疗金疮止痛。得牡蛎，疗头风。得生犀角，去痰清目。得腊茶，疗产后头痛。得乌药，疗气厥头痛。洁古曰：得槐子，为末茶调，治风热上冲，头目晕眩，或胸中不利。刘河间①曰：得天麻，蜜丸，治首风②旋晕，及偏正头疼，多汗恶风，胸膈痰饮。《灵苑方》③曰：生川芎为末，空心煎艾汤服一匙，腹内

---

① 刘河间：即刘完素（约1110—1200），字守真，自号通玄处士，又号真宗子，金代河间人，著名医家。著有《素问玄机原病式》《内经运气要旨论》《伤寒直格》《黄帝素问宣明论方》等。
② 首风：指头风，即头痛。首，本义为头。
③ 《灵苑方》：医方著作，北宋沈括撰，二十卷，原书已佚。

微动者是胎，不动者乃经水幽闭不行。《奇疾方》[①]曰：得当归，剉散，治产后乳悬，夏烧两味于病人桌下，令口鼻吸取_{妇人产后，两乳}忽长，细小如肠，垂过小肚，痛不可忍，危亡须史，名曰乳悬。

【论说】寇宗奭曰：头面风不可缺，然须以他药佐之。元素曰：上行头目，下行血海．能散肝经风，治少阳厥阴头痛，及血虚头痛圣药。东垣曰：头痛必用川芎。如不愈，各加引经，太阳羌活，阳明白芷，少阳柴胡，太阴苍术，厥阴吴黄，少阴细辛。丹溪曰：郁在中焦，须川芎开提其气以升之，气升则郁自降，故川芎总解诸郁，直达三焦，为通阴阳气血之使。时珍曰：血中气药，肝苦急，辛以补之，故血虚者宜辛以散之，故气郁者宜。《左传》言麦曲鞠蓩御湿，予治湿泻，每加二味，其应如响，血痢已通而痛不止，乃阴亏气郁也。加川芎为佐，气行血调，其痛立止，此皆医法妙旨。

【禁忌】《经疏》曰：性阳味辛，凡病人上盛下虚，虚火炎上，呕吐咳嗽，自汗易汗，盗汗咽干，口燥发热，作渴烦躁，法并忌之。汪机曰：川芎为肝经药，若单服日久，则辛喜归肺，肺气偏胜，金来贼木，肝必受邪，久则偏绝而夭。之才曰：白芷为之使，畏黄连，伏雌黄、硝石、滑石，恶黄芪、山茱萸。

【出产】《图经》曰：生武功、川谷、斜谷、西岭。今关陕、蜀川、江东山中亦有之。四五月间生叶，似芹、胡荾、蛇床辈，丛生细茎，叶甚香。七八月开白花，根坚瘦，黄黑色。九月后采为佳。《本草述》曰：蜀产者，名川芎，色白而不油，状如雀脑者良，治血虚胎产者优。西芎，出关中，一名京芎，色微青，疗偏头。台芎，产浙江台州，散风祛湿。抚芎，产江西抚州，小而中虚，开郁散气为最宜。

---

① 《奇疾方》：医方著作，清代竟陵人王远抄辑，主要载述某些奇疾怪症及其治法。

【炮制】无。

蛇床子

味苦、辛、甘，平，无毒。主男子阴痿^①湿痒。妇人阴中肿痛，除痹气，利关节，癫痫恶疮《本经》。

去男子腰痛，浴男子阴强，去风冷，大益阳事^②甄权。

缩小便，去阴汗^③，湿癣，齿痛，赤白带下，煎汤浴大风身痒《大明》。

【经络】味苦，入少阳三焦经《得宜》。

入右肾、命门，少阳三焦气分之药时珍。

入命门、三焦，为疏风去湿之品，乃补肾散寒，强阳益阴药也芋绿。

【合化】《千金方》曰：同五味子、菟丝子，蜜丸，酒下，治阳事不起^④。《集简方》^⑤曰：得白矾，煎汤，洗妇人阴痒。又云：得乌梅，煎洗，产后阴脱。《简便方》曰：蛇床子煎汤，熏洗痔疮肿痛。

【论说】《经疏》曰：《本经》苦辛甘平，今详其气味，当必兼温燥，阳也。故主阴肿阴痿。王好古曰：此药令人阳气盛数，号

---

① 阴痿：中医病证名。即阳痿。指阴茎不举或举而不坚。出《素问·阴阳应象大论》："年六十，阴痿，气大衰。"

② 阳事：指房事。

③ 阴汗：中医病证名。指前阴、阴囊及其附近局部多汗。或指多汗之属阴证者，常汗出而冷。

④ 阳事不起：指阳痿。

⑤ 《集简方》：方书，又名《李时珍濒湖集简方》《濒湖集简方》，亦简称为《集简》，李时珍撰。

曰"鬼考"。王子接[1]曰：功专强阳养阴。李时珍曰：此药神农列之上品，不独补助男子，而又有益妇人，世人何故舍此耶。沈芊绿曰：右肾命门，有虚寒症者，宜用。

【禁忌】《经疏》曰：性极温燥，肾家有火，及下部有热者，勿服。之才曰：恶牡丹、贝母、巴豆、伏硫黄。

【出产】《图经》曰：生临淄川谷，今处处有之。扬州、襄州[2]者良。三月生苗，高三二尺，叶青丛生似蒿。四五月开白花，如黍米。五月采实，阴干。

【炮制】雷公曰：凡使百部浓汁浸一宿，晒干，生地汁拌蒸半日，晒干用。《大明》曰：挼去壳，取仁，微炒杀毒，即不辣，浴汤生用。

藁本

味辛、苦，温，无毒。主妇人疝瘕，阴中寒肿痛，腹中急，除风头痛《本经》。

治一百六十种恶风，鬼疰[3]流入，腰脊痛冷，去头风黚[4]

---

[1] 王子接：字晋三（1658—？），长洲人，清代医学家。著有《绛雪园古方选注》《脉色本草伤寒杂病》《得宜本草》等。

[2] 襄州：古代地名。北魏孝昌中置，治所在北平。北齐移治叶县。北周废。西魏恭帝元年改雍州置，治所在襄阳县。隋大业初改为襄阳郡。唐武德四年复置襄州。天宝元年又改为襄阳郡，乾元初复为襄州。北宋宣和元年升为襄阳府。

[3] 鬼疰（zhù 注）：中医病证名。指突发心腹刺痛，甚或闷绝倒地，并具传染性的病证。疰，本义为一种慢性传染病，邪气关注而为病。《太平圣惠方》："人先天地痛，忽被鬼邪所击，当时心腹刺痛，或闷绝倒地，如中恶之类。其得差之后，余气不歇，停住积久，有时发动，连滞停住，乃至于死。死后注易傍人。故谓之鬼疰也。"

[4] 黚（gǎn 赶）：《玉篇》"黑也"；《广韵》"与䵟同，面黑。"

疱甄权。

太阳头痛，颠顶痛，大寒犯脑，痛连齿颊元素。

头面、身体皮肤风湿东垣。

督脉为病，脊强而厥好古。

主治头风《得宜》。治痈疽，排脓内塞时珍。

【经络】感天之阳气，兼得地之辛味以生，故入足太阳经《经疏》。

气厚味薄，升也，阳也。膀胱本经药也元素。

气力雄壮，通行手足太阳经东垣。

专祛风寒湿邪之品，足太阳经风药，专主寒郁，本经头脑痛芊绿。

【合化】《经疏》曰：得羌活、细辛、川芎、葱白，治寒邪郁于膀胱，头及巅顶痛。得木香，治雾露之清邪，中于上焦。得白芷，同作面脂。

【论说】《经疏》曰：元素主太阳头痛等症，东垣主头面、身体皮肤风湿，皆风邪湿气干犯太阳所致。好古主督脉为病，亦谓督脉夹脊上行也。又曰：治风必治湿，各从其类也。《闻见录》①曰：风客于胃作泄，饮以藁本汤可止。

【禁忌】《经疏》曰：温病，头痛发热，口渴或骨疼，及春夏伤寒，阳症头疼，产后血虚，火炎头痛，均忌。之才曰：恶茼茹②，畏青葙子。

---

① 《闻见录》：文言小说集，即南宋邵伯温所撰《邵氏闻见录》，因邵氏是河南人，又称《河南邵氏闻见》，又因邵氏之子邵博撰有《邵氏闻见后录》，故《闻见录》又称《闻见前录》，全书二十卷。
② 茼茹：中草药名，别名兰茹、离娄、掘据。用于痈疽肿毒、疥疮、伤寒咽痛等。

【出产】《图经》曰：生崇山山谷，今西川①、河东②州郡，及兖州、杭州皆有之。叶似白芷，香又似川芎。五月开白花，八月结子，根紫。正二月采之，曝干。

【炮制】《备要》曰：去芦，水洗，切。

白芷

味辛，温，主女人漏下赤白，血闭阴肿③，寒热，头风侵目泪出，可作面脂《本经》。

无毒，疗风邪，久渴呕吐，两胁满，头眩目痒《别录》。

治目赤胬肉，补胎漏滑落，破瘀生新，一切痈疮，排脓止痛《大明》。

止心腹血刺痛，女人沥血④腰痛，血崩甄权。

解利手阳明头痛，中风寒热，及肺经风热，头面皮肤风痹燥痒元素。

治鼻渊鼻衄，齿痛，眉棱骨痛，大肠风秘⑤，妇人血风眩晕，翻胃吐食，解砒毒，蛇伤，刀箭金疮时珍。

【经络】得地之金气，兼感天之阳气以生。故入手足阳明、足太阴经，其气香烈，亦芳草也。走气分，亦走血分，升多于降，

---

① 西川：唐方镇名。至德二载（757）分剑南节度使西部地置剑南西川节度使，简称西川节度使。治所在成都府。辖境屡有变动，长期领有成都府及彭、蜀、汉、眉、嘉、邛、简、资、茂、黎、雅以西诸州，约今成都平原及其以北、以西和雅砻江以东地区。

② 河东：古代地名。战国、秦汉时指今山西西南部，唐以后泛指今山西全境。

③ 阴肿：中医病证名，指外生殖器肿大。

④ 沥血：中医病证名，指流血。

⑤ 风秘：内科病证名。由风搏肺脏，传于大肠，津液干燥所致，表现为大便燥结，排便艰难。

阳也《经疏》。

气味俱轻，纯阳无毒东垣。

为散风表汗、除湿通窍之品，正阳明引经之药也芊绿。

【合化】《经疏》曰：同升麻、柴胡、干葛、羌活，治湿泄。《得宜》曰：得土贝母、瓜蒌，治乳痈。得辛夷、细辛，治鼻病。得单叶红蜀葵根，排脓。得椿根皮、黄檗，治妇人湿热带下。《医方摘要》①曰：先以皂角烟熏，后以鹅胆汁，调白芷末，涂治痔疮肿痛。《秘传外科方》②曰：同贝母，为末，酒服，治乳痈初起。《经验方》曰：同大黄，为末，米饮下，治痈疽赤肿。

【论说】东垣曰：白芷，疗风通用，芳香通九窍，表汗不可缺也。河间曰：正阳明头痛、热厥头痛加用。时珍曰：头、目、眉、齿诸病，肺、胃、大肠三经风热也。漏带痈疽诸病，三经湿热也。为阳明主药。仲淳曰：走三经气分，亦入三经血分。

【禁忌】《经疏》曰：呕吐因于火，漏下赤白，阴虚火炽，病由血热所致者，均忌。之才曰：当归为之使，恶旋覆花。

【出产】《图经》曰：生河东川谷下泽，今所在多有，吴地尤胜。根长尺余，白色，春生叶，叶相对，紫色，阔三指许，入伏结子，立秋苗枯，二八月采，暴，以黄泽者良。

【炮制】雷公云：采得刮去皮，细剉，以黄精等分，蒸一伏时，日中晒干，去黄精用。之颐曰：近时用石灰蒸煮，及拌石灰曝晒，为不易蛀，并欲色白，不特失其本性，而燥烈之毒最深，用之宜慎。

木香青木香 广木香 土木香

味辛，温，无毒。主邪气，辟毒疫温鬼《本经》。

---

① 《医方摘要》：医书，明代扬拱编著。

② 《秘传外科方》：方书，成书于明代，撰者无名氏，一卷。

治心腹一切气，膀胱冷痛，呕逆反胃，霍乱，泄泻痢疾，健脾消食，安胎《大明》。

九种心疼[1]，积年冷气，癥癖癥块胀痛，壅气上冲，烦闷羸劣[2]，女人血气[3]刺心，痛不可忍，末，酒服之甄权。

行肝经气，煨熟实大肠丹溪。

辛、苦，热，治冲脉为病，逆气里急，主膀渗小便秘好古。

苦、甘，辛微温东垣。

辛、苦，性温芊绿。

【经络】禀夏秋之阳气以生，兼得土之阳精，故属纯阳《经疏》。

味辛、苦，入手太阳经《得宜》。

气味俱厚，沉而降，阴也元素。

味厚于气，阴中阳也好古。

入三焦经，为行气之品芊绿。

【合化】《经疏》曰：同延胡索，治一切女人血气刺心，痛不可忍。《得宜》曰：得黄连，治滞下[4]。得槟榔，治下焦气滞。得橘皮、肉果[5]、生姜，治腹间滞塞冷气。

【论说】弘景曰：引药之精。宗奭曰：专泄决胸腹间滞塞冷

---

① 九种心疼：又作九种心痛。《备急千金要方·心腹痛》："一虫心痛，二注心痛，三风心痛，四悸心痛，五食心痛，六饮心痛，七冷心痛，八热心痛，九去来心痛。"《张氏医通·诸痛门》："曰饮，曰食，曰气，曰血，曰冷，曰热，曰悸，曰虫，曰疰。"《医学心悟》卷三："一曰气，二曰血，三曰热，四曰寒，五曰饮，六曰食，七曰虚，八曰虫，九曰疰，宜分而治之。"《类证治裁》分作饮心痛、食心痛、寒心痛、火心痛、气心痛、血心痛、悸心痛、虫心痛、疰心痛等。《医灯续焰》分饮心痛、食心痛、风心痛、寒心痛、热心痛、悸心痛、虫心痛、忤心痛和疰心痛。
② 羸劣：瘦弱，疲弱。
③ 血气：指因情绪致气血阻滞或逆乱引发的剧烈心痛。
④ 滞下：内科病证名。即痢疾。
⑤ 肉果：中药肉豆蔻的别名。

气，他则次之。得橘皮、蔻仁、生姜，相佐使，其功尤速。元素曰：木香除肺中滞气，若治中下二焦气结滞，及不转运，须槟榔为使。丹溪曰：气郁不达者宜之。若阴火冲上者，此则味辛而气上升，反助火邪，宜用知柏，少佐以木香。《得宜》曰：功专调气散滞。时珍曰：木香能升降诸气，诸气膹郁，皆属于肺。故上焦气滞用之；中气不运，皆属于脾，故中焦气滞宜之；大肠气滞则后重，膀胱气不化则癃淋，肝气郁则为痛，故下焦气滞者宜之。芋绿曰：泄肺气，和脾胃气，疏肝气。

【禁忌】《经疏》曰：肺虚有热，元气虚脱，及阴虚内热，诸病有热，心痛属火，均在忌服。

【出产】《图经》曰：生永昌①山谷，番舶上来，形如枯骨，味苦粘舌，今人皆以合香，不入药。弘景曰：此即青木香也。权②曰：青木香出天竺，是草根，状如甘草。切庵曰：世所用者，皆广木香、土木香。

【炮制】时珍曰：凡入理气药，生用不见火，入煎药，磨汁，纳熟汤中，服。

高良姜 子名红豆蔻

味辛，大温，无毒。主暴冷，胃中冷逆，霍乱腹痛《别录》。

治腹内久冷气痛，去风冷痹弱 甄权。

转筋泻痢《大明》。

---

① 永昌：古代地名，即永昌郡。东汉永平十二年（69）置，治所在今云南云龙西南，建初元年（76）后，治所改在不韦县。辖境约当今滇西、滇南的广大地区，西至巴特开山，东南至哀牢山，南部包有今西双版纳等地。

② 权：即甄权。

健脾胃，宽噎膈，破冷癖，除瘴疟^①时珍。

辛，热元素。

【经络】禀地二之气以生，纯阳，浮也，入足阳明太阴二经《经疏》。

入脾胃二经，为温中散寒之品，兼燥剂，乃噎逆、胃寒家要药也芊绿。

【合化】《得宜》曰：得茯苓，治胃寒噎逆；得粳米，治霍乱腹痛。《和剂局方》^②曰：得干姜，炮，研末，为丸，治养脾温胃，去冷消痰，宽胸下气。

【论说】杨士瀛^③曰：噎逆胃寒者，高良姜为必需之药，人参、茯苓佐之，为能温胃，解散胃中风邪也。《本草述》曰：温多就土，土喜暖也。热多就火，从其类也。良姜之辛温，故治冷气吐泻、翻食等证，乃其辛而兼苦，为有下气之功用。

【禁忌】《经疏》曰：胃火作呕，伤暑霍乱，火热注泻，心虚作痛，均忌。《备要》曰：肺胃有热者，禁服。

【出产】陶隐居^④曰：出高良郡，今岭南^⑤诸州及黔蜀皆生。内郡虽有，不堪入药。春生茎，叶如山姜，苗高一二尺，花红紫色，

---

① 瘴疟：内科病证名。出《肘后备急方》。多因感受山岚疠毒之气，湿热郁蒸所致。《诸病源候论·疟病诸候》："此病生于岭南，带山瘴之气，其状发寒热，休作有时，皆有山溪源岭瘴湿毒气故也。其病重于伤暑之疟。"瘴疟包括热瘴、冷瘴和哑瘴。

② 《和剂局方》：宋代太医局所属药局的一种成药处方配本。最早曾名《太医局方》，徽宗崇宁间称《和剂局方》。南渡后绍兴十八年药局改为"太平惠民局"，《和剂局方》也改成《太平惠民和剂局方》，其后经宝庆、淳祐，陆续增补而为十卷，将成药方剂分为14门，共788方。

③ 杨士瀛：字登父，号仁斋，南宋三山人，医学家。著有《仁斋直指方论》《仁斋直指小儿方论》《伤寒类书活人总括》《医学真经》《察脉总括》。

④ 陶隐居：即陶弘景。

⑤ 岭南：亦谓岭外、岭表。泛指五岭以南地区。

鲜妍如桃杏，二三月采根，曝干。

【炮制】时珍曰：宜炒过入药，亦有以姜同吴茱萸、东壁土炒过者。

白豆蔻

味辛，大温，无毒。主积冷气，止吐逆反胃，消谷下气《别录》。

散肺中滞气，宽膈进食，去白睛翳膜东垣。

去感寒腹痛苏恭。

补肺气，益脾胃，理元气，收脱气好古。

治噎膈，除疟疾寒热，解酒毒时珍。

大辛热好古。

【经络】感秋燥之令，而得乎地之火金以生，故好古谓为大辛热。味薄气厚，轻清，而升阳也，浮也，入手太阴，亦入足阳明经《经疏》。入肺经，兼入胃经，为行气之品，乃肺经本药，流行三焦而温暖脾胃者也羊绿。

【合化】《经疏》曰：得人参、生姜、橘皮、藿香，治胃虚反胃，及因寒呕吐，殊验。得半夏、橘红、生姜、白术、茯苓，治寒痰停胃，作呕吐，似反胃。得藿香、橘皮、木香，理上焦气滞，加乌药、香附、紫苏，治妇人一切气逆不和。佐参、术、姜、橘，治秋深疟发，寒多热少，呕吐胃弱，饮食不进者良。《得宜》曰：得砂仁、甘草，治小儿吐乳，得砂仁、丁香、陈皮，治胃反。

【论说】《得宜》曰：功专散滞破精。东垣曰：别有清高之气，凡上焦元气不足，当以此补之。苏颂曰：古方治胃冷，食入即吐，及呕吐。陆养愚[1]曰：能益上焦，通三焦，清气中之火，开郁结之

---

[1] 陆养愚：即陆岳（生卒年未详），字养愚，明代乌程人，医学家。著《红炉点雪》八卷。

气，故止呕逆，散胸膈之滞。若佐血药，则通润大小肠，使气得周流，血自浸润也。杨士瀛曰：能治脾虚疟疾，呕吐寒热，能消能磨，流行三焦，营卫一转，诸症自平。

【禁忌】《经疏》曰：凡呕吐反胃，不因于寒及阳虚者，或火升作呕，因热腹痛者，均不得入。嵩曰：入肺经，去白睛翳膜，乃肺气虚寒症也，若红膜，又不宜用。

【出产】《图经》曰：出伽古罗国①，今广州、宜州②亦有之，不及番舶者佳。苗类芭蕉，叶似杜若，冬夏不凋，花浅黄色，结子如葡萄。初出微青，熟则变白，七月采之。时珍曰：其子圆大，如白牵牛子，其壳白厚，其仁如缩砂仁。

【炮制】时珍曰：药煎成，去皮炒，研，入一二沸即起。入丸，待诸药细末后，方入，勿隔宿。

缩砂仁

味辛，温，无毒。主虚劳冷泻，宿食不消，赤白泄痢，腹中虚痛，下气《别录》。

辛、苦，主冷气痛，止休息气痢，温暖肝肾甄权。

一切气，霍乱转筋《大明》。

和中行气，止痛安胎士瀛。

治脾胃气，结滞不散元素。

---

① 伽古罗国：东南亚古国，又称哥谷罗，意译为"豆蔻"。在今马六甲海峡一带。

② 宜州：古代地名。南朝梁置，治所在夷陵县。西魏改名柘州；西魏废帝三年以北雍州改名。隋大业初废。唐武德元年复置，贞观十七年废，天授二年复置，大足元年废；唐乾封中以粤州改名。乾元元年复名宜州。南宋咸淳元年升为庆远府。

补肺醒脾，养胃益肾，理元气，通滞气，散寒饮胀痞，噎膈呕吐，止女子崩中，化铜铁骨鲠时珍。

【经络】禀天地阳和之气以生，入足太阴、阳明、少阴、厥阴，亦入手太阴、阳明、厥阴，可升可降，降多于升，阳也《经疏》。辛温，阳也，浮也好古。入肝、肾、脾、胃四经，兼入肺、大肠、心包三经，为行气调中之品芊绿。

【合化】《得宜》曰：得白术、条芩①，能安胎。陶隐居曰：缩砂连皮炒黑，酒调或米饮下，治子痫昏冒，及安胎止痛，其效不可尽述。《百一选方》②曰：同甘草，为末，绵裹含之，咽汁，治鱼骨入咽。好古曰：得白檀香、豆蔻，入肺。得人参、益智，入脾。得黄檗、茯苓，入大小肠。

【论说】韩飞霞③曰：肾恶燥，砂仁之辛，可以润之。又曰：属土，主醒脾调胃。引诸药归宿丹田，香而能窜，和合五脏冲和之气，如天地以土为冲和之气。故补肾药用，同地黄，丸，蒸，取其达下之旨也。朱丹溪曰：治痢药中用之，以热攻热，乃所以顺治也。《得宜》曰：功专消食散滞。希雍曰：本非肺经药，今亦有用之于咳逆者，通指寒邪湿热，郁遏肺气不得舒畅，以致咳逆上气者。

【禁忌】《经疏》曰：若肺热咳逆，及一切病由于火炎暑热，气虚者，均忌。中梓④曰：胎妇气虚，不可多服，反致难产，不可不知。

【出产】《图经》曰：出岭南山泽间。苗茎似高良姜，三、四

---

① 条芩：中药黄芩之别名。

② 《百一选方》：方书，即《是斋百一选方》，宋代王璆著，共二十卷。

③ 韩飞霞：即韩懋（1441—1522），又名白自虚，字天爵，号飞霞子，人称白飞霞，明代四川泸州人，医药学家。著有《韩氏医通》《杨梅论治方》《海外奇方》等。

④ 中梓：即李中梓（1588—1655），字士材，号念莪，又号尽凡居士，明代江苏云间南汇人，著名医学家。著有《医宗必读》《内经知要》等。

月开花，在根下，五、六月结实。又似益智，皮坚厚而皱，如粟纹，外有刺，黄赤色，皮肉细子一团，八隔，约四十余粒，如黍米大，微黑。七、八月采之。

【炮制】《本草述》曰：略炒，吹去衣，研用，入汤、丸，法与白豆蔻同。

郁金

味辛、苦，寒，无毒。主血积，下气生肌，止血，血淋，尿血，金疮《别录》。

单用治女人宿血气心痛，冷气结聚甄权。

凉心元素。

治阳毒入胃，下血频痛东垣。

产后败血，冲心欲死，失心①癫狂，蛊毒时珍。

治吐衄，妇人倒经，痘毒入心丹溪。

【经络】禀天令清凉之气，兼得土中金火之味以生，故辛、苦，寒，而无毒，入手少阴、足厥阴，兼通足阳明经《经疏》。

入手少阴、厥阴经《得宜》。

气味俱厚，纯阴，降也洁古。

入心肝，兼入胃经，为行气解郁、凉血破瘀之品，当兼泻剂芋绿。

【合化】《经疏》曰：同明矾，为末糊丸，治失心颠狂。《得宜》曰：得甘草、片脑，治痘毒入心。《奇效方》曰：同附子、干

---

① 失心：癫病的俗称。《证治准绳》：“癫病，俗谓之失心风。”癫指精神失常的疾病，出《灵枢·癫狂》。多因思虑忧郁，损伤心脾，或瘀阻包络，痰热蒙心所致。

姜，末，丸朱衣，治厥心气，痛不可忍。孙用和[1]曰：同牛黄，一皂荚子大，为散，治阳毒下血。《经验方》曰：同藜芦，治风痰壅滞。

【论说】仲淳曰：郁金，本入血分之气药，其治诸血证者，正谓血之上行，皆属内热火炎。此药能降气。气降即火降，而其性又入血分，故能降火下气，使血不妄行也。丹溪不达此理，乃谓上行治血，误矣。《得宜》曰：功专去恶血，破结聚。《本草述》曰：郁金，本于营之阴以入血，畅血中精微之化，而行之也。

【禁忌】《经疏》曰：凡病属真阴虚极，阴分火炎，迫血妄行，溢出上窍，而非气分拂逆，肝气不平，以致伤肝吐血者，均忌。

【出产】苏恭曰：生蜀地及西戎，胡人谓之为马蒁。今广南、江西州郡亦有之，然不及蜀产者佳。四月生苗，似姜黄，花白质红，秋深时从茎心出，不结实，根如指顶，长寸许，体圆有横纹，如蝉腹状，外黄内赤，不如姜黄纯黄也。切庵曰：色鲜微香，味苦带甘者真。

【炮制】《本草述》曰：置生鸡血中化成水者，乃是真品。磨汁临服入药，咀片用者多也。

香附 《本草》名莎草根，一名莎草

味甘，微寒，无毒。主除胸中热，充皮毛《别录》。

治心腹中客热，膀胱间连胁下气妨，常日忧愁不乐，心忡少气苏颂。

治一切气，霍乱吐泻，腹痛，肾气，膀胱冷气东垣。

散时气寒疫，利三焦，解六郁，消饮食积聚，痰饮痞满，胕

---

[1] 孙用和：又称孙尚药，生卒年不详，宋代卫州人，医学家。著有《传家秘宝方》《孙尚药方》《传家秘宝脉证口诀并方》。

肿腹胀，脚气，止心、腹、肢体诸痛，吐血、下血、尿血，女人崩漏带下，月候不调，胎前产后百病，痈疽疮疡_{时珍}。叶苦、辛《得宜》。

【经络】禀天地温燥之气，兼得土金之味以生。故甘中应有苦辛微寒，亦应微温，入足厥阴气分，亦入手太阴经，气厚于味，阳中之阴，降也《经疏》。

入足厥阴，通行十二经《得宜》。

入肝经，兼入肺、三焦二经。为调气开郁之品，通行十二经八脉气分，肝、三焦气分主药，妇女仙药_{羊绿}。

【合化】《经疏》曰：独用，炒末，酒服，治下血血崩，或五色漏带，独用，为末，童便调服，治气郁吐血。又曰：得川芎，治气郁头痛。《得宜》曰：得木香，则流滞和中。得山栀，能降郁火。得茯神，能交心肾。得茴香、补骨脂，能引气归元。得厚朴，则决壅消胀。得艾叶，能暖子宫。得高良姜，治心脾冷痛。得紫苏，安胎顺气。得黄连，名黄鹤丹。得乌药，为青囊丸。二者皆治百病。

【论说】《得宜》曰：功专下气解郁。李中梓曰：此乃治标之剂，惟气实血未大虚者宜之，不然，恐损气燥血，愈致其疾，世俗泥于女科仙药一语，惜未有发明及此者。丹溪曰：凡血气必用之药，能引血药至气分生血，此正阳生阴长之义。万全①曰：凡人病则气滞而馁，故香附于气分为君药，臣以参芪，佐以甘草，治虚怯甚速也，世人罕知。《本草述》曰：前哲独言为女科仙剂。盖谓女子以血为主，而女子多郁，郁则伤其阴中之气，而血亦伤。皇甫嵩②谓治女子崩漏等证，亦以气郁不行，血瘀经滞，淋沥不

---

① 万全：字全仁（1495—1580），号密斋，明代湖北罗田人。著有《幼科发挥》《片玉新书》《育婴秘诀》《痘疹心法》《养生四要》《广嗣纪要》《保命歌括》等。

② 皇甫嵩：明代武林人，医药学家。著有《本草发明》六卷。

止，惟香附能疏之。瘀血既去，新血自生，而气体因之以和，即韩飞霞所谓主虚怯甚速之义也。

【禁忌】《经疏》曰：月事先期，血热也。法当凉血，禁用此药。误犯则愈先期矣。《本草述》曰：气郁多用香附，或气弱而郁者，必同补剂用，固也。然有火伤元气，以致郁者，又须降火之剂。以此为佐，若概言开气郁，反以燥助火，则气愈弱愈郁矣，明者审之。

【出产】《图经》曰：生田野中，处处皆有，或云交州①者最胜。大如枣。苗、茎、叶都似三棱，根有须，须下结子，转相延生，周匝有毛。今近道所生，苗叶如薤而根瘦，根如箸头大，二月、八月采，晒干。

【炮制】时珍曰：凡采得，连苗曝干，以火燎去苗及毛，以水洗净。拣去砂石，忌铁，于石臼内捣去皮用。又曰：生则上行胸膈，外达皮肤；熟则下走肝肾，外彻腰足。炒黑止血，童便浸炒，入血分而补虚。盐水浸炒，入血分而润燥。青盐炒则补肾气，酒浸炒则行经络，醋浸炒消积聚，姜汁炒化痰饮。又曰：用稻草煮之，味不苦。《精义》曰：炒黑色，禁崩漏下血，调醋末，敷乳肿成痈，理气痛，醋炒尤妙。

藿香

微温。主风水毒肿，去恶气，止霍乱吐泻，心腹绞痛《别录》。温中快气，肺虚有寒，上焦壅热，饮酒口臭，煎汤漱之好古。

---

① 交州：古代地名。东汉建安八年改交趾刺史部为交州，治所在龙编县，建安八年移治广信县，十五年移治番禺县。三国吴永安七年分广州治番禺，仍移交州治龙编县。隋废。唐武德五年复置，移治交趾县，宝历元年移治宋平县。后废。西魏废帝三年以秦州改名，治所在安阳县。隋开皇十八年改名纪州。

辛甘，又曰辛、苦。助胃气，开胃口，进饮食_{元素}。

脾胃吐逆为要药_{苏颂}。

散寒，暑湿郁热蕴积，及山岚瘴气，水土不伏，寒热疟作之_颐。

【经络】 禀清和芬烈之气以生。故味辛，微温，无毒，气厚味薄，浮而升，阳也。入手足太阴，亦入足阳明经《_{经疏}》。

可升可降，阳也，甘苦纯阳而无毒_{东垣}。

味辛，入脾、肺二经《_{得宜}》。

入肺脾，兼入胃经，为清上治中之品_{芊绿}。

【合化】《经疏》曰：得缩砂、蜜，炒盐，治霍乱。入乌药顺气散，则补肺；入黄芪四君子汤，则补脾；入桂苓甘露饮，治中暑吐泻。《得宜》曰：得滑石，治暑月泄泻。《经效济世方》曰：得香附，炒末，治升降诸气。《百一选方》曰：同陈皮，煎服，治霍乱吐泻，垂死者，能庆回生。

【论说】 好古曰：本芳香开胃助脾之剂，但入表散药则快气，入补脾药则益气，入理气药则快脾滞。之颐曰：洁古、东垣惟用藿香叶，取其敷布宣发也。沈芊绿曰：藿香惟入肺经，故古方治鼻渊以之为君，以其能引清阳之气上通巅顶也。

【禁忌】《经疏》曰：凡阴虚火旺，胃弱欲呕，胃热作呕，中焦火盛热极，温病热病，胃家邪实，作呕作胀，均忌。

【出产】 颂曰：岭南处处皆生，人家亦多种植。二月生苗，茎梗甚密，叶丛似桑而小薄，六、七月采之禹锡[1]曰：茎如都梁。弘景曰：泽兰亦名都梁香。方茎丛生，中虚外节，叶似荏苏，边有锯齿。

【炮制】《本草述》曰：自种者良，揉之如荪香气者真，薄荷香者非也。水洗，去土梗，用叶。今连枝茎用者，因叶多伪也。

----

[1] 禹锡：即刘禹锡（772—842），字梦得，祖籍彭城，唐代著名文学家、政治家及医学家。著有《传信方》二卷。

兰草 一名省头草，今人名佩兰

味辛，平，无毒。主利水道，杀蛊毒，辟不祥《本经》。

除胸中痰癖《别录》。

生血调气养营雷敩[①]。

其气清香，其味甘寒，生津止渴，润肌肉，治消渴胆痹东垣。

【经络】禀天地清芬之气以生。可升可降，阴中阳也，故入手太阴、足阳明经《经疏》。

入肺、胃二经，为消痰除恶，散郁解结之品芊绿。

【合化】《经疏》曰：同藿香、枇杷叶、石斛、竹茹、橘红，开胃气之神品。

【论说】元素曰：肺主气，肺气郁结，则上窍闭而下窍不通。胃主纳水谷，胃气郁滞，则水谷不以时化而为痰癖。辛平能散滞，芬芳能去秽，故治诸病。《得宜》曰：治津液凝滞，有余之邪。汪机曰：兰草走气分，故能利水道，除痰癖，杀蛊辟恶，而为消渴良药。与泽兰走血分，能消水肿，除痈毒，除癥破瘀，补而不滞，行而不峻，为妇人要药者不同。沈芊绿曰：《内经》消渴，治之以兰，除陈气也。盖消渴由邪热郁结于胃，兰能除陈气。可知兰草固以荡涤为功，肃清肠胃者也。今人不知而用山兰，谬甚。《本经》治蛊毒不祥之气，亦胃中受病也。又曰：功专清肺开胃。

【禁忌】无。

【出产】敩曰：出太湖池泽及溪涧水旁下湿地。《荆州记》[②]都梁有山，下有水清浅，中生兰草。二月宿根再发，紫茎素枝，赤节绿叶，对节而生，光泽有歧，嫩时可揉可佩。

---

① 雷敩：生平里居未详，南朝宋时著名药物学家。著《雷公炮炙论》三卷。

② 《荆州记》：地方志，南朝宋时盛弘之所作。

【炮制】敩曰：凡用，细锉，以绢袋盛悬屋之南畔，令干用。

荆芥《吴普本草》^①名假苏

味辛，温，无毒。主寒热鼠瘘，瘰疬生疮，破结聚气，下瘀血，除湿疸《本经》。

单用治恶风贼风，口面㖞斜，遍身顽痹，辟邪毒气，通利血脉，传送五脏，不足气，助脾胃甄权。

主血劳，风气壅满，脊背疼痛，止虚汗，理男子脚气，筋骨烦疼，及阴阳毒，伤寒头痛，头旋目眩，手足筋急士良^②。

治暴发伤寒，能发汗，利五脏《日华》。

妇人血风，及疮疥，为要药苏颂。

产后中风，身强直，研末酒服孟诜^③。

散风热，清头目，利咽喉，治项强，消痈肿，目中黑花，阴㿉^④，吐血衄血，下血血痢，崩中痔漏时珍。

产后血晕《得宜》。

【经络】得春气而生，善走散，升也，阳也《经疏》。

辛、苦，气味俱薄元素。

入足厥阴经《得宜》。

肝经气分药也好古。

---

① 《吴普本草》：本草著作，又称《吴氏本草》，魏吴普撰，共六卷，载药441种。

② 士良：即陈士良（874—880），又作陈仕良，五代汀州人，医药学家。著有《食性本草》十卷。

③ 孟诜：621—713，唐代汝州梁人，医药学家。著有《食疗本草》《必效方》《补养方》等。

④ 阴㿉（tuí 颓）：中医病证名，即睾丸肿大。

入肝经，兼入胆胃二经，为发表祛风、理血之品，亦兼轻剂芹绿。

【合化】《图经》曰：荆芥为末，童便调服，治产后血晕，心眼倒筑①，风缩②欲死，亦治产后鼻衄。《得宜》曰：得石羔③，治风热头痛。得甘草，洗烂疬神效。《海上方》④曰：煎汤洗小儿脐肿，再以煨葱刮薄，出火毒，贴之即消。《普济方》曰：以地黄自然汁，和荆芥末，为丸，治一切疮疥。又曰：同大黄为末，治癃闭不通，小腹急痛，无问久新。小便不通，大黄减半；大便不通，荆芥减半，名倒换散。

【论说】海藏曰：能搜肝风。时珍曰：入足厥阴气分，其功长于祛风邪，散瘀血，破结气，消疮毒。盖厥阴乃风木也，主血，而相火寄之，故风病、血病、疮家以为要药。切庵曰：产后去血过多，腹内空虚，则自生风。故常有崩晕之患，不待外风袭之也。荆芥最能散血中之风，荆芥三钱，微焙为末，豆淋酒，或童便服，大效。《本草述》曰：血乃阴阳二气所生化。荆芥能升阳于阴，又能降阴于阳，故调血为最要。然何以不离风脏，盖风木由阴中之阳而升，本于寒水，由阳中之阴而降，合于燥金。故血所生化之阴阳，以是脏为权舆，荆芥专精于肝，而能妙阴阳之化以化结。沈芹绿曰：荆芥入肝经，本为治风之剂。然言去瘀、吐衄、血痢、崩漏、妇人血风、产后血晕等症，以风木之脏，即为藏血之地。故本入肝家气分，亦兼行血分也。又曰：风在皮里膜外者，荆芥主之，非若防风能入骨肉也。

---

① 心眼倒筑：指中风口眼㖞斜。
② 风缩：中医病证名。应为风邪所致的拘挛、角弓反张。
③ 石羔：中药石膏之别名。
④ 《海上方》：方书，又名《海上名方》《海上仙方》《孙真人海上方》，托名唐代孙思邈撰，收录120余种病证的单验方。

【禁忌】《经疏》曰：凡表虚有汗，血虚寒热，阴虚火炎，面赤，因而头痛者，均忌。诜曰：作菜食久，动渴疾，熏人五脏。

【出产】《图经》曰：生汉中川泽，今处处有之。叶似落藜而细，香可啖，人取作生菜。古方鲜用，近医以为要药，取花实成穗者，曝干。

【炮制】《备要》曰：茎穗并用，或独用穗。以穗在巅，善于升发，治血须炒黑用。

薄荷

味辛、苦，温，无毒。主贼风，伤寒发汗，恶气，心腹胀满，霍乱，宿食不消，下气煮汁服，发汗，大解劳乏《别录》。

煎汤洗涤疮思邈。

通利关节，发汗，破血止痢甄权。

中风，失音，吐痰《日华》。

伤风，头脑痛，通关格，及小儿风涎苏颂。

杵汁服，去心脏风热孟诜。

利耳目、咽喉、口齿诸病，治瘰疬疮疥，风瘙隐疹，捣汁含嗽，去舌胎、语涩，涂蜂螫蛇伤时珍。

味辛《得宜》。辛，凉东垣。

【经络】感暮春初夏之气，而得火金之味以生。故辛多于苦而无毒，入手太阴、少阴经《经疏》。

气味俱薄，浮而升，阳也元素。

入手太阴、厥阴经药东垣。

手足厥阴气分药也好古。

入心肺二经，为解散风热之品，而兼轻剂芊绿。

【合化】《简便方》曰：薄荷末，蜜丸，芡子大，糖和。治风热化痰，利咽膈。《永类钤方》①曰：同蝉蜕为末，治风气瘙痒。张杲②曰：薄荷煎汁，涂火毒生疮，汁水淋漓者。《得宜》曰：得花粉，能清上化痰。

【论说】士良曰：能引诸药入营卫，故能发散风寒。寇宗奭曰：小儿惊狂壮热，须此引药，又治骨蒸热劳，捣汁与众药熬膏。好古曰：辛能散，凉能清。《本经》言温，盖体温而用凉也。又曰：能搜肝气，抑肺盛，肩背痛及风寒汗出。《本草述》曰：热所化之风，即子令母实之义，此味本火中之会，散之清之，不降折而同降折之功，非从治而有从治之用。沈芊绿曰：风热上壅，斯为要药。

【禁忌】希雍曰：病人新瘥，食之令人虚汗不止，咳嗽。肺虚有寒，无热症者，阴虚发热，血虚头痛，小儿身热，由于伤食或疳积，及痘疹，而诊得气虚者，均不宜服。

【出产】时珍曰：薄荷尽人栽莳③，二月宿根生苗，清明分之，方茎赤色，其叶对生，形长头圆，长成则尖，吴越川湖人多以代茶。苏州所莳者，茎小气芳，江西者稍粗，川蜀者更粗，入药以苏产为胜。

【炮制】《物类相感志》④云：凡收薄荷，须隔夜以粪水浇之，雨后悉刈⑤收，其性乃凉。野生者，茎叶气味都相似。雷公曰：薄荷茎燥，止用叶。

---

① 《永类钤方》：方书，由元代医家李仲南辑成，后经孙允贤补订，原名《锡类钤方》，后改名《永类钤方》，二十二卷。

② 张杲：字季明（1149—1227），南宋新安人，医学家。著有《医说》十卷。

③ 莳（shì 是）：本义为移栽，分种。引申泛指栽种，种植。

④ 《物类相感志》：科技类著作，北宋苏轼著，一卷。所记皆为治疗及禁忌之事，多为生活经验之谈。

⑤ 刈（yì 义）：割草。

紫苏

味辛，温，无毒。主下气，除寒中，其子尤良《别录》。

除寒热，治一切冷气孟诜。

治心腹胀满，止霍乱转筋，开胃下食，止脚气，通大小肠
《日华》。

解肌发表，散风寒，行气宽中，消痰利肺，和血温中，止痛
定喘时珍。

附 苏梗

下气稍缓，宽胀，治噎膈反胃修园[①]。

苏子

治上气咳逆冷气，及腰脚中湿气，风结气甄权。

调中，止霍乱，消五膈，呕吐反胃，消痰止嗽，润心肺，利
大小便《日华》。

治肺气喘急宗奭。

【经络】得天阳和之气，故温，兼地之金味，故辛，辛则善
散，温能通气，入手少阴太阴、足阳明经《经疏》。

入心、肺、胃三经，为发表散寒之品芊绿。

梗旁小枝，通行十二经，关窍脉络修园。

【合化】《经疏》曰：参苏饮，治表虚伤风，历久不愈。《肘后

---

① 修园：即陈念祖（1753—1823），又字良有，号慎修，清代福建长乐人，著名
医药学家。著有《伤寒论浅注》《长沙方歌括》《女科要旨》等。

方》曰：苏叶得橘皮，酒煮，治感寒上气。《圣惠方》曰：苏子微炒，杵，酒浸三宿，治风顺气，利肠宽中。《得宜》曰：得广皮、砂仁，则行气安胎。得木瓜、厚朴，治寒湿脚气。时珍曰：同藿香、乌药，则温中止痛。同香附、麻黄，则发汗解肌。同川芎、当归，则和血散血。同木瓜、厚朴，则散湿解暑，亦治霍乱。同桔梗、枳壳，则利膈宽肠。同杏仁、菔子，则消痰定喘。

【论说】汪机曰：宋仁宗定汤饮，以紫苏最能下胸膈浮气，然不知日久反泄人真气也。《得宜》曰：功专发表散寒。苏恭曰：若宣通风毒，则单用茎，去节尤良。时珍曰：味辛入气分，色紫入血分，实近世要药。刘若金曰：金为火用则气化，火为金用则血化。紫苏之色赤入心，味辛入肺，金火合德，故其气和以温，而心肺调和，以营诸阳。此各本草谓通心利肺益胃，义实不妄。孟诜曰：苏子与叶同功，发散风气宜用叶，清利上下宜用子，且苏子辛温，能散结，兼有润肺之功。切庵曰：叶发汗散寒，梗顺气安胎，子开郁降气，消痰定喘。

【禁忌】《经疏》曰：凡阴虚因发寒热，或恶寒头痛者，宜敛宜补，不可用苏叶。火升作呕者，亦忌，惟可用子。《备要》曰：表弱气虚者忌用叶，肠滑气虚者忌用子。李廷飞[①]曰：不可同鲤鱼食，生毒疮。

【出产】苏颂曰：紫苏处处有之。背面均紫者佳，夏采茎叶，秋采子，有水苏、鱼苏、山鱼苏数种，皆荏类，故必曰紫苏，以别白苏也。时珍曰：紫苏白苏，皆以二、三月下种，或宿子在地自生。茎方叶团而尖，四围有锯齿，肥地面背皆紫，瘠地面青背紫，其面背白者，即白苏。五、六月连根采，火煨，阴干，八月开花，成穗作房，如荆芥穗，九月枯时收子，细如芥子，色颇黄赤。

---

① 李廷飞：现所见《本草纲目》记载有误，应为李鹏飞，字澄心，自称九华澄
   心老人，宋元时期池州人，医学家。著有养生著作《三元延寿参赞书》。

【炮制】敩曰：凡入药，须以刀刮去青薄皮，剉之。

甘菊花

味苦，平。主诸风，头眩肿痛，目欲脱，泪出，皮肤死肌，恶风湿痹，利血气，久服轻身，耐老延年《本经》。

甘，无毒，除胸中烦热《别录》。

治头目风热，风旋[①]倒地，脑骨疼痛，身上一切游风，能令消散，利血脉，并无所忌甄权。

养目血，去翳膜元素。

甘、微苦，专清头目风火《得宜》。

苦、甘，寒东垣。

附白菊

苦、平、辛，无毒，主风眩[②]弘景。

【经络】发生于春，长养于夏，秀英于秋，资味乎土。历三时之气，得天地之清，独禀金精以生。故专制肝脏风木也《经疏》。

可升可降，阴中微阳也东垣。

入手太阴经《得宜》。

入心、肝、脾、肺、胆、胃、大肠、小肠八经，为祛风明目之品，而兼补剂芊绿。

【合化】《经疏》曰：与枸杞子，蜜丸，久服则终身无目疾，兼不中风及生疔疽。《得宜》曰：得枸杞，便能下行悦肾。《简便

---

① 风旋：头晕目眩。

② 风眩：中医病证名，又称风头眩。以眩晕，头痛，脉弦等为主要表现。多为风邪或风痰上扰清窍所致。

方》曰：得石膏、川芎，为末，茶调下，治风热头痛。《直指方》曰：白菊花同谷精草、绿豆皮为末，以一钱，用米泔水只干柿饼煮，候泔尽，食柿治瘕痘入目。《急救方》曰：白菊花同蝉蜕为散，蜜煎，治病后生翳。

【论说】《经疏》曰：独禀金精，专制风木，故为祛风要药，苦入心、小肠，甘入脾、胃，平辛走肝、胆，兼入肺、大肠。又苦可泄热，甘能益血，又可解毒。范至能曰：治头风，则白菊尤良。丹溪曰：黄菊花属土与金，有水与火，能补阴血，故养目。时珍曰：味兼甘苦，性禀和平。昔人谓其能除风热，益肝补阴，不知得金水之精英，能益肺肾二脏也。盖补水所以制火，益金所以平木，火降则热除，木平则风息，用治诸风头目，其旨深矣。黄者入金水阴分，白者入金水阳分。刘若金曰：秉金精而兼水化，金水相涵，乃育其将尽之阴，而静其相求之阳。故不独平肝，且能益肝之不足，海藏之言不谬也。沈芊绿曰：菊花并茎叶，捣汁饮，可治疔疮，以渣外敷，红线疔尤为要药。以疔疮之生，由风火之毒也，《经疏》曾论及此。徐灵胎[1]曰：凡芳香之物，皆能治头目肌表之疾，但香则辛燥居多。惟菊得天地秋金清肃之气，而不燥烈，故于头目风火之疾尤宜。

【禁忌】损之[2]曰：甘者入药，苦者不入药。时珍曰：菊花味甘。诸家以甘者为菊，苦者为苦薏。丹溪以为服此大伤胃气。之才曰：术及枸杞根、桑根白皮为使。

【出产】《别录》曰：生雍州川泽及田野。正月采根，三月采叶，五月采茎，九月采花，十一月采实，皆阴干。弘景曰：菊有两种。茎紫、气香、味甘者为菊，茎青、有蒿艾气而味苦者曰苦

---

[1] 徐灵胎：即徐大椿（1693—1771），原名大业，字灵胎，号洄溪，清代江苏吴江人，著名医家。著有《兰台轨范》《医学源流论》《论伤寒类方》等。

[2] 损之：即杨损之，唐代医家。著有《删繁本草》五卷。

薏。藏器曰：白菊生平泽，五月花。颂曰：以南阳菊潭者佳。又有开花甚小，瓣下如珠，曰珠子菊。瑞[1]曰：花大而香为甘菊，小而黄曰黄菊花，气恶者曰野菊。

【炮制】宗奭曰：单瓣味甘者入药。《王龟龄集》曰：甘菊黄而小者，能生精，童便浸一宿，晒干为末。

豨莶草—名火枚草

味苦，寒，有小毒。主热蟹烦满不能食，生捣汁，服三四合，多则令人吐《别录》。

主久疟痰癖，捣汁服，取吐藏器。

治肝肾风气，四肢麻痹，骨间疼痛，腿膝无力，及行大肠气苏颂。

疗中风成讷[2]。

风湿疮疡时珍。

味苦、辛，生寒熟温芊绿。

【经络】阳草也，感少阳生发之气以生。故味苦寒而入血分，为祛风除湿，兼活血之要药《经疏》。

可升可降，阴也。入肝经，兼入肾经，为祛风除湿之品芊绿。

【合化】《圣济》曰：火枚草为末，醋糊丸，治风寒泄泻。《乾坤秘韫》[3]曰：同乳香、白矾，为散，治痈疽肿毒。

【论说】仲淳曰：春生之药，本合风化，风能胜湿，苦寒除热。故《本经》以之主热蟹烦满不能食也。时珍曰：生捣汁服，则

---

[1] 瑞：即吴瑞，字瑞卿，又字元卿，元代浙江海宁人，医药学家。著有《日用本草》八卷。

[2] 成讷：唐代江陵府节度使，相传进献了治疗中风的豨莶丸。

[3] 《乾坤秘韫》：综合性医书，即《乾坤生意秘韫》，明代朱权编，一卷。

令人吐，故云有小毒。九蒸九曝，则补人去痹，故云无毒。生则性寒，熟则性温，有云热者，非也。沈芊绿曰：走而不泄，香可开脾。

【禁忌】《经疏》曰：痹痛由脾肾两虚，阴血不足，不由风湿而得者，忌服。以此为风药，凡风药皆能燥血也。

【出产】《图经》曰：俗呼火杴草，处处皆生。春生苗，叶似芥菜而狭长，文粗，茎高二三尺。秋初有花如菊，秋末结实，颇似鹤虱，夏采叶，曝干。

【炮制】《备要》曰：凡使，去粗皮，留枝叶花实，酒拌蒸晒九次，蜜丸，甚益元气。若非九次，阴浊之气未尽，则不能透骨搜风而却病也。捣汁熬膏，以甘草、地黄煎膏，炼蜜收三味膏，酒服尤效。

款冬花

味辛，温。主咳逆上气，善喘喉痹，诸惊痫寒热邪气《本经》。

甘，无毒，消渴，喘息呼吸《别录》。

疗肺气，心促急热，劳咳连连不绝，涕唾稠黏，肺痿肺痈，吐脓血甄权。

润心肺，益五脏，除烦消痰，洗肝明目，及中风等疾《大明》。

【经络】得天地阴寒之气，兼禀金水之性以生，凌冰雪而独秀，故辛甘温而无毒，阴中含阳，降也《经疏》。

温肺止嗽东垣。

纯阳，入手太阴经好古。

入肺，为润肺泻热止嗽之品，乃治嗽要药芊绿。

【合化】《经疏》曰：得麻黄、杏仁、桑白皮、甘草，治风寒郁热壅肺中，作喘，其效甚速。《济生方》曰：同百合蒸焙为末，蜜丸，临卧姜汤嚼下，治痰嗽带血。《得宜》曰：得白薇、贝母、百部，治肺实鼻塞。得黄连，敷口中疳疮。沈芊绿曰：杏仁为使，得紫苑良。

【论说】希雍曰：寒热虚实，皆可施用。苏颂曰：《本经》主咳逆，古方用为温肺治嗽之最。郭佩兰[1]曰：隆冬独秀，先春开敷，得肾之体，先肝之用，故为温肺理嗽之药。大抵咳必因寒，寒为冬气，入肺为逆，款冬非肺家专药，乃使肺邪从肾顺流而出，故得效也。张隐庵[2]曰：太阳寒水之气，不从皮毛，外交于肺，以致咳逆上气而喘。款冬则禀水气以通肺。厥阴少阳木火之气，结于喉中，以成喉痹。款冬得金水之气，故能平木以制火。沈芊绿曰：咳逆消渴喘急，皆火炎气逆之病。款冬辛散而润，甘缓而和，善能降下，气降则火亦降，火降则阳交于阴，而水火既济，水火济则火不上炎，气不逆升，于肺无忤，而诸患平矣。

【禁忌】徐之才曰：恶皂荚、硝石、玄参，畏贝母、辛夷、麻黄、黄芪、黄芩、连翘、青葙子。

【出产】《别录》曰：出常山[3]山谷，及上党[4]水旁。十一月采花，阴干。苏颂曰：今关中亦有之。根紫，叶似萆薢。花初出时如菊，通直而肥，实无子，陶氏所谓出高丽百济者，亦近此类。

【炮制】雷公曰：凡使，去蕊壳，但取净花，甘草水浸一宿，晒干，入丸，微焙用。

---

[1] 郭佩兰：字章宜，清代医药学家。撰有《本草汇》十八卷。

[2] 张隐庵：即张志聪（1644—1722），字隐庵，清代浙江钱塘人，著名伤寒学家。著有《伤寒论集注》《金匮要略集注》《本草崇原》等。

[3] 常山：古代山名。

[4] 上党：古代地名。战国韩置，秦汉治所在长子县。东汉末移治壶关县，西晋移治潞县。北魏复移治壶关县。隋开皇初废。大业初复置，治所在上党县。唐武德元年改为潞州，天宝初复为上党郡，乾元元年又改为潞州。东晋宁康中侨置，治所在今安徽芜湖。

常山

味苦，寒。主伤寒寒热，热发温疟，鬼毒，胸中痰结，吐逆《本经》。

辛，有毒，疗鬼蛊往来，水胀，洒洒恶寒，鼠瘘《别录》。

治诸疟，祛老痰积饮甄权。

附**蜀漆**即常山茎叶

味辛，平，主疟，及咳逆寒热，腹中癥瘕坚痞积聚，邪气蛊毒，鬼疰《本经》。

微温，有毒，疗胸中邪结气，吐去之《别录》。

苦，有小毒，治鬼疟多时，温疟寒热甄权。

辛，纯阳元素。

【经络】禀天地阴寒之气以生，故其味苦寒，擅引吐行水之能《经疏》。入肺、心、肝三经，为吐痰、截痰、行水之品，而兼通剂芊绿。

【合化】《经疏》曰：同砂仁、槟榔，米醋浸二宿，炒末，鸡子清丸，治山岚瘴气，作疟，百药不效者。《经验方》曰：同草果，热酒浸一宿饮服，治瘴疟寒热。《得宜》曰：得知母、贝母、草果，治诸疟。得丹砂，能劫疟。得甘草，治肺疟。得豆豉、乌梅、竹叶，治肾疟。得小麦、淡竹叶，治温疟。得黄连，治三十年疟。《集验方》曰：得石膏、乌梅、甘草，治妊娠疟疾。

【论说】《经疏》曰：苦泄辛散，故善逐饮。阴寒祛热，故善破瘴疬。入口即吐，其性暴悍，最损真气。雷敩曰：春夏用茎叶，名蜀漆。秋冬用根，名常山。时珍曰：常山、蜀漆，有劫痰截疟之功，须在发散表邪，及提出阳分之后，用之得宜，神效立见，用失其法，真气必伤。杨士瀛曰：水在上焦，常山能吐之；水在胁下，常山能破其澼而下之。但得行血佐之，必收十全之效。

【禁忌】《经疏》曰：常山，阴毒之草，性极暴悍，虽能破瘴疟，逐积饮，然善损真气，故疟非瘴气、痰非老积所致者，勿用。好古分条立方，殊得仲景遗意。亦以妄用常山，虚人真气，变成危证，戒之戒之！清暑养胃，健脾消痰，皆治疟正法，果能分清气血以施补助，靡不立愈，安所事常山耶《大明》曰：常山忌葱菜及菘，伏砒。之才曰：畏玉札。炳①曰：桔梗为使。之才又曰：蜀漆恶贯众，瓜蒌为使。

【出产】《别录》曰：生益州②川谷，生江林山川谷。二八月采根阴干。颂曰：今汴西、淮、浙、湖南州郡亦有之。叶似楸叶，花红白色，子碧色，似山楝子而小。

【炮制】敩曰：凡用以酒浸一宿晒干，捣用，士材曰：生用则吐，与甘草则不吐，若酒浸炒透，用钱许，每见奇功，醋制亦可。

百部

微温。主咳嗽上气《别录》。

治肺热，润肺甄权。

治传尸骨蒸劳，治疳积。杀蛔虫、寸白虫、蛲虫，及一切树

---

① 炳：即萧炳，号兰陵处士，唐代兰陵人，医药学家。著有《四声本草》四卷，《本草类略》五卷。

② 益州：古代地名。汉武帝所置十三刺史部之一。东汉时治所在雒县，中平中移治绵竹县，兴平中又移治成都县。隋开皇初废，三年复置，大业元年改为蜀郡。唐武德元年仍改为益州，天宝元年复改为蜀郡。北宋太平兴国六年复以成都府置，治所在成都、华阳二县。端拱元年复改为成都府，淳化五年又降为益州，后又升为成都府。

木蛀虫，熏之即死。杀虱及蝇蠓《大明》。

甘，无毒甄权。

微寒，有小毒苏恭。

味苦，微寒芊绿。

苦，微甘时珍。

【经络】正得天地阴寒之气而生，故《蜀本》云微寒，《日华》言苦，《本经》言微温者误也《经疏》。

入肺经，为润肺杀虫之品芊绿。

【合化】《经疏》曰：同桑白皮、天冬、麦冬、贝母、枇杷叶、五味子、紫菀，治一切虚嗽，但不治食积嗽。陈藏器曰：百部火炎，酒浸空心饮，治疥癣，去虫蚕咬毒。《千金方》曰：百部熬膏，不时取服，疗三十年嗽。《得宜》曰：得生姜，治经年寒嗽。

【论说】时珍曰：百部亦天门冬类，故均治肺病杀虫。但百部气温不寒，寒嗽宜之；天冬性寒不热，热嗽宜之。《得宜》曰：主治咳嗽杀虫。沈芊绿曰：夫百部并非温药，如何专治寒嗽，当以仲淳之言为主。

【禁忌】《经疏》曰：百部味苦，脾虚胃弱人，宜兼保脾安胃药同用，庶不伤胃气。

【出产】苏颂曰：江湖淮陕、齐鲁州郡，无处不生。春生苗作藤蔓，叶大而尖，颇似竹叶，面青色而光。根下作撮如芋子，一撮十五六枚，黄白色相连。二、三、八月采，曝干。

【炮制】雷公曰：凡使采得后用竹刀劈破，去心、皮、花，作数十条，于檐下悬令风干，酒浸一宿，焙干细剉用。

威灵仙

味苦，温，无毒，主诸风，宣通五脏，去腹内冷滞，心膈痰水，久积癥瘕痃癖①气块，膀胱宿脓恶水，腰膝冷疼，及疗折伤，久服无温疫疟《开宝》。

推新旧积滞，消胸中痰唾，散皮肤、大肠风邪_{东垣}。

功专去风湿《得宜》。

味甘，纯阳_{元素}。味微辛咸，性温无毒_{芊绿}。

【经络】感春夏之气以生，故苦温无毒，升也，阳也。入足太阳经《经疏》。

可升可降，阴中阳也_{东垣}。

入膀胱，为行气祛风之品，宣疏五脏，通行十二经络，乃痛风要药_{芊绿}。

【合化】《简便方》曰：为末酒下，治脚气入腹，胀闷喘急。《千金方》曰：亦治腰脚诸痛。《集验方》曰：又治肾脏风壅，腰膝沉重。《得宜》曰：得砂仁、沙糖，治骨鲠。得木瓜，治腰脚诸病。《圣济方》曰：同鸡冠花、米醋煮干，炒末，调鸡子白，炙干，再研，治肠风泻血。

【论说】《经疏》曰：春为风木之化，故主诸风，为风之宣导，善走者也。

颂曰：《威灵仙传》云，去众风，通十二经脉，疏宣五脏冷脓宿水变病，微利，不泻人，服此，四肢轻健。宗奭曰：其性快利，多服泄人真气。

---

① 痃癖（xuán pǐ 玄匹）：中医病证名。因气血不和，经络阻滞，食积寒凝，导致脐腹偏侧或胁肋部时有筋脉攻撑急痛的病症，指腹部或胁部的痞块。见于《外台秘要》。《玉篇》："痃，癖也。"《广韵》："痃，癖病。"《太平圣惠方》云"夫痃癖者，本因邪冷之气积聚而生也。痃者，在腹内近脐左右，各有一条筋脉急痛，大者如臂，次者如指，因气而成，如弦之状，名曰痃气也；癖者，侧在两肋间，有时而僻，故曰癖。夫痃之与癖，名号虽殊，针石汤丸主疗无别。此皆阴阳不和，经络否隔，饮食停滞，不得宣疏，邪冷之气，搏结不散，故曰痃癖也。"

丹溪曰：威灵仙属木，治痛风要药，上下皆宜。其性善走，亦可横行，朝服暮效。元素曰：湿热流肢节间，湿则肿，热则痛。汗多属风，麻属气虚，木属湿痰，死血。十指麻木，亦是胃中有湿痰死血，脾主四肢故也。切庵曰：此能治中风、头风、痛风、顽痹、黄疸、浮肿、二便秘、风湿痰气，一切冷痛。不但如本草所载也，但性极快利，积疴方效，否则泄真气，即痛风亦当分久新。新痛属寒，宜辛温药；久痛属热，宜清凉药。河间谓暴热非热，久病非寒是也。大法宜顺气清痰，搜风去湿，养血散瘀为要。

【禁忌】《经疏》曰：风药，性升而燥，走而不守。凡病非风湿，及阳盛火升，血虚有热，表虚有汗，痎①疟口渴身热者，均忌。时珍曰：忌茗、面。

【出产】《图经》曰：今陕西、河东、河北、京东江湖皆生。茎梗如钗股，四棱，叶似柳叶，作层，每层六七叶，如车轮。七月生花浅紫，或碧白色，穗似葡萄子，又似菊花头，青根，多须似谷。九月采根，阴干，以丙丁戊己日，不闻水声者佳。时珍曰：根须丛数百条，长二尺，初时黄黑，干则深黑，俗称铁脚威灵仙。他如或黄或白，均不入药。

【炮制】《本草述》曰：去芦，酒洗。

茜草一名血见愁

味苦，寒。主寒湿风痹，黄疸，补中《本经》。

无毒，止血，内崩下血，膀胱不足，踒②跌，蛊毒，可以染绛③。

---

① 痎（jiē 皆）：中医病名，即二日一发的疟疾。此处痎疟为疟疾的通称，亦指经久不愈的老疟。

② 踒（wō 窝）：《说文》：足跌也；《类篇》：折足也。

③ 绛：本义为深红色。后也泛指红色。

又苗根咸平，无毒，主痹及热，中伤跌折《别录》。

治六极，伤心肺，吐血泻血甄权。

止鼻洪①尿血，产后血晕，月经不止，带下，扑损瘀血，痔瘘
疮疖，排脓《大明》。

治骨节风痛，通经脉，活血行血时珍。

微酸咸，温元素。

味苦《得宜》。

酸咸，性寒芊绿。

【经络】禀土与水气，兼得天令少阳之气以生。可升可降，阴
中之阴也《经疏》。入心、肝、肾、心包四经，为凉血行血之品，而
兼通剂芊绿。

【合化】《经疏》曰：佐地榆，治横痃鱼口有神。《本事方》
曰：得艾叶、乌梅肉，蜜末，治鼻血不止。《圣惠方》曰：得石榴
皮，酒煎，治脱肛不收。《得宜》曰：得生地，乌髭发。得阿胶、
侧柏，疗妇人败血。

【论说】《经疏》曰：苦以泄热，甘以和血，咸以入血软坚，
温得少阳之气以通行。故能凉无病之血，行已伤之血而最效。又
曰：《本经》言治痕。夫痕有五，此其为治。盖指蓄血发黄，而不
专于湿热者也。痹者血病，行血软坚，痹自愈。《得宜》曰：通经
脉，疗霉毒。士瀛曰：色赤入营，气温行滞，味酸入肝，兼咸走
血，专于行血活血。俗方治女子经水不通，以一两煎酒服之，一
日即通，甚效。

【禁忌】《经疏》曰：病人虽见血症，若加泄泻，饮食不进者，
忌服。之才曰：畏鼠姑汁、制雄黄。

【出产】《图经》曰：生乔山②山谷。二三月采根，曝干。又

---

① 鼻洪：中医症状，即鼻衄如洪，鼻出血。
② 乔山：又作桥山。一在今山西襄汾东南。北齐武平中为防北周进攻晋州，自
此穿堑属于汾水。一在今河北涿鹿东南。

曰：苗根生山阴谷中，蔓延草木上，茎有刺，实如椒。弘景曰：此即染绛茜草，乃诗云茹藘①在阪是也。保昇②曰：叶似枣叶，头尖下阔，茎叶俱涩，四五叶对生节间，蔓延草木，根紫赤色。

【炮制】敩曰：凡使，用铜刀于槐砧上剉，日干。勿犯铅铁器。

剪草根名白药

味苦，凉，无毒。主诸恶疮，疥癣，风瘙瘘蚀有虫，浸酒服《大明》。

主一切失血时珍。

【经络】禀天地清寒至阴之气以生《经疏》。

入心肝二经，为凉血止血之品芊绿。

【合化】《经疏》曰：同牡丹皮、天麦二冬，治上部血元素。

《本事方》曰：剪草熬膏，治劳瘵，吐血损肺，及血妄行。

【论说】《经疏》曰：藏器言其味苦，其气寒凉，性应无毒，主治恶疮等证者。以诸痛痒疮疡，皆属心火，苦寒能降火，而凉血清热也。沈芊绿曰：茜草、剪草，均为治血药。但茜草止血，又能行血。故既止吐衄崩尿，又消瘀通经，是惟能行故能止也。剪草但止血而不行血，故吐咯损肺及妄行者，皆治。虽二药之性皆凉，而用实不同如此。

【禁忌】《经疏》曰：剪草，大苦大寒。虽治血热妄行神效，若脾胃俱虚，胃口薄弱，见食欲呕，及不思食泄泻者，勿遽投之。法当先理脾胃，俟能进食，而后施治乃可。

【出产】藏器曰：生山泽间，叶细如茗，江东用之。时珍曰：

① 茹藘（rú lú 如驴）：中药名，即茜草。
② 保昇：即韩保昇，生平籍贯史书无载，五代后蜀人，医药学家。编著有《蜀本草》二十卷。

《本事》言其状如茜草，又如细辛。婺、台二州皆有之，然以婺州^①者良。

【炮制】颂曰：二、三月采，曝干用。

钩藤_{亦作吊藤}

味甘，微寒，无毒。主小儿寒热，十二惊痫《别录》。

小儿惊啼瘛疭，热壅客忤，胎风^②胎痫^③甄权。

大人头旋目眩，小儿内钓^④腹痛，发斑疹时珍。

甘，平甄权。

甘，苦《得宜》。

初微甘，后微苦，平时珍。

【经络】禀春气以生。应是甘苦，气味平和。为入手少阴、足厥阴经要药《经疏》。

入手足厥阴经《得宜》。

除心热，平肝风，专能定惊止搐讱庵。

入肝、心包二经，为息^⑤风静火之品芊绿。

---

① 婺（wù 勿）州：古代地名。隋开皇中置，治所在吴宁县。大业初改为东阳郡。唐武德四年复为婺州，天宝元年又改为东阳郡，乾元元年复名婺州。元至元十三年升为婺州路。

② 胎风：中医儿科病证名。指婴儿禀赋不足，感受风寒而引起的抽搐。见于《圣济总录》。

③ 胎痫：中医儿科病证名。指小儿出生百日内的癫痫发作。表现为手足抽搐频频，牙关紧闭，腰直身僵，晴斜目闭，或身热面青，多啼不乳。见于元代曾世荣《活幼心书》："胎痫者，因未产前，腹中被惊……或母为七情所伤，致伤胎气，儿生百日内是也。"

④ 内钓：中医儿科病证名。小儿惊风的一种类型，以内脏抽搐，腹痛多啼为特征。见于《幼科发挥》。

⑤ 息：指使安宁，停止，消失。

【合化】《圣济》曰：得硝石、甘草为散，治小儿惊热。《得宜》曰：得甘草，治痢疾。得紫草茸，发斑疹。崔氏曰：钩藤皮汤饮，疗小儿惊痫。

【论说】河间曰：足厥阴主风，手厥阴主火。惊痫眩晕，皆肝风相火之病，钩藤通心包于肝木，风静火息，则诸症自除。《得宜》曰：功专息风降火。中梓曰：钩藤治小儿外，亦治男子，舒筋除眩，下气宽中，乃祛风而不燥，为中和之品。但必俟他药煎成，投钩藤一二沸，即起，较得力。切庵曰：藤细多钩者良。

【禁忌】无。

【出产】弘景曰：出建平，亦作吊藤。恭曰：出梁州，叶细长，茎间有刺若钩。宗奭曰：湖南北、江南北，山中皆有之。大如拇指，中空，用致酒瓮，盗取酒，以气吸之，涓涓不断。

【炮制】时珍曰：久煎则无力，纯用钩，取其力锐也。

络石 俗名耐冬

味苦，温，主风热死肌，痈伤，口干舌焦，痈肿不消，喉舌肿闭不通，水浆不下《本经》。

微寒，无毒，大惊入腹，除邪气，养肾，主腰髋痛，坚筋骨，利关节《别录》。

主一切风 藏器。味苦《得宜》。

【经络】禀少阳之令，兼得地之阴气以生。味苦，微寒。入足阳明手足少阴、足厥阴少阳经《经疏》。

入心、肝、肾、胆、胃五经，为凉血退热之品 芊绿。

【合化】《经疏》曰：单用捣汁，入解毒药，治发背痈疽，神效。《外台》曰：单用水煎，治喉痹，喘息不通，须臾欲绝。《得宜》曰：得射干、山栀，疗咽肿，毒气攻喉。《仁存堂方》^①曰：得人参、茯苓、龙骨，为末，米饮，治小便白浊。

【论说】时珍曰：络石性质耐久，气味平和，神农列之上品，李当之^②称为药中之君。其功主筋骨，关节，风热痈肿，变白耐老。医家鲜知用者，服之当浸酒耳。刘若金曰：络石味苦，原得之阴气最厚，以凌冬不凋之性。六七月采取，是为阴中有阳，非偏于寒者也。惟其阴气厚，故治血中热毒。惟其阴中有阳，故能就热毒以达其清解之用。沈芊绿曰：络石之功，专于舒筋活络。凡病人筋脉拘挛，不易伸屈者，服之无不获效。苏恭曰：疗产后血结良。

【禁忌】《经疏》曰：阴脏人畏寒易泄者，忌服。之才曰：杜仲、牡丹为使，恶铁落，畏贝母、菖蒲，杀孽毒。

【出产】《别录》曰：生太山^③川谷，或山阴小岩石上。五月采。恭曰：此物生阴湿处。冬夏常青，实圆黑，叶似橘叶，凌冬不凋。六、七月采茎叶，日干。藏器曰：在石者良，在木者随木性而有功，与薜荔相似。

【炮制】雷敩曰：凡采得，用粗布揩去毛子，以甘草水浸一伏时，切，晒用。

马勃 俗呼马蓲包

味辛，平，无毒。主恶疮马疥《别录》。

---

① 《仁存堂方》：方书，古籍文献中又称为《仁存孙氏治病活法秘方》《孙氏仁存方》《仁存秘方》《仁存方》《仁存》，著者和成书年代不详，约为元代，原书已无存世。

② 李当之：一作李珰之，里籍欠详，三国时期名医华佗弟子，医药学家。著《李当之药录》《李当之药方》《李当之本草经》。

③ 太山：即泰山。

敷诸疮甚良_{弘景}。

敷诸疮甚良<small>弘景</small>。

主清肺，散血热，止嗽解毒<small>时珍</small>。

治喉痹咽痛<small>宗奭</small>。

外用敷诸疮<small>汪机</small>。功专散血解毒《得宜》。

【经络】感土金之气而生，故味辛气平而无毒《经疏》。

入肺经，为解热之品<small>芊绿</small>。

【合化】《圣惠方》曰：同蛇蜕烧末，绵裹含咽，治咽喉肿痛，咽物不得。《摘玄方》曰：同马牙硝①，和沙糖为丸，噙化，治声失不出。《经验方》曰：单用为末，吹治走马喉痹，吐涎血立愈。《得宜》曰：得牛蒡、连翘、玄参，治温毒发颐。仇远②曰：单用为末，先以葱盐汤，洗脓疮不敛者，拭干敷之。

【论说】时珍曰：马勃轻虚，上焦肺经药也。故能清肺热、咳嗽、喉痹衄血、失音诸病。如洁古解毒丸，散一切毒；东垣普济消毒饮，治大头疫③；桔梗汤，治咽肿微痛，均用之。

【禁忌】无。

【出产】宗奭曰：生湿地及腐木上，夏秋采之，有大如斗者，小亦如升杓，弹之即有尘出。

【炮制】时珍曰：凡用，以生布张开，将马勃于上摩擦，下以盘承，取末用。

以上宣剂草部

---

① 马牙硝：中药芒硝的别名。

② 仇远：字仁近（1247—1326），一曰仁父、近邨，号山村民、山邨先生等，元代钱塘人，文学家、书法家。

③ 大头疫：即大头瘟，亦称大行温疫、大头天行、大头伤寒、大头风、大头痛。指感受风热时毒，以头面焮赤肿痛为主要表现的急性外感热病。为瘟疫的一种。见《医方考·大头瘟》。

卷二

无锡沈金鳌原辑

丹徒刘铁云补正

宣剂下

辛夷 即木笔花

味辛，温。主五脏身体寒热，风头脑痛，面䵟。久服下气，明目《本经》。

无毒，利九窍，通鼻塞涕出，治面肿，引齿痛，眩冒，兀兀[1]如在车船之上者，生须发，去白虫《别录》。通关脉，治头痛，憎寒体㗫[2]，瘙痒《大明》。

味辛，主治头风鼻病《得宜》。

---

[1] 兀兀：指昏沉的样子。据尚志钧整理本《名医别录》，兀兀为洋洋，且前有"身"字。

[2] 㗫：本义为闭口，不作声。人寒冷则发声困难，故又引申指因寒冷而哆嗦，咬紧牙关或牙齿打战。

鼻渊，鼻鼽①，鼻窒②，鼻疮，及痘后鼻疮，并研末，入麝香少许，葱白蘸入数次，甚良时珍。

【经络】禀春阳之气以生。气清而香，味薄而散，浮而升，阳也。入手太阴、足阳明经《经疏》。

入肺胃气分，为辛香走窜之品芊绿。

能助胃中清阳上行，通于头脑，以及巅顶讱庵。

【合化】《得宜》曰：得川芎、薄荷、细辛、石膏，治鼻塞流涕，不闻香臭。得南星、半夏、黄柏、牡蛎，治鼻渊下如白脓。

【论说】《经疏》曰：辛温能解肌散表，芳香能上窜头目，逐阳分风邪，故本经主治诸症悉愈。然久服轻身，增年耐老，实非风药所能。汪机曰：肺主鼻，胆移热于脑，则鼻多浊涕而成渊，风寒客于脑，则鼻塞。《经》云脑渗为涕；王冰③云胆液不澄，则为浊涕，如泉不已，故曰鼻渊。时珍曰：肺开窍于鼻，而阳明胃脉，环鼻上行。脑为元神之府，鼻为命门之窍，人之中气不足，清阳不升，则头为之倾，九窍不利。辛夷之辛温，走气而入肺，其体轻浮，能引清阳上行于天，所以治诸病。轩岐之后，能达此理者，东垣一人而已。刘若金曰：病脑而及于鼻者固然，即不病脑而责于鼻者，亦不外于脑。足太阳为胃肺之根蒂而络于脑，固阳中根阴，阴中达阳。惟辛夷由阳蓄阴，由阴达阳，故鼻之寒热，

---

① 鼻鼽：中医病名。以突发和反复发作的鼻痒、喷嚏、流清涕、鼻塞等为特征，是临床常见病、多发病。可常年发病，也可呈季节性发作。见于《素问·脉解》。

② 鼻窒：中医病名。鼻塞时轻时重，或双侧交替性鼻塞，甚至不闻香臭，反复发作，经久不愈。窒，本义为填塞，引申指阻塞不通，遏止。

③ 王冰：号启玄子（710—805），又作启元子，世称王太仆，里居籍贯不详，唐代医药学家。著有《重广补注黄帝内经素问》。

即脑之虚实，皆以此味为关捩子①也。《徐灵胎》曰：辛夷与众木同植，必高于众木乃止。性专向上，故能升达清气；得春气之先，故能疏达肝气；芳香清烈，故能驱逐邪风。头目病药，不能尽达者，当以此为之引也。

【禁忌】《经疏》曰：性极走窜，凡气虚人忌服。偶感风寒，鼻塞不通者，亦不得用。头脑痛属血虚火炽者，及齿痛属胃火者，均忌。之才曰：芎䓖为使，恶五石脂，畏黄芪、菖蒲、石膏、黄连。

【出产】《图经》曰：生汉中川谷，今人家园庭，亦多种植。木高数丈，叶似柿而长。正二月生花，似小毛桃，色白带紫，至夏复开花。初出如笔，故呼为木笔花。藏器曰：今时所用，乃花未开时采取者。

【炮制】雷公曰：凡用去粗皮，拭去赤肉毛，以芭蕉水浸一宿，漉出，用浆水煮，再取出焙干。若治眼患，即一时去皮，用向里实者。《大明》曰：入药微炙。

檀香

味辛，温，无毒。主消风热肿毒_{弘景}。
止心腹痛，霍乱，肾气痛。水磨涂外肾②，并腰肾痛处《大明》。
散冷气，引胃气上升，进饮食_{元素}。
噎膈吐食_{时珍}。

---

① 关捩（liè 列）子：亦作关棙子，原指能转动的机械装置，此处喻物之紧要处。

② 外肾：男子外生殖器的统称，即阴囊及睾丸。《医门棒喝》卷一："若七情乍动，相火立现，如欲动则外肾举。"《医学入门·疬》："外肾累垂，玉茎挺急。"

【经络】禀清芬之气而生，降也。阳中微阴，入手太阴、足少阴，通行阳明经_{元素}。

入肺肾二经，兼入胃经，为开发之品，乃理气要药_{芊绿}。

【合化】无。

【论说】东垣曰：白檀调气，引芳香之物上至极高之分，最宜橙橘之属。佐以姜枣，辅以葛根、缩砂、益智、豆蔻，通行阳明之经，在胸膈之上，处咽嗌①之间，故为理气必用之剂。海藏曰：白檀香，亦补脾胃、理元气之药。

【禁忌】无。

【出产】藏器曰：出海南，树如檀。时珍曰：出广东、云南，及古城爪哇②等国。岭南诸山皆生。叶似荔枝，皮青而滑泽。叶廷珪③云：皮实色黄曰黄檀，皮洁色白曰白檀，皮腐色紫曰紫檀。木均坚重，但白檀良美。

【炮制】无。

乌药

味辛，温，无毒。主中恶心腹痛，蛊毒，疰忤，鬼气，宿食不消，天行疫瘴，膀胱肾间冷气，攻冲背膂，妇人血气，小儿腹中诸虫_{藏器}。

除一切冷，霍乱反胃吐食，泻痢，痈疖，疥，疠④，并解冷热，其功不可悉载。猫犬百病，并可磨服《大明》。

---

① 咽嗌（yì 亦）：咽喉。

② 爪哇：今印度尼西亚爪哇岛。

③ 叶廷珪：字嗣忠，号翠岩，北宋瓯宁人，官吏。著有杂记类书《海录碎事》二十二卷。

④ 疠：中医病证名。本义为恶疮疾病，麻风病。引申指瘟疫，杀。

理元气_{好古}。

中气^①、脚气、疝气，气厥头痛，肿胀喘急，止小便频数，及白浊_{时珍}。

【经络】禀地二之气以生，故味辛气温。然一当试，则带微苦，气亦微香，气厚于味，阳也。入足阳明少阴经《经疏》。

辛，温，香窜，上入脾肺，下通肾经，能疏胸腹邪逆之气_{切庵}。

入胃肾二经，兼入肺经，为顺气止痛之品_{芊绿}。

【合化】《经疏》曰：同沉香、木香、白豆蔻、香附、橘皮、槟榔，治妇人气实，暴气壅胀。《得宜》曰：得沉香，治胸腹冷气，得益智仁，治小便频数，得茴香、青皮、良姜，治五积切痛。《和剂局方》曰：天台乌药、沉香、人参、甘草为末，治一切冷气。《集效方》^②曰：同升麻，治小肠疝气。《普济方》曰：乌药烧存性研末，陈米饭丸，治血痢泻血。《集简方》曰：乌药磨汁，同橘皮、苏叶冲服，治心腹气痛。

【论说】宗奭曰：乌药性和，来气少，走泄多，但不甚刚猛．同沉香磨服，治胸腹冷气甚稳。慎微曰：暴怒伤阴，暴喜伤阳，忧愁不已，气厥逆，往往得中气之症，不可作中风治。《得宜》曰：功专消风顺气。中梓曰：痛疝疬癫，成于血逆，始于气逆，乌药长于理气，故并疗之。切庵曰：厥逆痰壅，口噤脉伏者，身温则为中风，身冷则为中气。又有痰则为中风，无痰则为中气。

---

① 中气：中医病证名。亦称气中，类中风类型之一。见于《证治要诀》卷一："中气因内伤气逆为病，痰湿昏塞，牙关紧急，但七情皆能使人中，因怒而中尤多。中气之状，大略与中风同，风与气亦自难辨。"

② 《集效方》：方书。明代孙天仁《三丰张真人神速万应方》（原书已佚），其卷三、四即为《孙氏集效方》。收方326首，即李时珍所引"孙天仁《集效方》"。

《局方》治中气，用乌药顺气散，先疏其气，气顺则风散也。

【禁忌】《经疏》曰：辛温散气，病属虚气者忌。世人多同香附，治妇人一切气病。不知气有虚实，有寒热。冷气暴气固宜，热气虚气必有害。故妇人月事先期，小便短数，及咳嗽内热，口渴舌苦，不卧，一切阴虚内热之病，均忌。

【出产】藏器曰：生岭南邕州①、容州②及江南。今台州③、雷衡④等州皆生，以天台者为最。木似茶，高五七尺，叶微圆而尖，面青背白，有纹，四、五月开黄花，六月结实，或云天台出者，香白可爱，不及海南者力大。

【炮制】《备要》曰：凡使，酒浸一宿用，亦有煅研者。

乳香—名熏陆香

微温，无毒。主风水毒肿。去恶气，伏尸，癥疹痒毒《别录》。治耳聋，中风口噤不语，妇人血气，止大肠泄澼，疗诸疮令

---

① 邕州：古代地名。唐贞观六年以南晋州改名，治所在宣化县。天宝元年改为朗宁郡，乾元元年复为邕州。五代晋天福七年改名诚州，汉复名邕州。北宋皇祐中与县移治。元至元十六年改为邕州路。

② 容州：古代地名。唐贞观八年以铜州改名，治所在北流县。天宝元年改为普宁郡，乾元元年复为容州，元和中徙州治普宁县。元至元十六年改为容州路，后复降为容州。明洪武十年又降为容县。

③ 台州：古代地名。唐武德五年以海州改名，治所在临海县。天宝元年又改为临海郡，乾元元年复名台州。元至元中改为台州路；唐贞观八年以西沧州改名，后地入土蕃，侨治庆州界。寻废，金贞祐四年升五台县置，明洪武二年复改为五台县。

④ 雷衡：即雷州和衡州。雷州，古地名，唐贞观八年以东合州改名，治所在海康县，天宝元年改为海康郡，乾元元年复名雷州，元至元十七年升为雷州路。衡州，古地名，隋置，治所在衡阳县，大业初改为衡山郡，唐武德四年复为衡州，天宝元年改为衡阳郡，乾元初复为衡州，元至元十四年改为衡州路。

内消_{藏器}。

辛，热，微毒，中邪心腹痛，煎膏止痛长肉_{《大明》}。

治不眠_{之才}。

苦、辛，定诸经之痛_{元素}。

消痈疽之毒，托里护心，活血定痛，伸筋，治妇人产难折伤_{李珣}。

生肌止痛，亦治颠狂_{讱庵}。

【经络】得木气而兼火化以生。气厚味薄，阳也。故入足太阴、手少阴，兼入足厥阴经_{《经疏》}。

入手少阴经_{《得宜》}。

香窜入心，苦温补肾，辛温通十二经_{讱庵}。

入心脾二经，兼入肝经，为活血伸筋之品_{芊绿}。

【合化】《经疏》曰：入一切膏药，能消毒止痛。《梅师方》①曰：嚼，咽其汁，治齿虫痛不可忍，立愈。《得宜》曰：得枳壳，令胎滑易产，得真茶、鹿血，治心气疼痛。《博济方》②曰：同甘遂研末，童便送下，治急慢惊风。《直指方》曰：同牡蛎粉，为丸，治漏疮脓血。

【论说】元素曰：香窜能入心经，活血定痛，故为痈疽、疮疡、心腹痛要药。《素问》云诸痛疮疡，皆属心火，即产科诸方亦多用者，取其活血之功尔。能曰：此药与诸香并用，能驱邪辟恶，与归芍同用，能调血催生，合二陈能补中益气，和四物能托里生肌。汪讱庵曰：其治癫狂者，以其能散瘀去风故也。沈芊绿曰：赤白痢，腹痛不止者，加入乳香无不效。

---

① 《梅师方》：方书，又名《梅师集验方》，隋代广陵僧人梅师（梅文梅）所著，卷数不详。

② 《博济方》：方书，原名《王氏博济方》，宋代王衮撰，三卷，原收辑医方7000首，此系从中选录500余方编撰而成。

刘若金曰：血本于阴，化于阳，此味纯阳而无阴，以入人身之血分。是专行化化之机以活血，即以致血分无穷之用。

【禁忌】《经疏》曰：痈疽已溃不宜服，诸疮脓多时，未宜遽用。

【出产】《图经》曰：形似白胶，出天竺、波斯等国。西者色黄白，南者色紫赤。日久重叠者不成乳头，杂以沙石，其成乳者，乃新出而未杂沙石者也。薰陆是其总名，乳是薰陆之乳头。时珍曰：今人多以枫脂香混之，烧之自能辨别。

【炮制】刘若金曰：紫赤色良，恐不可得。黄色明莹如滴乳者，箬①盛烘燥，灯草同擂，若合散丸，罗细和入，倘煎汤液，临熟加调。切庵曰：性黏难研，水飞过，用钵坐热水研之，或灯心同研，则易细。

没药

味苦，平，无毒。主破血止痛，疗金疮、杖疮诸恶疮，痔漏卒下血，目中翳晕，肤赤《开宝》。

破癥瘕宿血，损伤瘀血，消肿定痛《大明》。

补心胆虚，肝血不足好古。

堕胎，产后心腹血气痛，并入丸散李珣。

散血消肿，定痛生肌时珍。

味苦、辛，性平芤绿。

【经络】禀金水之气以生，故味苦平，无毒。然平应作辛，气应微寒，气薄味厚，阴也，降也。入足厥阴经《经疏》。

入十二经切庵。

_____

① 箬：竹子的一种，叶大，可供编制器物、包物等用。

入肝经，为散血消肿、定痛生肌之品，而散结气，消滞血芊绿。

【合化】《图经》曰：同虎胫骨，酒调，治历节诸风，骨节疼痛，昼夜不止。《婴孩宝鉴》曰：同乳香为末，木香磨水调服，治小儿盘肠气痛。《妇人良方》^①曰：同血竭、童便，酒煎，治产后恶血。

【论说】甄权曰：能推陈致新，而生好血。寇氏曰：没药大概通滞血，血滞则气壅瘀，气壅瘀则经络满急而作痛。凡打扑跕跌，皆伤经络，气血不行，瘀壅作痛也。时珍曰：乳香活血，没药散血，皆能止痛消肿生肌，故二药每每相兼而用。刘若金曰：医家并用乳没，李濒湖止言其一活血，一散血，殊未详明。希雍谓"乳香禀木火，没药禀金水"，是可谓相济以成功。若病得乎阴阳之偏者，则又当分任治之。

【禁忌】《经疏》曰：凡骨节痛，胸腹胁肋痛，非由血瘀而血虚者，产后恶露去多，腹中虚痛者，痈疽已溃者，目赤肤翳，非血热甚者，均忌。

【出产】《图经》曰：生波斯国，今海南及广州亦有之。根株似橄榄，叶青而密。岁久者则有膏液，流滴地下，凝结成块，大小不等，状似安息。讱庵曰：出诸南番，赤色类于琥珀者良。

【炮制】讱庵曰：与乳香同功。

龙脑香即冰片

味辛、苦，微寒，一云温，平，无毒。主心腹邪气，风湿积聚，耳聋，明目，去目赤肤翳《别录》。

---

① 《妇人良方》：方书，又名《妇人良方大全》《妇人大全良方》《妇人良方集要》，宋陈自明撰，二十四卷。

治惊痫痰迷，鼻瘜喉痹，痘陷产难，三虫五痔《备要》。

齿痛，伤寒舌出，通诸窍，散郁火时珍。

治骨节间风痛《得宜》。热元素。

【经络】禀火金之气以生。香为百药之冠，气芳烈，味大辛，阳中之阳，升也，散也。性善走窜开窍，无往不达《经疏》。

入肺经，兼入心脾二经，为散火通窍之品，能透骨髓芊绿。

【合化】《御医方》曰：同南蓬砂，为末，频嗅两鼻，治头目风热。频湖曰：得灯心、黄柏，烧存性，煅白矾，为末，治风热喉痹。又曰：片脑点涂鼻中息肉垂下者。《得宜》曰：得猪血，令心经痘毒，宜发于表。《夷坚志》①曰：得天南星，为末，揩齿，治中风牙噤，无门下药者。《集简》曰：得朱砂，同研，揩齿，治牙齿疼痛。

【论说】寇氏曰：此物大通利关膈，热寒。大人小儿，风涎闭塞，及暴得惊热，甚为济用。然不可常服，独行则势弱，佐使则有功，百药之香，无出其右。东垣曰：风病在骨髓者宜之，若在血脉肌肉皮，反能引风入骨。节斋②曰：世人误以为寒，不知辛散之性，似乎凉尔。诸香皆属阳，岂有香之至者性反寒耶？中梓曰：辛本入肺，乃肝以肺为用，故并入之。主治诸证，俱是气闭生热，冰片辛散之极，开气如反掌，故多用之，亦一从治法也。切庵曰：幼时曾问家叔建侯公曰：姜性何如？叔曰："体热而用凉，盖味辛者多热。然风热必借辛以散之，风热散则凉矣。"此即本草所云冰片性寒之意，向未有发明之者。

【禁忌】《经疏》曰：凡中风非由外来风邪，而由气血虚。小儿吐泻后成慢脾惊，亦属虚寒。非若急惊实热，均忌。目昏暗，

---

① 《夷坚志》：文言志怪集，南宋洪迈撰写。

② 节斋：即王纶（1460—1537），字汝言，号节斋，明代慈溪人，医药学家。著有《本草集要》《名医杂着》《医论问答》《节斋医论》等。

由肝肾虚，不宜入点药。

【出产】《图经》曰：出婆律国[①]，高七八丈，大六七围，如老杉状，旁生枝叶，结实如豆蔻，皮有甲错。香即木脂，似松脂，实亦根下清液耳，或云南海山中亦有此木。时珍曰：白莹如冰，作梅花片者为良，故俗呼为冰片脑，或云梅花脑。䂂庵曰：是老杉脂，其白如冰，今人多以樟脑乱之。

【炮制】刘若金曰：以杉木炭养之，则不耗。入药另研，入旧瓷钵轻碾徐研，务令尘细，碾急则捶钵生热，便随香窜耗也。

茯神木—名黄松节

味甘，平，无毒。主偏风口面喝斜，毒风筋挛不语，心神惊掣，虚而健忘_{甄权}。治脚气痹痛，诸筋挛缩_{苏颂}。

【经络】入肝经，为平木之品_{芊绿}。

【合化】见论说下。

【论说】时珍曰：《圣济》有松节散，茯神木一两，乳香一钱，每末二钱，木瓜酒下。治风寒湿痹，搏于筋骨，足筋挛痛，行步艰难，但是诸筋挛缩疼痛，并主之。沈芊绿曰：肝风内煽发厥，不省人事者，余每重用茯神木治之，无不神效。盖此症虽属肝，而内煽，则必上薄[②]于心，心君为之不宁，故致发厥。茯神木治心，而中抱之木又属肝，以木制木，木平则风定，风定则心宁，而厥自止也。

【禁忌】与茯苓略同。

【出产】《别录》曰：生太山山谷大松下，二、八月采取阴干。

【炮制】䂂庵曰：去皮肉用，即取茯神心内木也。

---

① 婆律国：今之文莱加里曼丹岛。

② 薄：通搏，指搏击。

海桐皮

味苦，平，无毒。主霍乱中恶，赤白久痢，除疳蜃疥癣，牙齿虫痛，并煮服，及含之。水浸洗目，除肤赤《开宝》。

主腰脚不遂，血脉顽痹，腿膝疼痛，赤白泻痢李珣。

苦、辛，平芊绿。

【经络】禀木中之阴气以生，《本经》味苦气平，然详其用，味应带辛。气薄味厚，阴中阳也。入足太阴、阳明二经《经疏》。

专行血分，去风杀虫，而行经络，以直达病所时珍。

【合化】《圣惠方》曰：煎水，漱风虫牙痛。《圣济方》曰：煮汁服，治中恶霍乱。艾元英[1]曰：同蛇床子，为末，调猪脂，涂风癣有虫。

【论说】苏颂曰：单服治风蹶[2]腰膝，痛不可忍。刘若金曰：苦为火味，平即辛，为金之气。火金合则气化，气化则血行，故时珍谓其入血分、透经络也。又阅《开宝本草》[3]云治赤白久痢。今方于滞下证，并不之用，得勿投之滞下证，不甚切当软。

【禁忌】《经疏》曰：此药治因风湿、湿热流注下焦致腰膝病生者，若因阴虚血少、火炽而得者，勿服。

【出产】《图经》曰：出南海以南之山谷，今雷州及近海州郡亦有之。叶大如手，皮白坚韧，作绳索，入水不烂，不拘时月

---

[1] 艾元英：生平欠详，东平人，元代医学家。著《如宜方》二卷。后经明代陈嘉猷修订，更名为《回生捷录》重新刊行。

[2] 蹶：本义为僵仆，跌倒。又指扰动。

[3] 《开宝本草》：宋开宝六年诏刘翰、马志等九人编纂，计二十卷，名曰《开宝新详定本草》。翌年重修，收载新旧药物983种，共21卷，名曰《开宝重定本草》。

采之。

【炮制】苏颂曰：古方多浸酒用。

皂荚

味辛、咸，温。主风痹，死肌[1]，邪气，风头泪出。利九窍，杀精物《本经》。

有小毒，疗腹胀满，消谷，除咳嗽、囊结，妇人胞不落，可为沐药《别录》。

通关节，消痰涎，中风口噤《大明》。

破坚癥，腹中痛，堕胎甄权。

久痢脱肛汪机。搜肝风，泻肝气好古。

通肺及大肠气，咽喉痹塞，风疠疥癣时珍。除湿去垢，散肿消毒讱庵。

【经络】禀木气而兼火金之性以生。气味俱厚，浮而散，阳也。入足厥阴、手太阴阳明经《经疏》。能通上下关窍讱庵。入肺大肠二经，为通窍搜风之品芊绿。

【合化】《圣惠方》曰：皂荚浸一夜，慢熬作丸，治胸中痰结。《千金方》曰：皂荚为末，吹治齆鼻不通。《普济方》曰：去皮，酥灸为末，麝香、人粪，涂疗肿恶疮。《直指方》曰：用醋熬膏，敷便毒痈疽，屡效。《简要方》[2]曰：用猪脂涂，灸焦，作末，酒

---

① 死肌：指肌肤麻木不仁如死，或肌肉僵硬。一指坏死的的肌肉，即疮疡不荣之死肌。唐代柳宗元《捕蛇者说》："然得而腊之以为饵，可以已大风、挛踠、瘘疠，去死肌、杀三虫。"

② 《简要方》：方书，即《简要济众方》，宋代皇祐初年翰林医官使周应奉诏编撰的官修医学方书，其内容来源于《太平圣惠方》和诸家已验效名方。

调。治中风口噤，涎潮上壅。

【论说】好古曰：皂荚，厥阴之药。《活人书》：治阴毒，正气散内，用皂荚引入厥阴也。孙用和曰：卒中风症，风涎潮于上，胸痹气不通，治之稍缓，便成大病。急用稀涎散吐之，然不可使大吐伤人。内用矾者，分膈下涎也。大皂荚肥实不蛀者，四挺，去黑皮，白矾光明者，一两，为末，每用半钱，重者三字，温水调灌，微出稀冷涎。皂荚子能疏导五脏风热壅塞，及大肠虚秘，煅，存性用。核中白肉，入治肺药；核中黄心，嚼食，治膈痰吞酸。皂角刺搜风杀虫，为外科要药，功同皂荚，但更锋锐，直达患所，溃散痈疽。

【禁忌】《经疏》曰：似中风症，由阴虚火炎，煎熬成痰。热极生风，至卒然仆蹶，不可遽用稀涎散，耗其津液，致经络无以荣养，为拘挛偏废之病，孕妇亦忌。切庵曰：痈疽已溃者禁服。之才曰：柏实为使，恶麦冬，畏空青、人参、苦参。

【出产】《别录》曰：生雍州山谷，及鲁邹县。如猪牙者良，九、十月采荚，阴干。弘景：处处皆生。时珍曰：叶如槐叶，瘦长而尖，枝间多刺。夏开细黄花，结实有三种。有不结实者，树凿一孔，入生铁三五斤，泥封之即结实。

【炮制】雷敩曰：凡使，要赤肥并不蛀者，以新汲水浸一宿，用铜刀削去粗皮，以酥反复炙透，槌去子弦用。好古曰：凡用有蜜炙、酥炙、绞汁烧灰之异，各依方法。

西河柳 一名柽柳、观音柳、三春柳、长寿仙人柳

味甘、咸，温，无毒。主剥驴马血入肉毒，以大片火灸熨之，并煮汁服之《别录》。

枝叶消痞，散疹疹毒，解酒毒，利小便 时珍。

【经络】禀春阳之气以生。叶青微赤，凌冬不凋，浮而上升，阳也。入足阳明、手太阴少阴经《经疏》。

入心、肺、胃三经，为开发升散之品^{芊绿}。

【合化】《易简方》曰：煎汤夜露，五更空心饮，治腹中痞积。《普济方》曰：同荆芥，水煮澄清，入蜜、竹沥，治一切诸风。《易简方》曰：晒干为末，酒调服，治酒多致病。

【论说】仲淳曰：《本经》谓能解驴马血入肉发毒。以驴马性热，生时汗气沾人，尚能为病，剥时热血入肉，尤易致毒。此味甘咸，得土水之气，故能入血，解血分之毒。近世又治瘰疹热毒不能出，用为发散之神品。《经》云：少阴所至为疡疹，正刘守真所谓诸痛痒疮疡，皆属心火。盖热毒炽于肺胃，则发斑疹于肌肉之间。以肺主皮毛，胃主肌肉也。此药正入心、肺、胃三经，毒解则邪透肌肤，而肉热自消，固皆开发升散之功。

【禁忌】《经疏》曰：气味甘温，性复无毒，除瘰疹外，他用甚稀也。

【出产】《图经》曰：生河西①沙地。皮赤色，叶细。时珍曰：干小枝弱，插之易生。赤皮，叶细如丝，婀娜可爱。一年三次作花，穗长三四寸，水红色，如蓼花。南齐时益洲献蜀柳，条长若丝缕者，即此柳也。宗奭曰：汴京甚多。

【炮制】无。

芜荑

味辛，无毒。主五内邪气，散皮肤骨节中淫淫温行毒，去三

---

① 河西：古代地区名。泛指黄河以西之地。春秋战国时指今山西、陕西两省黄河南段之西。汉、唐时指今甘肃、青海两省黄河以西，即河西走廊与湟河流域。北朝又指今山西吕梁山以西的黄河东、西两岸。

虫，化食《本经》。

平，无毒，逐寸白，肠中喝喝，喘息《别录》。

主心腹积冷，癥痛，鳖瘕①《蜀本》②。

五痔，杀中恶虫毒孟诜。

肠风痔瘘，恶疮疥癣《大明》。

辛，温，妇人子宫风虚，子疳，泻冷痢李珣。

苦，平甄权。

【经络】禀金气而生于春阳之令。详其功用，应是苦辛温平，可升可降，阳也。有直走肠胃之功用《经疏》。

入脾胃二经，为散风除湿、消积杀虫之品，而兼泻剂羊绿。

【合化】《本事方》曰：同槟榔，为末，作丸，能制杀诸虫。《普济方》曰：芜荑捣去油，以雄猪胆汁为丸，治结阴下血。《得宜》曰：得诃子，治小儿冷痢。张鼎③曰：和猪胆脂，涂热疮；和蜜，治湿癣，和沙牛酪或马酪，治一切疮。

【论说】藏器曰：诸虫皆因湿而生，气食皆因寒而滞。士瀛曰：嗜酒人，血入于酒成酒鳖；多气人，血入于气成气鳖。虚劳痼冷，败血杂痰，则成血鳖，摇头掉尾，状若虫行。上侵人咽，下蚀人肛，或附胁背，或引胸腹，大则如鳖，小则如钱。惟用芜荑炒，兼用暖胃理中、益血之类，乃可杀之，若徒事雷丸、锡灰之类，无益也。

【禁忌】《经疏》曰：除痔证杀虫外，他用甚稀，故无禁忌。

【出产】《图经》曰：生晋山川谷，三月采实，阴干。恭曰：

---

① 鳖瘕：中医病证名，八瘕之一，谓腹内瘕结如鳖状是也。

② 《蜀本》：即《蜀本草》。

③ 张鼎：号悟玄子，唐代药学家，增补了孟诜的《食疗本草》。

延州^①、同州^②者良。《志》曰：河东、河西处皆生。颂曰：以太原为佳，大抵榆类而小，实早成。

【炮制】陈藏器曰：陈久气膻者良，小者即榆荚仁，止堪为酱。入药当用大者，炒去壳，气嗅如犹者真。

五加皮 _{吴中人名逗风使者}

味辛，温。主心腹疝气，腹痛，益气疗躄^③，小儿三岁不能行，疽疮阴蚀^④《本经》。

苦，微寒，无毒，男子阴痿，囊下湿，小便余沥；女人阴痒，及腰脊痛，两脚疼痹，风弱，五缓^⑤虚羸，补中益精，坚筋骨，强志意《别录》。

破逐恶风血，四肢不遂，贼风伤人，多年瘀血在皮肌者。治痹湿内不足甄权。

中风骨节挛急，补五劳七伤《大明》。

酿酒治风痹，四肢挛急苏颂。

---

① 延州：古代地名。西魏废帝三年以东夏州改名，治所在今陕西延安城东。隋大业三年改为延安郡。唐武德元年复改为延州，天宝元年又改为延安郡，乾元元年仍改为延州。北宋庆历七年移治今延安，元祐四年升为延安府；唐置，治所在今广西南丹。元改置为延州长官司；金贞祐三年升延津县置，治所在今河南延津。元至元九年复降为延津县。
② 同州：古代地名。西魏废帝三年以华州改名，治所在武乡县。隋大业三年废。唐武德元年复置，天宝元年改置冯翊郡，乾元六年复为同州。清雍正十三年升为同州府；辽置，治所在东平县。金废。
③ 躄（bì 闭）：指瘸腿、足不能行。
④ 阴蚀：中医妇科病证名，亦名阴中生疮、阴疮、阴蚀疮等。症见阴部溃烂，形成溃疡，脓血淋漓，或痛或痒，肿胀坠痛，多伴有赤白带下等。
⑤ 五缓：中医内科病证名。指风寒痹证。

壮筋骨，除风湿《得宜》。

【经络】在天得少阳之气，为五车星①之精；在地得火金之味而生，气味俱厚。沉而阴，降也。入足少阴、厥阴经《经疏》。入肝肾二经，为祛风湿，壮筋骨之品，而兼补剂羊绿。

【合化】《经疏》曰：酿酒饮之，治风痹四肢拘挛。《千金方》曰：得地骨皮，酿酒，治虚劳不足。《得宜》曰：得牡丹皮、赤芍、当归，治妇人血风。《全幼心鉴》②曰：得牛膝、木瓜，治小儿三岁不能行。

【论说】《经疏》曰：肝肾居下，专主筋骨，风寒湿之邪，二经先受。此药辛能散风，温能除寒，苦能燥湿，二脏得此，诸证悉瘳。元素曰：肾得其养，则邪水去而骨壮；肝得其养，则邪风去而筋强。汪机曰：风家饮酒，能生痰火，惟此味浸酒，日饮数杯，最为有益。《类明》③曰：《药性》④言其破逐恶风血，乃即治痹之义。丹溪治风湿脚痛，加减法云痛甚加五加皮，可见其逐恶血之功大也。切庵曰：辛顺气而化痰，苦坚骨而益精，温祛风而胜湿，逐皮肤之瘀血，疗筋骨之拘挛。

【禁忌】《经疏》曰：下部无风寒湿邪而有火者，不宜用。肝肾虚而有火者，亦忌之。之才曰：远志为使，恶玄参、蛇皮。

【出产】《图经》曰：春生苗，茎有刺，类蔷薇，叶五出，香气如橄榄。春时结实，如豆粒而扁。生汉中及冤句，今江淮、湖南州郡亦有之。雷敩曰：本是白楸树，叶三花者是雄，五花者是雌。阳人使阴，阴人使阳，剥皮阴干。时珍曰：以五叶交加者良，故名。

【炮制】《本草述》曰：剥去皮骨，阴干，酒洗通行周身，或

---

① 五车星：属于二十八宿的毕宿。

② 《全幼心鉴》：儿科著作，明代寇平撰，刊于1468年，四卷。

③ 《类明》：著者不详，即《药性类明》。

④ 《药性》：本草著作，即《药性论》，唐代甄权所著，原书佚。

姜汁制。

蔓荆子

味苦，微寒。主筋骨间寒热，湿痹拘挛，明目坚齿，利九窍，去白虫《本经》。

辛，平，温，无毒，风头痛，脑鸣，目泪出《别录》。

治贼风甄权。

太阳头痛，头沉昏闷，除昏暗，散风邪，凉诸经血，止目睛内痛元素。

搜肝风好古。

辛，温，苦甘东垣。

辛，甘《得宜》。

【经络】禀阳气以生，兼得金化而成，故其功用应是苦温辛散之性，气清味薄，浮而上升，阳也。入足太阳厥阴，兼足阳明经《经疏》。阳中之阴元素。入肝、膀胱二经，兼入胃。为搜风凉血之品，而兼轻剂，专散上部风热芊绿。

【合化】《经疏》曰：同甘菊花、荆芥、黄芩、乌梅、芽茶、白蒺藜、川芎、羌活、黑豆、土茯苓，治偏头风痛，目将损者。《圣惠方》曰：得熊脂，醋调，涂发，能令长黑。《千金方》曰：浸酒，治头风作痛。危氏曰：炒为末，酒调，敷乳痈初起。《得宜》曰：得皂荚、蒺藜，治皮痹不仁。得羌活、防风，治风热头痛。

【论说】《经疏》曰：六淫之邪，风则伤筋，寒则伤骨，而为寒热。甚则或成湿痹，或为拘挛。之才曰：齿虽属肾，为骨之余，而上龈属胃，下龈属大肠。阳明风热上攻，则动摇肿痛。蔓荆能散阳明风热，故齿坚。时珍曰：体轻而浮，上升而散，故所主者，皆头面风热之症。

【禁忌】《经疏》曰：头目痛，不因风邪，而由血虚有火者，忌之。元素曰：胃虚人不可服，恐生痰疾。之才曰：恶乌头、石膏。

【出产】刘禹锡曰：生于近京秦、陇、明、越等州。即蔓生者曰蔓荆，作树生者曰牡荆。大者如梧子，小者麻子。牡荆为小荆明矣。《图经》云：蔓生水滨，春因旧枝而生。小叶如杏叶，六月花开浅红，蕊黄。九月结实，黑斑大如梧子而轻虚，冬乃叶凋。

【炮制】雷公曰：凡使，去蒂子下白膜一重，用酒浸一昼夜后，蒸，从巳至未，出，晒干用之。

紫荆皮

味苦，平，无毒。主破宿血，下五淋，浓煮汁服《开宝》。

通小肠《大明》。

活血行气，消肿解毒，治妇人血气疼痛，经水凝涩时珍。

苦，寒藏器。

附花梗

气味功用并同《经疏》。

【经络】内禀天地清寒之性，外感南方初阳之气以生。入足厥阴经血分《经疏》。

入肝经，为胜热泄结破瘀之品。乃肝、心包血分药也芊绿。

【合化】《仙传外科》[1]曰：为末酒调，箍发背初生。《直指方》曰：酒煎，治鹤膝风挛；水煎，治痔疮肿毒。

---

[1] 《仙传外科》：方书，又名《仙传外科集验方》，元代杨清叟编述，明代赵宜真编辑，共十一卷。

【论说】《经疏》曰：寒胜热，苦泄结，紫入荣，故能活血破血消肿，利小便而解毒。沈芊绿曰：紫荆皮为跌扑损伤家必用之药，以其能破宿血，行滞气也。

【禁忌】《经疏》曰：除痈毒外，他用甚稀，故无禁忌。

【出产】《图经》曰：处处皆生，近人多于庭院中种植。木似黄荆，叶小无桠，花深紫，至秋子熟，如小珠，名紫珠。江东林泽间尤多，或云田氏紫荆也。

【炮制】《本草述》曰：入药以川中厚而紫色，味苦如胆者为胜。

密蒙花

味甘，平，微寒，无毒。主青盲肤翳赤肿，多眵泪，消目中赤脉，小儿麸豆，及疳气攻眼《开宝》。

疗羞明怕日_{守真}。

【经络】禀土气以生，蕊蒙于冬，而开于春，故为足厥阴正药《经疏》。

入肝经，为平润之品，并入本经气分血分，而润肝燥_{芊绿}。

【合化】《经疏》曰：同甘菊花、枸杞子、生地、白蒺藜、谷精草，治肝肾虚，目不能远视。《圣济方》曰：同黄柏，为丸，治目中障翳。

【论说】《经疏》曰：甘以补血，寒以除热，肝血既足，诸证自愈。好古谓其润肝燥。守真以之治畏日羞明，诚谓此也。形与芫花相似，但芫花狭小，密蒙花差大为异，用者宜详辨之。沈芊绿曰：本草详载密蒙花，主治诸症，要皆肝虚有热所致。盖目者，肝之窍也，目得血而能视。肝血虚则为青盲肤翳，肝热甚则为眵泪、赤肿、赤脉，及小儿痘疮余毒，疳气攻眼等病。密蒙花甘能补血，则血分充，寒能凉血，则血热除，诸症宁有不愈者乎？

【禁忌】《经疏》曰：此为眼科要药，别无他用，故不著简误。

【出产】苏颂曰：蜀中州郡皆生，叶似冬青叶而厚，背白有细毛，又似橘叶，花微紫，二、三月采花，曝干。时珍曰：其花繁密，蒙茸如簇锦，故名。

【炮制】雷公曰：凡使，拣净，酒浸一宿，漉出，候干，拌蜜令润蒸之，日干，再拌蒸，如此三度，日干用。

川椒

味辛，温。主邪气，咳逆，温中，逐骨节皮肤死肌，寒热痹痛，下气《本经》。

大热，有毒，除六腑寒冷，心腹留饮，肠澼①下痢《别录》。

疗阴汗，暖腰膝，缩小便，止呕逆《大明》。

主治心腹冷痛，传尸②劳疰《得宜》。

散寒除湿，解郁结，通三焦，温脾胃，补右肾命门，杀蛔虫，止泄泻时珍。

【经络】禀火金之气，得南方之阳，受西方之阴以生。气味俱厚阳也，故入手足太阴，兼入手厥阴经《经疏》。

椒乃纯阳之物，为脾、肺、右肾、命门气分之药时珍。

入脾肺，兼入心包络经，为散寒逐湿补火之品，而兼燥剂芊绿。

【合化】孙真人曰：治心腹冷痛，则以椒裹布，安置痛处，用

---

① 肠澼：中医病证名。痢疾的古称。以腹痛、里急后重、排出赤白脓血为特征。《景岳全书》："痢疾一证，即《内经》之肠澼也。"澼，指垢腻黏滑，似涕似脓的液体。

② 传尸：中医病证名。即劳瘵，亦作"痨瘵"。肺系传染病。

熨斗烙，令椒出汗，即止。《普济》曰：同土炒苍术，为丸，治餐泻不化，及久痢者。《外台方》曰：同荞麦粉，醋调，敷疮肿作痛。《直指》曰：同杏仁，研膏涂掌心，及阴囊而卧，治肾风囊痒。《得宜》曰：得地黄汁，调养真元；得白茯苓，补益心肾。

【论说】吴猛曰：椒禀五行之气，其气馨香，其性下行，能使火热下达，不致上熏。许叔微曰：凡肾气上逆，须以川椒引之，归经则安，更弗再逆。戴原礼[1]曰：凡人服药，呕吐不纳者，必有蛔在膈间，加川椒十粒，自不吐。盖蛔见椒则伏，此即仲景治蛔厥，于乌梅丸中用蜀椒之意也。丹溪曰：椒属火，有下达之能。久服则火自水中生，故服椒久者，必被其毒。东垣曰：蜀椒去汗，辛热以润心寒。时珍：此乃脾、肺、右肾、命门气分之药。故能入肺散寒，治咳嗽。入脾除湿，治风寒湿痹，水肿泻痢，入命门补火，治阳衰溲数，足弱久痢诸症。切庵曰：椒乃玉衡星之精，辟疫伏邪，故岁旦饮椒柏酒。

【禁忌】《经疏》曰：肺胃素热，大肠积热。一切阴虚阳盛，火热上冲者，均忌。之才曰：杏仁为使，畏款冬花、防风、附子、雄黄。孟诜曰：五月食椒，损气，令人多忘。《别录》曰：多食令人乏气喘促，口闭者杀人。李廷飞曰：久食，令人失明，伤血脉。

【出产】《图经》曰：生武都川谷及巴郡[2]，人家多作园圃种之。似茱萸而小，有针刺，叶坚，甚辛香，无花。四月结子如小豆，紫赤色，八月采实焙干。今江淮间亦有，但以蜀椒为美。汪切庵曰：秦产名秦椒，俗名花椒，其实稍大。

---

[1] 戴原礼：即戴思恭（1322—1403），字原礼，元明期浦江人，著名医家。著有《证治要诀》《证治类方》《类证用药》等。

[2] 巴郡：古代地名。战国秦于古巴国地置，治所在江州县。东汉兴平元年刘璋改为永宁郡，建安六年复为巴郡，隋开皇初废，大业初复置。唐武德元年改为渝州；东汉兴平元年刘璋置，治所在阆中县。建安六年改为巴西郡。

【炮制】寇宗奭曰：凡使，微炒，令出汗，乘热入竹筒中，捣去里面黄壳，取红用。未尽，再捣用。花椒亦然。之才曰：得盐味佳。

椒目<small>即川椒子</small>

味苦，寒，无毒。主水腹胀满，利小便<small>苏恭</small>。

苦、辛，有小毒，治十二种水气，及肾虚。耳中如风水声，或如打磬^①声，卒然暴聋，膀胱急<small>甄权</small>。

止气喘<small>丹溪</small>。

【经络】入脾、膀胱二经，为利水之品。行积水，而逐留饮<small>芊绿</small>。

【合化】《千金方》曰：炒，捣如膏，酒冲，治水气肿满。《海上方》曰：碾细，空心服，治痔漏肿痛如神。《金匮》曰：碾细，酒下，治崩中带下。《本事方》曰：得苍术，同炒，为末，醋丸。治眼生黑花，年久不愈者。

【论说】元礼曰：椒气下达，故椒目能治肾虚耳鸣。用巴豆、菖蒲，同研，以松脂、黄蜡熔为挺，纳耳中抽之，一日一易，神验。寇氏曰：椒目治盗汗有功，微炒，研细，用半钱，以生猪上唇煎汤一合，睡时调服，无不效。盖椒目能行水故也。时珍曰：椒目下达，能行水道，不行谷道，所以能下水燥湿，除胀定喘也。

【禁忌】见上。

【出产】见上。

【炮制】见上。

以上宣剂木部

---

① 磬：打击乐器石磬。

谷芽 即稻蘖

苦，温，无毒。主寒中，下气除热《别录》。

除烦，消宿食，开胃《日华》。

味甘，快脾开胃《得宜》。

【经络】具生化之性以生，故为健脾开胃之要药《经疏》。入脾胃二经芊绿。

【合化】《澹寮方》曰：谷芽为末，入姜汁、盐，和作饼，焙干。再入甘草、砂仁、白术为丸，名谷神丸。能启脾进食。《得宜》曰：无甘草。

【论说】《经疏》曰：谷芽具生化之性，故能调理脾胃。脾胃和则中自温，气自下，热自除也。时珍曰：二芽皆能消导果面食积，观造饧者用之，可类推矣。但有积能消化，无积而服此，则消人元气。若同白术，诸药兼用，则又无害也。

【禁忌】无。

【出产】时珍曰：《别录》言蘖米，不言粟作。苏恭言凡谷皆可生，是也。如粟、黍、谷、麦、豆，皆用水浸胀，候生芽，曝干，去须，取其中米，炒用。

【炮制】《唐本草》^①曰：取半生者作之。

酒

味苦、甘、辛，大热，有毒。主行药气，杀百邪恶毒气《别录》。

---

① 《唐本草》：即《新修本草》，本草著作。唐代苏敬等编撰的我国第一部官修药典，载药850种。

通血脉，厚肠胃，润皮肤，消忧发①怒，宣言畅意藏器。

【经络】横行经络，走散皮肤《经疏》。

入十二经，为开发宣通之品苄绿。

【合化】《经疏》曰：诸药可造者，五加皮、女贞子、仙灵脾、薏苡仁、天冬、麦冬、地黄、菖蒲、枸杞子、人参、何首乌、甘菊花、黄精、桑椹、术、蜜、仙茅、松节、柏叶、竹叶、胡麻、磁石、蚕沙、乌曰蛇、鹿茸、羊羔、腽肭脐②、黑豆之类，各视其所生之病，择其所主之药，入曲米，如常酿酒法。《食疗》③曰：紫酒治角弓中风；姜酒治偏风中恶；桑椹酒补五脏，明耳目；葱豉酒治伤寒头痛，冷痢，解肌；蜜酒疗风疹。又曰：萝卜酒益气调中，取藤汁酿酒亦佳。

【论说】好古曰：辛者能散，苦者能降，甘者能居中而缓，用为导引，能通行一身之表，引药至极高之分。陈士良曰：热饮伤肺，凉饮伤胃，温行和中，多饮助火伤神，少饮和血行气。弘景曰：大寒凝海，唯酒不冰，明其性热也。时珍曰：酒得咸而解，水制火也。

【禁忌】时珍曰：过饮败胃伤胆，丧心损寿，甚则黑肠腐胃而死。又曰：畏枳椇、葛花、赤豆花、绿豆粉、咸卤。汪颖④曰：人知戒早饮，不知夜饮更甚。醉饱就床，热壅三焦，停湿动火，每易致病。丹溪曰：本草止言酒性热而有毒，不言其湿中发热，近于相火。大醉后振寒战栗可见矣。

---

① 发：放散，散开。

② 腽肭（wà nà 袜那）脐：中药名，即海狗肾，具有温肾壮阳、填精补髓之功效。

③ 《食疗》：食疗专著，即《食疗本草》。唐代孟诜著，是世界上最早中医食疗学专著，三卷。

④ 汪颖：明代医药学家，补编有明初卢和所撰《食物本草》。

【出产】苏恭曰：惟米酒入药用。汪颖曰：东阳酒最有名。时珍曰：山西襄陵酒、蓟州薏苡酒，皆清烈也。

【炮制】讱庵曰：醇而无灰，陈久者良。

秫①米即糯黄米

味甘，微寒，无毒。治寒热，利大肠，疗漆疮②《别录》。

治筋骨挛急，杀疮疥热毒孟诜。

主治肺虚寒热《得宜》。

【经络】入肺经，为宣畅之品芊绿。

【合化】《普济》曰：得鲫鱼、鲊、葱白，煮粥食之，治赤痢不止。《千金方》曰：得常山、甘草，治肺疟③寒热，痰聚胸中。《肘后方》曰：秫米熬令黄黑，杵，敷浸淫疮④。《得宜》曰：得半夏，能使人寐。

【论说】孟诜曰：性平，不可常食。时珍曰：肺疟，及阳盛阴

---

① 秫（shú 孰）：本义指谷物之有黏性者。此处指高粱。

② 漆疮：中医病证名。又名漆咬，即生漆性皮炎。感受漆毒（接触漆树、漆液、漆器，或仅嗅及生漆气味）后，头面、手臂等暴露部位皮肤肿胀，潮红瘙痒，刺痛，或有水疱、糜烂、脱屑，有自愈倾向。严重者伴有怕冷，发热，头痛等全身症状。见于《诸病源候论》。

③ 肺疟：中医病证名。指感染疟原虫后出现全身症状（典型或非典型）并伴有明显的呼吸系统症状，如咳嗽、咳痰、气急、喘息或胸痛等。常见于疟疾性哮喘、支气管炎、肺炎、肺水肿及急性呼吸窘迫综合征等。其潜伏期与疟疾的感染发病时间相当，间日疟及卵形疟为10~20天，三天疟为70~80天，恶性疟为10~14天。

④ 浸淫疮：中医病证名。是瘙痒性湿疮，初起形如粟米，瘙痒不止，搔破流黄水，浸淫成片，遍发全身，甚者身热。出《金匮要略》。《备急千金要方》卷二十二："浸淫疮者，浅搔之蔓延长不止，瘙痒者，初如疥，搔之转生，汁相连著是也。"

虚，夜不得眠，及食鹅鸭成瘕，妊娠下黄汁，皆治之。又曰：秫者，肺之谷也。肺病宜食之，故能去寒热，利大肠。大肠者肺之合，而肺病多作皮寒热也。《千金》用治肺疟，亦即此义。

【禁忌】孟诜曰：能拥①五脏气，动风，迷闷人不可多食。《养生》②曰：黏滞易成黄积病，小儿不宜多食。

【出产】刘禹锡曰：今之所谓秫米者，似黍米而粒小者耳。

【炮制】《本草述》曰：初捣出，淡黄白色，经久如糯③，用以作酒者是。此米亦不堪为饭，最黏，故宜酒。

大麦

味咸，温，微寒，无毒。主消渴除热，益气调中《别录》。

补虚劣，壮血脉，化谷食，止泄泻，不动风气。久食令人肥白，滑肌肤，为面无燥热，胜于小麦士良。

平胃止渴，消食，疗胀满苏恭。性平，凉，滑腻宗奭。

附麦苗

治诸黄④，利小便，杵汁日日服《类要》⑤。

【经络】入脾胃二经，为补虚化谷之品，而兼补剂芊绿。

【合化】《肘后》曰：大麦面炒香，白汤调服，治食饱烦胀。

---

① 拥：指围裹，围绕，环绕，聚集，阻塞。

② 《养生》：养生学著作，即《养生集》，东晋学者、玄学家、养生学家张湛（字处度）编纂。

③ 糯：糯米，即江米。是一种有黏性的米，可以酿酒。

④ 诸黄：指各种黄疸。

⑤ 《类要》：伤寒学著作，即《伤寒类要》。《本草纲目》所引书目记为平尧卿所著，实应为北宋高若讷（字敏之，北宋大臣，兼修医学）著。

《圣惠》曰：大麦煎汤，入姜汁、蜂蜜，代茶饮，治卒患淋痛。

《得宜》曰：得针砂、没石子①，能染须黑。

【论说】《经疏》曰：大麦功用，与小麦相似，其性更平凉滑腻，故人以之佐粳米同食。观陈士良、苏恭以之主治诸病，可知《本经》未云令人多热，与上文及诸说相背，殆是误人欤。寇宗奭曰：暴食稍似脚弱，为其功专下气故也。熟则大益人，带生则性冷而损人。又曰：有人患缠喉风，食不能下。用此面作稀糊，令咽，以助胃气而平。故朝廷每于三伏中颁赐臣下。

【禁忌】无。

【出产】苏颂曰：大麦，南北之人皆能种莳。

【炮制】李时珍曰：作饭食芗②而有益，煮粥甚滑，磨面作酱，甚甘美。

麦芽

味咸，温，无毒，主消食和中《别录》。

破冷气③，去心腹胀满_{苏颂}。

温中下气，开胃，止霍乱，除烦消痰，破癥结，能催生落胎《日华》。

消化一切米面诸果食积_{时珍}。

味甘、咸_{东垣}。

【经络】入足三阴经《得宜》。

---

① 没石子：中药名，即没食子。

② 芗（xiāng 香）：《说文解字》："谷气也。"此处指香气。

③ 冷气：中医病证名。指脏腑之气与寒冷相搏所致的疾患。《诸病源候论·冷气候》："夫脏气虚，则内生寒也。气常行腑脏，腑脏受寒冷，即气为寒冷所并，故为冷气。其状或腹胀，或腹痛，甚则气逆上而面青手足冷。"

入脾、胃二经，为健土化积之品，而兼补剂芊绿。

【合化】《圣惠》曰：水煎和蜜服，治妊娠欲去胎。《肘后》曰：同椒、干姜，为末，治谷劳①嗜卧。李绛②曰：作末，和酒服，治产后腹胀不通，转而气急者。《妇人经验方》曰：同干漆，治产后青肿，百病并宜。薛立斋③曰：炒用，治乳妇丧子，胀肿几成痈疽者。

【论说】《经疏》曰：麦芽，以水渍大麦而成，功用与米芽相同，但消化之力最速。咸能软坚，温主通行，其发生之气，又能助胃气上升。行阳道④而资健运，故主开胃补脾，消化水谷，及一切结积，冷气胀满等证也。丹溪曰：能行上焦滞血，除腹内寒鸣。《得宜》曰：功专消食下气，产后退乳。士材曰：麦芽能消导，全在多炒，使其性枯，不然麦性本泥滞也。芊绿曰：功用与谷芽相似，消食之力更紧，补益则不如谷芽，但能堕胎。妊妇切不可用。刘若金曰：二芽具能开发胃气，宣通五脏，第稻禀金气，麦禀水气，以升出为开发者，且微咸能行上焦滞血，使营和而卫益畅，更能腐化水谷，脾主湿，血和而湿行，脾亦健运，尤非谷芽所可几也。

【禁忌】《经疏》曰：能消米面诸果食积，脾胃无积滞者忌用。

---

① 谷劳：中医病证名，亦称谷劳病。因胃气虚弱，不能化谷，食后手足肢体烦重，默然欲卧，或怠惰嗜卧，腹满善饥而不能食，食已则发。见于《肘后备急方》卷四："治饱食便卧，得谷劳病，令人四肢烦重，嘿嘿欲卧，食毕辄甚方：大麦蘖一升，椒一两，并熬。干姜三两，捣末服方寸匕，日三四服。"

② 李绛：字深之（764—830），中唐杰出宰相、政论家，唐宪宗、唐穆宗两朝担任兵部尚书，其所传方被薛弘庆（大和年间任河中节度使）编辑成《兵部手集方》，又名《薛弘庆兵部手集方》《李绛兵部手集方》《兵部手集》。共三卷。

③ 薛立斋：即薛己（1487—1559），字新甫，号立斋。明代江苏吴县人，著名医家。著有《外科枢要》《内科摘要》《女科撮要》等。

④ 阳道：指阳气化生之道。

时珍曰：有积能消，无积则消人元气。若久服，须同白术诸药则无害。

【出产】同上。

【炮制】《本草述》曰：二芽皆炒黄，杵去皮用。

陈神曲

味甘，温，无毒。主疗脏腑中风气，调中下气，开胃消宿食。主霍乱，心膈气，痰逆，除烦，破癥结，补虚，去冷气，除肠胃中塞，不下食《别录》。

化水谷宿食，癥气，健脾暖胃《大明》。

味甘、辛，功专化水谷，运积滞《得宜》。

泻痢胀满，回乳下胎《备要》。

【经络】阳中之阳，入足阳明经元素。

入脾胃二经，为消导之品芊绿。

【合化】《肘后》曰：圆炒苍术为丸，治痞满暑泄。或加干姜，或吴茱萸，亦治冷痢。《千金》曰：炒为末服，治产后运绝。《得宜》曰：得麦芽、杏仁，治胃虚不克。《摘玄》[①]曰：陈神曲烧红淬酒，治食积心痛。

【论说】《经疏》曰：古人用曲，即造酒之曲。气味甘温，性专消导，行脾胃滞气，散脏腑风冷，故主疗如诸家所言。神曲乃后人专造以供药用，力倍于酒曲也。时珍曰：闪挫腰痛者，煅过淬酒服之效。产后欲回乳，炒研酒服二钱，日二立止。又曰：按倪维德[②]《启微集》云，神曲治目病，生用能发其生气，熟用能敛

---

① 《摘玄》：方书，即《叶氏摘玄方》，著者不详，《丹溪摘玄》中有引用。

② 倪维德：字仲贤（1303—1377），祖籍大梁，元代医学家，著《原机启微》两卷。

其暴气也。

【禁忌】《经疏》曰：脾阴虚，胃火盛者，不宜。能落胎，孕妇宜少食。

【出产】陈修园曰：考造曲之法，以六月六日，六神聚会之期，用白曲、青蒿、苍耳、野蓼各自然汁，杏仁泥、赤小豆末，通和作饼，麻叶或楮叶包罨^①，如造酱黄法，待生黄衣作曲，故名六神曲。今人除去六字，只名神曲，任意加至数十味克破之药，大伤元气。且有百草神曲，害人更甚。近所通行福建神曲，以肥甘自奉之辈，服之未尝不通快一时，而损伤元气，人自不觉。余临症二十年，泉州一带，先救误服神曲之害者，十居其七也。如范志字号，药品精、制法妙，恨市中多假冒耳。

【炮制】洁古曰：凡用，须火炒黄，以助土气，陈久者良。

红曲

味甘，温，无毒。主消食活血，健脾燥胃，赤白痢，下水谷^{丹溪}。酿酒破血，行药势，杀山岚瘴气，治跌扑损伤^{吴瑞}。

女人血气痛，及产后恶血不尽，擂酒^②饮之，甚良^{时珍}。

【经络】入脾、胃、大肠三经，为破血消食之品，而兼燥剂^{羊绿}。

【合化】丹溪曰：用六一散，加红曲为丸，治湿热泄痢。《经验》^③曰：同白术、炙甘草为末，治小儿吐逆，不进乳食，手足心热。《摘玄》曰：同香附、乳香为末，治心腹作痛。

---

① 罨：指覆盖。

② 擂酒：又称筒酒、咂嘛酒、钩藤酒、竿儿酒等。以高粱为主要原料，配以甘冽泉水，采用窖中窖复式发酵酿酒工艺精心酿制而成。

③ 《经验》：方书，即《经验济世良方》，明代陈仕贤（字邦宪，号希斋，福建福清人）与通州医官孙宇考订编辑，共十一卷。

【论说】希雍曰：红曲消食健脾胃，与神曲同。但活血和伤，惟红曲为能，故治血痢尤为要药。时珍曰：人之水谷入胃，受中焦之湿热熏蒸，游溢精气，日化为红，散布脏腑经络，是为营血。此造化自然之妙也。红曲以白米饭，受湿热郁蒸，变为红色，故人以之治脾胃之营血，深得同气相求之理。

【禁忌】吴瑞曰：酿酒则辛热有小毒，凡有肠风、痔瘘、脚气、哮喘、痰嗽诸疾者，一概忌服。

【出产】时珍曰：本草不载。法出近世，亦奇术也。但如法制成，红入米心者佳。

【炮制】时珍曰：入药以陈久者良。

豉

味苦，寒，无毒。主伤寒头痛寒热，瘴气恶毒，烦躁满闷，两脚疼冷《别录》。

疟疾骨蒸，犬咬，中毒药，蛊气《大明》。

去心中懊憹不眠，宜生用之《汤液》[1]。

治时疾热病发汗，炒为末，能止盗汗除烦孟诜。伤寒温毒发斑，呕逆时珍。苦、甘，寒，涩思邈。

附蒲州[2]豉

咸，寒，无毒。主解烦热热毒，寒热发汗，通关节，伤寒鼻塞藏器。

---

① 《汤液》：本草著作，即《汤液本草》，元代王好古撰，共三卷，记载242种药物。
② 蒲州：古代地名。北周明帝二年（558）改泰州置，治所在蒲坂县。

陕州^①豉

亦除烦热_{藏器}。

【经络】能升能降，阴中之阴也_{东垣}。

入肺胃二经，为解表除烦之品，解肌发汗，下气调中_{芊绿}。

【合化】《圣惠》曰：口含焦豉末一宿，治口舌生疮，胸膈疼痛。《千金》曰：煮豉汁，治喉痹卒不语，及被殴伤，瘀血凝聚，腹满。《肘后》曰：亦治中风，四肢不收。若加葱白，治伤寒发汗。《梅师》曰：同白术，能辟除温疫。孙真人曰：以豉汤洗头，能治头风痛。姚和众^②曰：豉，炒烟尽，油调，敷小儿丹毒。《千金》曰：捣豉作饼，敷肿处，艾灸，治发背痈肿，但宜温温，切匆使皮破。

【论说】《经疏》曰：诸豆皆可作豉，惟黑豆入药，但有盐、淡二种。江右^③以淡者治病。《经》云苦寒，然详其用，气应微温。盖黑豆性寒，得蒸晒之气则温，且非苦温不能开发腠理而汗出也。时珍曰：《博物志》云香豉调中下气最妙。黑豆性平，作豉则温，既经蒸窨，故能升能散。得葱则发汗，得盐则能吐，得酒则治风，得薤则治痢，得蒜则止血，炒熟则又能止汗，亦麻黄根节之义也。士材曰：豉之入肺，所谓肺苦气上逆，急食苦以泄之之义也。伤寒瘴气，肺先受之，喘吸烦闷，亦肺气有余耳，何弗治耶？

---

① 陕州：古代地名。北魏太和十一年（487）置，治所在陕县。

② 姚和众：生平不详。《新唐书·艺文志三》著录姚和众《童子秘诀》二卷，又《童延龄至宝方》十卷；《宋史·艺文志》著录姚和众《童延龄至宝方》十卷，又《保童方》一卷。皆为治疗儿科疾病之方。

③ 江右：古代地域名，亦称江西。古代地理上以西为右，江右也叫江西。魏禧《日录杂说》云："江东称江左，江西称江右，盖自江北视之，江东在左，江西在右耳。"西晋建都于洛阳，泛指长江下游以西地区。

【禁忌】《经疏》曰：伤寒传入阴经，与直中三阴者，皆不宜用。热结胸中，烦闷不安，此欲成结胸，法当下，不宜再用汗吐之药，并忌之。

【出产】弘景曰：豉出襄阳、钱塘者，香美而浓，入药取中心着佳。藏器曰：蒲州豉味咸，作法与诸豉不同，其味烈。陕州有豉汁，十年不腐。但不如今之豉心，无盐故也。

【炮制】《药性论》曰：豆豉得醢良。

以上宣剂谷部

葱白一名菜伯

味辛，主伤寒寒热出汗，中风面目肿《本经》。

平，无毒。伤寒骨肉碎痛，喉痹不通，安胎，归目，除肝邪气，安中利五脏，益目精，杀百药毒《别录》。

天行时疫，头痛热狂，霍乱转筋，及奔豚气，脚气，心腹痛《大明》。

通关节，利大小便孟诜。

阳明下痢下血东垣。除风湿身痛，麻痹，止大人阳脱[1]，阴毒[2]，腹痛，小儿盘肠内钓[3]，妇人妊娠溺血，通乳汁，散乳痈，利耳鸣，

---

[1] 阳脱：中医病证名，又称亡阳。因阳气衰竭，导致大汗淋漓，汗出冷而清稀，肌肤凉，手足厥冷，口淡不渴，或喜热饮，气微，舌淡暗，脉微细欲绝等症状。

[2] 阴毒：中医病证名。指感受疫毒所致面目青，身痛等，似温疫、温毒发癍的病证。见于《金匮要略·百合狐惑阴阳毒病脉证治》："阴毒之为病，面目青，身痛如被杖，咽喉痛。"

[3] 内钓：中医儿科病证名。小儿惊风的一种类型，以内脏抽掣，腹痛多啼为特征。见于《幼科发挥》。

通气活血，故治吐血、衄血、便血、痢血_{时珍}。

^附葱实

辛，温，无毒。主明目，补中气不足《本经》。

葱根

平，无毒。主伤寒头痛《别录》。

葱汁

平，温，滑，无毒。主溺血，解藜芦及桂毒《别录》。

散瘀血，治头痛耳聋，消痔漏_{时珍}。

【经络】禀天之阳气，得地之金味而生。中空象肺，气厚味薄，升也，阳也。入手太阴、足厥阴、足阳明经，专主发散，通上下阳气《经疏》。

入肺、肝、胃三经，为解散之品，而兼轻剂_{羊绿}。

【合化】《集简》曰：同淡豆豉煎，治感冒风寒之初起者。《活人》曰：同生姜煎，治伤寒头痛如破者。《经验》曰：取葱白，纳入下部及两鼻孔，治小儿无故卒死者，候气通或嚏，即活。《外科精义》①曰：同米粉，炒黑，研末，醋敷痈疽肿硬。

【论说】弘景曰：葱有寒热，白冷青热，伤寒汤中不用青。东垣曰：散伤风阳明头痛之邪，止伤寒阳明下痢之苦。洁古曰：《活人》治伤寒头痛如破，用连须葱白。仲景治少阴病，下利清谷，里寒外热，厥逆脉微者，用白通汤，内有葱白。若面色赤者，四

---

① 《外科精义》：外科著作，元代齐德之所著，共两卷，选方140余首。

逆汤加葱白。腹中痛，去葱白。成无己解之云肾恶燥，急食辛以
润之，葱白辛温，以通阳气也。时珍曰：生用辛散，熟用甘温，
外实中空，肺之药也。肺病宜食之，肺主气，外应皮毛，其合阳
明，故所治之症，多属太阴阳明，皆取其通气发散之功。通气故
能解毒，理诸病。气者，血之帅也，气通则血活矣。故金疮等用
之，皆有殊效。

【禁忌】仲景曰：葱同蜜，食杀人；同枣食，令人病。时珍
曰：服地黄、常山人，忌食。《经疏》曰：表虚易汗者，勿食，病
已得汗，勿再服。宗奭曰：葱主发散，多食昏人神志。

【出产】《图经》曰：《本经》不载所出，今处处有之。入药用
山葱、胡葱，食品用冻葱、汉葱。山葱，生蜀郡①山谷，似大蒜
而小，形圆皮赤。冻葱，冬夏常有，分茎栽莳，无子，气味最佳，
亦入药用。

【炮制】无。

白芥子

味辛，温，无毒。主胸膈痰冷，上气发汗，面目黄赤《别录》。
暴风毒肿，流注，四肢疼痛弘景。
利气豁痰，除寒暖中，治喘嗽，反胃，痹木，脚气，筋骨腰
节诸痛时珍。

【经络】本禀火金之气以生。白芥则又得金气之胜，气味辛
温，故入手太阴经《经疏》。

入肺经，为利气豁痰，发汗散寒，除肿止痛之品，而通行经

---

① 蜀郡：古代地名。战国秦昭襄王二十二年（前285）置，治成都县。辖境约今
四川岷江流域、沱江中上游、涪江中游和大渡河下游地区。

络，以搜剔内外痰结，及胸膈寒痰，冷涎雍塞也芊绿。

【合化】《普济》曰：黑白芥子同大戟、甘遂、芒硝、朱砂为丸，治热痰烦运。若同大戟、甘遂、胡椒、桂心为丸，则治冷痰痞满。《全幼心鉴》曰：白芥子末涂足心，能引痘毒归下，不令入目。《集简》曰：白芥子末醋调，涂肿毒初起。《摘玄》曰：同白术、枣肉，和丸，治胸胁痰饮。

【论说】丹溪曰：痰在皮里膜外，及胁下，非此不能达。古方控涎丹用之，正此义也。韩懋《医通》[1]曰：凡老人苦痰气喘嗽，胸满懒食，不可妄用燥利之药，致耗真气者，因制三子养亲汤治之，随试随效，但煎煮太过，则味苦辣尔。

【禁忌】《经疏》曰：肺经有热，与夫阴火虚炎，咳嗽生痰者，均在所忌。其茎叶煮食，动风动气，有疮疡、痔疾、便血者，亦不宜食。

【出产】苏恭曰：白芥子，粗大如白粱米，甚辛美，从戎[2]中来。藏器曰：生太原河东，食之甚美。时珍曰：白芥处处可种，但人知莳之者少，八九月下种，冬生可食。

【炮制】《本草述》曰：他芥子，子大如苏子，色紫味辛。白芥子，子大如粱米，而色黄白。均研用。芊绿曰：煎汤不可过熟，熟则力减。

莱菔 即萝卜

味辛、甘，温，无毒。主大下气，消谷，去痰癖，捣汁止消

---

① 《医通》：综合性医书，即《韩氏医通》，明代韩懋（韩飞霞）所著，二卷。
② 戎：一指春秋时夷国，即在今山东荷泽。一指戎州，南朝梁大同十年（544）置，治所。

渴《别录》。

制面毒萧炳。治肺痿吐血，温中补不足《日华》。

宽胸膈，利大小便，生食止渴宽中，煮食化痰消导甯原①。

主吞酸，化积滞，解酒毒，散瘀血。末服，治五淋；丸服，治白浊；煎汤，洗脚气；饮汁，治下痢及失音，并烟熏欲死；生捣，涂汤火伤时珍。

性冷孟诜。

平思邈。

【经络】禀土金之气以生。《本经》所载与孟诜、思邈所说异。然详其功用，应是生者味辛性冷，熟者味甘温而平，能升能降，阳也。故入手足太阴、手足阳明经《经疏》。

入脾、胃、肺、大肠四经，为消食化痰之品芊绿。

【合化】《普济》曰：同蜜煎，治反胃噎疾；同羊肉或鲫鱼煮食，治肺痿咳血；同姜汁，治失音不语；同皂荚浆服，治喉痹肿痛。《圣济》曰：同浮麦，治遍身浮肿。邵氏曰：生捣萝卜，敷打扑血聚，皮不破者。

【论说】丹溪曰：此菜属土，而有金与水。昔人虽言其下气最速，但熟食则辛散味去，而甘缓独存，反滞膈停饮。孟诜曰：多食莱菔动气，惟生姜能制其毒。切庵曰：夏日食莱菔菜，秋不患痢。冬月以其叶摊屋上，任霜雪打，至春收之，煎汤治痢。

【禁忌】《经疏》曰：性专下气，复能耗血，故多食则髭发早白。服地黄、何首乌者，不可食。时珍曰：又伏硇砂。

【出产】时珍曰：今天下通有之。昔人以芜菁、莱菔二物混注。圃人种莱菔，六月下种，秋采苗，冬掘根，春末抽高薹。开

---

① 甯原：生平未详，一作宁源，号山臞，明代丹徒京口人，医药学家。辑有《食鉴本草》二卷。

小花，紫碧色，夏初结角，其子大如麻子，圆长不等，黄赤色。

【炮制】《备要》曰：炒用。

莱菔子

味辛、甘，平，无毒。主治吐风痰《日华》。

下气，定喘，治痰，消食除胀，利大小便，止气痛，下痢后重，发疮疹时珍。

【经络】入肺脾二经，为行气消痰之品芊绿。

【合化】《集成》①曰：同杏仁炒，治久嗽痰喘。丹溪曰：同牙皂荚煎，治中风口噤。《直指》曰：炒黄研末，乳香汤送服，治小儿盘肠气痛。《易简》曰：生研末，米饮，治疮疹不出。

【论说】丹溪曰：莱菔子治痰，有推墙倒壁之功。时珍曰：莱菔子之功，长于利气，生能升，熟能降。升则吐风痰，散风寒，发疮疹；降则定痰喘，咳嗽，调下痢后重，止内痛，皆是利气之效。予曾用是，果有殊绩。

【禁忌】《经疏》曰：莱菔子，虚弱人大忌。

【出产】同上。

【炮制】《备要》曰：炒研用。

生姜

味辛，微温。久服去臭气，通神明《本经》。

无毒，归五脏。除风邪寒热、伤寒头痛鼻塞，咳逆上气，止

---

① 《集成》：综合性医书，即《新刊医学集成》，又名《医学集成》，明代医家傅滋编撰，四卷。

呕吐，去痰下气[1]《别录》。

去水气满，疗咳嗽时疾甄权。除壮热，治痰喘胀满，冷痢腹痛，转筋心满张鼎。

附 干生姜 乃留皮自干者

味性同，为肺经气分药，能益肺好古。

治嗽，温中胀满，霍乱不止，腹满冷痢，血闭，病人虚冷宜加之甄权。

白姜 即去皮未经酿者

性热色白，治肺胃寒邪李梴[2]。

姜皮

味辛，凉，无毒，消浮肿，腹胀痞满，和脾胃去翳时珍。

【经络】禀天地之阳气以生，气味俱厚，浮而升，阳也元素。入肺、心、脾、胃四经，为发散之品，乃呕吐反胃之圣药羊绿。

【合化】《梅师》曰：得牛儿屎，治霍乱欲死。《圣惠》曰：干生姜和鲫鱼胆汁为丸，治消渴饮水。甄权曰：同半夏，治心下急痛；和杏仁，下急痛，气实心气，拥膈冷热气；捣汁，和

---

[1] 下气：一是运气术语，指六气定位中的在泉之气。如水位下之土气、土位下之金气等。《素问·六元正纪大论》："征其下气而见可知也。"二是指人身下元之气。《灵枢·口问》："下气不足，则为痿厥心悦。"三是治疗效应降气或镇潜。《本草纲目》：莱菔子"下气定喘，治痰消食"。

[2] 李梴（chān 搀）：字建斋（一作楗斋），明代江西南丰人，著名医家。著《医学入门》九卷。

蜜服，治中热呕逆，不能下食。《得宜》曰：得附子，能温经散寒；得露水，治暑疟，及脾胃聚痰，发为寒热；得大枣，能和营卫。

【论说】藏器曰：生姜本温，要热则去皮，要凉则留皮。成无己曰：姜枣味辛甘，能行脾胃中津液，和营卫，不独专于发散也。东垣曰：生姜之用有四，制半夏、厚朴毒，一也；发散风寒，二也；与枣同用，补益元气，温中去湿，三也；与芍药同用，温经散寒，四也。孙真人云呕家圣药，盖呕为气逆不散，生姜辛散，行阳而散气也。《类明》曰：生姜去湿，只是温中，益脾胃。盖脾胃温和健运，则湿气自去。至于消痰，亦以其味辛辣，有开豁冲散之功也。

【禁忌】《经疏》曰：生姜、干姜、炮姜俱同，大约久服，伤阴损目，误服亦然。凡阴虚内热，咳嗽吐血，表虚有热，汗出，自汗盗汗，脏毒下血，因热呕恶，火热胀痛，均忌。东垣曰：古语秋不食姜，令人泻气。盖夏月火旺，宜汗散之，故食姜不禁，辛走气泻肺，故秋月禁之。之才曰：秦椒为之使，杀半夏、南星、菌蕈、野禽毒，恶黄连、黄芩、夜明砂。

【出产】苏颂曰：处处有之，以汉温池州者为良。苗高二三尺，叶似箭，两两相对，苗青，根黄，无花实，秋时采根。

【炮制】无。

干姜

味辛，温。主胸满，咳逆上气，温中出汗，逐风湿痹，肠澼下痢《本经》。

大热，无毒，寒冷腹痛，中恶，皮肤间结气《别录》。

治腰肾间疼冷，冷气，破血去风，通四肢关节，开脏腑，宣诸络脉，去风毒^①冷痹_{甄权}。治转筋吐泻，腹胀反胃，干呕，瘀血《大明》。

主心下寒痞_{好古}。苦，辛_{褚澄}^②。

附炮姜

味苦，性守，除胃冷_{萧炳}。

【经络】气薄味厚，半沉半浮，可升可降，阳中之阳也_{元素}。

干姜，心脾二经气分药也，故补心气不足_{好古}。

入心、肺、脾、胃、肾、大肠六经，为除寒散结，回阳通脉之品，而兼燥剂_{芊绿}。

【合化】《图经》曰：焙末，治脾胃虚冷，年久赢弱成瘵者。《外台》曰：同高良姜，治脾寒疟疾。《诸症辨疑》曰：炒紫，研末，醋敷痈疽初起。

【论说】丹溪曰：干姜入肺中，利肺气；入肾中，燥下湿；入肝经，引血药生血。同补阴药，亦能引血药入气分生血。故血虚发热，产后大热者用之。有血脱色白而夭，不泽，脉濡者，此大寒也，宜干姜之辛温以益血，大热以温经。好古曰：服干姜以治中者，必上僭^③，宜大枣以辅之。切庵曰：干姜去脏腑沉寒痼冷，能去恶生新，使阳生阴长，故吐衄下血，有阴无阳者宜之。引以黑附，能入肾而祛寒湿，能回脉绝无阳，同五味，利肺气而治寒嗽，燥脾湿而补脾，通心助阳而补心气。又曰：炮姜则温经止血。

---

① 风毒：中医病证名。指与居处潮湿有关的致病因素。

② 褚澄：字彦道，南朝宋国阳翟人，医药学家。著有《杂药方》二十卷及《褚氏遗书》，前者散佚，后书系唐代人整理而成。

③ 僭（jiàn 见）：超越本分。

虞抟①曰：干姜生则逐寒邪，炮则除胃冷而守中，多用则耗散元气，辛以散之，是壮火食气故也。须用甘草缓之，辛热以散里寒。《宝鉴》②曰：炮姜止而不移，非若附子走而不守。炮黑止吐衄，血见黑则止也。

【禁忌】保昇曰：久服令人目暗，余同生姜。时珍曰：孕妇不可食干姜，令胎内消，盖其性热而辛散故也。

【出产】弘景曰：干姜，今惟临海③章安数村作之，蜀汉姜旧美。荆州有好姜而不能作干者。苏颂曰：以汉温池州者为良。

【炮制】苏颂曰：造法，采根于长流水洗，晒干即成。时珍曰：干姜，以母姜造之。今江西襄、均二州皆能造，以白净结实者为良，故世呼白姜。又曰：均姜，凡入药并宜炮用。

胡荽

味辛，温，微毒。主消谷，利大小肠，通小腹气，拔四肢热，止头痛，发痘疹，通心窍《嘉祐》④。

辛，微温，无毒^{芋绿}。

【经络】禀金气多、火气少而生。辛香气温，故入足太阴、阳明二经《经疏》。

---

① 虞抟：字天民（1438—1517），自号华溪恒德老人，明代义乌人，著名医家。著有《医学正传》八卷、《方脉发蒙》六卷及《证治真铨》等。

② 《宝鉴》：综合性医著，即《卫生宝鉴》，元代罗天益撰，共二十四卷，补遗一卷。

③ 临海：即临海县，古代地名。三国吴太平二年（257）分章安县置，为临海郡治。

④ 《嘉祐》：本草著作，即《嘉祐本草》，原名《嘉祐补注神农本草》，亦称《嘉祐补注本草》，北宋嘉祐二年政府组织掌禹锡、林亿等在《开宝本草》基础上编纂而成。

入肺、脾二经，兼入心经。为透发之品，而辟一切不正之气芫绿。

【合化】《圣济》曰：同葵根、滑石，治小便不通。《外台秘要》曰：煎水嗽口，治牙齿疼痛。《子母秘录》曰：烧胡荽成烟，熏肛门脱出者。

【论说】时珍曰：辛温香窜，内通心脾，外达四肢，能辟一切不正之气。痘疮出不透达，当用此发之。诸疮皆属心火营血，内摄于脾，心脾之气得芳香则运行，得臭恶则壅滞也。

【禁忌】《经疏》曰：辛香发散，气虚人不宜食，疹痘出不爽快，非风寒外侵及秽恶之气触犯者，不宜用。孟诜曰：多食损人精神。华佗云狐臭、口臭、齽齿、脚气皆不可食，食之令病加甚。藏器曰：久食令人多忘，发腋臭，根发痼疾。凡服补药及药中有白术、牡丹者，咸忌之，伏石钟乳。

【出产】时珍曰：胡荽处处种之。八月下种，晦日①尤良，冬春采之。香美可食，亦可作菹②，道家五荤之一。《王祯③农书》云：胡荽于蔬菜中，子叶皆可用，生熟俱可食，甚有益于世，宜肥地种之。

【炮制】时珍曰：根叶生用，子炒用。

以上宣剂菜部

---

① 晦日：农历每月最后的一天，亦称月尽。即大月三十日、小月二十九日，正月晦日作为一年的第一晦日，即"初晦"。《公羊传·僖公十六年》："何以不日？晦日也。"后泛指黑夜，也引申为隐微、愚昧、凋零等。

② 菹（zū 租）：腌菜。

③ 王祯：字伯善（1271—1368），元代东平人，农学家、农业机械学家。著有《王祯农书》。

橘核

味苦，平，无毒。主肾痹腰痛，膀胱气痛《大明》。

小肠疝气，及阴核肿痛时珍。

苦，温芊绿。

【经络】入肝经，为治下部之品芊绿。

【合化】《简便》曰：同杜仲，炒研，盐、酒调服，治腰痛。《大明》曰：炒研，温酒服，治肾冷。

【论说】士瀛曰：橘核入肝，与青皮同，故治腰痛及癀疝在下之病，不独取象于核也。《经疏》曰：橘核出《日华子》，其味苦温而下气，所以能入肾与膀胱。除因寒所生之病也，疝气方中多用之。若金曰：实已成熟，则核之性味不可谓其止入肝经。故《日华子》有肾痹腰痛、膀胱气痛之治。后人治癀疝用之有效者，缘疝固肝病，亦因肾与膀胱之气化郁，以病肝也。肝肾同一治，亦可参矣。

【禁忌）无。

【出产】详见补剂陈皮。

【炮制】《备要》曰：凡使，以新瓦焙香，去壳取仁，研碎入药。

枇杷叶

叶苦，平，无毒。主呕哕不止，妇人产后口干《大明》。

煮汁主渴疾，治肺气热嗽，及肺风疮，胸面上疮孟诜。

和胃降气，清热，疗脚气时珍。

甘、微辛甄权。

味苦《得宜》。

附**实**

甘、酸，平，无毒，止渴下气，利肺气，除上焦热，润五脏
《大明》。

【经络】禀天地清寒之气以生，四时不凋，入手太阴、足阳明
经。气薄味厚，阳中之阴，降也《经疏》。

入肺胃二经，为下气之品，而兼泻剂^{芊绿}。

【合化】庞安常^①曰：同茅根，治温病发哕。《圣惠》曰：同人
参、丁香，治反胃呕哕。又曰：枇杷叶研末，茶调服，治衄血不
止。《本事》曰：同栀子仁，治酒齄赤鼻^②，亦治面上风疮。《摘玄》
曰：煎汤，洗痘疮溃烂。

【论说】苏海峰^③曰：枇杷叶，治肺胃病，取其下气之功也。
气下则火降痰顺，而逆者不逆，呕者不呕，渴者不渴，咳者不咳
矣。宗奭曰：治肺热嗽，甚有功。《得宜》曰：功专下气止呕。

【禁忌】《经疏》曰：胃寒呕吐，及肺感风寒咳嗽者，法并
忌之。

【出产】苏颂曰：旧不著所出。今襄汉、吴蜀、闽、江西南、
湖南北皆有之。叶大如驴耳，背有黄毛。四时不凋，盛冬开白花，
三四月成实，大如弹丸。熟作黄色似杏，微有毛，皮肉甚薄。四
月采叶，曝干用。

【炮制】雷公曰：凡采得，湿叶重一两，干者三叶重一两，乃
为气足堪用。粗布拭去毛，甘草汤浸一遍，用绵再拭干。每一两
以酥二钱半，涂上，炙用。苏恭曰：去毛不净，射入肺，令咳不

---

① 庞安常：即庞安时（约 1042—1099），字安常，自号蕲水道人，北宋蕲水人，
被誉为"北宋医王"。撰《伤寒总病论》六卷、《本草补遗》等。
② 酒齄赤鼻：中医病证名，亦称酒齄鼻。因鼻色紫红如酒渣故名。
③ 苏海峰：生平不详，本草方书中有引"侍御苏海峰所传"之句。

已。时珍曰：治胃病，姜汁涂炙，治肺病，蜜水涂炙，乃良。

荔枝核

味甘，温，无毒。主心痛，小肠气痛_{宗奭}。

甘、涩而温，治癫疝气痛，妇人血气刺痛_{时珍}。

入肝肾，散滞气，辟寒邪《备要》。

附 **荔枝壳**

主痘疮出不快，煎汤饮之。又解荔枝热，浸水饮_{时珍}。

荔枝甘平，无毒，止烦渴_{李珣}。

止呃逆，连壳煅研《备要》。

【经络】南方之果，感天之阳气，得地之甘味以生。《本经》虽言平，其气实温，故入肝肾，散滞气也《经疏》。入足厥阴、少阴二经，为散寒祛湿之品_{芊绿}。

【合化】李梴曰：同牛膝、补骨脂、延胡索、合欢子、茴香、木瓜、杜仲、橘核、萆薢，能治疝气。虚热者加黄柏，虚寒者加肉桂。孙氏曰：同大茴香，治疝气癫肿。宗奭曰：煅存性，研末，酒调服，治小肠气痛。

【论说】时珍曰：荔枝核入厥阴，行散滞气。其实双结，核肖①睾丸，故其治癫疝卵肿，有述类象形之义。

【禁忌】《经疏》曰：荔枝核，除疝气外用者甚少，故不著所忌。李廷飞曰：生荔枝多食，发热烦渴，口干衄血。时珍曰：病齿䘌，及火病人，尤忌之。

【出产】《图经》曰：生岭南及巴中。今福建、四川、广东西

---

① 肖：本义当为细小，细微。又指细微之物一般大体相似，引申指相似。

州郡皆有之。本高二三丈，类桂、冬青，四时不凋，木之大者，结子至百斛。藏器曰：冬夏常青，实大如鸡卵，壳朱、肉白、核黄黑，似半熟莲子。精者核如鸡舌香，甘美多汁，极益人。

【炮制】《备要》曰：烧存性用。

橄榄 俗名青果

味酸、甘，温，无毒。生食消酒毒，解鲥鲐①鱼毒《开宝》。

开胃，下气止泻《大明》。

生津液，止烦渴，治咽喉痛，能解一切鱼鳖毒 时珍。

厚肠胃，醒酒，消食除烦，解河豚毒，及鱼骨哽 东垣。

味涩，良久乃甘 宗奭。

附 核

甘、涩，温，无毒，磨汁服治诸鱼骨鲠，及食鲙②成积，又治小儿痘疮倒靥。烧，研服，治下血 时珍。

【经络】得土中阳气以生，肺胃家果也《经疏》。入肺胃二经，为清解之品 芊绿。

【合化】《圣惠》曰：烧研，加麝香少许，贴牙齿风疳，脓血有虫。《乾坤生意》曰：烧研，调油，敷下部疳疮，或加孩儿茶。《直指》曰：烧核，研，米饮下，治肠风下血。

【论说】丹溪曰：味涩而甘，醉饱宜之，然性热，多食能致上壅。沈芊绿曰：橄榄之热，在乎两头。切去之，用其中段，便不热，以少盐腌之，便不上壅。时珍曰：橄榄，盐过则不苦涩，同

---

① 鲥鲐：俗称河豚，硬骨鱼纲鲀科鱼类的统称。

② 鲙：同"脍"，细切肉。

栗子食，甚香。

【禁忌】时珍曰：过白露摘食，庶不病疟。

【出产】李珣曰：闽广诸郡及绿海浦屿间皆生。树高丈余，二月开花，八月成实。状如长枣，两头尖，青色，核亦尖而有棱，核内有三窍，中有仁，可食。

【炮制】无。

甜瓜蒂

味苦，寒。主大水，身面四肢浮肿，下水杀蛊毒，咳逆上气，及食诸果，病在胸腹中，皆吐下之《本经》。

有毒，去鼻中息肉①《别录》。

治脑寒，热痛，眼昏，吐痰《大明》。

主风眩头痛，懊侬不眠，癫痫喉痹，头目湿气，水肿黄疸，湿热所生诸病《备要》。

【经络】感时令之火热，禀地中之伏阴以生。气薄味厚，浮而升，阴多于阳。故入手足太阴、足阳明三经《经疏》。

入肺、脾、胃，为涌吐之品，乃阳明吐药芊绿。

【合化】《千金》曰：研末，以少许吹鼻中，治热病发黄。孟诜曰：同丁香、赤小豆为末，吹鼻中，治黄疸瘟黄②，亦治身面浮肿。

【论说】东垣曰：《难经》云上部有脉，下部无脉，其人当吐不吐者死。此饮食内伤，填塞胸中，食伤太阴生发之气，伏于下，宜瓜蒂散吐之。《经》所谓木郁则达之也。吐去上焦有形之物，则木得舒畅，天地交而万物通矣。若尺脉绝者，不宜用此，恐损真

---

① 息肉：中医病证名，指赘生的肌肉团块。

② 瘟（yìn 印）黄：中医病名，可指阴盛之黄疸，《外台秘要》云："但身面色黄，头痛而不发热，名为瘟黄也。"

元，令人胃气不复也。成无己曰：高者越之，在上者涌之，故越以瓜蒂、香豉之苦，涌以赤小豆之酸，酸苦涌泄为阴也。沈芊绿曰：按王祯云瓜类不同，其用有二，供果者为果瓜、甜瓜、西瓜，供菜者为菜瓜、胡瓜、越瓜。但果瓜中之甜瓜，应即俗所云香瓜，其蒂不甚苦，亦不堪入药。今所用瓜蒂，乃是俗所云团瓜之蒂。团瓜止可作菜，而不可作果。今虽遵《纲目》而以甜瓜列于果部，其实不可不辨。团瓜俗又名田瓜，恐是甜田之误。

【禁忌】《经疏》曰：瓜蒂极苦，而性上壅，能损胃伤血，耗气散神。凡胸中无寒，胃家无食，皮中无水，头面无湿，及胃虚气弱，诸亡血，诸产后，似中风倒仆，心虚有热，癫痫，女劳谷疸，元气匮羸，脾虚浮肿，切忽误用，以致伤生，戒之戒之！

【出产】时珍曰：甜瓜，北土中州种莳甚多。二、三月下种，延蔓生叶，五、六月开黄花，六、七月成熟。

【炮制】雷公曰：凡使勿用白瓜蒂，要取青绿色。当瓜气足时，其蒂自落在蔓上，采得系屋东面，有风处吹干用。宗奭曰：此甜瓜蒂也，去瓜皮，用蒂，曝极干，临时研用。

以上宣剂果部

铜青—名铜绿

味酸，平，微毒。主妇人血气心痛，合金疮止血，明目，治肤赤，息肉_{藏器}。

主风烂眼泪出_{之才}。治恶疮疳疮，吐风痰，杀虫_{时珍}。

【经络】禀土中阴气以生，则其英华所结，透出于外。本经气平无毒，然观今人所用，应是酸苦涩味，而气微寒，以直入肝经《经疏》。

入肝胆二经，为专去风痰之品_{芊绿}。

【合化】《易简》曰：水调铜青，涂碗底，以艾熏干，刮下，涂烂弦风眼。《圣济》曰：以铜青敷面黡黑痣。《经验》曰：同滑石、杏仁，搽走马牙疳；同枯矾，治口鼻疳疮。《简便》曰：醋煮研末，酒调，搽杨梅毒疮。《笔峰杂兴》曰：同黄蜡，研，熬膏，治臁疮顽癣。

【论说】《抱朴子》曰：治肝胆之病，亦金胜木之义也。时珍曰：铜青乃铜之液气所结，酸而有小毒，能入肝胆。故吐利风痰，明目杀疳，皆疗肝胆之病也。

【禁忌】《经疏》曰：目痛肤翳，不由风热外侵，而因于肝虚血少者，非所宜用。

【出产】藏器曰：生熟铜皆有青，即是铜之精华。大者即空绿，以次空青。《经疏》曰：凡铜入地久，或沃以咸酸之味，青即生焉。

【炮制】时珍曰：近时人以醋制铜生绿，收取晒干，货之。

以上宣剂金部

蓬砂_{即硼砂}

味咸、甘，凉，无毒。主消痰止嗽，破癥结喉痹《大明》。

上焦胸膈痰热，生津液，去口气，消障翳，除噎膈反胃，积块结核，瘀肉，阴㿗骨哽，恶疮及口齿诸病皆治之_{时珍}。

【经络】《本经》味苦、辛，暖，然详其用，应是咸，色白体轻，故能解上焦胸膈肺分之痰热《经疏》。

入肺经，为生津去痰泄热之品_{芊绿}。乃喉科要药_{芊绿}。

【合化】《普济》曰：同生姜，涂木舌肿强。《经疏》曰：同龙脑香、人中白、青黛为末，敷口舌生疮。《集玄》^①曰：水研，涂小儿阴癀，肿大不消。《直指》曰：同龙脑香，研末，以灯草蘸，点弩肉瘀突。

【论说】苏颂曰：今医家用硼砂治咽喉，最为要切。宗奭曰：初觉喉中肿痛，含化咽津，则不成痹，膈上痰热，亦宜含咽。洪迈^②曰：咸能软坚。凡骨哽百计不效者，含咽一块，便脱然而化。时珍曰：色白质轻，故能去胸膈上焦之热。其治噎膈积聚，骨哽结核，恶肉阴癀者，取其柔物也。其治痰热眼目障翳者，取其去垢也。芊绿曰：按芽儿雪口^③，以硼砂一味，研细，吹之即效。

【禁忌】《经疏》曰：蓬砂克削为用，消散为能，宜攻有余，难施不足，此暂用之药，非久服之剂。

【出产】时珍曰：生西南番^④，有黄白二种。西者白如明矾，南者黄如桃胶，皆是炼结而成，如硇砂之类。西者柔物去垢，杀五金，与硝石同功，与矾石相得也。

【炮制】《本草述》曰：白如明矾者良，研如飞尘用。

以上宣剂石部

秋露水

味甘，平，无毒。主禀肃杀之气，宜煎润肺杀祟^⑤之药，及调疥癣虫癞之散_{虞抟}。

---

① 《集玄》：具体不详，《本草纲目》有引录。
② 洪迈：字景卢（1123—1202），别号野处，南宋鄱阳人，官至端明殿学士。撰有《容斋随笔》《夷坚志》等。
③ 雪口：中医病证名，即鹅口疮。
④ 南番：古代地域名。
⑤ 祟：本义为鬼神作怪带来的祸害，也泛指祸患。

【经络】露者，阴气之凝，夜气着物，润泽于道旁也_{时珍}。

入肺经，为润泽之品，而兼补剂_{芊绿}。

【合化】藏器曰：在百花头上露，能止消渴。时珍曰：在柏叶、菖蒲上露，能明目，宜旦旦洗之。又曰：韭叶上露，能去白癜风，旦旦涂之。

【论说】徐之才曰：霜杀物，露滋物，性随时异也。露能解暑，故白露降则处暑矣。疟必由于暑，故治疟药必露一宿服，以解暑邪。

【禁忌】藏器曰：凡秋露春雨着草，人素有疮及破伤者，触犯其风及毒水，疮顿不痒痛，身必反张似角弓也，戒之。

【出产】东方朔^①曰：日初出处，露皆如饴，今人煎饮，久服不饥。

【炮制】时珍曰：凡取露水，于朝日未晞时，拂取用之。

阴阳水 _{一名生熟水}

味甘、咸，无毒。主调中消食，凡痰疟及宿食毒恶之物，肿胀欲作霍乱者，即以盐投中进一二升，令吐尽痰食便愈_{藏器}。

凡霍乱及呕吐，不能纳食及药者，危者先饮数口，即定_{时珍}。

【经络】入三焦经，为调和阴阳之品_{芊绿}。

【合化】无。

【论说】马志^②曰：上焦主纳，中焦主化，下焦主出，三焦通利，阴阳调和，升降周流，则脏腑畅达。一失其道，二气混乱，

---

① 东方朔：字曼倩（前154—前93），平原郡厌次县人，西汉时期文学家、辞赋家。著有《答客难》《神异经》等。

② 马志：履贯欠详。初为道士，谙医理，北宋开宝年间奉敕与尚药奉御刘翰、翰林医官翟煦及陈照遇等人同校《开宝新详定本草》二十卷。

浊阴不降，清阳不升，故发为霍乱呕吐之病，饮此汤即定者，分其阴阳，使得其平也。切庵曰：霍乱有寒热二种，药中能治此者甚少。然未尝分别言之，猝然患此，脉候未审，慎勿轻投偏寒偏热之剂。曾见有霍乱服姜汤而立毙者，惟饮阴阳水为最稳。

【禁忌】无。

【出产】无。

【炮制】《回春》①曰：河水与井水合用，亦名阴阳水。

以上宣剂水部

白鸽

味咸，平，无毒。主辟百药毒，及人马久患疥《嘉祐》。调精益气，治恶疮疥，并风瘙、白癜、疬疡风孟诜。

附卵

主解疮毒、痘毒时珍。

屎一名左盘龙

辛，温，微毒，主人马疥疮《嘉祐》，消肿及腹中痞块汪颖。消瘰疬、破伤风，及阴毒②垂死者，杀虫时珍。

---

① 《回春》：综合性医著，即《万病回春》，明代龚廷贤撰，全书共八卷。

② 阴毒：中医病证名。指感受疫毒所致面目青，身痛等为主，类似温疫、温毒发瘢的病证。见于《金匮要略·百合狐惑阴阳毒病脉证治》："阴毒之为病，面目青，身痛如被杖，咽喉痛。"

【经络】禀水金之气，故味咸、平。咸入肾，故能调精益气；平则兼辛以入肺，故能主疮疥等症^{希雍}。入肾经，兼入肺经，为调精益气之品^{芊绿}。

【合化】《心镜》曰：用白花鸽，切作小片，以土苏煎含咽汁，治消渴，饮水无度。刘氏曰：鸽屎和热酒，顿服，治阴症腹痛。张子和曰：炒鸽屎饭丸，治项上瘰疬。

【论说】仲淳曰：凡毒药之性多热，得金水之气，故能解诸药毒。时珍曰：野鸽者尤良，其屎皆左盘，故《宣明方》^①谓之左盘龙。

【禁忌】《经疏》曰：《本经》虽云调精益气，其用止长于去风解毒，然而未必益人。故孟诜云食多减药力，今世劳怯人多食之，殊未当也。

【出产】时珍曰：处处人家畜之，亦有野鸽，名品虽多，大要毛羽不过青、白、皂、绿、鹊斑数色。

【炮制】宗奭曰：鸽品甚多，惟白鸽入药。

五灵脂^{即寒号虫之类}

味甘，温，无毒。主疗心腹冷气，小儿五疳，辟疫，治肠风，通利气脉，女子月闭^②《别录》。

凡血崩过多者，炒用以止血，生用又能行血，及血气刺痛^{丹溪}。

胎前产后，诸血气痛，男女一切心腹、胁肋、少腹诸痛，疝痛，血痢肠风，腹痛，身体血痹，肝疟发寒热，反胃消渴，及痰

---

① 《宣明方》：医方著作，即《宣明论方》，又名《黄帝素问宣明论方》《医方精要宣明论》，金代刘完素撰，共十五卷。

② 女子月闭：中医妇科病证名。即闭经。

涎成窠^①，血贯瞳子，血凝齿痛，重舌，小儿惊风，五痫癫疾，杀虫解药毒，及蛇蝎蜈蚣伤_{时珍}。

功专散血止痛《得宜》。

【经络】气味俱厚，阴中之阴，降也，入足厥阴、手少阴经《经疏》。

入肝经，为行血止痛之药，乃肝经血分药也。其入肝最速，引经有功，能行血，不能生血_{芊绿}。

【合化】丹溪曰：同香附、桃仁，治产后腹痛。《事林广记》^②曰：同干姜，治卒暴心痛。《产宝》^③曰：半生半炒为末，酒下，治胎衣不下，恶血冲心。寇氏曰：同没药、乳香、川乌头，治手足冷麻。《普济》曰：为末，入麝香少许，治酒积、黄肿。《明目经验》曰：同海螵蛸，及熟猪肝，治目生浮翳。《摘玄》曰：为末油调，治大风疮癞。

【论说】时珍曰：肝主血，诸痛皆属于木，诸虫皆生于风。故前论诸症，百药不效者，俱能奏功。中梓曰：五灵脂浊阴，有降下之功，兼能降火，人所未知。切庵曰：五灵脂治血崩，非正治之药，乃去风之剂。冲任经虚，被风袭伤营血，以致崩中暴下，与荆芥、防风治崩义同，方悟古人识见深远如此。此李仲南^④之说也。时珍因论之云，此亦一说。但未及肝虚血滞，亦自生风之说。谨按冲为血海，任主胞胎，任脉通，冲脉盛，则月事以时下，无崩漏之患，且易有子。沈芊绿曰：按五灵脂专于散瘀行血，大

---

① 窠：本义为鸟类穴居之处。引申泛指动物、昆虫栖息场所。又引申指洞穴、小坑，聚集成团、成簇。此指痰饮聚集场所。

② 《事林广记》：南宋末年陈元靓收录元代以前的各类图书编纂而成，是中国第一部配有插图的类书。

③ 《产宝》：即《经效产宝》，唐代医家昝殷著，我国最早的妇产科学科专著。

④ 李仲南：一作中南，号栖碧山中人，元代医家。汇集古代医书精萃，著成《永类钤方》二十二卷。

有奇效。一妇人自缢，半夜其家救之，虽苏，次日遍身青紫黑色，血已瘀结之故，气息奄奄，不能言语，饮食不下，众医袖手，莫可如何。余用生五灵脂，研细，酒飞净。五钱，用当归、红花、香附各钱半，各以酒炒煎汤半盏，调服灵脂末，令其仰卧，时饮以米汤一二日。半日许，大下瘀血，几及一桶，然后急进调补气血药，数日而愈。

【禁忌】《经疏》曰：血虚腹痛，血虚经闭，产妇去血过多发晕，心虚有火作痛，血虚无瘀滞者，均忌。

【出产】《图经》曰：出北地，今惟河东州郡有之。云是寒号虫粪，色黑如铁，采取无时。《备要》曰：恶人参。

【炮制】雷公曰：此物多挟沙石，绝难修治。凡使，研细，酒飞去沙石，晒干收用。时珍曰：此药气甚燥恶，粒大如豆。采之有如糊者，有黏块如糖者，人以沙石杂而货之，故以糖心润泽者为真。沈芊绿曰：按刘禹锡云寒号四足，有肉翅能飞，但不甚远，则知此虽名虫，既能飞则属鸟类矣。从前本草书多列虫部，恐非是，今故次于禽鸟之例。

以上宣剂禽部

虎骨

味辛，微热，无毒。主除邪恶气，杀鬼疰毒，治恶疮鼠瘘，头骨尤良《别录》。

辛，平，功专追风定痛《得宜》。

附 肉

酸，平，无毒，主恶心欲呕，益气力，止口唾《别录》。

微咸宗奭。

睛

主癫疾《别录》。

疟病，小儿热疾惊悸孟诜。

惊啼疳气，镇心安神《日华》。明目去翳时珍。

胫骨

治筋骨毒风挛急，屈伸不得，走注疼痛，治尸疰腹痛，伤寒湿气，温疟，杀犬咬毒甄权。

追风定痛，健骨，止久痢，脱肛，兽骨哽咽时珍。

【经络】虎，西方之兽，山兽之君，属金而性最有力。语云风从虎。虎，金也；风，木也。木受金制，故虎啸而风生，独禀勇猛之气，味更辛散而通行，故治手足诸风多效，以其类相从也《经疏》。入肾经，兼入肝经，为搜风健骨之品羊绿。

【合化】崔元亮[①]曰：虎胫骨泡酒，治腰脚不随，挛急冷痛。《永类钤》曰：同白龙骨、远志肉，治健忘惊悸。《圣济》曰：同没药，治历节痛风。《便民图纂》[②]曰：以董汁拭洗，刮虎骨末，敷臁胫烂疮。《寿亲养老》[③]曰：以葱椒酱调炙虎肉，治脾胃虚弱，恶心，不欲饮食。《圣惠》曰：以腊月猪血、朱砂、阿魏和虎睛，又取端午日粽尖为丸，男塞左耳，女塞右耳，治邪疟时作。《经验》

---

① 崔元亮：生平不详，唐代医家。著有《海上集验方》，又名《崔元亮海上方》《崔元亮集验方》《海上方》等，十卷，已佚。

② 《便民图纂》：是反映苏南太湖地区农业生产的著作，由明代邝璠所著，共十六卷。

③ 《寿亲养老》：医学著作，宋代陈直撰，元代邹铉续编为《寿亲养老新书》四卷。

曰：研虎睛，水调灌之，治小儿惊痫、瘛疭。《得宜》曰：得兔脑，能止滑利；得乳香，能催生下胎。

【论说】李梴曰：用胫骨者，虎之一身筋力皆出于前之胫骨中，性气藏焉，故用以入药。卢复①曰：气钟肃杀，天地间阴厉之物也。吼则撼物，动则风生，若随身宫殿然，故主风木不及，风之太过，咸相宜也。之颐曰：西方金兽，反司东方者何？曰：此所谓制则化，无制则亢，亢则害矣。汪机曰：虎之强悍，皆赖于胫，虽死不仆，故治脚胫无力者。时珍曰：虎骨通可用。凡辟邪疰，治惊痫、温疟、疮疽、头风，当用头骨；治手足诸风，当用胫骨；治腰背诸风，当用脊骨。沈芊绿曰：按时珍之说，极是。治病必从其类，不得概用胫骨为良。

【禁忌】《经疏》曰：凡血不足以养筋，以致筋骨疼痛者，宜少用。

【出产】《图经》曰：《本经》不载所出，今山林多处有之，骨用头及胫，色黄者佳。睛多伪，须自获者真。爪并指骨毛，系于小儿身上，能助其威。此数物皆用雄虎者良。大凡鹿、虎等类，多是药箭射杀，其药毒浸渍骨肉间，每易伤人，切不可用。

【炮制】雷公曰：凡使虎骨，槌碎去髓，涂酥，或酒或醋，炙黄。凡使虎睛，以生羊血浸一宿，漉出，微火焙干，捣粉用。

麝脐香

味辛，温。主辟恶气，杀鬼精物，温疟蛊毒，痫痉，去三虫《本经》。

无毒，疗诸凶，邪气鬼气，中恶心腹暴痛，腹急痞满，风毒，

---

① 卢复：字不远，号芷园，钱塘人，明代医学家。著有《医经种子》（又名《医种子》《芷园医种》），并辑复现存最早的《神农本草经》。

妇人难产，堕胎，去面皯，目中肤翳，久服除邪，不梦寐，魇寐，
通神仙《别录》。

主开经络，通诸窍，透肌骨，暖水脏。治卒中、诸风、诸气、
诸血、诸痛，痰厥惊痫，癥瘕瘴疟，鼻窒耳聋，目翳阴冷，辟邪
解毒，杀虫，坏果，败酒时珍。

苦、辛甄权。

【经络】入脾经，通行十二经，为开关利窍之品。走窜飞扬，
内透骨髓，外彻皮毛也芊绿。

【合化】《济生》曰：研末调清油灌之，治中风不省。《千金》
曰：研末，水调服，能催生易产。《本事》曰：同桂心末，温酒
服，治死胎不下。《外台》曰：同印城盐，涂痔疮肿毒。《得宜》
曰：得肉桂，消瓜果诸积；得盐豉、烧酒为末，淬酒服，产妇败
血，裹子难产，立效。

【论说】希雍曰：麝香，味辛，气温，又言苦辛。凡病邪气着
人，淹伏留结，此味芳香走窜，借其气以达病所，关机窍穴，莫
不开通。故其主治诸证如是。东垣曰：麝香入脾治肉，牛黄入肝
治筋，冰片入肾治骨。又，麝香，风病在骨髓者宜之，若在肌肉，
用之反引风入骨，如油入面，最不得出。严用和①曰：中风不省
者，以麝香先开其关窍，庶免语謇瘫痪之症，而他药亦有效。时
珍曰：严氏谓风病必先用麝。丹溪谓风病、血病必不可用，皆非
通论。盖麝香走窜，能通诸窍之不利，开经络之壅遏。若诸风、
诸气、诸血、诸痛，惊痫、癥瘕诸病，经络闭塞，孔窍不利者，
安得不用为引导，以开之通之耶。但不可太过耳。

【禁忌】《经疏》曰：凡病之属于虚者，法当补益，概勿施用。
甄权曰：忌大蒜。李廷飞曰：麝香不可近鼻，有白虫入脑患癫，

---

① 严用和：生卒年月不详，字子礼，南宋庐山人，医药学家。著有《济生方》
十卷和《济生续方》一卷。

久带其香，透关，令人成异疾。

【出产】《别录》曰：麝生中台山谷，及雍益州山中。春分取香，生者良。弘景曰：形似獐而小，黑色，常食柏叶，又啖蛇。其香正在阴茎前皮内，别有膜袋裹之。夏月食蛇虫多，至寒则香满。入春脐内急痛，自以爪剔出者，其香尤胜杀取者。

【炮制】雷公曰：凡使勿近火日，但微研，不必苦细也。如欲细甚，入醇酒少许，不损香气。

以上宣剂兽部

穿山甲_{一名石鲮鱼}

味咸，微寒，有毒。主五邪，惊啼悲伤，烧之作灰，以酒或水和方寸匕，疗蚁漏《别录》。

疥癣，痔瘘《大明》。

疮癞，及诸疰疾弘景。

痰疟，寒热风痹，强直疼痛，通经脉，下乳汁，消痈肿，排脓血，通窍杀虫时珍。

溃痈止痛，和伤发痘，风疟，疮科，须为要药《备要》。

【经络】穿山，穴居，其性善走。味辛平，气微寒。入足厥阴，兼入手足阳明经《经疏》。

入肝经，兼入胃、大肠二经。为走窜之品，而兼通剂。功专行散通经络，以直达病所芊绿。

【合化】《卫生宝鉴》曰：同川乌头、红海蛤为末，和葱白汁，贴脚心，缚定，浸热汤中，取身大汗出，能治中风瘫痪。《普济》曰：同蛤粉，治下痢里急。单骧①曰：炮，研末，酒服，治乳汁不

① 单骧：北宋医生，四川人，此处引其涌泉散。

通，及乳岩，乳痈。《直指》曰：炮焦为末，加麝香少许，酒下，治肿毒初起。

【论说】希雍曰：性善走，能行瘀血，通经络，故其消痈毒，排脓血，下乳和伤，发痘等证，有效。李仲南曰：性专行散，中病即止，不可过服。

【禁忌】《经疏》曰：痈疽已消，禁服，痘疮元气不足，不能起发，亦忌。

【出产】《图经》曰：今湖岭及金商均房诸州，深山大谷中，皆有之。似鼍①而短小，色黑，又似鲤，能陆能水。日中出岸，开鳞如死状，诱蚁入，甲即闭，再入水，开甲以食蚁。

【炮制】《备要》曰：凡使，或炮，或烧，或酥炙，或醋炙，或童便炙，或油煎，或土炒，或蛤粉炒，各因方以施。总未有生用者，仍以用其尾之甲，则力较胜。

蛇蜕

味咸，平。主小儿百二十一种惊痫，瘈疭癫疾，弄舌摇头，寒热肠痔，蛊毒《本经》。

大人五邪②，言语僻③越，止呕逆，明目，火熬之良，并疗诸恶疮《别录》。

有小毒，喉痹，百鬼魅甄权。

炙用辟恶，煎汁敷疬疡、白癜风《日华》。

止瘴疟，喉风，退目翳，消木舌，小儿重舌重腭，颅面疮，

---

① 鼍（tuó 驼）：即扬子鳄，俗称"猪婆龙"。爬行纲鼍科。

② 五邪：五种病邪的合称。指虚邪、实邪、贼邪、微邪、正邪。

③ 僻：本义为邪恶，不端正，不老实。引申指歪斜。用作动词，又引申指避开、躲避。《集韵·昔韵》："僻，邪也。"

月蚀天泡疮，大人疔肿，漏疮肿毒，煮汤洗诸恶虫伤^{时珍}。

【经络】蛇蜕，蛇之余性犹存，不以气味为用，故蛇之性上窜而主风，蜕之用入肝而辟恶，其性一也《经疏》。

入肝经，为走窜之品，而兼轻剂，能引诸药入肝散邪^{芊绿}。

【合化】《千金》曰：烧灰，和乳服，治小儿木舌重舌。《圣惠》曰：醋调，敷小儿重腭。《齐东野语》^①曰：蛇蜕，同天花粉为末，以羊肝破开，缚定，米泔水煮食之，退痘后目翳。《千金》曰：以绢袋盛蛇蜕，围腰，能治胎痛欲产，日月未足者。《宝鉴》曰：泡水浴产门，能令产妇易生。《肘后》曰：烧灰，和猪脂，涂肿毒无头。《外台》曰：煮汁服，治疔肿鱼脐^②。《得宜》曰：得当归，治缠喉风；得蝉蜕、铁落、头发，治产难不下。

【论说】《经疏》曰：今人亦用以催生、去翳膜者，取其善脱之义也。宗奭曰：蛇蜕从口退出，眼睛亦退。今眼科药必用此者，从其类也。

【禁忌】《经疏》曰：小儿惊痫癫疾，非外邪客忤，而由肝心虚者，不效。慎微曰：畏磁石及酒，孕妇忌用。

【出产】《别录》曰：生荆州川谷及田野，端午取之良。弘景曰：草中少见虺^③蝮，蜕亦不可辨，但取石上完全者为佳。苏颂曰：蛇蜕无时，但着不净即脱，或大饱亦脱。

【炮制】雷公曰：凡使，勿用青黄苍色者，只用白色如银者。埋土中一宿，取出，醋浸，炙干用。时珍曰：先以皂荚水洗净，缠竹上，或酒，或醋，或蜜浸，炙黄用，或烧存性，或盐泥固煅，

---

① 《齐东野语》：笔记小说，南宋周密撰，二十卷。
② 鱼脐：中医外科病证名，即鱼脐疔别名。是皮肤接触疫畜染毒而导致的一种特殊疔疮，初起如虫叮水疱，很快干枯坏死如脐凹，全身症状明显，有传染性、职业性，可发生走黄。见于《外科启玄》卷七。
③ 虺（huǐ 毁）：本义蜥蜴，此指古书上说的一种毒蛇。

各随方法。

白花蛇 —名褰[①]鼻蛇。白花者良，又名蕲蛇

味甘、咸，温，有毒。主中风，湿痹不仁，筋脉拘急，口面
㖞斜，半身不遂，骨节疼痛，大风疥癞，及暴风瘙痒，脚弱不能
久立《开宝》。

治身上白癜风，疬疡斑点甄权。

通治诸风，破伤风，小儿风热，急慢惊风搐搦，瘰疬漏疾，
杨梅疮，痘疮倒陷时珍。

附乌梢蛇

气味、功用与白花蛇同，第性善，无毒，故不另载仲淳。

【经络】生土穴阴霾之处，禀幽暗毒厉之气，善行走窜，无处
不到，阴中之阴，降也。故能引诸药至病所，自脏腑以达于皮毛
也《经疏》。

入肺、肝二经，为祛风除湿之品芊绿。

内走脏腑，外彻皮肤，透骨搜风，截惊定搐《备要》。

【合化】希雍曰：同苦参、何首乌、威灵仙、鳖虱、胡麻、天
门冬、百部、豨莶、漆叶、刺蒺藜，治疬风，并遍身顽痹疥癣。

【论说】雷敩曰：蛇性窜，能引药至于风所，故能治风。仲淳
曰：疬风疥癣顽痹等症，诚为要药。若中风口面㖞斜，半身不遂，
定缘阴虚血少，内热而发，与得之风湿者殊科，非所宜也。当辨。
时珍曰：风善行数变，蛇亦善行数蜕，而花蛇又食石南，所以能

---

① 褰（qiān）：本义为套裤，动词引申为撩起。此处所指白花蛇，即祁门特产蕲
蛇，具有三角头、鼻子上翘的特点，故名褰鼻蛇。

治一切风证。

【禁忌】时珍曰：凡服蛇酒药，切忌见风。

【出产】时珍曰：湖蜀皆有，今惟以蕲蛇擅名。龙头虎口，黑质白花，胁有二十四个方胜文，腹有念珠斑，口有四长牙，尾上有一佛指甲，长一二分，肠形如连珠。他蛇死，即闭目，蕲蛇则目开如生，且不甚毒，故入药以蕲产为断。

【炮制】苏颂曰：头尾各一尺，有大毒，不可用。取中段，以酒浸，去皮骨，炙过，贮之。时珍曰：黔蛇长大，可去一尺。蕲蛇仅去三寸，亦有单用头尾者。

乌鰂鱼骨 一名海鳔鞘，又名墨鱼

味咸，微温。主赤白漏下，经汁血闭，阴蚀肿痛，寒热癥瘕，无子《本经》。

无毒，惊气入腹，腹痛环脐。丈夫阴中肿痛，令人有子，又止疮多脓汁不燥《别录》。

疗血崩，杀虫《日华》。

炙，研，饮服，治妇人血瘕，大人小儿下痢。杀小虫，点眼，治热泪浮翳孟诜。

主女子血枯，病伤肝，吐血下血，治疟，消瘿。研末，敷小儿疳疮、痘疮臭烂，丈夫阴疮，汤火伤疮，跌伤出血时珍。

冷吴普。

【经络】禀水中之阳气以生，可升可降，阴中之阳，入足厥阴、少阴经《经疏》。

入肝肾二经，为通经络、祛寒湿之品，肝经血分药也芋绿。

【合化】《圣惠》曰：去皮为末，入片脑①少许，点赤白目翳，

---

① 片脑：中药冰片之别名。

同干胭脂为末,油调,搽小儿脐疮出血。《简便》曰:同蒲黄为末,涂舌肿,血出如泉。《得宜》曰:得生地,治血淋;得干姜,治血瘕;得鹿茸、阿胶,治崩中带下。时珍曰:同槐花末吹鼻,治衄血;同麝香吹耳,治聤耳有脓,及耳聋。

【论说】丹溪曰:经闭有有余不足二症。有余者血滞,不足者肝伤,乌贼骨所治,是肝伤血闭不足之病。时珍曰:此厥阴血分药也。味咸走血,故血枯、血瘕、经闭、崩带,下痢痔疾,厥阴本病也。寒热疟疾,聋,瘿,少腹痛,阴痛,厥阴经病也。目翳流泪,厥阴窍病也。厥阴属肝,肝主血,故诸血病皆治之。

【禁忌】《经疏》曰:其气味咸温,血病多热者勿用。之才曰:恶白及、白蔹、附子,能淡盐。

【出产】《图经》曰:出东海池泽。今近海州①郡皆生,乃是鹖鸟所化,故名。吸波噀墨以自卫,能不为人所害。又云:性嗜乌,每暴水上若死然,待乌啄其腹,则卷取而食,以此名为乌之贼也。形若革囊,口在腹下,八足聚生口旁,只一骨,厚三四分,似小舟,轻虚而白,又有两须如带,可以自缆,故别名缆鱼。

【炮制】雷公曰:凡使,勿用沙鱼骨,其形相等。但以上文顺者是真,横者是假。《备要》曰:凡使,以其血卤浸,并煮一伏时,漉出,炙黄,去皮细研,水飞晒干。

以上宣剂鳞部

淡菜

味甘,温,无毒。主虚劳伤惫,精血衰少,及吐血久痢,肠

---

① 海州:古代地名。东魏武定七年(549)改青、冀二州置,治所在龙沮县,北齐移治今连云港市海州区。

鸣腰痛，疝瘕，女人带下，产后瘦瘠_{藏器}。

产后血结，腹内冷痛，治癥瘕，润毛发，治崩中带下，烧食，一顿令饱_{孟诜}。

补五脏，益阳事，理腰脚气，能消宿食，除腹中冷气，痃癖《日华》。

消瘿气_{时珍}。

【经络】入肝肾二经，为益阴之品，而兼补剂_{羊绿}。

【合化】孟诜曰：常时，烧食即苦，不宜人。先与少米煮熟，后除去肉内两边锁及毛，再入萝卜，或紫苏，或冬瓜，同煮更妙。

【论说】《日华子》曰：此虽形状不典，而甚益人。阮氏曰：淡菜，生海藻上，故治与海藻同功。

【禁忌】《日华子》曰：不宜多食。食多令人头目闷暗，须得微利乃止。藏器曰：食多发丹石，令人肠结，久食脱人发。

【出产】《图经》曰：生江湖池泽及东海中，蚌、蛤、蛏、蚶为类最多，药品所不取。今浙江谓之壳菜者，固以其于人最为有益也。

【炮制】与禁忌条参看。

以上宣剂介部

露蜂房

味苦，平。主惊痫瘛疭，寒热邪气癫疾，鬼精蛊毒，肠痔，火熬之良《本经》。

疗蜂毒，毒肿《开宝》。

咸，有毒，治恶疽、附骨疽，根在脏腑，历节肿、疔肿诸毒《别录》。

止风虫牙痛，洗乳痈、蜂疔、恶疮《大明》。

敷小儿重舌，起阳痿切庵。

【经络】蜂螫人则痛极，以得火气之甚而生。故《本经》言苦平，《别录》言咸，当做辛咸。辛散苦泄，咸可软坚，故主治诸证。取其气类相从，以毒攻毒之义也《经疏》。

入胃经，为祛风杀虫之品芊绿。

【合化】《梅师》曰：煎汁，入芒硝，敷风气瘙痒。《圣惠》曰：炙研，和酒，涂重舌肿痛；和猪脂，涂头上疮癣。《肘后》曰：研末，和猪脂，亦涂风瘘不合。《千金》曰：又治蜂螫肿疼。

【论说】韩保昇曰：露蜂房，阳明药也。外科、齿科，及他病用之者，亦取其以毒攻毒，兼杀虫之义耳。切庵曰：附骨疽不破，附骨成脓，故名。不知者误作贼风治。沈芊绿曰：按贼风与附骨本自不同。附骨疽痛处必发热，四肢乍寒乍热，小便赤、大便秘，却无汗，治之之法，只须泻热发散，其毒自消。若贼风，则其病处不热，亦不发寒热，但觉身冷，欲得热熨则稍宽，并时有汗，此宜风药以治之。苏恭治附骨疽，以蜂房、蛇皮、乱发烧灰，酒服方寸匕，良方也。

【禁忌】《经疏》曰：蜂房主治诸证，正取其攻散邪恶，以毒攻毒之意。若病属气血两虚，无外邪者，与夫痈疽溃后，元气乏竭者，皆不宜服。之才曰：恶干姜、丹参、黄芩、芍药、牡蛎。

【出产】《别录》曰：露蜂房，生牂牁①山谷，七月七日采，阴干。弘景曰：蜂房多在树木中及地中。今曰露蜂房，当用人家屋间及树枝间者。沈芊绿曰：取悬树受风露者良。

【炮制】雷公曰：凡使，革蜂窠，先以鸦豆枕等同拌蒸，从巳至未时，出鸦豆枕，晒干用之。《大明》曰：入药并炙用。

---

① 牂牁（zāng kē 脏科）：古代地名。又名牂柯，汉时设郡，大致在今贵州。

白僵蚕 即蚕之自死者

味咸。主小儿惊痫，夜啼，去三虫，灭黑䵟，令人面色好，男子阴疮《本经》。

辛，平，无毒，女子崩中，赤白，产后余痛，灭诸疮瘢痕《别录》。

祛风散痰，中风失音，并一切风痰，小儿客忤《日华》。

瘰疬结核，头风，风虫齿痛，喉痹咽肿，丹毒，瘙痒，痎疟癥结，小儿疳蚀，肤如鳞甲，一切金疮、疔肿、风痔时珍。

功专疗风痰《得宜》。

微温，有小毒甄权。

【经络】蚕属阳，僵者又兼金木之化，性应微温，味应微辛，气味俱薄，浮而升，阳中之阳也。入足厥阴、手太阴少阳经《经疏》。

入肺、肝、三焦三经，为去风化痰之品，而兼轻剂羊绿。

【合化】宗奭曰：同蝎梢、天雄尖、附子为末，姜汤灌服，治小儿惊风。王氏曰：同天南星研末，姜汁调灌，治急喉风痹。《胜金》[1]曰：同乌梅肉为丸，治风痔肿痛，亦治肠风下血。《得宜》曰：得白马通[2]治癥痕；得冰片、硼砂、牙硝，治诸喉风。

【论说】张元素曰：轻浮而升，故能去皮肤诸风如虫行。丹溪曰：僵蚕属火，兼土与金木，僵而不腐，治喉痹者，取其清化之气，从治相火，散浊逆结滞之痰也。王贶[3]曰：凡咽喉肿痛，及喉痹，用此下咽立愈，无不效也，大能救人。时珍曰：僵蚕，蚕之

---

① 《胜金》：方书，即《胜金方》，著者及内容不详，《本草纲目》中有转引《证类本草》的相关内容。

② 白马通：中药名。具有温经通络、活血化瘀、散结消肿、清热解毒之功效。

③ 王贶（kuàng 况）：一作王况，考城人，宋代医家。著《全生指迷论》四卷。

病风者也。治风化痰，散经行络，所谓因气相感，而以意用之者也。为厥阴肝经之药，故又治血病，疟症痔病。《备要》曰：小儿惊痔，肤如鳞甲，由气血不足，亦名胎垢，用僵蚕煎汤浴之。

【禁忌】《经疏》曰：凡《本经》所治诸病，非由风寒外邪客入者，均忌。今世治小儿惊风，不问虚实，一概混施，误甚误甚！甄权曰：恶桑螵蛸、桔梗、茯苓、茯神、萆薢。

【出产】时珍曰：孕丝虫也。属阳，喜燥恶湿。食而不饮，三眠三起，二十七日而老，自卵出而为蚖。蚖蜕为蚕为茧为蛹为蛾，而又为卵。亦有胎生者，与母同老，盖神虫也。凡蚕类入药，俱用食桑叶者。

【炮制】雷公曰：凡使，先以糯米泔浸一日，待涎出，浮水上，然后微火焙干，以布拭净黄肉、毛，并黑口甲，捣筛如粉，入药。

蝎 —名虿[①]尾虫　　许慎曰：长尾为虿，短尾为蝎

味甘、辛，平，有毒。主疗诸风瘾疹，及中风半身不遂，口眼㖞斜，语涩，手足抽掣《开宝》。

小儿惊痫风搐，大小痃疟，耳聋，疝气，诸风疮，女人带下，阴脱[②]时珍。

【经络】禀火金之气以生。本经言甘辛，然察其用，应是辛多甘少而气温。可升可降，阳也。入足厥阴经《经疏》。

入肝经，为祛风逐邪之品，能引诸风药直达病所羊绿。

【合化】《本事》曰：同白术、去节麻黄，治吐利后，生疯痫、慢脾等症。《圣惠》曰：同天麻为末，以蟾酥汤化糊丸，治破伤中

---

① 虿：蛇、蝎类毒虫的古称。

② 阴脱：又称阴挺、阴㿗、产肠不收。相当于子宫脱垂。明代虞抟《医学正传》："产后阴脱，谓阴户中宫脱下也。"

风。《经验》曰：同地龙、土狗、五倍子为末，酒调，贴太阳穴，治偏正头风。《直指》曰：同蜂房为末，擦风牙疼痛。《澹寮》曰：同栀子油煎，入蜡成膏，敷诸疮毒肿。

【论说】汪机曰：破伤风宜以全蝎、防风为主。宗奭曰：大人小儿通用，惊风尤不可缺。龚信[1]曰：诸风眩掉搐搦，疟疾寒热耳聋，皆属厥阴风木。故东垣以为凡疝气带下，皆属于风，蝎乃治风要药，俱宜加用。

【禁忌】《经疏》曰：似中风，及小儿慢脾病，属于虚者，均忌。

【出产】《图经》曰：旧不著所出，注云止青州[2]者良。今京东西及河、陕州郡皆有之。采无时。时珍曰：蝎形如水黾，八足而长尾，有节色青。陶隐居曰：蝎螫人，用泥水敷之，或画地作十字，取其上土水服。或螫在手足，以冷水渍之，稍缓即易冷者。或螫在身，以水浸布揾之，皆验。

【炮制】《备要》曰：凡使，全用，去足焙，或用尾，尾力尤紧，名蝎梢。

蜈蚣 一名蒟蒩，一名天龙

味辛，温。主鬼疰蛊毒，啖诸虫、蛇、鱼毒。杀鬼物老精，去三虫《本经》。

---

[1] 龚信：生卒不详，字瑞芝，号西园，龚廷贤父，江西金溪人，曾任明太医院医官。著有《古今医鉴》十六卷。

[2] 青州：古代地名。西汉武帝置，为十三刺史部之一。东汉治所在临菑县，东晋移治东阳城，金升为益都府。东晋侨置，治所在广陵县。南朝宋初并入南兖州；南朝宋泰始中与冀州合侨置于郁洲上。东魏改为海州；南朝梁置，治所在齐通县。西魏废帝三年改为眉州。北周复为青州，后又改名嘉州；北宋大观二年升乾宁军置，治所即今河北青县。明洪武七年降为县。

有毒，疗心腹寒热，积聚，堕胎，去恶血《别录》。

治癥癖《日华》。

小儿惊痫，风搐脐风，口噤丹毒，一切疮疡时珍。

主治尸疰恶气《得宜》。

【经络】禀火金之气以生。故气味辛温有毒，而属阳之毒虫。可升可降，足厥阴经药也《经疏》。

入肝经，为去风散结之品芊绿。

【合化】《直指》曰：赤足蜈蚣，最能伏蛇，故治蛮烟瘴疠之乡，人有不伏水土风气，感发为蛇瘴者，一名癔疮。《衍义》曰：同白矾、雷丸、百部研末，敷丹毒瘤肿。《肘后》曰：同猪脂烧灰，敷脚肚转筋。

【论说】吴瑞曰：行而疾者，惟风与蛇，此能制蛇，故亦能截风，故所主多属厥阴肝病。仲南曰：蜈蚣有毒，必风气暴烈，药病相当，乃可设，或过剂，以蚯蚓、桑皮解之。

【禁忌】《经疏》曰：蜈蚣善走窜，主治诸症，非烟岚瘴气所发，心腹积聚，非虫结蛇瘕，便毒成脓将溃，咸在所忌。时珍曰：畏蛞蝓、蜘蛛、鸡屎、桑皮、白盐。

【出产】《图经》曰：生吴中川谷及江南。今江浙、山南、唐邓间皆有之，多在土石及人家屋壁间。以头足赤者为胜，形似马陆，身扁而长，黑头赤足，七、八月采之。

【炮制】《备要》曰：凡使，取赤足黑头者，火炙，去头足尾甲，将荷叶裹煨，或酒炙用。

以上宣剂虫部

无锡沈金鳌原辑

丹徒刘铁云补正

通剂

徐之才曰：通可去滞，通草、防己之属是也。刘完素曰：留而不行，必通以行之。如水病为痰癖[1]之类，以木通、防己之属攻其内，则留者行也。滑石、茯苓、芫花、甘遂、大戟、牵牛之类是也。张从正曰：通者，流通也。前后不得溲便，宜木通、海金沙、琥珀、大黄之属通之。痹病郁滞，经隧不利，亦宜通之也。

木通 古名通草

味辛，平。主去恶虫，除脾胃寒热，通利九窍，血脉关节，令人不忘《本经》。

甘，无毒，疗脾疸，常欲眠，心烦，哕，出声音。疗耳聋，

---

① 痰癖：即痰邪癖聚于胸胁之间所致的病证。《诸病源候论·癖病诸候》："痰癖者，由饮水未散，在于胸府之间，因遇寒热之气相搏，沉滞而成痰也。痰又停聚，流移于胁肋之间，有时而痛，即谓之痰癖。"

散痈肿，诸结不消，及金疮、恶疮、鼠瘘、踒折，齆鼻、息肉，堕胎，去三虫《别录》。

上通心包，降心火，清肺热，化津液。下通大小肠、膀胱，导诸湿热，由小便出。治胸中烦热，遍身拘痛，大渴引饮，淋沥不通，水肿浮大，口燥舌干，喉痹咽痛《备要》。

【经络】木通，古名通草，禀清秋之气，兼得土之甘淡以生。气平味薄，阳中之阴，降也。入足少阴、太阳，亦入手少阴、太阳经《经疏》。

入心、肾、膀胱、小肠四经。为通利之品，而兼轻剂，除烦退热，行水下乳，止痛排脓芊绿。

【合化】钱氏曰：同木通、生地黄、炙甘草、竹叶，治心热尿赤，面赤唇干，咬牙口渴。《经疏》曰：同牛膝、生地黄、延胡索，治妇人经闭，及月事不调。

【论说】东垣曰：通草甘淡，能助肺气下降，利小便，专泻气滞也。肺受热邪，津液气化之源绝，则寒水断流，膀胱受湿热，癃闭约缩，小便不通，宜此治之。凡气味相同者，茯苓、泽泻、灯草、猪苓、琥珀、瞿麦、车前子之类。木通下行，泄小肠火，利小便，与琥珀同功，无他药可比。丹溪曰：君火宜木通，相火宜泽泻，利水虽同，所用各别。又曰：肺为水源，肺热清则津液化，水道通矣。又曰：凡利小便者，多不利大便，以小水愈通，大便愈燥也。木通能入大肠，兼通大便。又曰：淋沥不通者，下焦火也。心与小肠相表里，心移热于小肠，故淋闷[①]。木通能通心火，故淋闷治。杨仁斋曰：人遍身胸腹隐热，疼痛拘急，足冷，皆是伏热伤血。血属于心，宜木通以通心窍，则经络流行也。沈芊绿曰：木通有细孔，直通两头，故能通窍。每节有

---

① 闷：古同"闭"。

二三枝，枝头有五叶，其子垂梢际，核黑瓤白，性寒味甘，食之甜美，故能有益于胃。陈士良谓除三焦客热，胃口热闭，胃不下食是也。然亦能通利小便，即名木通子。南方多用之，北方罕知其功。

【禁忌】《经疏》曰：性极通利，凡精滑，不梦自遗，及阳虚气弱，内无湿热者禁用，妊娠亦忌之。《备要》曰：汗多者禁用。

【出产】《别录》曰：生石城山谷及山阳，正二月采枝，阴干。苏颂曰：今泽潞①、汉中、江淮、湖南州郡皆生。藤蔓如指大，一枝五叶，类石韦，又似芍药。二叶相对，夏秋开紫白花，结实如小木瓜，味甘美。陈士良所谓桴棪子也。其枝今人谓之木通，其有谓为通草者，乃通脱木也。古方所用，皆木通是。

【炮制】《本草述》曰：去皮节者生用，或谓木通即葡萄苗者，误矣。《备要》曰：藤有细孔，两头皆通者良。

通草 古名通脱木

味甘，淡，平，无毒。主利阴窍②，治五淋③，除水肿、癃闭，泻肺 东垣。

解诸毒虫痛 苏颂。

明目退热，下乳催生 汪机。治耳聋，鼻塞失音《纲目》。

---

① 泽潞：古地名，唐方镇之一。至德元年置，治所在潞州。
② 阴窍：指肛门和尿道，此即尿道。
③ 五淋：五种淋症。有4种说法，《外台秘要》指为石淋、气淋、膏淋、劳淋、热淋，《三因极一病证方论》指为冷淋、热淋、膏淋、血淋、石淋，《古今图书集成医部全录·淋》指为血淋、石淋、气淋、膏淋、劳淋，《医学纲目》指为气淋、热淋、劳淋、石淋、小便不通。

通可去滞《得宜》。

【经络】禀土之清气，兼得天之阳气以生。阳中之阴，降也。故入手太阴经，又入足阳明经《经疏》。

入手足太阳经《得宜》。

入肺胃二经，为利水退热之品，而兼轻剂，以入肺能引热下行，入胃能通气上达芊绿。

【合化】《经疏》曰：佐番降香、红曲、鲮鲤甲[1]、山楂、没药，治上部内伤。《得宜》曰：得琥珀、茯苓，泻火利水。

【论说】东垣曰：通草，泻肺利小便，甘平以缓阴血也，与灯草同功。宜生用之。时珍曰：色白气寒，味淡体轻，故入肺。引热下降而利小便，入胃，通气上达而下乳汁。其气寒，降也；其味淡，升也。

【禁忌】《经疏》曰：虚脱人及孕妇，均忌。

【出产】藏器曰：生山侧，叶似蓖麻，茎空，心中有白瓤，轻白可爱。时珍曰：蔓生山中，茎大者，围数寸。

【炮制】《本草述》曰：任揉碎用。

白鲜皮

味苦，寒。主头风，黄疸，咳逆，淋沥，女子阴中肿痛，湿痹，死肌，不可屈伸，起止行步《本经》。

咸，无毒，疗四肢不安，时行腹中大热，饮水欲走大呼，小儿惊痫，女人产后余痛《别录》。

治一切热毒风，恶风，风疮疥癣赤烂，眉发脱脆，皮肌急，壮热恶寒，解热黄、酒黄、急黄、谷黄、女劳黄[2]甄权。

---

① 鲮鲤甲：中药穿山甲之别名。
② 热黄、酒黄、急黄、谷黄、女劳黄：均为黄疸。

通关节，利九窍及血脉，通小肠水气，天行时疾，头痛眼疼《大明》。

治肺嗽_{苏颂}。

主治风湿痹痛，鼠瘘已破者，服之最效《得宜》。

【经络】禀天地清燥阴寒之气以生，降多于升，阴也。入足太阴、阳明，兼入手太阳经《经疏》。

入脾胃二经，兼入膀胱、小肠二经，为祛风除湿之品，乃诸黄风痹之要药_{芊绿}。

【合化】《肘后》曰：煮汁，治鼠瘘已破，出脓血者。《经疏》曰：得牛膝、石斛、薏苡仁、黄柏、苍术，疗足弱顽痹，去下部湿热。多加金银花、汉防己，治下部一切湿疮。

【论说】时珍曰：气寒善行，味苦性燥，脾胃二经，去湿热药也。亦入肺、大肠，为诸黄风痹必需之药。世医止施之疮科，浅矣。卢复曰：膻者，肝之臭，当入肝。为肝之用药，从治风气者也。亦可入脾，除湿，脾以肝为用耳。

【禁忌】《经疏》曰：下部虚寒之人，虽有湿证勿用。之才曰：恶桑螵蛸、桔梗、茯苓、草薢。

【出产】《别录》曰：生上谷、川谷及冤句，四月、五月采根，阴干。弘景曰：近道皆生，以蜀产为良。苏恭曰：叶似茱萸，高尺余，根皮白，心实，花紫白色，根宜二月采，乃佳。苏颂曰：河中、江宁①、滁②润③二州皆有之。

【炮制】《备要》曰：凡使，水洗，去粗皮用。

---

① 江宁：古代地名，此指江宁府。五代南唐升元元年（937）改金陵府置，治所在上元、江宁县。

② 滁：古代地名。隋开皇初改南谯州置，治所在新昌县。

③ 润：隋开皇十五年（595）置，治延陵县。以州东有润浦得名。大业初废，唐武德三年（620）复置。

泽兰—名孩儿菊

味苦，微温。主金疮，痈肿，疮脓《本经》。

甘，无毒，产后腹痛，频产血气衰冷，成劳羸瘦，妇人血沥腰痛甄权。

胎前产后百病，通九窍，利关节，养血气，破宿血，消癥瘕，通小肠，长肌肉，消扑损瘀血，治鼻血吐血，头风目痛，女人劳瘦，丈夫面黄《大明》。

味苦、辛《得宜》。

【经络】感土泽之气，兼得春气以生，苦能泄热，甘能和血，辛以散郁，香以舒脾，散阴中之阳。故入足厥阴、太阴二经《经疏》。

入肝脾二经，为行血消水之品芊绿。

【合化】《得宜》曰：得当归能通经，得防己治产后水肿。《子母秘录》曰：嚼泽兰，封小儿蓐①疮

【论说】苏颂曰：治妇人方中，最为急用。泽兰子，主妇人三十六疾。《千金方》承泽兰丸中用之。中梓曰：泽兰补而不滞，行而不峻，为产科要药。

【禁忌】《经疏》曰：气味和平，除妇人产后，他用甚稀，故无简误。之才曰：防己为之使。

【出产】《别录》曰：生汝南大泽旁，三月三日采，阴干。苏颂曰：今荆、徐、随、寿、蜀、梧州河中皆生。根紫黑色，如粟，作四棱，叶生相对，微香，花带紫白色，荆、湖、岭南人家多种之。

【炮制】雷公曰：凡用，大小泽兰，细锉，以绢袋盛，悬于屋

---

① 蓐（rù 褥）：本义为陈草复生，此处引申为草垫子、草席。

南畔角上，令干用。

香薷

味辛，微温，无毒。主霍乱，腹痛吐下《别录》。

去热风，卒转筋者，煮汁顿服半升即止。为末水服，止鼻衄孟诜。

下气除烦热，疗呕逆冷气《大明》。

夏月煮饮代茶，可无热病汪颖。

治脚气寒热《纲目》。

味辛，温，功专散暑。《得宜》

【经络】感夏秋之气，及金水之气以生，可升可降，阳也。入足阳明太阴、手少阴经《经疏》。

入心、脾、胃三经，为清暑利湿之品，而兼宣剂芊绿。

【合化】《和剂局方》曰：同厚朴、白扁豆，治一切伤暑。或卧湿当风，生冷不节，吐利发热，头痛，心腹痛，转筋干呕，四肢逆冷。《外台》曰：同白术，治暴水、风水、气水，遍身皆肿。《得宜》曰：得厚朴，治伤暑寒证。

【论说】丹溪曰：香薷属金与水，有彻上彻下之功。解暑利小便，又治水甚捷。以大叶者浓煎，或丸服，肺得之，清化行，而热自降也。元素曰：香薷乃夏月发汗之品，其性温热，只宜中暑之人。若中热者误服之，反成大害。时珍曰：香薷治中暑，发越阳气，散水和脾也。若饮食不节，劳役斫伤之人，必用清暑益气汤、人参白虎汤之类，以泻火益元。若用此重虚其表，而又济以热矣。仲淳曰：辛散温通，故能解寒郁之暑气。《衍义》曰：治霍乱不可缺，用之无不效。切庵曰：暑必兼湿，治暑必兼利湿。若无湿，但为干热，非暑也，宜冷饮，热服令人泻。

【禁忌】希雍曰：香薷乃夏月解表之药，表无所感，中热为病，何假于此哉。误则损人表气，戒之戒之！

【出产】苏颂曰：所在皆种，北土差少，似白苏而叶更细，寿春、新安尤多。宗奭曰：汴洛作圃，暑月亦作蔬菜。叶如茵陈，花茸紫，连边成穗，如荆芥穗，别是一种香气。

【炮制】雷公曰：凡使，去根用叶，勿令犯火，晒干用。

泽泻

味甘，寒。主风寒湿痹，乳难，消水[①]《本经》。

咸，无毒，补虚损五劳，除五脏痞满，起阴气，止泄精、消渴、淋沥，逐膀胱、三焦停水《别录》。

苦，主肾虚精自出，宣通水道甄权。

通小肠，止尿血《大明》。

甘，平，入肾经，去旧水，养新水，利小便，消肿胀元素。

去胕中留垢，心下水痞东垣。

渗湿热，行痰饮，止呕吐、泻痢、疝痛、脚气时珍。

【经络】禀地之燥气、天之冬气以生。咸能入肾，甘能入脾，寒能去热。盖淡渗利窍之药也《经疏》。

沉而降，阴也元素。

阴中微阳，入足太阳、少阴经好古。

入肾、膀胱二经，为渗湿利窍之品，而兼泻剂，乃除湿之圣药芊绿。

【合化】《保命集》[②]曰：同白术，治水湿肿胀。《经验》曰：同

---

① 消水：即利水。

② 《保命集》：综合性医书，即《素问病机气宜保命集》，金代刘完素所撰，三卷。

皂荚水煮，炼丸，治肾脏风疮。《得宜》曰：得白术，治支饮；得麋衔①治酒风。

【论说】宗奭曰：泽泻之功，长于行水，扁鹊谓多服令人眼昏，亦以行去其水耳。凡人服泽泻散，未有不尿多者。尿既多，肾气焉得不虚。好古曰：《本经》云久服明目，扁鹊独云昏眼，何也？易老云去脬中留垢，以味咸能泻伏火，故明目；小便利，肾气虚，故昏眼。时珍曰：六味丸用茯苓、泽泻，取其泻膀胱之邪气也。古人用补药必兼泻邪。邪去则药得力，世医不知此理，专一于补，所以有偏胜之害。沈芊绿曰：按六味丸，温与凉配，涩与渗配，收与泻配。去一味，便有偏缺之弊，故凡后人加增之剂，必酌量配合停稳，不得率意任用。

【禁忌】《经疏》曰：凡病人无湿热，无水饮，而阴虚及肾气乏绝，阳衰精白流出，肾气不固，精滑目痛，虚寒作泄等候，均忌。时珍曰：久服则降令太过，清气不升，真阴潜耗，安得不目昏耶。之才曰：畏海蛤、文蛤。

【出产】《别录》曰：生汝南池泽。五月采叶，八月采根，九月采实，阴干。苏恭曰：泾州、华州②者为善。苏颂曰：山东、河、陕③、江淮皆生，汉中者为佳。春生苗，多在浅水中，叶似牛舌，独茎而长，秋时开白花，作丛，似谷精草，秋末采根，曝干。

【炮制】时珍曰：凡使，盐水拌，或酒浸，晒干用。

---

① 麋衔：中药名，即鹿衔草。

② 华州：古代地名。北魏皇兴二年置，治所在定安县。延兴二年改置三县镇；北魏太和十一年置，治所在李润堡。永平三年移治华阴县。西魏废帝三年改名同州；西魏废帝三年以东雍州改名，治所在郑县。隋大业三年废。唐武德初复置，垂拱初改名太州，神龙初复为华州，天宝初又改置华阴郡，乾元初复为华州，乾宁四年升为兴德府，光化元年仍为华州。

③ 河、陕：指河南、陕西。

菖蒲一名昌阳

味辛，温，无毒。主风寒湿痹，咳逆上气，开心孔，补五脏，通九窍，明耳目，出音声，不忘，不迷惑《本经》。

无毒，主耳聋、痈疮，温肠胃，止小便利，四肢湿痹，不得屈伸，小儿温疟，身积热不解，可作浴汤，益心志《别录》。

苦、辛，平，治耳鸣，头风泪下，鬼气，杀诸虫甄权。

丈夫水脏，女人血海冷败，除烦闷，止心腹痛，霍乱转筋，及耳痛者，作末炒，乘热裹罯，甚验《大明》。

心积伏梁好古。

功专开发心阳《得宜》。

治中恶，卒死客忤，癫痫，安胎漏，散痈肿时珍。

【经络】正禀孟夏六阳之气，而合金之辛味以生，阳精芳草，辛温四达，通九窍，充百骸，宣邪结，俾达真阳，此通利心脾二经之要药《经疏》。

入心脾二经，为开通之品，而兼宣剂芊绿。

【合化】《圣济》曰：以根嚼汁，烧铁秤锤，淬酒一杯饮之，治喉痹肿痛。《肘后》曰：同去心巴豆，捣作丸，绵裹塞耳，治耳卒聋闭。《圣惠》曰：生捣汁，滴病后耳聋。希雍曰：同熟地黄、黄柏作丸，治肾虚耳聋。《得宜》曰：得犀角、生地、连翘，治热邪入络，神昏。因是仙家服食，故《本经》首推。苏颂曰：同吴茱萸煎服，治心腹冷气抽痛者。

【论说】周颠仙[1]曰：此乃心肝之药，心气不足者用之。虚则补其母也，肝苦急，以辛补之是也。又曰：常嚼菖蒲，饮水，永

---

[1] 周颠仙：名不详，字信甫，周敦颐后裔，人以为颠，唤名周颠、颠仙。明代建昌人，其事迹见于明太祖朱元璋撰御制《周颠仙人传》。

无腹痛之疾。《道藏经》曰：菖蒲能治一切风，手足顽痹，瘫痪不遂。士瀛曰：下痢噤口，虽是脾虚，亦由热气闭隔心胸所致。俗用木香，失之温，用山药，失之闭，惟参苓白术散加菖蒲、粳米饮调下。或用参苓、石莲肉，少入菖蒲服，胸次一开，自然思食。芋绿曰：按以菖蒲治噤口痢，屡用之屡效，真良法也，特表出之。

【禁忌】士材曰：芳香利窍，心脾良药，能佐地黄、天冬之属，资其宣导，若多用独用，亦耗气血而为殃。之才曰：秦皮、秦艽为使，恶麻黄。《大明》曰：忌饴糖、羊肉，勿犯铁器，令人吐逆。

【出产】《别录》曰：生上洛池泽及蜀郡岩道。一寸九节者良，露根不可用，五月、十二月采根，阴干。时珍曰：菖蒲凡五种，服食入药，须用二种石菖蒲，余皆不堪。苏颂言无花。今则二三月间抽茎，开细黄花，成穗。昔人言难得见花，非无花也。

【炮制】雷公曰：凡使，采石上生根，条嫩黄，紧硬，一寸九节者，铜刀刮出黄黑皮、硬节，同嫩桑枝蒸，去桑枝，剉用。《纲目》曰：若常用，但去毛微炒。

茵陈蒿

味苦，平。主风湿寒热邪气，热结黄疸《本经》。

微寒，无毒，通身发黄，小便不利，除头热，去伏瘕《别录》。

通关节，去滞气，伤寒用之藏器。

苦，凉，治天行时疾，热狂，头痛头旋，风眼疼，瘴疟，女人癥瘕，并闪损乏绝《大明》。

苦，辛，有小毒甄权。苦，甘元素。

【经络】感天地苦寒之气，兼得春之生气以生，入足阳明、太阴、足太阳三经，除湿散热结之要药《经疏》。

阴中微阳，降也_{元素}。

入膀胱经，为除湿去疸之品_{芊绿}。

【合化】《圣济》曰：同秫米、面酿酒，治风疾挛急。《得宜》曰：得山栀，疗热黄；得附子，治阴黄；得车前，治眼目湿热赤肿。《三十六黄方》[①]曰：同白鲜皮，治癞黄如金，好眠吐涎。

【论说】海藏曰：仲景茵陈栀子大黄汤治湿热，栀子柏皮汤治燥热。譬如禾苗潦则湿黄，旱则燥黄，湿则泻，燥则润，可也。此二药皆治阳黄。李思训治阴黄，用茵陈附子汤，大抵以茵陈为君，而佐以大黄、附子，各随其寒热也。卢复曰：诸邪成熟，入中为疸，必从腠理脉络而内薄之，蒝丝如腠如理，如脉如络，芬芳疏利，味苦健行，则入者出，结者散矣。

【禁忌】《经疏》曰：畜血发黄者忌用。《大明》曰：伏硇砂。

【出产】《别录》曰：生太山及邱陵坡岸上，五月及立秋采，阴干。保昇曰：叶似青蒿而背白。《大明》曰：出和州南山岭上，一名石茵陈。苏颂曰：江南山茵陈，茎叶都似家茵陈，气极芳香，味甘辛。俗又名龙脑薄荷。

【炮制】雷敩曰：凡使，取叶有八角者，去根阴干，细剉，勿犯火。

益母草—名茺蔚

叶辛、甘，微温。主瘾疹，可作浴汤《本经》。

捣汁，主浮肿，下水，消恶毒、疔肿、乳痈、游丹等毒。又服汁，主子死腹中，及产后血胀闷_{苏恭}。

辛、微苦，无毒，活血破血调经，治胎漏产难，胎衣不下，

---

① 《三十六黄方》：方书，原书已佚，《本草纲目》中有转引《圣济总录》的相关内容。

血运血风，血痛崩带，尿血泻血，打扑内损瘀血，大小便不通。根茎花叶同用时珍。

性寒藏器。

附 茺蔚子

味辛，微温，主明目益精，除水气《本经》。

甘，微寒，无毒，疗血逆，大热，头痛，心烦《别录》。

产后血胀《大明》。

补中益气，通血脉，填精髓，止渴润肺吴瑞。

治风活血，养肝益心，调经崩带，胎前产后诸病，久服令人有子时珍。

【经络】禀地中阳气，兼感上天春夏之气而生，亦阳草也。入手足厥阴经，为妇人胎产调经之要药《经疏》。

入肝、心包二经，为去瘀生新之品，乃血分要品芊绿。

阴中之阳，白花者入气分，紫花者入血分时珍。

【合化】《经疏》曰：和童便服，能下死胎，及治热入血室，发热烦躁，类伤寒。又曰：君四物汤，杜仲、阿胶、川续断为丸，能安胎止痛。《得宜》曰：得炒黑山楂，治产后恶露不行。

【论说】东垣曰：根、茎、花、叶、子皆可用。若治肝、心包血分风热，明目益精。调女人经血，则单用茺蔚子为良。若治肿毒疮疡者，消水行血，妇人胎产诸病，则并用为良。盖根茎、花、叶专于行，而子则行中有补也。丹溪曰：茺蔚子活血行气，有补阴之功，故名益母。凡胎前产后所恃者，气血也。胎前无滞，产后无虚，以其行中有补也。之颐曰：茺蔚之名，以其能自上按下，从内彻外，上明眼目，下输水气，内益精髓，外固形骸。益母者，胎从厥阴始，结产自少阳发伸，娠前娠后，靡不以肝胆为爳狗者。

种种功力，悉以充肝之用，蔚木之体，玩索解分，自得之矣。《得宜》曰：活络调经，功效甚捷。

【禁忌】《经疏》曰：血崩及瞳子散大，均忌。惟热血欲贯瞳人者，可与凉血药同用。时珍曰：血滞目病宜用，故曰明目。《镜源》[①]曰：制硫黄、雌黄、砒石。

【出产】《别录》曰：生海滨池泽，五月采。时珍曰：近水湿处甚繁。春初生苗，如嫩蒿，入夏长三四尺。茎方如黄麻，叶如艾，背青，节节生穗，丛簇抱茎。四五月间穗内开花，或红紫，或白色，萼中有子四粒，大如蒿，子有三棱。

【炮制】时珍曰：凡用子，微炒香，或蒸熟，烈日曝燥，舂簸去壳，取仁用。

红花 古名红蓝花

味辛，温，无毒。主产后血晕、口噤，腹内恶血不尽，绞痛，胎死腹中，并酒煮服，亦主蛊毒下血《开宝》。

多用破留血，少用养血 丹溪。

活血润燥，消肿止痛，经闭，痘疮血热，喉痹不通 训庵。

辛、甘、苦，温 好古。

附 苗

生捣，涂游肿《开宝》。

---

① 《镜源》：金丹术著作，即《丹房镜源》，著者不详。约成书于唐乾元元年至宝应年间，后由五代时独孤滔重新整理成《丹方鉴源》。

子

主天行疮痘不出者，水吞数颗《开宝》。

红花胭脂

甘，平，无毒，主小儿聤耳，浸汁滴耳中《开宝》。
活血，解痘毒时珍。

番红花俗名藏红花

甘，平，无毒，主心忧郁积，气闷不散，活血，久服令人心
喜，又治惊悸时珍。

【经络】禀火上之气而生，阴中之阳，故入心。海藏以为肝经
血分药，乃行血之品《经疏》。

入手少阴经《得宜》。

【合化】《圣惠》曰：同枯矾为末，治聤耳出水。《简便方》
曰：采红花，以无灰酒拌，焙干血竭为末，再以无灰酒徐咽，治
噎膈拒食。庞安常曰：同紫草茸、蝉蜕，酒煎，治疮痘不出者。
危氏曰：胭脂、蛤粉为末，敷乳头裂破。《救急方》①曰：以猪胆
同胭脂和匀，搽漏疮肿痛。又曰：胭脂、胡桃烧存性，研末，再
用胡荽煎酒服，治痘疮倒陷。《得宜》曰：得去风药，治六十二
种风。

【论说】汪颖曰：凡瘀行则血活，有热结于中，暴吐紫黑血
者，吐出为好。吐未尽，加桃仁、红花行之，大抵鲜血宜止，瘀
血宜行。时珍曰：血生于心包，藏于肝，属于冲任。红花汁与之

---

① 《救急方》：方书，著者及内容不详，《证类本草》等本草方书有引。

相类，故能行男子血脉，通女子经水。多则行，少则养也。《衍义》曰：辛温则血调和，故少用则入心养血。过于辛温，则血走散，故多用则反能破血。沈芊绿曰：番红花能令人心喜及惊悸，亦由能养心血也。

【禁忌】《经疏》曰：红花本行血药，血晕解，留滞行即止。过用能使血行不止而毙，世人所不知者。

【出产】《图经》曰：生梁汉及西域，今处处有之。冬月布子于熟地，春生苗，夏乃有花，花下作梂汇，多刺，蕊出梂上，圃人承露采之。梂中结实，色白如小豆粒，其花曝干，以染真红，又作胭脂。叶似蓝，故有蓝名。《博物志》云张骞首得之。时珍曰：番红花，出西番回回国及天方国，即彼地红蓝花也。又曰：胭脂有四种，以红蓝花汁染胡粉而成，实居其一。

【炮制】《本草述》曰：破血酒煮，养血水煎。

大蓟 又名刺蓟

味甘，温，无毒，主女子赤白沃，安胎，止吐衄，令人肥健《别录》。

功专破血《得宜》。

附根

绞汁服半升，主崩中血下，立瘥甄权。

叶

性凉，治肠痈，腹脏瘀血作晕，扑损，生研，酒、便任服。

恶疮疥癣，同盐研，罨之《大明》。

【经络】禀土之中气，兼得天之阳气以生，降也，阴也《经疏》。

入肝经，为凉血消肿之品，凉而能行，行而带补芊绿。

【合化】《经疏》曰：大蓟叶，得地榆、茜草、牛膝、金银花，治肠痈腹痛，少腹痛。又曰：得炒蒲黄、棕皮灰，调汁，治崩中下血。《普济》曰：同乳香、明矾为末，酒服，治疔疮恶肿。

【论说】仲淳曰：最能凉血，血热解则诸证自愈。行中有补，则荣气和，故令人肥健。苏恭曰：大小蓟皆能破血。但大蓟兼疗痈肿，而小蓟专主血，不能消肿也。陶隐居曰：大蓟是虎蓟，小蓟是猫蓟。叶并多刺，田野甚多。方药不复用。故大蓟根甚疗血，亦有毒。

【禁忌】《经疏》曰：大小蓟性下行，以其能下气，故主崩衄多效。惟不利于胃弱泄泻，及血虚极，脾胃弱，不思饮食之症。

【出产】藏器曰：蓟门①以多蓟得名，当以北方为胜也。《别录》曰：大小蓟五月采。苏恭曰：生山谷者，大蓟也；生平泽者，小蓟也。

【炮制】《本草述》曰：五月采叶，九月采根，洗净阴干，微焙。亦可生捣汁服。又云消肿捣汁，止血，烧灰存性。

小蓟

味甘，温，无毒。养精保血《别录》。

主破宿血，生新血，暴下血，血崩，金疮出血、呕血等。绞汁温服，作煎和糖，合金疮，及蛛蜘蛇蝎毒，服之亦佳藏器。

微毒，治热毒风，并胸胁烦闷，退热补虚损《大明》。

---

① 蓟门：古代地名。一作蓟丘、蓟门关。

附**苗**

去烦热，生研，绞汁服《大明》。

夏月烦热不止，取汁半升服，立瘥《孟诜》。

【经络】禀土中冲阳之气，而兼得乎春气以生《经疏》。

入肝经，为益血除热之品，而兼补剂芊绿。

【合化】《圣惠》曰：小蓟叶，捣绞取汁，治心热吐血，口干。
《圣济》曰：同益母草煎服，治堕胎下血。

【论说】元素曰：小蓟力微，只可退热，不似大蓟能健养下气也。

【禁忌】同上。

【出产】苏颂曰：小蓟处处皆生，俗名青刺蓟。二月生苗，
二三寸时，并根作菜茹食甚美，四月高尺余，多刺，心中出花，
头如红蓝花而青紫色，北人呼为千针草。四月采苗，九月采根，
并阴干用。

【炮制】同上。

地肤子 即落帚草子

味苦，寒。主膀胱热，利小便《本经》。

无毒，去皮肤中热气，使人润泽，散恶疮疝瘕，强阴《别录》。

治阴卵癫疝，去热风，可作浴汤，与阳起石同服，主丈夫阴
痿不起甄权。

治客热丹肿，除膀胱虚，通五淋《日华》。甘，寒时珍。

附**苗叶**

苦，寒，无毒，捣汁服，主赤白痢《别录》。

治大肠泄泻，和气涩肠胃，解恶疮毒_{苏颂}。

甘、苦，煎水日服，治手足烦疼，利小便诸淋_{时珍}。

【经络】禀地中阴气以生，降也，阴也，入肾、膀胱二经。为利水滋阴之品，专除虚热，兼能益精强阴_{芊绿}。

【合化】《圣惠》曰：同生地黄，研末，治风热赤目。《圣济》曰：同生姜，研烂取汁服，治雷头风肿。《必效方》曰：得白术、桂心为末，治狐疝阴癫。《圣惠》曰：得地榆、黄芩为末，治血痢不止。

【论说】藏器曰：众病皆起于虚，虚而多热者，加地肤子、甘草。王节斋曰：小便不禁，或频数，古方多以为寒而用温涩，不知属热者多。盖膀胱火邪妄动，水不得宁，故不禁或频数也，故老人多频数，是膀胱血少，阳光偏旺也。法当补膀胱阴血，泻火邪为主，而佐以收涩，如牡蛎、山茱萸、五味子之类，不可独用。病本属热，故宜泻火，小便既多，则水益虚，故宜补血。补血泻火，治其本也，收涩治其标也。故宜用此以除膀胱虚热，以利小便而通淋。卢复曰：其子繁多，星之精也。其味苦寒，得太阳寒水之气化。盖太阳之气，上及九天，下彻九泉，外弥肤腠，故地肤之功。上治头巅，聪耳明目，下入膀胱，通利水道。之颐曰：地肤子能使人身生气敷布，在表有宣义，有开义，以入太阳，太阳主开故也。

【禁忌】时珍曰：烧灰煎霜，制砒石、粉霜、水银、硫黄、硇砂。《备要》曰：恶螵蛸。

【出产】《别录》曰：生荆州平泽及田野，八月十月采实，阴干。苏颂曰：蜀川、关中近地皆生。初生薄地五六寸，根形如蒿，茎赤叶青，大似荆芥。三月开黄白花，结子青白色。

【炮制】《本草述》曰：地肤之味，始微甘而后苦。其气寒，应属清热之剂，乃用者，或假酒力，或不用酒。

愚按：如清热，则酒可不用。若欲起阴达阳，宜以火酒浸一日夜，于饭上蒸透，晒干，以去其寒，乃为得之。

瞿麦

味苦，寒。主关格诸癃结，小便不通，出刺，决痈肿，明目去翳，破胎堕子，下闭血《本经》。

辛，无毒，养肾气，逐膀胱邪逆，止霍乱《别录》。

主五淋，月经不通，破血块，排脓《大明》。

甘甄权。

【经络】禀阴寒之气而生，故味苦寒，阴也，降也，而通利下窍《经疏》。

入小肠、心二经，为利水破血之品。降心火，利小肠，逐膀胱热邪。治淋必须之药芊绿。

【合化】《得宜》曰：得瓜蒌、茯苓、山芋、鸡子，治便闭。得山栀、甘草、葱白、灯心，治溺血。崔氏曰：烧灰和油，敷鱼脐疔疮。《外台》曰：为末水服，治咽喉骨哽。

【论说】东垣曰：瞿麦利小便，为君主之用。宗奭曰：八正散用瞿麦，今人以为要药。盖因小肠有实热，小肠与心为传送，故用此以入小肠。若心经虽有热，而小肠虚者，服此则心热未退，小肠之别病作矣。王执中[1]曰：五淋大抵皆属湿热。热淋，用八正散加山栀、滑石之类；血淋，宜小蓟、牛膝膏；肾虚淋，宜补肾，不可独泻。老人气虚者，宜参、术，加木通、山栀。亦有痰滞中焦作淋，宜行痰，兼通利药，最忌发汗，汗之必便血。

【禁忌】《经疏》曰：瞿麦性猛利，善下逐。凡肾气虚，小肠

---

[1] 王执中：字叔权（约1140—1207），南宋东嘉人，中医药学家。著《针灸资生经》。

无大热，胎前产后，一切虚人，患小水不利，及水肿蛊胀，脾虚者均忌。之才曰：蘘草、丹皮为之使。恶螵蛸，伏丹砂。

【出产】《别录》曰：生太山山谷，立秋采，阴干。弘景曰：近道皆生，一茎生细叶，花红紫，合子叶刈取之，其子颇似麦子。

【炮制】雷公曰：凡使，只用蕊壳，不用茎叶。若一时同使，即空心，令人气噎，小便不禁也。用时以篁竹沥，浸一伏时，晒干。

王不留行

味苦。主金疮，止血逐痛，出刺，除风痹内塞《本经》。甘，平，无毒，止心烦、鼻衄，痈疽恶疮，瘘乳，妇人难产《别录》。

治风毒，通血脉甄权。

游风风疹，妇人月经不匀，发背①《日华》。

下乳汁，利小便，出竹木刺元素。

【经络】禀土金火之气以生，味苦、甘、平。其气应温，苦能泄，辛能散，甘入血，温能行，故为活血之要药，而入足厥阴经《经疏》。

降也，阳中之阴元素。

功专通血脉，阳明冲任之药也《得宜》。

入肝、胃二经，为行血之品芊绿。

【合化】《经疏》曰：同漏芦、贝母、穿山甲、青皮、没药、山茨菇、山豆根、栝蒌根，治乳岩、乳痈。又曰：为末，和蟾酥，治疔疮，酒服取汗。《圣惠》曰：同白芷，治头风白屑。《得宜》曰：得黄柏，治误吞铁石；得穿山甲，治妇人乳少。

---

① 发背：中医外科病症名，即背疽。指发于背部的疮疡。

【论说】元素曰：王不留行，下乳，引导用之，取其利血脉也。苏颂曰：仲景治金疮，有王不留行散。《贞元广利方》[1]治诸风痉，有王不留行汤，皆有效。时珍曰：王不留行能走血分，乃冲任之药。俗有穿山甲王不留，妇人服了乳长流之语，可见其性行而不住也。

【禁忌】《经疏》曰：主治诸症，皆系活血法。若夫心烦鼻衄，应是血分热病，非与凉血药同用，未见其可也。又曰孕妇勿服。

【出产】《别录》曰：生太山山谷，二八月采。《图经》曰：叶似松蓝，花红白色，子壳似酸浆。实圆黑似菘子，大如黍粟。三月收苗，五月收子，根、苗、花、子通用。

【炮制】雷敩曰：凡采得，拌湿蒸之，从巳至未，以浆水浸一宿，焙干用。

车前子——名当道，即《诗经》采采芣苢是也

味甘，寒。主气癃止痛，利水导小便，除湿痹《本经》。

无毒，男子伤中，女子淋沥，不欲食。养肺，强阴益精，令人有子，明目，疗赤痛《别录》。

甘，平，去风热毒，风冲眼赤痛，障翳，脑痛泪出，去心胸烦热甄权。

养肝萧炳。治妇人难产陆玑[2]。

---

① 《贞元广利方》：方书，即《贞元集要广利方》，又称《贞元广利药方》，唐德宗李适所撰，共五卷。

② 陆玑：原作陆机。现据唐陆德明《经典释文序录》定论为三国吴人，字元恪，吴郡人，训诂学家。著有《毛诗草木鸟兽虫鱼疏》简称《陆疏》。《隋志》及北监本《毛诗正义》均有"陆机"，指"二陆"之陆士衡，虽也是吴郡人，但早为《资暇集》纠正，言士衡不治经学，所以后世著录便以"陆玑"为正。

导小肠热，止暑湿泻痢_{时珍}。

附**车前草根**同。

甘，寒，无毒，主血瘕下血，小便赤《别录》。

阴癀_{之才}。

车前叶

主泄精尿血，能补五脏，明目，利小便，通五淋_{甄权}。

【经络】禀土之冲气，兼天之冬气以生，降也，阴也，故走水道，而为肝、肾、膀胱三经之要药《经疏》。

入肾经，兼入肝、小肠二经，为行水泄热之品，而兼泻剂_{芊绿}。

【合化】《经疏》曰：同木通、沉香、橘皮、升麻，治气癀。同二术、宣木瓜、石斛、川草薢、茯苓、五加皮，治湿痹。同生地、牛膝、二冬、黄檗、五味子、甘枸杞子、人参、白胶，治尿血及妇人血淋。《梅师》曰：同葵根，治孕妇热淋，以利为度。《得宜》曰：得牛膝，疏肝之性，导引利水。得菟丝子，升清降浊，能补虚明目。崔氏曰：车前草汁，入蜜和煎，治产后血渗入大小肠。《简便》曰：连根车前草，同连须葱白、枣，泡酒服，治湿气腰痛。

【论说】好古曰：能利小便而不走精气，与茯苓同功。之颐曰：行肝之用，肝之气分药也。嘉谟[①]曰：通尿管淋沥涩痛，不走精气。皇甫嵩曰：以甘草梢佐之，除茎中浊痛。配菟丝、枸杞之

① 嘉谟：即陈嘉谟（1486—1570），字廷采，号月朋子，明代安徽新安人，中医药学家。著《本草蒙筌》（又名《撮要便览本草蒙筌》），共十二卷。

类，能滋肾益阴壮阳，非止利水也。李梴曰：车前所以能愈下者，以能利水道，而不动气。水道利则清浊分，而谷藏自止故也。切庵曰：清肺肝风热，渗膀胱湿热。

【禁忌】《经疏》曰：内伤劳倦，阳气下陷者忌。肾气虚脱者，忌与淡渗药同用。《大明》曰：常山为之使。土宿真君①曰：可伏硫黄、结草砂，伏五矾、粉霜。

【出产】《图经》曰：生真定②、平泽邱陵阪道中。五月采，阴干。苏颂曰：江湖淮甸北地，到处皆生。春初生苗，叶布地如匙，长及尺余，中抽数茎，作长穗，花甚细密，青色微赤，结实如葶苈。

【炮制】时珍曰：凡使，洗去泥沙，晒干，入汤剂炒用。入丸散，酒浸一夜，蒸熟，研烂，作饼，晒干，焙用。

刺蒺藜

味苦，温，无毒。主恶血，破癥结积聚，喉痹，乳难，明目《本经》。

微寒，无毒，身体风痒，头痛，咳逆，伤肺肺痿，止烦下气，小儿头疮，痈肿阴㿗，可作摩粉《别录》。

治诸风疬疡甄权。

肺气胸膈满，催生堕胎，风秘及蛔虫心腹痛《大明》。

---

① 土宿真君：生卒年及生平不详，相传著有《造化指南》，原书已佚，朱权《庚辛玉册》有引录。李时珍云："《造化指南》三十三篇，载灵草五十三种，云是土宿昆元真君所说，抱朴子注解，盖亦宋元时方士假托者尔。"

② 真定：古代地名。五代唐改镇州置，治所在真定县。晋天福七年改为恒州，汉改为镇州，旋复为真定府，周又改为镇州。北宋复为真定府。元改为真定路。明洪武初复为真定府。1913年废。

附**叶**

主风痒,可作浴汤^{时珍}。

白蒺藜

苦、辛,主补肾,治腰痛泄精,虚损劳乏^{时珍}。

【经络】感地中阳气以生,《本经》苦温,《别录》加辛及微寒,故入肝,以主风也^{《经疏》}。

入肝经,为平肝散风之品,肝以散为补,且兼泻肺气^{芊绿}。

【合化】《普济》曰:得猪牙皂荚,治大便风秘。《梅师》曰:同贝母,治催生下衣,难产,胎在腹中,并胞衣不下,及胎死者。《得宜》曰:得鸡子油,治偏枯神效,得当,归通月事。

【论说】苏颂曰:古方皆用有刺者,治风明目最良。时珍曰:古方补肾治风,皆用刺蒺藜。后世补肾,多用沙苑蒺藜,恐其功不甚远也。沈芊绿曰:向来本草书蒺藜二种,性味、功用皆浑言之,然其所主,实迥然各别。今特即《本经》以下诸说,分划清楚,并沙蒺藜性温补,今列入补剂中,而不与此相混。

【禁忌】之才曰:乌头为之使。

【出产】《图经》曰:生冯翊^①、平泽或道傍,七八月采实,曝干。弘景曰:多生道上及墙上,叶布地,子有刺,状如菱而小。诗云墙有茨者是也。

---

① 冯翊(píng yì 平义):古代地名。三国魏以左冯翊改置,治所在临晋县,北魏移治高陆县,后废。隋大业三年复置,治所在冯翊县。唐武德元年改置同州,天宝元年复为冯翊郡,乾元元年又改置同州;南朝宋元嘉六年侨置,治所在襄阳县。后迁治都县。北周废;南朝宋元嘉二年侨置,治所在莲勺县。南朝齐废。

【炮制】雷公曰：凡使，拣净蒸之，从午至酉，日干，木臼春，令刺尽。酒拌再蒸，从午至酉，日干用。《大明》曰：不计丸散，并炒去刺用。

海金沙

味甘，寒，无毒。主通利小肠，得栀子、马牙硝、蓬砂，疗伤寒热狂《嘉祐》。

治湿热肿满，五淋茎痛，解热毒气时珍。

功专利水通淋《得宜》。

【经络】甘寒淡渗之药，故主通利，而入手太阳经《经疏》。

入小肠、膀胱二经，为通利之品，而兼泻剂，以除二经血分中湿热芊绿。

【合化】《图经》曰：得蜡南茶，捣碎，生姜甘草汤下，治小便不通，脐下满闷。《仁存方》曰：得滑石、甘草梢，治膏淋如油。《得宜》曰：得白术、黑牵牛，治脾湿肿满。

【论说】子和曰：治伤寒热狂者，大热利小便，釜底抽薪之义也。卢复曰：茎细如线而坚强，生于叶之皱纹中。气结成沙，故能行气结之成沙石有形者，通利小肠，亦气化则出之义也。

【禁忌】希雍曰：海金沙，性淡渗而无补益，小便不利，及诸淋由于肾水真阴不足者，勿服。

【出产】《图经》曰：生黔中山谷，湖南亦产。初生作小株，高一二尺，七月采得，日中暴令干，以纸衬击取其沙落纸上，旋暴旋击，沙尽乃止。时珍曰：江、浙、湖、湘、川、陕皆有之，生山林下，沙及草皆可入药。

【炮制】详上。

甘遂

味苦，寒。主大腹疝瘕，腹满，面目浮肿，留饮宿食，破癥坚积聚，利水谷道《本经》。

甘，大寒，有毒，散膀胱留热，皮中痞，热气肿满《别录》。

能泻十二种水①，去痰水甄权。

泻肾经及隧道水湿，脚气，阴囊肿坠，痰迷癫痫，噎膈痞塞时珍。

【经络】禀天地阴寒之气以生，降也，阴也。直达水气所结之处，乃泄水之圣药《经疏》。

入肺脾肾三经，为行水之品，而兼泻剂芊绿。

【合化】《普济》曰：同黑牵牛，治水肿腹满。《本事》曰：同木鳖子、猪腰子，煨熟，空心服后直伸两足，治脚气肿痛，肾脏风气攻注，下部疮痒。仲景曰：同大黄、阿胶，治妇人血结，少腹满如敦状，小便微难而不渴，此为水与血相结在血室。《得宜》曰：得大麦面，治膜外水气。《总微论》②曰：同青橘皮，治小儿疳水。

【论说】好古曰：水者，脾肺肾所主，有十二经之部分。上头面、中四肢、下腰脚，外皮肤、中肌肉，脉有寸尺之殊，浮沉之别，不可轻泻，当知病在何经何脏，方可用之。丹溪曰：水病当

---

① 十二种水：泛指水肿。出《诸病源候论》："夫水之病，皆生于脏腑。方家所出，立名不同，亦有二十四水，或十八水，或十二水……寻其病根，皆由荣卫不调，经脉痞涩，脾胃虚弱，使水气流溢，盈散皮肤，故令遍体肿满，喘息上气，眼下浮肿，颈脉急动，不得眠卧，股间冷，小便不通，是其候也。"

② 《总微论》：方书，即《小儿卫生总微论方》，著者不详，刊行于1156年，二十卷。明代朱臣刊刻时改名《保幼大全》，又称《保婴大全》，后经黄萧民重校，仍恢复原名。

以健脾为主，使脾实而气运，则水自行。喻嘉言[1]曰：胃为水谷之海，五脏六腑之源，脾不能散胃之水精于肺，而病于中；肺不能通胃之水道于膀胱，而病于上；肾不能司胃之关，时其蓄泄而病于下。以致积水浸淫，无所底止。时珍曰：肾主水，凝则为痰饮，溢则为肿胀。甘遂能泄肾经湿气，治痰之本也。不可过服，中病即止也。沈芊绿曰：甘遂，泄水圣药，与商陆、大戟、芫花异性同功，方家俱不甚用。但商陆专除水肿，大戟泄脏腑水湿，甘遂行经遂水湿，芫花消伏饮痰癖，此其为用，又同中各有异处。今去商陆、大戟不录，而特指其功能如此。

【禁忌】《经疏》曰：元气虚人，除伤寒水结胸不得不用外，其余水肿蛊胀，谨慎用之。之才曰：瓜蒂为之使，恶远志，反甘草。

【出产】《别录》曰：生中山川谷，二月采根，阴干。弘景曰：本出太山、江东，比来[2]用京口[3]者，赤皮者胜。苏颂曰：陕西、江东亦有之。苗似泽漆，茎短小而叶有汗，根皮赤肉白，作连珠，大如指头。

【炮制】雷公曰：凡采得去茎，于槐砧上细剉，用生甘草、荠苨自然汁搅浸，乃漉出。用东流水淘清，再于土器中熬脆。时珍曰：今人多以面煨熟用，以去其毒。

芫花

味辛，温。主咳逆上气，喉鸣喘，咽肿短气，蛊毒鬼疟，疝

---

① 喻嘉言：名昌（1585—1664年），字嘉言，号西昌老人，明末清初著名医学家，清初三大名医之一，江西南昌府新建人。撰有《尚论篇》四卷、《尚论后篇》四卷、《医门法律》六卷、《寓意草》四卷及《痘疹生民切要》两卷。

② 比来：指近来，近时。或从前，原来。

③ 京口：古代地名。东汉末、三国吴时称为京城，后称京口。

瘕痈肿《本经》。

苦，微温，有小毒。主消胸中痰水，喜唾，水肿，五水^①在五脏皮肤，及腰痛下寒，疗疥疮《别录》。

治心腹胀满，去水气寒痰，涕唾如胶，通利血脉，恶疮风湿痹，一切毒风，四肢挛急，不能行步，并治杨梅疮毒甄权。

水饮痰癖，胁下痛时珍。

【经络】入肺脾肾三经，为行水之品，专去水饮痰癖芊绿。

【合化】《直指》曰：得朱砂为末，蜜丸，治久疟，结癖在腹胁坚痛。《保命》曰：同当归，治产后恶物不下。《集简》曰：用根皮作捻，插入已溃之痈疽，能令脓易竭。《得宜》曰：得大戟、甘遂，为赘瘤焦法；得大黄、甘草、大枣、芒硝，治水肿支饮。

【论说】杨士瀛曰：破癖须用芫花，行水后即便养胃可也。时珍曰：饮有五，皆由内啜水浆，外受湿气，郁蓄而为留饮。芫花、甘遂、大戟，逐水泄湿，能直达水饮窠囊隐僻之处。但可徐徐用之，取效甚捷，不可过剂，泄人真气。好古曰：水者，肺脾肾所主，上而头、中而四肢、下而腰脚，外而皮毛、中而肌肉、内而筋骨，脉有寸尺之殊，浮沉之别，不可轻泻。芫花与甘草相反，而胡洽居士^②以治痰癖饮癖，盖欲其大吐以泄湿，因相反而相激也。

【禁忌】《捷径》曰：兹物力重如山，体实者久服致虚，虚者禁用。《吴普》曰：李当之有大毒，多服令人泻。之才曰：决明为之使，反甘草。

【出产】《别录》曰：生淮源川谷。宿根旧枝，茎紫长一二尺，入土深三五寸，白色似榆。春生苗，叶小而尖，似柳枝，二月开

---

① 五水：中医病证名，即水肿。包括风水、皮水、正水、石水、黄汗。
② 胡洽居士：即胡洽，生卒年不详，又名胡道洽，自称胡居士，东晋南北朝时道人、医学家，著有《胡洽百病方》（又称《胡居士方》《胡居士治百病要方》《胡洽方》等）。

紫花，颇似紫荆，又似藤花而细，三月三日采，阴干。

【炮制】时珍曰：凡使，取陈久者，醋煮十数沸，去醋水浸一宿，晒干则毒减，醋炒者次之。

萆薢

味苦，平。主腰脊痛，强骨节，风寒湿周痹，恶疮不瘳《本经》。甘，无毒，热气伤中，恚怒阴痿，失溺，老人五缓①，关节老血《别录》。

冷风瘖②痹，腰脚瘫缓不遂，手足挛掣，男子腰痛久冷，膀胱宿水甄权。

补肝虚好古。

头旋痫疾，中风失音《大明》。

治白浊，茎中痛③，痔瘘，坏疮时珍。

【经络】得火土之气，兼禀天之阳气以生，阳中之阴，降也，入足阳明、少阴、厥阴。为祛风除湿、补益下元之要药《经疏》。

入肝胃肾三经，为祛风湿、理下焦之品羊绿。

【合化】《广利》曰：同杜仲，治腰脚软痹，行履不稳者。孙尚药曰：同贯众，治肠风、痔漏。《圣济》曰：同旋覆花、虎头骨，治头痛发汗。

【论说】《经疏》曰：主治诸证，无非阳明湿热，流入下焦，客于肝肾所致。萆薢祛阳明湿热，以固下焦，故能去浊分清，而疗下元虚冷湿邪为病。史国信曰：若欲兴阳，先滋筋力，若欲便

① 五缓：中医内科病证名。指风寒痹证。
② 瘖痹：中医病证名。即痹证。瘖，《广韵》痹也，《字汇》手足麻痹也。
③ 茎中痛：亦称茎内痛、玉茎痛、茎痛等。指阴茎内出现针刺样痛、瘙痒痛、灼热痛、火燎样痛、酸胀痛等。通常见于淋证，表现为尿急、尿频、尿痛等。

清，先分肝火。时珍曰：萆薢，足阳明厥阴经药也。厥阴主筋属风，阳明主肉属湿，萆薢能祛风湿，故治缓弱痛痹，遗浊[1]，恶疮，诸病之属风湿者。

【禁忌】《经疏》曰：下部无湿，肾虚腰痛，及阴虚火炽，以致溺有余沥，茎中痛，此真阴不足之候也，概不宜服。之才曰：薏苡为之使，畏葵根、大黄、柴胡、前胡。

【出产】《图经》曰：生真定山谷、河、陕、京东、荆、蜀。根黄白色多节，苗叶俱青。作蔓生，叶作三叉，似山芋，又似菜豆叶。花有红白黄数种，亦有无花。春秋采根，曝干。

【炮制】《备要》曰：黄长硬，白虚软，软者良。

土茯苓

味甘，淡，平，无毒，主调中，止泄，健行，不睡藏器。

治筋骨拘挛，杨梅疮毒，祛风湿，利关节，瘰疬、恶疮、痈肿，解汞粉、银朱毒时珍。

【经络】入胃、大肠二经，为除湿清热之品芋绿。

【合化】《外科发挥》[2]曰：为末，调乳汁，治小儿杨梅。陆氏曰：为末，或入粥食之，治瘰疬溃烂。《得宜》曰：得金银花、苦参，治杨梅疮毒。

【论说】汪机曰：病杨梅毒疮，始由毒气干于阳明而发，妄用轻粉，燥烈久而水衰，肝挟相火而来凌脾土，土属湿，主肌肉，湿热郁蓄于肌腠，故发为痈肿，甚则拘挛。土茯苓能去脾湿，则营卫从而筋脉柔，肌肉实而拘挛痈漏愈矣。时珍曰：杨梅疮有数种，治之则一。其症多属厥阴阳明，而兼他经，邪之所在，则先

---

① 遗浊：指遗精和白浊。

② 《外科发挥》：医书，明代薛己所撰外科著作，八卷。

发出。如兼少阴、太阴，则发于咽喉；如兼少阳、太阳，则先发头耳。盖相火寄于厥阴，肌肉属于阳明故也。医用轻粉，劫祛痰涎，疮即干愈。然毒窜经络筋骨，血液枯涸，筋失所养，变为拘挛，痛漏，废疾。土茯苓能解轻粉毒，用一两为君，苡仁、金银花、防风、木通、木瓜、白鲜皮各五分，皂角子四分，气虚加人参七分，血虚加当归七分，名搜风解毒汤。治未服轻粉，病深者月余，浅者半月即愈。已服轻粉，筋骨挛痛，瘫痪者，亦效。一日三服，惟忌茶、牛羊、鹅鸡、鱼肉、烧酒、法面、房劳，盖秘方也。

【禁忌】时珍曰：忌茶茗及醋。

【出产】藏器曰：生海畔、山谷，根如盏，连缀，半在土上。皮如茯苓，肉赤味涩，人取以当谷食，能不饥。《本草述》曰：有赤白二种，入药用白者良。

【炮制】《本草述》曰：去皮为末，忌铁器。

汉防己

味辛，平。主风寒，温疟，热气，诸痫，除邪，利大小便《本经》。

苦，温，无毒，疗水肿风肿，去膀胱热，伤寒，热邪气，中风，手脚挛急，通腠理，利九窍，止泄，散痈肿恶结《别录》。

治湿风口眼㖞斜，手足拘痛，散留痰，肺气喘嗽甄权。

治中下部湿热肿，泄脚气，行十二经元素。

二阴不通者，非此不可，并治恶疮汪颖。

大寒当之。

附 木防己

主男子肢节中风，毒风不语，散结气痈肿，温疟，风水肿，去膀胱热_{甄权}。

【经络】得土中阳气，兼感秋之燥气以生。然性燥而不善走下行，故主治诸证，皆除湿之功《经疏》。

阳中之阴药，降也，泄也_{丹溪}。入膀胱经，为祛风行水之品，疗风水之要药_{羊绿}。

【合化】《得宜》曰：汉防己得黄柏、知母，祛下焦湿肿。木防己得防风、葵子，通小便淋涩。《古今录验》[①]曰：汉防己、葶苈，治肺萎咯血多痰者。《圣惠》曰：同白芷，治霍乱吐利。

【论说】藏器曰：治风用木防己，治水用汉防己。元素曰：去下焦湿肿并痛，及泄膀胱火邪，必用汉防己，草龙胆为君，知、柏、甘草佐之。防己乃太阳本经药也。东垣曰：防己为瞑眩之剂。然而十二经有湿热壅塞不通，及下注脚气，除膀胱积热，非此不可。真行经之仙药，无可代之者。若夫饮食劳倦，阴虚生内热，元气谷食已亏，以防己泄大便，则重亡其血，此不可用一也；如大渴引饮，是热在上焦气分，宜渗泄，而防己乃下焦血分药，此不可用二也。外伤风寒，邪传肺经气分，湿热而小便黄赤，乃至不通，此上焦气病，禁用血药，此不可用三也。大抵上焦湿热皆不可用，下焦湿热流入十二经，致二阴不通者，然后审用之。好古曰：木通甘淡，泻气分湿热；防己苦寒，泻血分湿热。仲淳曰：凡使防己于下部湿热药中，亦必以二术、茯苓、黄柏、甘草、萆薢、木瓜、石斛、苡仁等补益之药为佐，而以防己为使，乃无瞑眩[②]之患。切庵曰：凡脚气肿痛，当以防己为主药，又有足跟痛

① 《古今录验》：方书，即《古今录验方》，南朝梁医家甄立言（甄权之弟）所著，共五十卷。其还著有《本草音义》七卷、《本草药性》三卷、《本草集录》二卷。

② 瞑眩：泛指服药后反应强烈。瞑，本意为闭眼、昏花迷离。见于《尚书·说命》："若药弗瞑眩，厥疾弗瘳。"

者，属肾虚，不与脚气同论。

【禁忌】《经疏》曰：防己固为去下焦血分湿热之要药，然性悍气猛，能走窜决防，味又苦寒，能伤胃气。凡胃虚阴虚，自汗盗汗，口苦舌干，肾虚小水不利，及产前后血虚，虽有下焦湿热，慎毋用之。之才曰：殷孽①为之使，杀雄黄毒，恶细辛，畏草薢、女菀、卤咸，伏硝石。

【出产】《图经》曰：出汉中，根大而虚，通心有花纹，色黄者，名汉防己。生他处，青白而软，有黑点，有腥气，皮皱，上有丁足子者，名木防己。二月、八月采阴干用。当之曰：茎如葛蔓延，其根外白内黄，如桔梗，内有黑纹，如车轴者良。

【炮制】雷公曰：凡使，勿用木条，色黄，腥，皮皱，上有丁足子者，不堪用。惟要心有花文，黄色者，细锉，以车前草根相对，蒸半日，晒干取用。时珍曰：今人多去皮，锉，酒洗，晒干用。

以上通剂草部

猪苓

味甘，平，无毒。主痎疟，解毒，蛊疰不祥，利水道《本经》。
解伤寒，温疫大热，肿胀，腹满急痛甄权。
治渴除湿，去心中懊恼元素。
苦，泻膀胱好古。
开腠理，治淋肿，脚气，白浊带下，妊娠子淋，胎肿，小便秘时珍。

【经络】禀戊土之阳气，得风木之阴气以生。气味俱薄，阳中

---

① 殷孽：即殷蘖，一种直立石灰岩溶洞底部的碳酸钙淀积物，通称石笋。

174

之阴，降也。入足少阴经《经疏》。

甘重于苦，阳也，入足太阳、少阴经^{好古}。

入肾、膀胱二经，为行水之品，苦泄滞，甘助阳，淡利窍，故能除湿利小便^{羊绿}。

【合化】《经疏》曰：入五苓散，为除湿之要药，佐白芍、茯苓、人参、橘皮、术、泽泻治水肿之属阳分者。佐白芍、生地、桑寄生、桑白皮、茯苓、泽泻、琥珀、石斛、苡仁、肉桂，治水肿之属阴分者。《得宜》曰：得鸡矢白，治小儿溺闭。

【论说】元素曰：淡渗大燥，能亡津液。时珍曰：淡渗气升，而又能降，故能开腠理，利小便，与茯苓同功。但入补药，不如茯苓也。

【禁忌】宗奭曰：猪苓利水之功多，久服必损肾气，昏人目，以肾水不足，则目昏也，无湿证者勿服。

【出产】《图经》曰：生衡山山谷及济阴^①冤句。二八月采，阴干用。弘景曰：是枫树苓，皮黑色，内白而实者佳，削去皮用。

【炮制】雷公曰：采得，铜刀削去粗皮，薄切，以东流水浸一夜，至明漉出，细切，以升麻叶对蒸一日，去叶，晒干用。时珍曰：凡使取其行湿，生用更佳，块如猪尿，故名。

茯苓

味甘，平。主胸胁逆气，忧恚惊邪恐悸，心下结痛，寒热烦满，咳逆，口焦舌干，利小便，久服安魂养神，不饥延年《本经》。

无毒。止消渴，好唾，伐肾邪，膈中痰水，水肿，淋结《别录》。

开胃止呕逆，善安心神，主肺痿痰壅、小儿惊痫，女人热淋^甄

---

① 济阴：古代地名。隋开皇六年（586）置，为曹州治。

权。补五劳七伤，止健忘，暖腰膝，安胎《大明》。

除湿益燥，利腰脐间血元素。

逐水缓脾，生津平火，止泄，除虚热东垣。一治肾积奔豚好古。

味甘淡《得宜》。

附 赤茯苓

主破结气甄权。

泻心、小肠、膀胱湿热，利窍行水《大明》。

茯苓皮

主水肿肤胀，通水道，开腠理时珍。

【经络】感土木之气而成质。阳中之阴。入手足少阴、手太阳、足太阴阳明经《经疏》。

气味俱薄，浮而升，阳也元素。入心、肺、肾、脾、胃五经，为补利兼优之品，而兼补剂芊绿。

【合化】《经疏》曰：得炼蜜、胡麻仁，饵之可辟谷，延年不饥。得人参、白术、橘皮、山药、白芍、扁豆、甘草，为补脾胃之上药。得二术、泽泻、车前、白芍、橘皮、木瓜、猪苓，为消水肿之要药。《圣济》曰：得人参，治胸胁气逆胀满。《普济》曰：茯苓皮得椒目，治水肿尿涩。《得宜》曰：得半夏，能涤饮。

【论说】东垣曰：湿淫所胜，小便不利，茯苓淡以利窍，甘以助阳，温平能益脾逐水，乃除湿之圣药。又曰：小便多者能止，小便结者能通。好古曰：白者入肺、膀胱气分，赤者入心、脾、小肠气分，虽利小便而不走气，与车前子相似。丹溪曰：仲景利小便，多用茯苓，然此暴新病之要药也。若阴虚而小便不利者，恐未为宜，以此有行水之功，久服损人也。汪颖曰：能通心气于肾，使热从小便出。然必其色白上行入肺，泻去肺热，使清其源，而后能下降，以通膀胱而利水也。又曰：茯苓皮治水肿肤胀，有以皮行皮之义。凡种而烦渴，便秘溺赤属阳水，宜五皮散、疏凿饮，不烦渴，大便溏，小便数，不赤涩，属阴水，宜实脾饮、流气饮。腰以上肿宜汗，腰以下肿宜利小便。

【禁忌】《经疏》曰：病人肾虚，小水自利，或不禁，或虚寒精清滑，均忌。之才曰：得甘草、防风、芍药、紫石英、麦门冬，共疗五脏。恶白敛，畏地榆、雄黄、秦艽、龟板，忌米醋及酸物。

【出产】宗奭曰：多年樵斫①之松，根之气味，抑郁未绝，精英未沦，其精气盛者，发泄于外，结为茯苓。时珍曰：有大如斗者，有坚如石者，绝胜。其轻虚者不佳，盖年浅未坚故尔。

【炮制】雷公曰：凡用皮，去心，捣细于水盆中，搅浊浮者滤去之，此是茯苓赤筋。若误服饵，令人瞳子并黑晴点小，兼盲目。弘景曰：作丸散者，先煮一二沸，切，曝干用。沈芊绿曰：按入补药，乳蒸，晒，焙用，入利水药，生用。

琥珀

味甘，平，无毒。主安五脏，定魂魄，杀精魅邪鬼，消瘀血，通五淋《别录》。

壮心，明目磨翳，止心痛，癫邪。疗蛊毒，破结瘕，治产后血枕痛《大明》。

止血生肌，合金疮藏器。

清肺，利小肠元素。

【经络】感土木之气以生，而兼火化，阳中微阴，降也。入手

---

① 斫（zhuó 灼）：本义为用刀斧等砍削。泛指木工工具，特指斧刃。

少阴、太阳，亦入足厥阴经，专入血分，以消瘀血《经疏》。

入心、肝、小肠三经，为行水散瘀安神之品。能入土而成质，故能通塞以宁心芊绿。

【合化】《经疏》曰：和大黄、鳖甲作散，下妇人腹内恶血。《圣惠》曰：得葱白，治小便转胞，及沙石诸淋。《直指》曰：得灯心，治小便尿血。《儿遗方》曰：得童便，治金疮闷绝。《得宜》曰：得黑橹豆，治产后神昏。得麝香，治小便淋沥。

【论说】东垣曰：《经》云食入胃，游溢精气。上输于脾，脾气散精，上归于肺，通调水道，下输膀胱。凡渗药皆上行而后下降。丹溪曰：从淡渗药则利窍行水。然石药终燥，若血少而小便不利者，反致燥结之患。

【禁忌】《经疏》曰：凡阴虚内热，火炎水涸，小便因少而不利者，忌服琥珀。以强利之，利之则愈损其阴。

【出产】《别录》曰：生永昌。宗奭曰：《地理志》①云林邑②多出琥珀，是松脂所化。有琥珀则旁无草木，入土浅者五尺，深者八九尺，大者如斛，削去皮乃成。

【炮制】雷公曰：凡使，用水调柏子仁末，入瓦锅内同煮半日，捣如粉，重筛用。

以上通剂木部

赤小豆

味甘。主下水，排痈肿脓血《本经》。酸，平，无毒。寒热，热

---

① 《地理志》：著者及内容不详，已佚，北宋寇宗奭编著的《本草衍义》中引用了部分内容。

② 林邑：古代地名。隋大业中以冲州改置，治所在象浦县。后废。

中，消渴，止泄痢，利小便，吐逆卒澼《别录》。

下水肿胀满，解小麦毒《汤液》。

散气，去关节烦热，令人心孔开，暴痢后，气满不能食者，煮食一顿即愈孟诜。

并能消水肿时珍。

功专散血利水《得宜》。辛《经疏》。

【经络】禀秋燥之气以生。《本经》味甘、酸，平，然详其用，味应有辛，非辛平不能主治排痈肿等证也《经疏》。

入心经，兼入小肠经，为行水散血之品，而兼燥剂。凡水气脚气，最为急用之药羊绿。

【合化】藏器曰：和桑白皮，去湿气痹肿。孟诜曰：同鲤鱼食，治脚气。《得宜》曰：得通草，能下气；得鸡子，敷痈疡。《小品》曰：和鸡子白，涂丹毒如火。

【论说】弘景曰：小豆逐津液，利小便。好古曰：治水而不补胃，则失之壅滞。赤小豆消水通气而健脾胃，乃其药也。时珍曰：小而色赤，心之谷也。其性下行，通乎小肠，能入阴分，治有形之病，故主一切。

【禁忌】时珍曰：久服则降令太过，津血渗泄，令人肌瘦身重。

【出产】《图经》曰：江淮间多种莳。时珍曰：以紧小而赤黯色者入药，稍大而鲜红者不堪用。

【炮制】禹锡曰：病酒热，饮汁。《日华》曰：解热毒，磨粉用。

大豆黄卷

味甘，平，主湿痹，筋挛，膝痛《本经》。

无毒，五脏不足，胃气结积，益气止痛，润肌肤毛皮《别录》。

破妇人恶血，产中药多用之孟诜。

宜肾思邈。

除胃中积热，消水病胀满时珍。

【经络】入胃经，为除陈去积之品芊绿。

【合化】《圣济》曰：同大黄，治水病肿满。《普济》曰：炒酥为末，治头风湿痹。《得宜》曰：得大黄、橘皮、青葱，治水肿喘急便涩。

【论说】《宣明》曰：此药主五脏留滞，胃中结聚，故能治邪在血脉之中。水痹不通，上下周身，名曰周痹。只用一味炒研，汤下半钱，日三服。之颐曰：大豆作黄卷，是从艮而震，震而巽，自癸而甲，甲而乙，始生之黄。黄而卷，曲直之木性备矣。木为肝脏，藏真通于肝，肝藏筋膜之气也。大筋聚于膝，膝属溪谷之府，故主湿痹筋挛膝痛，不可屈伸。屈伸为曲直象，形从治法也。

【禁忌】吴普曰：得前胡、杏仁、牡蛎、天雄、乌喙、鼠共和蜜良。恶海藻、龙胆草。

【出产】弘景曰：黑大豆为蘖，芽生五寸长，便干之，名为黄卷。时珍曰：一法，以壬癸日汲井水，浸大豆，候生芽，取皮，阴干用。

【炮制】无。

薏苡仁

味甘，微寒。主筋急拘挛，不可屈伸，风湿痹下气，久服轻身益气《本经》。

无毒，除筋骨中邪气不仁，利肠胃，消水肿，令人能食《别录》。

煮饮，主消渴，杀蛔虫藏器。

去干湿脚气，大验孟诜。

健脾益胃，补肺清热，去风胜湿，利水，小便热淋时珍。甘淡，主治寒湿筋挛《得宜》。

附 苡仁根

甘，微寒，主下三虫《本经》。

堕胎藏器。

卒心腹烦满，胸胁痛苏颂。

黄疸时珍。

【经络】正得地之燥气，兼禀天之秋气以生，阳中之阴，降也《经疏》。

入肺、肝、脾、胃、大肠五经，为除湿行水之品，而兼补剂。乃阳明主药，亦大补肺气芊绿。

【合化】《经疏》曰：同木瓜、石斛、萆薢、黄柏、地黄、麦冬，治痿厥。《得宜》曰：得麻黄、杏仁，治风湿周痹；得郁李仁，治水肿喘急。

【论说】宗奭曰：《本经》言主筋急拘挛，但有两种。《素问》注中，大筋受热则缩而短，故挛不伸，此是因热而拘挛也，故可用苡仁。若《素问》言因寒则筋急者，此盖受寒，使人筋急，不可用苡仁。寒热使人筋挛，若但受热不曾受寒，亦使人筋缓，受湿则又引长无力，此药力势和缓，凡用须加倍即见效。苏颂曰：乃心肺之药，多用之。故范汪[1]治肺痈，仲景治风湿胸痹，《济生方》治肺损咯血，皆有效。切庵曰：泻水所以益土，故健脾益土；所以生金，故补肺清热；扶土所以抑木，故治风热拘挛。

【禁忌】《经疏》曰：苡仁，心肺药多用之。若大便燥结，因寒转筋，及孕妇，均忌。

---

[1] 范汪：308—372，字玄平，东晋时期南阳顺阳人，著名政治家、医学家。撰有《范汪方》（又作《范东阳方》《范东阳杂药方》）一百七十余卷。

【出产】《别录》曰：生真定平泽及田野。八月采实，采根则无时。时珍曰：人多种之。二三月宿根自生。初生如芭芽，六月抽茎，开花结实。有二种，一种黏牙者，壳薄而尖，即苡仁；一种壳厚而坚圆者，乃菩提子也。

【炮制】雷公曰：凡使，以糯米同炒，去糯米用，亦有更以盐汤煮过者。

以上通剂谷部

韭

味辛、微酸，温，无毒。主归心，安五脏，除胃中热，利病人，可久食《别录》。

止泄血脓，腹中冷痛藏器。

热，除心腹痼冷，治肥白人中风失音，捣汁服《日华》。

止泄精，暖腰膝宁原。

治胸痹刺痛如锥，胸膈噎气，即吐出胸中恶血孟诜。

吐血、唾血、衄血、尿血，妇人经脉逆行，能消散胃脘瘀血丹溪。

除疬癖，白浊遗精士材。

逐停痰，治一切血病，解药食、狂犬、蛇虫毒《备要》。

【经络】禀春初之气，兼得金水之性而生。生则辛而行血，熟则甘而补中，故入肝而主血分《经疏》。

入心、肝、肾三经，为血中行气之品，而兼补剂，归心益胃，助肾补阳芊绿。

【合化】《海上方》曰：捣汁，童便，治赤白带下。《活人》曰：得豭①鼠屎，治阴阳易病。《经验》曰：韭子、破故纸，治玉

---

① 豭（jiā 加）：原指公猪，此指雄性动物。

茎强中，精流不住。

【论说】思邈曰：韭味酸，肝病宜食之，大益人心。时珍曰：《素问》言心病宜食韭。《食鉴本草》[①]言归肾。愚按：乃肝之菜，盖心为肝之子，肾为肝之母，母能令子实，虚则补其母也。

【禁忌】《经疏》曰：辛温通利，多食神昏，胃气虚而有热者忌。

【出产】时珍曰：韭丛生丰本，长叶青翠，可以根分，可以子种。一岁五剪，收子者只可一剪。八月开花，九月收子，黑色而扁，风处阴干，勿令浥郁[②]。

【炮制】无。

以上通剂菜部

流水 即长流水，一名东流水

味甘，平，无毒。主手足四末之病，通利二便虞抟。

主脾肾虚，阳盛阴虚，目不能瞑，及霍乱吐利，伤寒后欲作奔豚时珍。

附逆流水

主中风卒厥，头风疟疾，咽喉诸病，宣吐痰饮时珍。

急流水

主通利二便，及足痉以下风痹之疾虞抟。

---

① 《食鉴本草》：本草著作，明代宁源撰，全书共二卷，共收载食物药252种。

② 浥（yì 亦）郁：指潮湿气闷，不通风。

甘澜水 一名劳水

主病后虚弱，扬之万遍，煮药，禁神皆验藏器。

【经络】入脾、胃、大小肠四经，为通达之品，而兼宣剂。功专荡涤邪秽芊绿。

【合化】时珍曰：流水者，大而江河，小而溪涧，皆流水也，故无不合。

【论说】河间曰：外动而性静，质柔而气刚，与湖泽陂塘之止水不同。虞抟曰：逆流水乃洄澜之水，其性逆而倒上，故用以煎发吐痰饮之剂。保昇曰：急流水，乃湍上峻急之水，其性急速而下达，故主以上诸证。劳水者，用流水二斗，置大盆中，以杓高扬千万遍，有沸珠相聚，乃取煎药。盖水性本咸，而重劳之，则甘而轻，取其不助肾气，而能益脾胃也。芊绿曰：按甘澜水，大补脾胃二土，故能治五劳七伤及虚弱等症。其治奔豚者，以其兼入膀胱经也。

【禁忌】无。

【出产】不详。

【炮制】不详。

以上通剂水部

白鱼

味甘，平，无毒。主开胃下气，去水气，令人肥健《开宝》。助脾气，调五脏，理十二经络《食疗》。

【经络】入脾、大小肠三经，为行水之品芊绿。

【合化】未详。

【论说】保昇曰：白鱼性能逐水，故治水肿有殊功。

【禁忌】时珍曰：白鱼比他鱼似可食，亦能热中发疮。孟诜曰：鲜者宜和豉食，虽不发病，多食亦泥人。

【出产】刘翰①曰：生江湖中，色白头昂大者，长六七尺。

【炮制】未详。

以上通剂鳞部

䗪虫 即土鳖虫

味咸，寒，有毒。主心腹寒热洗洗②，血积癥瘕，破坚，下血闭《本经》。

月水不通，破留血积聚甄权。

行产后血积，折伤瘀血时珍。

【经络】得土湿之气而生，降也，阴也，为足厥阴经药《经疏》。

入肝经，为软坚破结之品，而兼湿剂，乃伤家最要之药羊绿。

【合化】《圣惠》曰：同食盐，治木舌肿强。同芍药、芎䓖，治腹痛夜啼。《得宜》曰：得桃仁、大黄，治产妇干血，腹痛；得乳香、没药、龙骨、自然铜，能去伤接骨。

【论说】东垣曰：仲景治杂病及久病积结，有大黄䗪虫丸，及妇人药并用之，以其有破坚下血之功也。时珍曰：土鳖虫以刀断之，中有白汁如浆，凑接即连，复能行走，故用接续筋骨有奇效。然须先整定筋骨乃可服，否则接挫③也。

---

① 刘翰：生卒年不详，五代至北宋时期沧州临津人，名医，主持编纂有《开宝本草》。

② 洗洗：义同"洒洒"，恶寒貌。

③ 挫：本义为摧折，折断。又通锉，表示截，砍。这里指骨头未复功能位置。

【**禁忌**】《经疏》曰：无瘀血停留者，忌用。之才曰：畏皂荚、菖蒲。

【**出产**】弘景曰：形扁如鳖，有甲不能飞，小有臭气。《别录》曰：生河东川泽及沙中，人家墙壁下土中湿处。十月采，曝干。

【**炮制**】未详。

以上通剂虫部

卷四

无锡沈金鳌原辑

丹徒刘铁云补正

补剂 上

徐之才曰：补可去弱，人参、羊肉之属是也。李杲曰：人参甘温，能补气虚；羊肉甘热，能补血虚。羊肉补形，人参补气，凡气味与二药同者，皆是也。张从正曰：五脏各有补泻，五味各补其脏，有表虚里虚、上虚下虚、阴虚阳虚、气虚血虚。《经》曰精不足者补之以味，形不足者温之以气，五谷、五菜、五果、五肉，皆补养之物也。

人参

味甘，微寒。主补五脏，安精神，定魂魄，止惊悸，除邪气，明目，开心益智《本经》。

微温，无毒，疗肠胃中冷，心腹鼓痛，胸胁逆满，调中，止消渴，通血脉《别录》。

主五劳七伤，虚损瘦弱，消胸中痰，治肺痿及痫疾，冷气上逆，虚而多梦纷纭甄权。

止烦躁，变酸水_{李珣}。

微苦，肺胃阳气不足，肺气虚促，短气少气，泻心、肺、脾、胃中火邪，止渴生津液_{元素}。

痎疟，滑泄久痢，小便频数淋沥，中风中暑，痿痹，吐血嗽血，下血血淋，血崩自汗盗汗，胎前产后诸病_{时珍}。

^附参芦

苦，温，无毒，吐虚劳痰饮_{时珍}。

【经络】得土中清阳之气，禀春升少阳之令而生。气味均齐，不厚不薄，升多于降。洁古谓其气味俱薄，浮而升，阳中之阳也。又曰阳中微阴，盖亦指其生长真元之气而言欤《经疏》。

入手太阴经_{丹溪}。

入肺经，通行十二经，为大益元阳之品，补益肺中元气_{羊绿}。

【合化】《普济》曰：同生姜、白蜜，治脾胃虚弱，不思饮食。《济生》曰：同生姜、熟附子，治阳虚气喘，自汗盗汗，头晕。《得宜》曰：得羊肉补形。古方寒热攻补剂中皆用之，以立正气，诚为上品。

【论说】东垣曰：大补肺气。肺气旺则四脏之气皆旺，精自充而形自盛也。又古人血脱者益气，盖血不自生，须阳气生则阴血生也。好古曰：洁古言以沙参代人参，取其味甘也。然人参补五脏之阳，沙参补五脏之阴，安得无异？虽云补五脏，亦须各用本脏药，相佐使引之。元素曰：人参得升麻引用，补上焦之元气，泻肺中之火；得茯苓引用，补下焦之元气，泻肾中之火。得麦冬则生脉，得干姜则补气，得黄芪、甘草乃甘温除大热，泻阴火补元气。又为疮家圣药。

【禁忌】《经疏》曰：凡肺家有热诸症，及阴虚火动之候，与痘疹初发，身虽热而斑点未形，与伤寒始作，形症未定而邪热炽，均忌。之才曰：茯苓、马兰为之使，恶人溲、咸卤，反藜芦，畏五灵脂，一恶皂荚、黑豆、紫石英。

【出产】《图经》曰：生上党山谷及辽东，今河东诸州及泰山皆有之。又有河北榷场及闽中来者，名新罗人参，俱不及上党者佳。根形如防风而润，春生苗，多在山阴湿润处，如人形者神。二月、四月、八月上旬采之。

【炮制】雷公曰：凡使，去四边芦头并黑者，锉，入药中。李言闻[1]曰：生用宜㕮咀，熟用宜隔纸焙之，或醇酒润透，㕮咀焙熟用。

甘草一名国老

味甘，平。主五脏六腑，寒热邪气，坚筋骨，长肌肉，倍力，金疮肿，解毒《本经》。

无毒，温中下气，烦满短气，伤脏咳嗽，止咳，通经脉，利气血，解百药毒《别录》。

补益五脏，肾气内伤甄权。

安魂定魄，补五劳七伤，一切虚损，益精养气《大明》。

去咽痛，除邪热，缓正气，养阴血，补脾胃，润肺东垣。解小儿胎毒，惊痫时珍。

附甘草梢

生用，治胸中积热，去茎中痛元素。

---

[1] 李言闻：生卒年不详，字子郁，号月池，晚号藏六野人，明代湖北蕲州人，医圣李时珍之父，名医。著有《医学八脉注》《四诊发明》《痘疹证治》《月池人参传》《月池艾叶传》等。

甘草头

生用，行肝胃二经瘀浊之血，消肿导毒丹溪。

【经络】禀土中之阳气以生，可升可降，阴中阳也《经疏》。

气薄味厚，升而浮，阳也，入足太阴、厥阴经好古。

入足阳明经，生泻熟缓，甘和温补《得宜》。

入肝脾二经，通行十二经，为调和之品，而兼泻剂，能调百药，专解百毒芊绿。

【合化】《直指》曰：同栝蒌根，治痘疮烦渴。《金匮》曰：同莽草，治饮馔中毒。《得宜》曰：得桔梗，清咽喉。得大豆，为甘豆汤，解百毒奇验。《经疏》曰：得白芍则补脾，甲己化土故也。

【论说】丹溪曰：甘草味甘，大缓诸火。东垣曰：凡心火乘脾，腹中急痛，腹皮急缩者，宜倍用之。其性能缓急，又能协和诸药，故热药得之缓其热，寒药得之缓其寒，寒热相杂者用之得其平。仲淳曰：凡解毒必入甘草。盖诸毒过土则化。甘草为土精，故能化毒，解一切邪气。李言闻曰：欲达下焦，须用梢子。芊绿曰：甘草功用甚多，各本草所详亦甚繁而难记。因总括前贤笺记，而举其要如下。入和剂，则补益脏腑气血，一切劳伤虚损。入汗剂，则解肌表之寒热。入凉剂，则泻内外之邪热。入峻剂，则缓正气而使姜附无僭上之嫌，硝黄无峻下之患。入润剂，则养阴血而生津液。能协和诸药，使不相争，资其土气而生肌，借其甘味而止痛。通行十二经脉，而益精养气，壮骨和筋，故有国老之称，而为九土之精也。

【禁忌】《经疏》曰：凡中满人，呕家、酒家诸湿肿满，及胀满病，均忌。

【出产】《图经》曰：生河西川谷积沙山及上郡①，今陕西及河东州郡皆有之。春生青苗，叶似槐，七月开紫花，似奈，冬结实。作角子如荜豆，根长者三四尺，皮赤，上有横梁。二八月除日采，曝干，去芦头用。

【炮制】时珍曰：生用则补脾胃不足而泻心火，炙用则补三焦元气而解表寒。炙法，用长流水蘸湿，炙之至熟，去赤皮，须选大而结者。

黄芪

味甘，微温。主痈疽久败疮，排脓止痛，大风癞疾，痔瘘，补虚，小儿百病《本经》。

无毒。妇人子脏风邪气，逐五脏间恶血，补丈夫虚损，五劳羸瘦，止渴，腹痛，泄痢，益气，利阴气《别录》。

主虚喘，肾衰耳聋，发背，内补甄权。

治虚劳自汗，补肺气，泻肺火、心火，实皮毛，益胃气，去肌热及诸经之痛元素。

太阴疟疾，阳维为病，苦寒热，督脉为病，气逆里急好古。

【经络】禀天之阳气，地之冲气以生，气厚于味，可升可降，阳也。入手阳明、太阴经《经疏》。

气薄味厚，阴中阳也。入手足太阴气分，又入手少阳、足少阴命门元素。

入肺、大肠二经，为实表助气泻火之品芊绿。

【合化】《经疏》曰：同人参、甘草，治天行痘疮，阳虚无热

---

① 上郡：古代地名。战国魏置，秦时治所在肤施，王莽改增山郡。东汉初复名上郡，建安二十年废；隋大业三年以鹿城郡改名，治所在洛交县。唐武德元年废；唐天宝元年以绥州改置，治所在龙泉县。乾元元年复为绥州。

证；同生熟地黄、黄柏、黄芩、黄连、当归，加酸枣仁，为治阴虚盗汗之正法。《得宜》曰：得当归能活血，得白术能补气，得防风相畏使，而功愈大。

【论说】藏器曰：虚而客热，用出白水者凉补之；虚而客冷，用出陇西者温补之。好古曰：黄芪治气虚盗汗，自汗肤痛，是皮表之药。治诸血，壮脾胃，是中州之药。治伤寒尺脉不至，补肾脏元气，是里药，乃上中下内外三焦之药也。丹溪曰：黄芪大补阳虚自汗，若表虚有邪，发汗不出者，服此又能自汗。宗奭曰：甄权谓其补肾虚者，气为水母也。《日华》谓其止崩带者，气盛则无陷下之忧也。嘉谟曰：凡痈疮毒气，化则成脓，补气故能内托。若不能成脓，死不治，毒盛而元衰也，痘亦然。

【禁忌】《经疏》曰：黄芪功能实表，有表邪者忌。又能助气，气实者忌。又能塞补不足，胸膈气闭闷，肠胃有积滞者忌。又能补阳，阳盛阴虚者忌。与夫上焦热盛，下焦虚寒，及病人多怒，肝气不和，并痘疮血分热盛者，均忌。之才曰：茯苓为之使。恶龟甲、白鲜皮，畏防风。

【出产】《图经》曰：生蜀郡、山谷、白水、汉中[①]。今河东、陕西州郡皆生。根长二三尺，独茎或丛生，叶扶疏，作羊齿状。又如蒺藜苗，七月开黄紫花，结实作荚，长寸许，八月采根用，皮折如绵，谓之绵黄芪。他如白水、赤水、木芪，功用并同而力不及。

【炮制】雷公曰：凡使，须去头上皱皮一重，蒸半日。用手擘细，于槐砧上挫用。切庵曰：入补中药，槌扁蜜炙，达表生用。

---

① 汉中：古代地名，指汉中郡。战国秦惠王更元十三年（前312）设置，因水为名。

沙参—名白参

味苦，微寒。主血结惊气，除寒热，补中益肺气《本经》。

无毒，疗胸痹心腹痛，结热邪气头痛，皮间邪热，安五脏，长肌肉《别录》。

去皮肌浮风，疝气下坠，治常欲眠，养肝气，宣五脏风气 甄权。

补虚止惊烦，益心肺，排脓消肿毒《大明》。

消肺火，治久嗽肺痿 时珍。甘，功专止嗽，除疝《得宜》。

【经络】禀天地清和之气而生，苦者味之阴，寒者气之阴，甘乃土之冲气所化，故补五脏之阴。入手太阴经《经疏》。

味甘，微苦，厥阴本经药，又为脾经气分药 好古。

入肺经，兼入脾肾二经。为补阴泻火之品，而兼泻剂 芊绿。

【合化】《经疏》曰：同二冬、百部、五味子、桑白皮，治肺痿肺热。《得宜》曰：得麦冬清肺热，得糯米补脾阴。

【论说】元素曰：肺寒者用人参，肺热者用沙参，取其味甘也。好古曰：人参补五脏之阳，沙参补五脏之阴。虽然必须各用本脏药相佐使，引而辅之也。李言闻曰：人参体重实，专补脾胃元气，因而益肺与肾，故内伤元气者宜之。沙参体轻虚，专补肺气，因而益脾与肾，故金易受火克者宜之。一补阳而生阴，一补阴而制阳，不可不辨。

【禁忌】《经疏》曰：脏腑无实热，肺虚寒客作嗽者，均忌。之才曰：恶防己，反藜芦。

【出产】《图经》曰：生河内川谷及冤句，今出淄齐潞①随

---

① 淄齐潞：指淄州、齐州、潞州。

州^①，江淮荆湖或有之。丛生崖壁间，叶似枸杞，有叉丫。七月开紫花，根如葵根，如筋大，外黄中白，结实者佳。二月八月采根，曝干。南土生者，叶有细有大花，白瓣上仍有白黏胶，此为小异。

【炮制】《本草述》曰：水洗，去芦用。

丹参

味苦，微寒。主心腹邪气，肠鸣幽幽如走水，寒热积聚，破癥除瘕，止烦满，益气《本经》。

无毒，养血，去心腹痛疾，结气，腰脊强^②，脚痹，除风邪留热，久服利人《别录》。

清酒饮，疗风痹足软弘景。

养神定志，通利关脉，骨节疼痛，四肢不遂，头痛，赤眼，热温狂闷，破宿血，生新血，安生胎，落死胎，止崩带，调月经，血邪心烦，一切肿毒《大明》。

活血，通心包络，治疝气时珍。

【经络】《本经》味苦，微寒，陶云性热。然观其主治诸症，似非寒药，决非热药，当是味苦，平，微温。入手足少阴、足厥阴经《经疏》。

入心、肝、肾三经，为去瘀生新之品。兼泻剂，心与心包血分药也芊绿。色赤味苦，气平而降，阴中之阳也时珍。

【合化】《经疏》曰：同当归、牛膝、细辛，则下死胎。同人参、麦冬、酸枣仁、地黄，益气养血。《圣济》曰：得鼠屎，治小

---

① 随州：古代地名。西魏时置，治所在随县。隋大业初改为汉东郡。唐武德三年复为随州。天宝初又改为汉东郡，乾元初复为随州。元迁治黄仙洞，寻还治旧址。明初废，后复置。

② 强（jiàng匠）：僵硬，或欠灵活。

儿身热，汗出拘急，因中风起者。孟诜曰：同白芷、芍药，治妇人乳痈。

【得宜】曰：得山楂炭、益母草，清产后瘀血发热。

【论说】萧炳曰：丹参治风软脚，可逐奔马，曾用，实有效。《得宜》曰：调妇人经脉，能抵四物之功。时珍曰：按《妇人明理论》①云四物汤不问胎前产后、经水多少，皆可通用，惟一味丹参主治之。

【禁忌】《经疏》曰：孕妇无故，忌。之才曰：畏盐水，反藜芦，忌醋。

【出产】《图经》曰：生桐柏山②川谷及泰山，今陕西河东州郡及随州亦有之。二月生苗，茎干方棱，叶青对生，如薄荷而有毛。三月开花，红紫色，似苏花，根赤大如指，一苗数根。五月采，曝干。又云：冬月采良，夏时采者虚恶。

【炮制】《本草述》曰：去芦，卖家多染色，须辨之。

葳蕤 即玉竹，一名女萎

味甘，平。主中风暴热，不能动摇，跌筋结肉，诸不足《本经》。

无毒，主心腹中结气，虚热，湿毒，肿痛，茎中寒，目痛眦烂泪出《别录》。

内补不足，去虚劳客热，头痛不安甄权。

除烦闷，止消渴，润心肺，补五劳七伤，虚损，腰脚疼痛，

---

① 《妇人明理论》：医书，著者及内容不详，陈自明《妇人大全良方》中有引录的内容。

② 桐柏山：古山名。在今河南桐柏县西南，接湖北枣阳市及随州市界。又名西山。

天行热狂，服食无忌《大明》。

主风温，自汗，灼热，及劳疟寒热，脾胃虚乏，男子小便频数，失精，一切虚损时珍。

【经络】禀天地清和之气，而得稼穑之甘以生。性本纯良，气味和缓，故能补益五脏，滋养气血《经疏》。

能升能降，阳中之阴也东垣。

入手太阴经《得宜》。

入心肺二经，为益阴长阳之品，平补而润，兼除风热芊绿。

【合化】《经疏》曰：同黄精、桑椹、何首乌，能驻颜。《圣惠》曰：得芭蕉根、滑石，治小便卒淋。《圣济》曰：得薄荷、生姜，治眼见黑花。《得宜》曰：得石膏、干葛，治风温，自汗身重，语言难出。

【论说】罗天益曰：凡头痛不止者，属外感，宜发散。乍痛乍止者，属内伤，宜补益。又有偏头痛者，左属风邪血虚，右属痰热气虚。腰痛，亦有肾虚气滞、痰积血瘀、风寒湿热之不同。凡挟虚、挟风湿者，宜葳蕤。切庵曰：此药性缓，久服方能见效。而所主多风湿虚劳之缓症，未尝恃为重剂也。若急虚之症，必用参芪，方能复脉回阳。世因时珍可代参芪之说，凡虚症俱用之，曾何益于病之分毫哉。余欲采葳蕤，古方入补剂者，终不可得。可见罕用矣。

【禁忌】《经疏》曰：纯而不驳，和而不偏，有益无损，故无简误。之才曰：畏咸卤。

【出产】《图经》曰：生泰山山谷、立陵，今滁州、舒州①、汉

---

① 舒州：古代地名。北周初改豫州置，治所在上蔡县。隋开皇初改豫州；隋开皇十六年置，治所在广宁县。大业初废。唐武德初复置，贞观元年废；唐武德四年改同安郡置，治所在怀宁县。天宝元年改为盛唐郡，乾元元年复为舒州。南宋绍兴十七年改为安庆军。

中皆有之。叶狭长，表白里青，类黄精。茎干强直，似竹箭，根多黄须，大如指。三月开青花，结圆实，立春后采根，阴干用。陶隐居曰：《本经》有女萎，无萎蕤；《别录》无女萎，有萎蕤。名异用同，是殆一物软。

【炮制】雷公曰：竹刀刮去皮节，洗净，蜜水浸一宿，蒸了焙干用。

白术

味苦，温。主风寒湿痹，死肌，痉，疸，止汗，除热消食《本经》。

甘，无毒，大风在身面，风眩头痛，消痰水，逐皮间风水结肿，除心下急满，霍乱吐下不止。利腰脐间血，益津液，暖胃，消谷嗜食《别录》。

腹中冷痛，胀满，胃虚下利，多年气痢，止呕逆甄权。

反胃，五劳七伤，腰膝痠癖气块，妇人冷癥痕《大明》。

消足胫湿肿，除胃中热，肌热元素。

理胃益脾，补肝风虚，主舌本强，食即呕，胃脘痛，心下水痞，冲脉为病，气逆里急，脐腹痛好古。

【经络】禀初夏之气，正得土之冲气以生。其气芳烈，其味甘浓，其性纯阳。为除风痹之上药，安脾胃之神品《经疏》。

味厚气薄，阳中之阴，可升可降东垣。

入手太阳、少阴，足太阴、阳明、少阴、厥阴六经好古。

入脾胃二经，为安土除痹之品，在血补血，在气补气羊绿。

【合化】《经疏》曰：同人参、茯苓、白芍、甘草、橘皮、莲肉、缩砂，健脾开胃，消饮食，为壮脾胃之要剂，调中之正法。丹溪曰：同芍药、肉豆蔻，治脾虚泄泻。元素曰：佐黄芩，清热安胎。《简便》曰：同车前子，治湿泻暑泻。《得宜》曰：得枳实，能涤饮消痞。《全幼心鉴》曰：得半夏、曲丁香、姜汁，治小儿久泻，脾虚，米谷不化，不进饮食。

【论说】希雍曰：二术俱为阳草，故祛邪之功胜，而益阴之效亏。药性偏长，物无兼力。东垣曰：苍术性发，白术性止。汪机曰：脾恶湿，湿胜则气不得施化，津何由生？故曰膀胱者，津液之府，气化则能出焉，用白术除湿，则气得周流而津液生矣。

【禁忌】《经疏》曰：术燥肾而闭气，故溃疡用之，反能生脓作痛。人但知术能健脾，此盖指脾为湿邪所干。术能燥湿，湿去则脾健，故曰补也。宁知脾虚无湿者用之，反致燥竭脾家津液，是损脾阴也，何补之足云。此最易误，故特表而出之。之才曰：防风、地榆为之使。甄权曰：忌桃李、菘菜、雀肉、青鱼。

【出产】《图经》曰：生郑山山谷汉中，今到处皆生，以嵩山、茅山者为佳。春生苗，青色无桠，茎如蒿干，青赤色。夏开花，紫碧色，入伏结子。至秋苗枯，根似姜，旁有细根，皮黑心黄白色，中有膏润。二三八九月采，曝干用。《备要》曰：肥白者出浙地，名云头术。燥白者出宣①歙②，名狗头术，差胜于浙。

【炮制】嘉谟曰：咀后，人乳汁润之，制其性也。脾病以陈壁土炒过，窃土气以助脾也。《医彀》曰：脾虚而气滞者，枳实煎水渍炒，或香附煎水渍炒。《医略》曰：枳术丸用白术，须以紫苏、薄荷、黄芩、肉桂汤煮过。

---

① 宣：指宣州，古代地名。隋开皇九年（589）改宣城郡置，治所在今安徽宣州。

② 歙：指歙县，古代地名。秦置。

金毛狗脊

味苦，平。主腰背强，机关缓急[①]，周痹[②]，寒湿膝痛，颇利老人《本经》。

甘，微温，无毒。疗失溺[③]不节，男女脚弱腰痛，风邪淋露，少气，目暗，坚脊，利俯仰，女子伤中，关节重《别录》。

男女毒风软脚，肾气虚弱，续筋骨，补益男子甄权。强肝肾，健筋骨，治风虚时珍。

【经络】禀地中清阳之气，兼感天之阳气而生，苦能燥湿，甘能益血，温能养气，是补而能走之药。入足少阴经《经疏》。入肾经，兼入肝经，为平补补肝肾之品芊绿。

【合化】《经疏》曰：同鹿茸、白薇、艾、茯苓、蛇床子，治室女冲任带脉三经虚寒，下白带。《普济》曰：同苏木、萆薢、川乌头，治男子诸风。《集简》曰：同远志肉、白茯神、当归身，能固精强肾。

【论说】《内经》曰：内不在脏腑，而外未发于皮，独居分肉之间，真气不能周，名曰周痹。希雍曰：肾气与带、冲、任脉俱虚，则为淋露。讱庵曰：凡病后足肿，但节食以养胃气，外用狗脊煎汤浸洗。

【禁忌】《经疏》曰：肾虚有热，小水不利，或短涩黄赤，口苦舌干，均忌。之才曰：萆薢为之使。恶败酱、莎草。

---

① 机关缓急：指关节拘急。机关，一作关机，指人体可活动的骨与骨之间连接处，犹如门开关枢纽部分。

② 周痹：中医病证名。风寒湿邪乘虚侵入血脉、肌肉，症见周身疼痛，上下游行，或沉重麻木，项背拘急，脉濡涩等。见于《灵枢·周痹》："周痹者，在于血脉之中，随脉以上，随脉以下，不能左右，各当其所。"又："此内不在脏，而外未发于皮，独居分肉之间，真气不能周，故命曰周痹。"

③ 溺：同尿，此指排泄小便。

【出产】《图经》曰：生常山川谷，今太行山、淄、温、眉州亦有。根黑色，长三四寸，两指许大。苗尖细碎，青色，无花。其茎叶似贯众而细，根长多歧，似狗脊骨，故名。春秋采根，曝干。《备要》曰：有黄毛如狗脊，故曰金毛狗脊。

【炮制】雷公曰：凡修事，火燎去毛，细剉了，酒浸一夜。蒸之，从巳到申，取出晒干。时珍曰：今人惟剉，炒去毛须用。

远志 <small>叶名小草</small>

味苦，温。主咳逆伤中，补不足，除邪气，利九窍，益智慧，耳目聪明，不忘，强志倍力《本经》。

无毒。利丈夫，定心气，止惊悸，益精，去心下膈气，皮肤中热，面目黄《别录》。

令人不迷，坚壮阳道[①]<small>甄权</small>。

妇人血噤、失音，小儿客忤《日华》。

肾积奔豚<small>好古</small>。一切痈疽<small>时珍</small>。

附 叶

主益精，补阴气，止虚损、梦泄《别录》。

【经络】感天之阳气，得地之芳烈而生。味苦温，而兼微辛，乃阳草也。为手少阴经君药，兼入足太阴经《经疏》。

入心肾二经，为水火并补之品，能通肾气，上达于心<small>芊绿</small>。

【合化】《经疏》曰：同茯神、人参、地黄、酸枣仁、丹砂，为镇心定惊要药。《得宜》曰：得茯苓，入肾通阳；得枣仁，通心安神。《普济》曰：同甘草、茯神、益智仁，治小便赤浊。之才

---

① 阳道：泛指阳气化生之道。

曰：得茯苓、冬葵子、龙骨，良。

【论说】希雍曰：心气弱，心血少，馁怯易惊，梦寐多魇，神不守舍，怔忡健忘，失志阳痿等症，均须远志。芊绿曰：前贤多以远志为心家药，至今守之。独海藏以为肾经气分药。时珍亦以为入肾经，非心经药。其功专于强志益精，治善忘。以精与志皆肾经之所藏，肾精不足则志气衰，不能上达于心，故迷惑善忘，二说是已。然心与肾毕竟交通，离开不得。非心气足不能下交于肾，而使肾之气上通于心。故凡肾精充，肾气旺，有以上达于心者，皆心气先能充足，有以下注，故也。则强志益精，治善忘，虽肾之所藏，而何莫非心欤？则前贤皆以远志为心药者，论其原；二家以为肾药者，据其功也。故余以为入心肾二经，一以见心为主，而肾为应，一以见心肾之不可离二也。

【禁忌】《经疏》曰：凡心经有实火，为心家实热，应用黄连、生地者，禁与参、术等助阳气药同用。之才曰：畏珍珠、藜芦、蜚蠊、齐蛤。

【出产】《图经》曰：生泰山及菀句川谷，今河陕京西州郡皆生。根黄色，形如蒿根。苗名小草，似麻黄而青。又如荜豆叶，亦有似大青而小者。三月开白花，四月采根叶，阴干用。出泗州[①]者，大于他处。出商州[②]者，根黑。俗传夷门[③]远志最佳。

【炮制】雷公曰：凡使先须去心，若不去心，服易闷人。用熟甘草汤浸一宿，晒干用。

---

① 泗州：古代地名。北周大象二年（580）改安州置，治所在宿预。

② 商州：古代地名。北周宣政元年以洛州改名，治所在上洛县。隋大业三年废。唐武德元年复置，天宝元年改置上洛郡，乾元元年复为商州。明洪武七年降为商县，成化十三年复升为州；北宋以殷州改名，后废。

③ 夷门：本战国魏都大梁城东门，因在夷门山之上得名，在今河南开封市东北隅。后人遂以夷门代指开封市。

巴戟天

叶辛，微温。主大风邪气，阴痿不起，强筋骨，安五藏，补中，增智益气《本经》。

甘，无毒。疗头面游风，小腹及阴中相引痛，补五劳，益精，利男子《别录》。

男子夜梦鬼交泄精，强阴下气，治风癞甄权。

一切风，疗水胀《日华》。

治脚气，去风疾，补血海时珍。

【经络】禀土德真阳之精气，兼得天之阳和以生。阳主发散，散则横行，当木之令，兼金之用，故入脾肾二经《经疏》。

入肾经，为强阴益精之品。补助元阳，祛风除湿，乃肾经血分药芊绿。

【合化】《经疏》曰：得熟大黄，治饮酒人脚弱，得五味子、肉苁蓉、鹿茸、山茱萸、柏子仁、补骨脂、枸杞子，治阴痿。去鹿茸、苁蓉，加黄柏、牛膝、麦冬、生地、车前子，治阴虚白浊久不愈。

【论说】希雍曰：五脏之劳，肾为之主。下气则火降，火降则水升，阴阳互宅，精神内守，故主肾气滋长，元阳益盛，而诸虚病自退也。其主诸风者，风，阳邪，势多走上，巴戟助元阳而兼散邪，况真元得补，邪安所留，此所以愈大风邪气，及头面游风，并一切风也。甄权曰：病人虚损，加而用之。《得宜》曰：功专温补元阳，得纯阴药，有既济之功。

【禁忌】《经疏》曰：凡相火炽，思欲不得，便赤口苦，目昏目痛，烦燥口渴，大便燥结者，均忌。之才曰：覆盆子为之使，恶丹参、雷丸。

【出产】《图经》曰：生巴郡，及下邳①山谷，今江淮河东州郡皆生，但不及蜀产为良。叶似苋，经冬不凋，俗名三蔓草。生竹林内，至秋结实，二八月采根，阴干。

【炮制】雷公曰：凡使，先用杞子汤浸一宿，待软，酒浸一伏时，漉出。同菊花炒焦黄，去菊，以布拭干用。

淫羊藿—名仙灵脾

味辛，寒。主阴痿绝伤，茎中痛，利小便，益气力，强志《本经》。

无毒。坚筋骨，消瘰疬，下部有疮，洗出虫，丈夫久服，令人无子《别录》。

丈夫绝阳无子，女人绝阴无子，老人昏耄②，中年健忘，一切冷风劳气，筋骨挛急，四肢不仁，补腰膝，强心力《大明》。

甘，香，微辛温时珍。

【经络】得金土之气，而上感天之阳气以生。味辛甘，气温。《本经》言寒者，误。可升可降，阳也。入手厥阴，为补命门之要药，亦入足少阴、厥阴经《经疏》。

入命门经，兼入肝经，通入胃、大肠、三焦三经，为助阳益精之品芊绿。

【合化】《圣惠》曰：得无灰酒，治偏风，手足不遂，皮肤不仁。《圣济》曰：同小栝楼，治目昏生翳。《痘疹便览》曰：同威灵仙，治痘疹入目。

【论说】士瀛曰：茎中痛，肝肾虚也，补益二经，痛自止矣。

---

① 下邳：古代地名。南朝宋以下邳国改名，治所在下邳县。隋开皇初废。隋大业初以邳州改名，治所在宿预县。唐武德四年复改名邳州。

② 耄：本义为八十、九十岁的高龄，泛指年老。此引申为年老昏乱。

芊绿曰:《别录》言久服无子,《大明》又治绝阴绝阳无子。何二说之相反欤?不知淫羊藿甘温益阳,能补命门,故能疗绝阴绝阳之无子,而使有子。《别录》云者,非久服即能变性也,因阳道旺,欲必不节,频御女而精反耗,故无子也。

【禁忌】《经疏》曰:凡虚阳易举,梦遗不止,便赤口干,强阳不痿,均忌。之才曰:山药为之使,得酒良。

【出产】《图经》曰:生上郡阳山山谷,今江东、陕西、泰山、汉中、湖湘间皆生。叶青似杏,上有刺,茎如粟秆,根紫有须。四月开花,或紫或白,五月采叶,晒干。出湖湘者,叶如小豆,枝茎紧细,经冬不凋。俗呼三枝九叶草。《备要》曰:北部有羊食淫羊藿,一日百合,故名。

【炮制】雷公曰:凡使,夹去叶四畔、花枝,每斤用羊脂四两,拌炒。

当归

味甘,温。主咳逆上气,温疟,寒热洗洗在皮肤中,妇人漏下无子《本经》。

辛,无毒,温中止痛,除客血内塞,中风痉,汗不出,湿痹,中恶客气,虚冷,补五脏,生肌肉《别录》。

虚劳寒热,下痢腹痛,女人沥血、腰痛、崩中,补女子诸不足甄权。治一切风,一切气,补一切劳,破恶血,养新血,及癥瘕,肠胃冷《大明》。

主痿痹嗜卧,足下热而痛,冲脉而病,气逆里急,带脉为病,腹痛,腰溶溶[1]如坐水中好古。

---

[1] 溶溶:指动,摇动。

头痛，痈疽，诸恶疮疡，排脓止痛，和血补血_{时珍}。

味苦、辛《得宜》。

【经络】禀土之甘味，天之温气以生。入手少阴、足厥阴，亦入足太阴。活血补血之要药《经疏》。

气厚味薄，可升可降，阳中微阴也_{东垣}。

入心、肝、脾三经。为养血润燥之品，而兼滑剂，乃血中气药，亦心经本药_{芊绿}。

【合化】《经疏》曰：同川芎、人参治难产及倒生。同益母草、红蓝花、蒲黄、牛膝，治产后血上薄心。同地榆、金银花、滑石、红曲，治滞下纯血，里急后重。《普济》曰：得吴茱萸，治久痢不止。《圣济》曰：同白芷，治大便不通。《妇科》曰：同炮姜，治产后血胀。同白蜜，治产后腹痛如绞。《得宜》曰：得人参、黄芪，则补气生血。同牵牛、大黄，则行气破血。得桂、附、茱萸则热，得大黄、芒硝则寒。

【论说】甄权曰：古方治产后恶血上冲，取效莫过于此。凡气血昏乱者，服之即定，可以补虚，为产后要药。宗奭曰：《药性论》补女子诸不足一语，尽当归之用矣。元素曰：凡血病必须用之。血壅而不流则痛。当归甘温能和血，辛温散内寒，苦温助心散寒，使气血各有所归。海藏曰：入心，以心主血也；入肝，以肝藏血也；入脾，以脾统血也。头止血，身养血，尾行血，全活血而不走。无己曰：脉者，血之道，诸血皆属心，凡通脉者必先补心益血。芊绿曰：韩懋谓治痰以姜制，切庵又谓当归非治痰药，姜制亦臆说。夫当归固非治痰之品，然亦有阴虚痰盛，于治痰药中，不得不用当归者。又以当归性究滋补，非疏豁之物，故斟酌用之。制之以姜，使阴既得所补，而补阴之中又得借之开窍以治痰。韩说亦未尽非也。

【禁忌】《经疏》曰：此性辛温，终是行走之性，故致滑肠。

又其气与胃气不相宜，故肠胃薄弱，泄泻溏薄，及一切脾胃病，恶食不思食，食不消，均忌。即在产后胎前亦不得入。之才曰：恶菌茹、湿面，畏菖蒲、海藻、生姜、牡蒙[1]，制雄黄。

【出产】《图经》曰：生陇西川谷，今川蜀、陕西、江宁、滁洲皆生，以蜀产者为胜。春生苗，绿叶有三瓣，七八月开花，似莳萝，浅紫色，根黑黄。二八月采根，阴干。切庵曰：川产力刚，善攻；秦产力柔，善补。以秦产头圆，尾多肥润，气香者良，名马尾当归。尾粗坚枯者，名镵头当归，只宜发散用。

【炮制】雷公曰：凡用，去芦头，以酒浸一宿。若要破血，即用头一节硬实处，若要止痛止血，即用尾。元素曰：以水洗净土。治上酒浸，治外酒洗。后或火干、日干以入药。

石斛

味甘，平。主伤中，除痹，下气，补五脏，虚劳羸瘦，强阴《本经》。

无毒，益精，平胃气，逐皮肤邪热痱气，脚膝疼冷痹弱，定志除惊《别录》。

除热健阳_{甄权}。

逐皮肤风痹，骨中久冷，补肾益力_{元素}。

甘、咸，主治胃热，兼益肾精《得宜》。

甘淡微咸，治发热自汗，痈疽，排脓内塞_{时珍}。

【经络】禀土中冲和之气，兼感春之和气以生。气薄味厚，阴中之阳，降也。入足阳明、足少阴，亦入手少阴经《经疏》。

入胃肾二经，兼入心脾二经。为除热益阴之品。除脾胃湿热，

---

① 牡蒙：中药紫参的别名。

补益四经^{芊绿}。

【合化】《经疏》曰：同麦冬、茯苓、橘皮、甘草，益胃，强四肢。同枇杷叶、麦冬、橘皮，则下气。《得宜》曰：得生姜，治囊湿精清，小便余沥。同川芎为末，搐鼻，治睫毛倒入。

【论说】雷敩曰：石斛镇涎，温丈夫元气。酒浸服久，永不骨痛也。宗奭曰：治胃中虚热有功。时珍曰：此乃脾及右肾之药。《深师》云：囊湿精少，小便余沥者，宜加之。一法每以二钱入姜一片，代茶，甚清肺补脾也。

【禁忌】《经疏》曰：宜入汤酒，不宜入丸。木斛，味大苦，误饵之，易损人，并不宜入上焦药。之才曰，陆英为使。恶凝水石、巴豆，畏雷丸、僵蚕。

【出产】《图经》曰：生六安山谷，水傍石上，荆、湖、广州及温、台州亦生，以广南者为佳。五月生苗，茎似竹节，节间出碎叶。七月开花，十月结实，根细长，黄色。七八月采茎，以桑灰汤沃之，色如金，阴干用。切庵曰：光泽如金钗，股短而中实，生石上者良，名金钗石斛。长而虚者名水斛，不堪用。

【炮制】雷公曰：凡使去根头，用酒浸一宿，曝干，以酥拌蒸，徐徐焙干用，入补药乃效。

骨碎补—名猴姜

味苦，温，无毒。主破血止血，补伤折《开宝》。主骨中毒气，风血疼痛，五劳六极，手足不收，上热下冷^{甄权}。

恶疾，蚀烂肉，杀虫《大明》。

主治闪折，筋骨伤损《得宜》。

主补肾。故治耳鸣，及肾虚，久泻。肾主骨，故治折伤，牙痛^{时珍}。

【经络】得金气，兼得石气以生。味苦气温，亦应有辛。好生阴处，故多得阴气，而入足少阴经《经疏》。

入肾经，为补益之品。入肾主骨，入血行伤，妇人血气药也芊绿。

【合化】《经疏》曰：得青盐、槐角，研末擦牙，能固齿。《圣济》曰：同乳香，治风虫牙痛。苏氏曰：同野蔷薇枝，刷病后发落。《得宜》曰：得猪骨，治久泻不止；得独活、寄生、虎骨，治痿痹。

【论说】原礼曰：予尝用此药末，入猪肾中煨熟，治久泄，立止。盖肾主大小便，久泄属肾虚，不可专责脾胃也。雷公用治耳鸣，耳亦肾之窍也。

【禁忌】《经疏》曰：不宜与风燥药同用。

【出产】《图经》曰：生江南，今淮、浙、陕西、夔、路州郡亦生。根生大木或石上，多在背阴处。引根成条，上有黄毛及短叶附之，至冬干黄，无花实，惟根入药。采不以时，削去毛用之。藏器曰：江西人呼为胡狲姜，象形也。

【炮制】雷公曰：凡采得，用铜刀刮去毛，细切，蜜拌，蒸一日，晒干用。

续断

味苦，微温。主伤寒，补不足，金疮痈疡，折跌，续筋骨，妇人乳难，久服益气力《本经》。

辛，无毒。女人崩中漏血，金疮，血内漏，止痛，生肌肉，及踠伤恶血腰痛，关节缓急《别录》。

去诸温毒，宣通血脉甄权。

助气，补五劳七伤，破癥结瘀血，消肿毒肠风，痔瘘，乳痈瘰疬，女人产前后一切病，胎漏，子宫冷，面黄虚肿，缩小便，止泄精，尿血《大明》。

【经络】得土金之气，兼禀天之阳气以生《本经》。

苦，微温。《别录》加之以辛，然自蜀中尝之，味又带甘，故入足厥阴、少阴，为理腰肾之圣药《经疏》。

入肝、肾二经，为专益筋骨之品，治胎产，以续绝伤^{芊绿}。

【合化】《经疏》曰：同当归、牛膝、肉桂、延胡索，能行血理伤。同凉血、补血、顺气药用，能安胎。同金疮药用，则疗金疮。《得宜》曰：得当归，治劳伤腰痛。得平胃散，治血痢。《古今录验》曰：同杜仲、枣肉为丸，治妊娠胎动。或两三月堕者，宜预服之。

【论说】之颐曰：断者续之，因名续断。盖其枝茎根节，宛如筋脉骨节也。是主续筋骨，连肉理，贯经脉，利乳难，补不足，益气力，续之功用大矣哉。切庵曰：女科外科，需为上品。

【禁忌】《经疏》曰：禁与苦寒药治血病，及与大辛热药用于胎前。之才曰：地黄为之使。恶雷丸。

【出产】《图经》曰：生常山山谷，今陕西河中亦有之。三月后生苗，干四棱，似苎麻叶，两两对生。四月开花，红白色同，似益母花，根如大蓟，赤黄色，七八月采。切庵曰：川产良，状如鸡脚，皮黄皱，节节断者真。

【炮制】雷公曰：取根横切，又去向里硬筋，酒浸一伏时，焙用。

干地黄 _{即今生地}

味甘，寒。主伤中，逐血痹，填骨髓，长肌肉，作汤除寒热积聚，除痹，疗折跌绝筋，生者尤良《本经》。

苦，无毒。主男子五劳七伤，女子伤中，胞漏下血，破恶血，溺血。利大小肠，去胃中宿食，补五脏，内伤不足，通血脉，益气力，利耳目《别录》。

助心胆气，治心肺损，吐血衄血，妇人崩中血运《大明》。

生血凉血，补肾水真阴，除皮肤燥，去诸湿热元素。

主心病，掌中热痛，脾气痿躄，足下热而痛好古。

【经络】禀仲冬之气，兼禀地之和气以生。《别录》又云苦者以其兼入心脾也，此乃补肾家之要药，益阴血之上品《经疏》。

气薄味厚，沉而降阴也。入手足少阴、厥阴及手太阳经好古。入心、肝、肾、心包、小肠五经，为滋阴凉血之品芊绿。

生地黄 即今鲜生地

大寒，无毒。治妇人崩中血不止，及产后血上薄[①]心，闷绝伤身，胎动下血，胎不落，堕坠，踠折瘀血，鼻血吐血，皆捣汁饮《别录》。

解诸热，通月水，利水道甄权。

主治劳伤血证《得宜》。

【经络】入心、肝、肾三经，为清火凉血之品芊绿。

熟地黄

味甘，微苦，微温，无毒。主补五脏内伤不足，通血脉，填骨髓，利耳目，黑须发，生精养血，男子五劳七伤，女子伤中胞漏，经候不调，胎产百病东垣。

---

① 薄：通"迫"，侵犯、侵迫、迫近。

滋肾水，益真阴，去脐腹急痛，病后胫股酸痛_{元素}。

坐而欲起，目䀮䀮[1]无所见，服之大效_{好古}。

【经络】熟则温而大补，味厚气薄，阴中之阳，沉也。入手足少阴、厥阴经_{元素}。

入心、肝、肾三经，为滋阴养血之品_{羊绿}。

【合化】《经疏》曰：干地黄同砂仁，治胎动下血，腰痛。同生姜，治产后中风。《保庆》[2]曰：干地黄，得蜜，炼丸，治妇人劳热，肌瘦食减，经候不调。孙氏曰：干地黄同地龙、薄荷治鼻出衄血。《得宜》曰：干地黄，得麦冬，复脉内之阴。得木通，导小肠之热。《圣惠》曰：生地黄汁入牛皮胶，治吐血便血。同生姜汁蜜，治小便尿血，及耳鼻出血。同车前叶、汁，亦治血淋。《梅师》曰：生地黄捣烂，敷疔肿乳痈。《圣惠》曰：熟地黄研末，得酒调，治吐血咳嗽。《得宜》曰：生地黄得砂仁，行气。若久曝太阳，能使虚阳归宿丹田。《禹讲师》[3]曰：生地黄同当归、黄连，治冲任伏热，月经不调，久而无子。《本事》曰：生地黄得当归，治妊娠冲任脉虚。《普济》曰：生熟地黄同川椒、食盐，能明目补肾。

【论说】雷公曰：采得即用者为生地黄，晒干者为干地黄，以法制过者为熟地黄。好古曰：钱仲阳[4]泻丙火，干地黄与木通同用，以导赤也。诸经之血热，与他药相随，亦能治之。溺血便血皆同也。又曰：干地黄益肾水，凉心血，脉洪实者宜之。若脉虚

---

① 䀮䀮：目不明也。

② 《保庆》：方书，此指《保庆集》，又名《产育保庆集方》《妇人产育保庆集》，原撰人不详，一卷，有论无方，后经宋代郭稽中补入方药。

③ 《禹讲师》：方书，即《禹讲师经验方》，著者及内容不详。

④ 钱仲阳：即钱乙（1035—1117），字仲阳，宋代东平人，著名的儿科医家。著有《婴孺论》《钱氏小儿方》《小儿药证直诀》等。

者，宜熟地，假火力蒸九数，故能补肾中元阳之气。原礼曰：阴微阳盛，相火炽强，来乘阴位，日渐煎熬，为虚火之症者，宜干地黄之属，以滋阴退阳。元素曰：生地黄大寒凉血，血热者须用之。熟则微温，补肾，血衰者须用之。脐下痛，属肾经，非熟地不能除，乃通肾之药也。王硕[1]曰：男子多阴虚，宜熟地。女子多血热，宜生地。又云生地能生精血，天门冬引入所生之处。熟地能补精血，麦冬引入所补之处。

【禁忌】《经疏》曰：凡病人脾胃弱，大便泄，产后不食或泻，及胸膈多痰，气道不利，俱禁。升降窒塞，药宜通而不宜滞，汤液中禁入地黄。之才曰：干地黄，得清酒、麦冬，良。恶贝母，畏莱菔、芜荑。元素曰：熟地黄忌莱菔、葱、蒜，得当归、丹皮良。

【出产】《图经》曰：生咸阳川泽黄土地者佳，今随处皆生，以同州为上。二月生，叶布地，似车前叶，有皱纹而不光，花红紫色，似油麻花，结实作房，如连翘子，甚细，根如人手指，入土即生，种之甚易。二八月采根用。

【炮制】虞抟曰：生地生血，胃气弱者恐妨食。熟地补血，痰饮多者恐泥膈。或云，生地酒炒则不妨胃，熟地姜汁炒则不泥膈。此真得用地黄之精微者也。时珍曰：凡制熟地，必拌砂仁末与酒，蒸晒，单用酒煮者不可用，何况水煮乎。

牛膝

味苦。主寒湿痿痹，四肢拘挛，膝痛不可屈伸，逐血气，伤热火烂，堕胎《本经》。

---

[1] 王硕：生卒年及籍贯不详，字德肤，南宋医家，以其师陈无择《三因极一病证方论》为基础，撰有《易简方》一卷。

酸平，无毒，疗伤中少气，男子阴消，老人失溺，补中续绝，填骨髓，除脑中痛，及腰脊痛，妇人月水不通，血结，益精，利阴器，止发白《别录》。

补肾，助十二经脉甄权。

产后心腹痛，并血运，落死胎《大明》。

补肝脏风虚好古。

五淋尿血，茎中痛，下痢，喉痹，口疮齿痛，痈肿，恶疮，伤折时珍。

附茎叶

主寒湿痿痹，老疟，淋秘时珍。

【经络】禀地中阳气，兼乎木火之化以生。味厚气薄，走而能补，性善下行，故入足厥阴、少阴经《经疏》。

入肝、肾二经，能引诸药下行，而兼泻剂芊绿。

【合化】《经疏》曰：君当归、地黄，能下死胎。加朴硝，立下胞衣。得白酒，煎浓，治小便不利，茎中痛欲死，兼治妇人血结，腹坚痛。《梅师》曰：生牛膝捣敷，立止金疮作痛。《得宜》曰：得肉苁蓉则益肾，得杜仲则补肝。《圣惠》曰：牛膝叶，得豉汁和盐酱，治气湿痹痛。单用捣汁，能点眼生珠管。

【论说】丹溪曰：能引诸药下行，筋骨痛风在下者，宜加用之。张子和曰：大法治淋，宜通气清心，平火利湿，不可用补，恐湿热得补增剧也。牛膝为淋症要药，血淋尤宜之。杜牛膝亦可，又有中气不足致小便不利者，宜补中益气，不可用淋药通之。东垣曰：凡用杜牛膝，春夏用叶，秋冬用根，惟叶汁效尤速。《宝鉴》曰：生用，散恶血，破癥瘕，治心腹诸痛。淋痛尿血，经闭产难，喉痹痈疡，金疮折伤，出竹木刺，堕胎，皆取其去恶血之功也。酒蒸，益肝肾，强筋骨，治腰膝骨痛，足痿筋挛，阴痿失溺，久疟下痢，伤中少气，皆取其补肝肾之功也。《得宜》曰：生用逐瘀，熟用强筋。芊绿曰：杜牛膝，性专下走，毫无补益，肝肾二家虚弱者，不可轻投。

【禁忌】《经疏》曰：误用必伤胎，经闭未久，疑似有妊者，忌用。上焦药中勿入，血崩不止者亦忌。《备要》曰：性下行而滑窍，梦遗失精，及脾虚下陷，因而腿膝肿痛者，禁用。之才曰：恶龟甲，畏白前，忌牛肉乳。

【出产】《图经》曰：生河内川谷，及临朐，今江淮、闽粤、关中亦有之，然不及怀州①者为真。春生苗，茎青紫，有节如鹤膝，又如牛膝。叶尖圆，如匙，两两对生于节上，花开成穗，秋结实，甚细，二八月采根阴干，茎叶亦可单用。

【炮制】雷公曰：凡使去头芦，以黄精自然汁浸一宿，焙干用。时珍曰：下行生用，滋补则焙用，或酒拌蒸用。

麦冬一名麦虋冬

味甘，平。主心腹结气，伤中伤饱，胃络脉绝，赢瘦短气《本经》。

微寒，无毒。疗身重目黄，心下支满，虚劳客热，口干燥渴，止呕吐，愈痿蹶②，强阴益精，消谷调中，保神，定肺气，安五脏。令人肥健，美颜色，有子《别录》。

---

① 怀州：古代地名。北魏天安二年置，治所在野王县。太和八年废。东魏天平初复置。隋大业初废。唐武德二年复置。金天会六年改名南怀州，天德三年复名怀州。元宪宗七年改为怀孟路。

② 痿蹶：症状名，亦作痿躄。指手足萎弱无力，动作行走不便。亦特指下肢麻痹。

去心热，止烦热，寒热体劳，下痰饮_{藏器}。

止嗽，定肺痿吐脓，时疾热狂，头痛《大明》。

治热毒，大水面目肢节浮肿，下水，主泄精_{甄权}。

治肺中伏火，补心气不足，主血热妄行及经水枯，乳汁不下_{元素}。

【经络】禀天春阳生之气，感地和稼穑之甘以生。入足阳明，兼入手少阴、太阴，实阳明之正药《经疏》。

甘、微苦，微寒，阳中微阴，降也。入手太阴经气分_{东垣}。

入心肺二经，兼入胃经，为清润之品，而兼泻剂_{芊绿}。

【合化】《经疏》曰：同覆盆、蒺藜、黄柏、五味子，能止泄精。《普济》曰：得黄连治咽喉生疮，脾肺虚热上攻者。《图经》曰：同人参、炙甘草，治金石药发者。《得宜》曰：得地黄、阿胶、麻仁，同为润经复脉之剂。得五味子，能摄肺肾之津液。《衍义》曰：得沙参、五味子，治心肺虚热，虚劳客热。崔氏曰：同黄连，亦治消渴。

【论说】宗奭曰：麦冬，除肺热之功为多，但专泄而不专收，虚寒多者禁服。东垣曰：凉而能补，补而不泥，无过于麦冬者。伤寒劳复，与夫温热病及杂病，阴不济阳，而烦热燥渴者，用以生津液，濡枯而退热，大有奇功。时珍曰：麦冬，以地黄为使，能治喘促肾气，及身上一切恶气不洁之疾。盖有君而有使也，若有君无使，是独行无功矣。

【禁忌】《经疏》曰：麦冬性寒，虽主脾胃，而虚寒泄泻，及痘疮虚寒作泄、产后虚寒作泄，均忌。之才曰：地黄、车前为之使。恶款冬、苦参、青葙、木耳，伏石钟乳。

【出产】《图经》曰：生函谷、川谷，及堤坂、肥土、石间，今所在有之。叶青似莎草，四季不凋。根黄白有须，作连珠，形似矿麦^①，故名。四月开淡红花，实圆如珠。江南出者叶大，或云吴地产者胜。二三八十月采阴干。

【炮制】弘景曰：凡用，取肥大者，去心，不令人烦。洁古曰：引经须以酒浸。时珍曰：入汤药，以滚水润湿，或以瓦焙软，抽去心。入丸散，须瓦焙，速吹冷，乃不损药力也。

旱莲草 《本经》名鳢肠

味甘、酸，平，无毒。主血痢，针灸疮，发洪血不可止者，敷之立已《开宝》。

乌须发，益肾阴元素。止血排脓，通小肠《大明》。

【经络】正禀北方坎水之气，故其汁黑。纯阴之草，降也。而入足厥阴、少阴经，亦入手太阳、手足阳明经《经疏》。

入肝肾二经，兼入胃、大小肠三经，为补肾之品芊绿。

【合化】《圣济》曰：捣汁，滴鼻中，治偏正头痛。《经验》曰：旱莲子、草，焙末，治肠风脏毒，下血不止。《得宜》曰：得车前，治溺血。

【论说】《经疏》曰：须发白者，血热也；齿不固者，肾虚有热也。主治血痢，通小肠者，肾主二便，肝亦同司。此味入肝肾以益阴，又能凉血，血凉则荣气之壅热以去。

【禁忌】《经疏》曰：脾胃虚弱者勿服。不用姜汁、椒红相兼修事，服之者，必腹痛作泄，宜详审之。

【出产】《图经》曰：生下湿地，处处皆生，南方尤多。苗似旋覆，二八月采，阴干。亦谓之金陵草。

【炮制】《备要》曰：熬膏，良。

---

① 矿麦：大麦的一种，芒长，实熟时种子与稃壳分离，易脱落。也称裸大麦、青稞。

沙苑蒺藜

味甘，温。一云微腥，无毒。主咳逆伤肺，肺痿，止烦下气
_{甄权}。

长肌肉，明目轻身，疗吐脓，去燥热，治奔豚，肾气，益精
_{好古}。

疗水脏冷，小便多，止遗沥泄精，溺血肿痛，阴汗，妇人带
下，治虚羸《大明》。

功专补肾《得宜》。

【经络】苦温补肾，辛温泻肺气，而散肝风《备要》。

入肾经，兼入肝经，为平补之品_{芊绿}。

【合化】《得宜》曰：得鱼鳔，能聚精气。

【论说】时珍曰：后世补肾，多用沙蒺藜，或以熬膏和药。芊
绿曰：沙蒺藜专补肾虚，治腰痛及虚损劳乏，其功能大概不出此。

【禁忌】《经疏》曰：沙蒺藜，性能固精，命门火炽，阳道数
举，交媾精不易出者，均忌。

【出产】宗奭曰：出同州①沙苑牧马处。子如羊内肾，大如黍
粒，绿色。补肾药中，今多用之。

【炮制】《备要》曰：炒用，亦可代茶。

菟丝子_{即诗云茑与女萝}

味辛，平。主续绝伤，补不足，益气力，肥健人，汁去面𪒟
《本经》。

---

① 同州：西魏废帝三年（554）改华州置，治武乡县，属关内道。

甘，无毒，养肌强阴，坚筋骨，主茎中寒，精自出，溺有余沥，口苦燥渴，寒血为积，久服明目《别录》。

男女虚冷，添精益髓，去腰疼膝冷，消渴热中_{甄权}。治五劳七伤，鬼交泄精，尿血《大明》。

补肝脏风虚_{好古}。

【经络】禀中和凝正阳气，一茎从树感枝而成。从中春上阳结实，故偏补人卫气，助人筋脉_{雷敩}。

禀春末夏初之气以生，凝地之冲气以成，感秋之气而实。《本经》言辛，与辛香燥热不同。是为补脾肾肝三经要药《经疏》。

入肝肾二经，兼入脾经，为补助三阴之品_{芊绿}。

【合化】《经疏》曰：君莲实、山药、人参，能实脾，止泄嗜食。加五味子、肉豆蔻、砂仁，能治肾泄。《得宜》曰：得茯苓、石莲，治白浊遗精。得麦冬，治赤浊。得牛膝，治腰脚痛。得车前子，治产难横生。

【论说】东垣曰：暖而能补肾中阳气，故茎中寒，精自出。溺有余沥，皆主之，至劳伤，皆脾肾肝三脏所主，肝脾气旺，则瘀血自行也。海藏曰：能补肝脏虚，故去风。专主腰膝，腰膝者，肝肾之所治也。

【禁忌】《经疏》曰：肾家多火，阳强不痿[①]，及大便燥结者，均忌。之才曰：得酒，良。山药、松枝为之使，恶藋菌。

【出产】《图经》曰：生朝鲜川泽田野，以冤句者为胜。夏生苗，如丝综，蔓延草木之上。或云无根，假气而生。六七月结实，极细，如蚕子，土黄色。九月收采，曝干。

【炮制】雷公曰：凡使，勿用天碧草子，以其味酸涩而黏，不堪入药。采得菟丝，去壳，用苦酒浸二日。以黄精自然汁相对，

---

① 阳强不痿：即强中。指未从事房事活动，或未发生性欲，无憋尿情况下阴茎长举不痿。

浸一宿，微火煎至干，入臼中，烧热铁杵成粉用之。

使君子

味甘，温，无毒。主健脾胃，除虚热，杀脏虫，小儿五疳，小便白浊，疗泻痢疮癣《开宝》。

【经络】得土之冲气，兼感季春之令以生。入足太阴、阳明，为补脾健胃之要药《经疏》。

入脾胃二经，为消积杀虫之品，乃小儿百病之上药也芊绿。

【合化】《得宜》曰：得芦荟，治小儿脾疳。《简便》曰：同木鳖子，治小儿痞块腹大，肌瘦，面黄，渐成疳疾。

【论说】时珍曰：此物味甘气温，既能杀虫，又益脾胃，所以能敛虚热，而止泻痢，为幼科要药也。

【禁忌】《经疏》曰：小儿泄痢有赤积，是暑气所伤。禁与肉豆蔻、诃子等涩热药同用。亦忌食热物及饮热茶，犯之即泄。

【出产】《图经》曰：生交、广等州，今岭南州郡皆有之。叶青如两指，茎作藤如手指。三月生花，淡红色，有五瓣，七八月结实，类栀子而有五棱，及时采之。

【炮制】《备要》曰：勿用油黑者，亦可煨食。

天冬

味苦，平。主诸暴风湿偏痹，强骨髓，杀三虫，去伏尸《本经》。

甘，大寒，无毒。保定肺气，去寒热，养肌肤，益气力，利小便，冷而能补《别录》。

肺气咳逆喘促，肺痿肺痈，除热，通肾气，止消渴，去热中风，除身上一切恶气、不洁之疾_{甄权}。

镇心，润五脏，补五劳七伤，吐血，治嗽，消痰，去风热烦闷《大明》。

主心病，嗌干心痛，渴而欲饮，足下热而痛_{好古}。润燥滋阴，清金降火_{时珍}。

【经络】正禀大寒初之气以生，得地之阴精独厚。味厚于气，阴也，降也。除肺肾虚热之要药《经疏》。

气寒，味微苦而辛，阳中之阴，入手太阴、足少阴经，气分之药_{好古}。

入肺肾二经，为除虚热、润燥痰之品，而兼泻剂_{芊绿}。

【合化】《经疏》曰：同麦冬、百部、桑白皮、枇杷叶、元参、贝母、童便、竹沥，为清肺消痰止嗽必用之药。洁古曰：同地黄、人参，为三才丸，能滋阴养血，温补下元。《得宜》曰：得熟地则入肾，能长生不老。好古曰：得人参、五味、枸杞，同为生脉之剂。吴球[①]曰：同乌药，治小肠偏坠。虞抟曰：生捣滤汁，治诸般痈肿。

【论说】嘉谟曰：肾主津，燥则凝而为痰，得润剂则痰化，所谓治痰之本也。仲淳曰：疾之标在脾胃肺，其本在肾。若非肾家有火，炎上薄肺，煎熬津液而成黏腻，则痰何自生？天冬味苦气寒，能清热保肺。下通于肾，故为清肺消痰止嗽必用之药。又肺为华盖，喜清肃而恶烦热，亦畏湿热，平则和安，发声清亮。一受火贼，则痰壅咳逆、气喘吐血、寒热声哑之症出焉。热泄则痰散而肺清，肺清则津液流通，气得下降，而诸症悉除矣。元素曰：苦泄滞血，甘助元气，及血妄行，此天门冬之功也。

【禁忌】《经疏》曰：胃虚无热及泻者，均忌。之才曰：垣

---

① 吴球：生卒年不详，字茭仙（或作茭山），明代括苍人，医药学家。著有《诸证辨疑》（又名《诸证辨疑录》）四卷、《活人心统》四卷和《用药元机》两卷等。

衣①、地黄、贝母为之使，恶鲤鱼、制雄黄、硇砂。

【出产】《图经》曰：生奉高②山谷，今处处皆有。春生藤蔓，大如钗股，叶如茵香，尖细而疏滑，有逆刺，亦有涩而无刺。夏生白花，或黄，秋结黑子，在根枝旁。二三七八月采根，四破之，去心，曝干。

【炮制】雷公曰：凡使，酒蒸晒干，或烘干用。

何首乌—名地精，又名交藤

味苦、涩，微温，无毒。主瘰疬，消痈肿，疗头面风疮，五痔，止心痛，益血气，黑髭鬓，悦颜色。久服长筋骨，益精髓，亦治妇人产后及带下诸疾《开宝》。

治腹脏一切宿疾，冷气肠风《大明》。

泻肝风好古。

附茎叶

主风疮疥癣，作痒，煎汤洗浴，甚效时珍。

【经络】禀春深之气而生，升也，阳也。入足厥阴，兼入足少阴经，故为益血祛风之上药《经疏》。

入肝肾二经，为滋补良药，而兼涩剂羊绿。

【合化】《圣惠》曰：单服，治肠风脏毒。《得宜》曰：得当归、枸杞、菟丝、骨脂、脂麻，能固精延年。得胡麻，治大风痢疾。《博济》曰：同艾叶，治疥癣满身，不可治者。

---

① 垣衣：指墙上背阴处所生的苔藓。

② 奉高：古代地名。汉武帝元封元年置。北齐废入岱山县。隋开皇三年改岱山县为奉高县。开皇六年复改名岱山县。

【论说】汪颖曰：苦坚肾，温补肝，甘益血，涩收敛精气，能止诸疟。大约疟邪在阴分，久而不解者，必须此，毒痢下纯血，诸药不效者，亦用之有神。时珍曰：白者入气分，赤者入血分，不寒不燥，功在地黄、天冬诸药之上。

【禁忌】《经疏》曰：首乌为益血之品，忌与附、桂等诸燥热药同用。时珍曰：茯苓为之使。忌诸血、无鳞鱼、萝卜、蒜、葱。能伏朱砂。

【出产】《图经》曰：江南诸州皆生，以西洛、嵩山及南京柘城县者为佳。春生苗，叶相对如山芋，而不光泽。茎蔓延竹木墙壁间。夏秋开黄白花，似葛勒花，结子有棱，似荞麦而细小，才如粟大。秋冬取根，大如拳，各有五棱，分赤白二种，赤雄白雌。本名交藤，因何首乌服之而名易也。

【炮制】慎微曰：用新采者，去皮，铜刀切薄片，入甑内瓷锅蒸之，旋淋以热水。勿令满溢，候无气息，乃取出，晒干用。

以上补剂草部

侧柏叶

味苦，微温，无毒。主吐血衄血，痢血，崩中赤白，轻身益气，生肌，湿痹及一切血症《别录》。

苦、辛，涩，冷风，历节疼痛，止尿血甄权。

灸罨①冻疮，汁乌髭发《大明》。

性寒，敷汤火疮，疗蛊痢，杀五脏虫苏颂。

【经络】感秋令，得金气之全而生，故入足厥阴、少阴经《经疏》。

养阴滋肺而燥土，最清血分，为补阴要药《备要》。

---

① 罨：覆盖、敷。

入肝肾二经，可升可降，为益阴凉血之品^{芊绿}。

【合化】《普济》曰：同榴花，治衄血不止。《图经》曰：和黄连，治蛊痢下黑血。僧坦[1]曰：生叶，捣汁，熬，盐熨，鼠瘘核痛未成脓者。

【论说】丹溪曰：柏属阴，与金善守，其性多燥，久得之大益脾土，以滋其肺。陆佃[2]曰：柏有数种，入药惟取叶扁而侧生者，故曰侧柏。

【禁忌】《本草述》曰：叶味苦，多食亦能倒胃。之才曰：瓜子、牡蛎、桂为之使。畏菊花、羊蹄、诸石及面曲。伏砒、硝。

【出产】《图经》曰：生太山山谷，出乾州[3]者为最佳。三月开花，九月结子，候成熟，以收采焉。叶名侧柏，出密州者尤佳，采取无时。

【炮制】雷公曰：凡用，须浸糯泔水中七日，酒拌，蒸一伏时，用黄精自然汁浸焙，待汁干，用之。时珍曰：此服食治法也，常用或生或炒，各从本方。

柏子仁

味甘，平。主惊悸，安五脏，益气，除风湿痹，久服令人润泽，耳目聪明^{《本经》}。

无毒，疗恍惚，虚损吸吸[4]，历节腰中重痛，益血止汗^{《别录》}。

---

[1] 僧坦：即姚僧坦（498—583），亦有载为僧垣者。南北朝人，医药学家。著有《集验方》（亦称《姚僧坦集验方》）。

[2] 陆佃：字农师（1042—1102），北宋越州山阴人，训诂学家。著有训诂书《尔雅新义》二十卷、《埤雅》二十卷等。

[3] 乾州：古代地名。唐乾宁元年置，治所在奉天县。北宋熙宁五年废。金天德三年复改醴州为乾州，治所不改。唐大历三年置。后废。

[4] 吸吸：气息短少而语言不能接续貌，即呼吸急促，虚乏状也。多因元气虚弱所致。

润肝_{好古}。

功专养心平肝润肾《得宜》。

安魂定魄，益智宁神_{时珍}。

【经络】辛甘而润，其气清香，能透心肾而悦脾《备要》。

入心经，兼入肝肾二经，为滋润之品_{芊绿}。

【合化】宗奭曰：同松子仁、大麻仁，治老人虚闭。《圣惠》曰：单服，治小儿囟啼，惊痫腹满，大便青白。陆氏曰：取油，同香油，搽黄水湿疮。《得宜》曰：得远志，能交通心肾。

【论说】好古曰：肝经气分药也。苏颂曰：凡补脾药多燥，此润药而其气清香，大能舒脾，燥脾药中兼用最良。时珍曰：性平，不寒不燥，味甘而补，辛而润，故能透心肾，益脾胃。乃仙家上品，宜乎滋养剂中用之。

【禁忌】《经疏》曰：柏子仁，体性多油，肠滑作泻者勿服。膈间多痰及已油者勿服。甄权曰：畏菊花、羊蹄草。

【出产】时珍曰：树耸直，皮薄肌腻，花细琐而实成球，状如小铃。霜后四裂，中有数子，大如枣粒，芬香可爱。

【炮制】雷公曰：酒浸一宿，晒干，炒，研，去油用。

血竭_{即麒麟竭}

味甘、咸，平，有小毒。主心腹卒痛，金疮血出，破积血，止痛生肉，去五脏邪气《开宝》。伤折打损，一切疼痛，血气搅刺，内伤血聚，补虚，并宜酒服_{李珣}。补心包络，肝血不足_{好古}。敷恶疮疥癣，久不合，性急不可多使，却引脓《大明》。散滞血诸痛，妇人血气，小儿瘈疭_{时珍}。

专除血痛，散瘀生新_{讱庵}。

【经络】禀土气，而兼水化。《丹房鉴源》云禀于荧惑之气，生于汤石之阴，色赤象火而味咸，则得阴气也。气薄味厚，阴也，降也。入足厥阴、手少阴经。甘主补，咸主消，散瘀血，生新血之要药《经疏》。

入肝、心包二经，为和血之品，以专除血痛^{芊绿}。

【合化】《圣惠》曰：同硫黄，治白虎风痛，走注，两膝热肿；同温酒，治产后血运，不知人，及狂语。《摘玄》曰：同滑石、丹皮，治腹中血块。《集要》^①曰：同蒲黄，治鼻出衄血。同没药、童便，治产后血冲心胸，满喘，命在须臾者。《济急》^②曰：为末，敷臁疮不合。

【论说】李梴曰：血竭，木之脂液，如人之膏血。味甘咸而走血，肝、心包皆主血，故入之。河间云：血竭止血痛，为和血圣药是矣。乳香、没药虽主血病，而兼入气分，此则专于血分者。

【禁忌】《经疏》曰：凡血病无瘀积者，不必用。《大明》曰：得密陀僧，良。

【出产】《图经》曰：出南番诸国及广州。木高数丈，婆娑可爱，叶似樱桃而有三角。脂液从木中流出，滴下如胶饴，久而坚凝，乃成竭，色赤如血，故名。采无时。其味咸气腥，是海母血，不可用。真竭微咸而甘，如栀子气味。旧说与紫铆大都相类，而别是一物，功力亦殊。《备要》曰：以染透指甲者为真。

【炮制】雷公曰：先研粉，筛过，入丸散中。若同众药捣，则作尘飞。

茯神

味甘，平。主辟不祥，疗风眩风虚，五劳口干，止惊悸，多

---

① 《集要》：综合性医书，即《医林类证集要》，共十卷，明代王玺著。
② 《济急》：方书，即《济急仙方》或《济急方》，一卷，为元末明初道士赵宜真（号原阳子）所著，又相传为其弟子刘渊然集其经验所著。

恚怒，善忘，开心益智，安魂魄，养精神《别录》。

补劳乏，主心下急痛坚满，人虚而小肠不利者，加而用之甄权。

【经络】茯神抱木心而生，气味略同茯苓。但茯苓入脾肾之用，茯神则入心之用多也《经疏》。

入手少阴经《得宜》。

入心经，兼入肝经，为宁神定志之品芊绿。

【合化】《得宜》曰：得枣仁，能安神。得乳香、木瓜、酒，治筋骨挛痛。《百一选方》曰：得沉香，治心神不定，火不下降，水不上升，时复振跳者。

【论说】士瀛曰：《神农本草》止言茯苓，《名医别录》始添茯神，主治皆同。后人治心病必用茯神，故洁古言风眩心虚，非茯神不能除。然茯苓亦未尝不治心病也。时珍曰：茯苓、茯神，赤入血分，白入气分。各从其类，如芍药之义。先哲曰：茯神补心，须佐远志，此语有精义。盖茯神专补心之阳，必须远志，举阴中之阳以上奉，乃可补心也。

【禁忌】《经疏》曰：病人肾虚，小水自利，或不禁，忌用。

【出产】《图经》曰：山中古松，久为人斩伐后，附根而生者，曰茯苓。其不附着根，而抱根面之轻虚者，为茯神。然则假气而生之说，理自胜矣。

【炮制】《备要》曰：去皮，及中木用。

桑寄生

味苦，平。主腰痛，小儿背强，痈肿，安胎，充肌肤，坚发齿，长须眉《本经》。

甘，无毒，主女子崩中，内伤不足，产后余疾，下乳汁，主金疮，去痹《别录》。

坚筋骨，益血脉《大明》。

主怀孕、漏血不止，令胎牢固甄权。

外科，散疮疡讱庵。

【经络】感桑之精气而生，不寒不热，最能益血，亦能去湿，故并主之《经疏》。

入肝、肾二经，为益血之品芊绿。

【合化】《经疏》曰：同枸杞子、地黄、胡麻、川续断、何首乌、当归、牛膝，治血虚，手臂骨节疼痛。《集简》曰：单用，生捣汁，能治膈气。《圣惠》曰：同阿胶、艾叶，治胎动腹痛。杨氏[1]曰：同防风、川芎、炙甘草，治毒痢脓血。若单用，为末，治下血后虚，如丹田元气虚乏，腰膝沉重无力者。

【论说】寇氏曰：桑寄生难得真者，真者下咽必有验。若用他木寄生，既未必效，且恐有害也。《类明》曰：腰痛，是血脉虚衰，不能通行。桑寄生能益血脉，故古方独活寄生汤以治虚弱腰痛。丹溪用之，治风湿脚腿疼痛，无非以桑叶、桑枝皆能活血。桑寄生是寄生桑上，而得其气也。

【禁忌】未详。

【出产】《图经》曰：出洪农山谷，今无处不生。或云是乌鸟食物子，落于枝节间，感气而生。叶似橘而厚软，茎似槐枝而肥脆。三四月生花，黄白色，六七月结实，黄如小豆。三月三日采茎叶，阴干。

【炮制】雷公曰：凡采得后，用铜刀，和根枝茎，细剉，阴干用，勿见火、见铁。

杜仲

味辛，平。主腰膝酸痛，补中，益精气，坚筋骨，强志，除

---

[1] 杨氏：即杨倓（约1120—1185），字子靖，原籍代州崞县，南宋医家。著《杨氏家藏方》二十卷。

阴下痒湿，小便余沥《本经》。

甘温，无毒。脚中酸疼，不欲践地《别录》。

治肾劳，腰脊挛《大明》。

肾冷臀音贵腰痛，人虚而身强直，风也。腰不利，加而用之甄权。

能使筋骨相着东垣。

治胎漏胎堕汪机。润肝燥，补肝经风虚好古。

【经络】禀阳气之微，得金气之厚。气薄味厚，阳中之阴。入足少阴，兼入足厥阴经《经疏》。

气味俱薄，沉而降，阴也元素。

肝经气分药也好古。

入肾肝二经。为助益腰膝之品，肝充则筋健，肾充则骨强芊绿。

【合化】《经疏》曰：同牛膝、枸杞子、续断、白胶、地黄、五味子、菟丝子、黄柏、山药，治肾虚腰痛，及下部软弱无力。陶隐居曰：单用，酒渍，治风冷伤肾，腰背虚痛。《肘后》曰：同牡蛎，治病后虚汗，及日中汗流。杨氏曰：同续断、山药，治频惯堕胎，或三、四月两月堕者。《得宜》曰：得羊肾，治肾虚腰痛。得糯米、山药、枣肉，治怀胎易堕。得补骨脂、青盐、枸杞，能壮肾阳。

【论说】时珍曰：杜仲，古方只知滋肾。惟好古言是肝经气分药，润肝燥，补肝虚，发前人所未发。盖肝主筋，肾主骨，屈伸利用，皆属于筋。杜仲色紫而润，故能入肝。子能令母实，故兼补肾。李言闻曰：腰痛不已，属肾虚；痛有定处，属死血；往来走痛，属痰；腰冷身重，遇寒便发，属寒湿；或痛或止，属湿热；而其原多本于肾虚，以腰者，肾之府也。胎沥者，怀妊沥血，胎易堕者，胎元不固也。士材曰：虽温而不助火。

【禁忌】《经疏》曰：肾虚火炽者，忌用。即或用之，当与知柏同入。之才曰：恶元参、蛇退皮。

【出产】《图经》曰：生上虞①山谷及上党汉中，今商、成、峡等州，近处皆生。木高数丈，叶如辛夷，亦类柘，皮又似厚朴。折之，内有白丝相连，江南谓之橷。初生嫩叶可食，谓之橷芽。二五六九月，采取其皮用。《备要》曰：出汉中，厚润者良。

【炮制】雷公曰：凡使，削去粗皮，用酥蜜和涂，火炙，细剉用。切庵曰、或酒炙、盐酒炒，姜汁炒断丝用同。

枣仁《尔雅》名樲②

味酸，平。主心腹寒热，邪结气聚，四肢酸痛，湿痹，久服安五脏《本经》。

无毒，烦心不得眠，脐上下痛，血转久泄，虚汗烦渴，补中益肝气，坚筋骨，助阴气，能令人肥健《别录》。

筋骨风，炒，研汤服甄权。

【经络】禀木之气，而兼土化。可升可降，为阳中之阴。入足少阳，手少阴，足厥阴、太阴之经《经疏》。

入心、脾、肝、胆四经，为宁心敛汗之品，以专补肝胆芊绿。

【合化】《图经》曰：同茯苓、人参、白术、甘草、生姜，治振悸不眠。《圣惠》曰：得粳米、地黄汁，治骨蒸不眠。《简便》曰：同人参、茯苓，治睡中汗出。《外台》曰：酸枣核烧灰，治刺入肉中。

① 上虞：古代地名。西汉置，王莽改名会稽县，东汉复为上虞县，隋开皇中废。唐贞元中复置，长庆初又废，二年又置。

② 樲（èr 二）：植物名，指樲棘。鼠李科枣属，落叶乔木。形态与枣相似，枝具刺，果实较少，味酸。也称为酸枣。

【论说】苏恭曰:《本经》用实,疗不得眠,不言用仁。今则皆云枣仁也。丹溪曰:血不归脾,睡卧不宁者,宜用枣仁,大补心脾。则血归脾统,五脏安和也。切庵曰:甘酸而润,专补肝胆,炒熟酸温而香,亦能腥脾,故归脾汤用之。时珍曰:枣仁熟用,疗胆虚不得眠,烦渴虚汗之症;生用,疗胆热好眠,皆足厥阴少阳药也。今人专以为心家药,殊昧此理。

【禁忌】《经疏》曰:凡肝、胆、心、脾,有实邪热者,禁用,以收敛故也。之才曰:恶防己。

【出产】《图经》曰:生河东川泽,今近京及西北州郡皆生。多在陂坂及城垒间。似枣木,皮细心赤,茎叶俱青,花似枣花。八月结实,似枣而圆小,味酸,当月采实,取其核仁,阴干。

【炮制】雷公曰:凡使,采,熬干,取叶重拌蒸半日,去尖皮,任研用。

山茱萸

味酸,平。主心下邪气寒热,温中,逐寒湿痹,去三虫《本经》。

微温,无毒,肠胃风邪,寒热疝瘕,头风,耳鸣耳聋,强阴益精,安五脏,通九窍,止小便利,久服明目《别录》。

味辛,治胫骨痛,补肾气,兴阳道,坚阴茎,添精髓,止老人尿不节,面上生疮,月水不定甄权。

暖腰膝,助水脏,除一切风,逐一切气,破癥结《大明》。

温肝好古。

【经络】感天地春生之气,兼得木之酸味以生。酸多辛少,阳中之阴,降也。故入足厥阴、足少阴经《经疏》。

二经气分药好古。

固精秘气，强阴助阳_{讱庵}。

入肝肾二经，为收涩补助之品，而兼涩剂_{芊绿}。

【合化】《经疏》曰：同人参、五味子、牡蛎、益智子，治老人小便淋沥及遗尿。同杜仲、牛膝、地黄、白胶、山药，治肾虚腰痛。《得宜》曰：得熟地，补肾虚。得五味，摄精气。《扶寿》[①]曰：同破故纸、当归、麝香，能益元阳，补元气，固元精，壮元神，乃延年续嗣之至宝也。

【论说】好古曰：滑则气脱，涩则能收。山茱萸止小便利，秘精气，亦取其味酸涩以秘滑也。士材曰：酸属东方，而功多在北方者，乙癸同源也。讱庵曰：《圣济》云如何涩剂能利九窍，《经疏》云精气充则九窍利，昂按山茱萸通九窍，古今疑之。得《经疏》一言而意旨豁然。

【禁忌】《经疏》曰：命门火燥，强阳不痿者，膀胱热结，小便不利者，均忌。阴虚血热，不宜用，即用，当与黄柏同加。核能滑精，亦不可服。之才曰：蓼实为之使。恶桔梗、防风、防己。

【出产】《图经》曰：生汉中山谷，及琅琊[②]宛句，今海州亦有之。木高丈余，叶似榆，花白。子初熟，未干，赤色似胡颓子，有核，亦可啖。既干，皮薄，九十月采实，阴干。宗奭曰：山茱萸与吴茱萸甚不相类，治疗亦不相同，究以何故命此名也？

【炮制】雷公曰：酒润，去核，取皮，暖火焙干用。

---

① 《扶寿》：医方著作，即《扶寿精方》，二卷，明代吴旻（一作吴昊，字近山，湖北江夏人）辑。

② 琅邪：古代地名。秦置，治所在琅邪县。西汉移治东武县。高后六年改为国，文帝前元年复为郡。王莽改郡名曰填夷，东汉建武初复为琅邪国，移治开阳县。东晋后复为郡。北魏移治即丘县。隋开皇中废，大业初复改沂州为琅邪郡，治所在临沂县。唐初复为沂州，天宝初改为琅邪郡，乾元初废；东晋大兴三年侨置，初无实土。咸康元年设治于金城。南朝宋改名南琅邪郡；南朝齐置，治所在胊县。北周建德六年改名胊山郡。

女贞实—名冬青树子

味苦，平，无毒。主补中，安五脏，养精神，除百病，久服肥健《本经》。

强阴明目，健腰膝，变白发时珍。

附叶

除风散血，消肿定痛，治头目昏痛，诸恶疮肿，胻疮①溃烂者，以水煮，乘热贴之时珍。

【经络】禀天地至阴之气，凌冬不凋。气薄味厚，阴中之阴，降也。入足少阴经《经疏》。

入肾经，为除热益精之品芊绿。

【合化】《经疏》曰：同甘菊花、生地、蒺藜、枸杞子，能明目。《简便》曰：同旱莲草、桑椹子，治虚损百病。《济急》曰：单用捣汁，能点风热赤眼。

【论说】河间曰：少阴之精，隆冬不凋，故能治虚损百病，返老还童。《经疏》曰：明目变白之功用，累试屡验，则其他可知。而经文不载，殊阙如也。时珍曰：此乃无毒之上品，古方罕知用者何哉？观典术所称，则其益肾之功尤可推矣。

【禁忌】《经疏》曰：此气味俱阴，老人当入保脾胃药，及椒红温暖之剂。不然，恐有腹痛作泄之患。

【出产】《图经》曰：生武陵川谷，今处处皆生。《山海经》云泰山多真木，乃即此木。叶似枸骨，凌冬不凋。花细，青白色，

---

① 胻（héng 恒）疮：中医病名，指小腿骨疽。胻，小腿，亦作小腿胫、腓骨之统称。

九月结实，似牛李子，立冬采实，曝干。时珍曰：凌冬青翠，有贞守之操，故以贞女状之。近时放蜡虫，故俗又呼为蜡树。

【炮制】世传女贞丹[1]曰：去梗叶，酒浸一日夜，入布袋，擦去皮，晒干用。

枸杞子

味苦，寒。主五内邪气，热中消渴，周痹风湿《本经》。微寒，无毒，下胸胁气，客热头痛，补内伤，大劳嘘吸，坚筋骨，强阴，利大小肠，耐寒暑《别录》。

除风，去虚劳，补精气孟诜。

主心病，嗌干心痛，渴而引饮，肾病消中好古。

甘平，能明目时珍。

【经络】禀天令春寒之气，兼得地之冲气以生。其味甘平，其气微寒，润而滋补，兼能退热，补肾润肺，生津益气，乃肝肾真阴不足，劳乏内热，补益之要药《经疏》。

清肝润肺，滋肾益气，生精助阳讱庵。

入肝肾二经，兼入肺经，为滋益之品芊绿。

地骨皮

味苦，大寒，无毒《别录》。主去骨热消渴孟诜。解骨蒸肌热，风湿痹，坚筋骨，凉血元素。苦，平，寒，治在表无定之风邪，传尸有汗之骨蒸东垣。泻肾火，降肺中伏火，去胞中火，退热，补正气好古。治上膈吐血，煎汤漱口止齿血，治骨槽风丹溪。治金疮神验陈承。

---

① 女贞丹：中医方剂，即二至丸，出自明代《扶寿精方》。

苦，功专退热除烦《得宜》。甘，淡，寒，去下焦肝肾虚热时珍。

【经络】入足少阴、手少阳经好古。入手太阴经《得宜》。入肾、三焦二经，为清血热、助正气之品，而兼泻剂芊绿。

枸杞苗叶

味苦，寒，无毒《本经》。

主除烦，益志，补五劳七伤，壮心气，去皮肤骨节间风，消热毒，散疮肿《大明》。

甘平，作饮代茶，止渴，消热烦，解面毒，汁注目中，去风障赤膜昏痛甄权。甘凉，去上焦心肺客热时珍。

【经络】入心、肺、脾、肾四经。为除热之品，而兼泻剂芊绿。

【合化】《经疏》曰：枸杞子同地黄、五味子、麦冬、地骨皮、青蒿、鳖甲、牛膝，为除虚劳内热，或发寒热之要药。加天冬、百部、枇杷叶，兼可治肺热咳嗽之因阴虚者。《肘后》曰：枸杞子捣汁，能点目赤生翳。《龙木论》①曰：枸杞子酒，治肝虚下泪。《得宜》曰：枸杞子得杜仲、萆薢，治肾虚腰痛。得青盐、川椒，治肝虚目暗。《圣济》曰：地骨皮同柴胡，治热劳如疟，口舌糜烂者。《千金》曰：地骨皮、麦冬、小麦，治虚劳苦渴。同葵根叶，煮汁，治瘰疬出汗。高文虎②曰：地骨皮汤，洗小儿耳疳，再以香油搽之。《外科精义》曰：用地骨皮末，以纸捻蘸入气瘘痔疮，即愈。《闺阁事宜》③曰：地骨皮、红花，同为末，治足趾鸡眼。《肘

---

① 《龙木论》：即《眼科龙木论》，又称《秘传眼科龙木论》，是我国现存最早的眼科专著，撰人不详，约宋元间人编集。

② 高文虎：字炳如（1134—1212），一作炳儒，号雪庐，明州鄞县人，文史学家。编著有《天官书集注》《蓼花洲闲录》等。

③ 《闺阁事宜》：著者及内容不详，许多本草学著作对其内容有引用。

后》曰：枸杞叶捣汁，治火赫毒疮。《十便》曰：枸杞叶、车前叶，捣汁，治目涩有翳。

【论说】希雍曰：杞子专于补肾润肺，而地骨皮则为三焦气分之药，苗叶性升而凉，故主治在上焦。《经》曰：热淫于内，治以甘寒，是已。又曰：老人阴虚者，十之八九，故服食家为益精明目之上品。昔人多谓能生精益气，除阴虚内热，明目者，热退则阴生，阴生则精血自长。肝开窍于目，黑水神光属肾，肾脏之阴气增益，则目自明矣。芊绿曰：按《本经》《别录》，并未分别子、皮、苗、叶，甄权、《大明》以后，遂分列之。但《本经》《别录》虽总言枸杞之用，而就其所言，细体会之，如《本经》言主五内邪气，热中消渴，周痹风湿；《别录》言下胸胁气、客热头痛。应指皮与苗叶言之，所谓寒能除热者是也。《本经》言久服坚筋骨，轻身不老，耐寒暑；《别录》言补内伤大劳嘘吸，强阴，利大小肠，应指子言之，所谓甘平能补者是也。《大明》等条分缕晰，只是发挥以尽用耳。又按东垣云地为阴，骨为里，皮为表，地骨皮泻肾火，丹皮泻包络火，总治热在外，无汗而骨蒸。知母泻肾火，治热在内，有汗而骨蒸。四物汤加二皮，治妇人骨蒸。东垣剖辨二皮、知母之用，极为精当。朱二允[1]又云地骨皮能退内潮，人所知也；能退外潮，人实不知。病或风寒散而未尽，作潮往来，非柴葛所能治。用地骨皮走表又走里之药，消其浮游之邪，服之未有不愈者。朱氏又明地骨皮一物而能兼走表里，更为细切详明。世医不达此，概执为退热之品，亦未尽其妙矣。丹溪又云地骨皮能治风者，肝肾同治也。肝有热则自生风，与外感之风不同，热退则风自息。夫地骨皮本非入肝之药。丹溪云然者，以肝肾同位

---

[1] 朱二允：即朱肱（1050—1125），字翼中，号无求子，晚号大隐翁，亦称朱奉议，元代吴兴人，医学家。著有《无求子伤寒百问》（后增补为二十卷，并更名为《南阳活人书》）、《内外二景图》三卷等。

而同治，骨皮既能退肾家虚热，则龙火_肾不炽，雷火_肝亦平，自能息肝热所生之风。虽不入肝经，而肝风亦并治也。且骨皮入肾、三焦二经之外，不入肝，更不入肺。即肺中伏火亦能降泄，则不必疑于肝风之不能息也。总之肾药兼治肝，乙癸同源也；肾药兼治肺，金水相涵也。拘执一见，讵可用药乎！

【禁忌】《经疏》曰：枸杞虽为益阴除热之上品，若病脾胃薄弱，时时泄泻者，勿入。须先治其脾胃，俟泄泻已止，乃可用之。即用，尚须同山药、莲肉、车前、茯苓相兼，乃无滑肠之患。《备要》曰：滑肠忌枸杞子，中寒忌骨皮。掘鲜者，同小蓟煎浓汁，浸下疳，甚效。

【出产】《图经》曰：生常山平泽，今无处不生。春生苗，叶如榴叶，而软薄堪食。茎干高三五尺，作丛，六七月生小红紫花。结红实，形微长，似枣核，根名地骨皮。春夏采叶，秋采茎实，冬采根。

【炮制】雷公曰：凡使枸杞根，东流水浸刷去土，捶去心，甘草汤浸一宿，焙干用。凡使枸杞子，拣净枝梗，取鲜明者，酒浸一宿，捣烂入药。

以上补剂木部

无锡沈金鳌原辑
丹徒刘铁云补正

补剂下

小麦

味甘，微寒，无毒。主除客热，止烦渴，利小便，养肝气，止漏血唾血，令妇人易有孕《别录》。

养心气，心病宜食之思邈。

煎汤饮，治暴淋宗奭。

功专养心镇肝《得宜》。

新麦性热，陈麦平和时珍。

附浮麦 即淘水浮起者

甘、咸，寒，无毒，主益气，除盗汗自汗，骨蒸虚热，妇人劳热时珍。

麦苗

辛，寒，无毒，主消酒毒，暴热，酒疸目黄，并捣汁日饮 _{藏器}。

除烦闷，解时疾狂热，退胸膈热，利小肠《日华》。

面

甘温，不能消热止烦《别录》。

【经络】禀四时中和之气，入手少阴经《经疏》。

入手太阴经《得宜》。

入心经，为滋养之品_{羊绿}。

【合化】《奉亲书》①曰：小麦得通草，治老人五淋。《小品》曰：小麦得海藻，治项下瘿气。《卫生宝鉴》曰：浮小麦，以文武火炒为末，治虚汗盗汗。《医学集成》曰：炒，飞罗面，以墨汁或藕节汁调服，治内损吐血。《千金》曰：白面，同栀子仁捣，水调，敷折伤瘀损。又曰：同为末，和油，敷火燎成疮。《仙传外科》曰：寒食面，同巴豆为末，掺疮中恶肉。《普济》曰：寒食面，同消石②，治小儿口疮，涂其足心，男左女右。

【论说】甄权曰：小麦，皮寒肉热，合汤皆完用之。不许皮坼，坼则温，以明面之不能消热止烦也。藏器曰：秋种夏熟，备受四气，故麦凉、曲温、麸冷、面热也。孟诜曰：面有热毒，多是陈黦之色，或磨中石末在内，当杵食之。时珍曰：北面性温，食之不渴；南面性热，食之烦渴；西边面性凉，皆地气使然也。

---

① 《奉亲书》：即《养老奉亲书》，又名《寿亲养老书》《养老全书》《养老书》，北宋陈直（一作陈真）撰著，是现存最早的老年养生保健专著。

② 消石：中药芒硝的别名。

又曰：面性虽热，而寒食日以纸袋悬风处，数十年亦不坏，则热性去而无毒矣，入药尤良。

【禁忌】《经疏》曰：凡大人脾胃有湿热，及小儿食积疳胀者，皆不宜服。北方地气高燥，无湿热熏蒸之毒，故以之代饭，功同稻粟。东南卑下，春多雨水，湿热之气，郁积于内，故食多每能发病。夏月疟痢人，尤不宜食。

【出产】《图经》曰：麦有大麦、小麦、穬麦、荞麦旧不著所出。苏恭云：大小麦具四时中和之气，故为五谷之贵。地暖处亦可春种，至夏便收，然比秋种者，四气不足，故有毒。

【炮制】丹溪曰：饥年用小麦代谷，须晒燥，以少水润，舂去皮，煮食，无面热之患。

黑稆豆 俗云野马料豆，比大豆更紧小

味甘，温，无毒。主调中下气，通关脉，制金石药毒，去贼风，风痹，妇人产后冷血。炒焦黑，热投酒中，渐渐饮之藏器。

利水除痹《得宜》。

煮汁饮，去烦热时珍。

【经络】入肾经，为助元之品芊绿。

【合化】未详。

【论说】子和曰：此生田野中，霜后乃熟，故性沉，而为肾之谷，肾病宜之。世医竟用大豆当之，误矣。

【禁忌】未详。

【出产】时珍曰：此即黑小豆也。小科细粒，霜后乃熟。陈氏指为戎菽，误矣。《尔雅》亦无此文。四月熟。

【炮制】《养老书》曰：每晨盐水吞，或煮食，能补肾。

白扁豆子

味甘，微温，无毒。主和中下气《别录》。

补五脏，主呕逆孟诜。

疗霍乱吐利不止，研末，和醋服之苏恭。

能解河豚鱼毒苏颂。

一切药毒甄权。

止泄痢，消暑，暖脾胃，除湿热，止消渴时珍。

附 扁豆花

主赤白带下，干，末，米饮服之苏颂。

焙，研服，治崩带，作馄饨食，治泄痢时珍。

扁豆叶

治霍乱，吐下不止《别录》。

吐利后转筋，捣汁，服立瘥苏恭。

醋炙服，治瘕疾孟诜。

【经络】禀土中冲和之气，味甘气香，性极温平。入足太阴、阳明经气分。通利三焦，升清降浊，故专治中宫之病《经疏》。

入手太阴经《得宜》。

入脾经，兼入胃经，为专治中宫，除湿消暑之品芊绿。

【合化】《经疏》曰：白扁豆，同山药、茯苓、人参、莲肉、苡仁、芡实，为补脾胃之上药。中焦有湿者，加白术。《千金》曰：白扁豆，得香薷，治霍乱吐利。《仁存堂》曰：得天花粉，治消渴饮水。《永类》曰：生白扁豆绞汁，治中砒霜毒。《肘后》曰：生扁豆，捣，封恶疮痂痒。《奇效方》曰：白扁豆花，焙为末，入盐少许，治血崩不止。霍乱秘法，用白扁豆叶，同白梅一个，研烂，新汲水调服，神效。

【论说】时珍曰：入太阴气分，通利三焦。能化清降浊，故专治中州之病，清暑除湿而解毒也。

【禁忌】《经疏》曰：弘景所言患寒热者不可食，盖指伤寒寒热，外邪方炽者，不可用此补益之物。《备要》曰：多食壅气。

【出产】《图经》曰：人家多种于篱垣间，蔓延而上。大叶细花，有紫白二色。荚生花下，结实亦有黑白二种，白温、黑微冷，入药当用白。

【炮制】时珍曰：凡用，取硬壳扁豆子，连皮炒熟，入药。亦有水浸去皮及生用者。

以上补剂谷部

韭子

味甘，温，无毒。主梦中泄精，溺血《别录》。
暖腰膝，治鬼交甚效《日华》。
补肝肾及命门，小便频数，遗尿，白淫白带时珍。
筋痿漏泄《备要》。

【经络】入肝、肾二经，为泄精溺血之要品芊绿。

【合化】藏器曰：空心生吞一二十粒，治梦遗溺白。《圣惠》曰：微炒，治虚劳伤肾，以及泄精者。《千金》曰：同稻米，治梦泄遗尿。《经验》曰：同破故纸，治玉茎强中，不痿，精流不住，痛如针刺者。苏颂曰：得桑螵蛸，主漏精，补中。

【论说】时珍曰：《素问》云足厥阴病则遗尿，思想无穷，入房太甚，发为筋痿，及白淫。男随溲而下，女子绵绵而下。韭子之治遗精漏泄，小便频数，女人带下者，能入厥阴，补下焦不足，命门者，藏精之府，故同治云。

【禁忌】《经疏》曰：胃气虚而有热者，忌。时珍曰：伏石钟乳、乳香。

【出产】详韭菜条下。

【炮制】《大明》曰：凡使，拣净，蒸熟，曝干，簸去黑皮，炒黄用。

薯蓣—名山药

味甘，温。主补虚赢，除寒热邪气，补中益气力，长肌肉《本经》。

平，无毒。头面游风，头风，眼眩，止腰痛，充五脏，除烦热，强阴《别录》。

补五劳七伤，镇心神，安魂魄，补心气不足，开心孔，多记事甄权。

强筋骨，主泄精健忘《大明》。

生捣，贴肿硬毒，能消散丹溪。

附零余子即山药子

甘，温，无毒，补虚损，强腰脚，益肾，食之不饥藏器。

【经络】得土之冲气，兼禀春之和气以生。性味甘温，然观其生捣，敷痈疮热肿，又似微寒，能补脾，又能补肝肾也《经疏》。入肺脾二经，兼入心肾二经，为补益之品，而兼涩剂羊绿。

【合化】《经疏》曰：同地黄、枸杞、牛膝、甘菊、白蒺藜、五味子，补肝肾，益阴气。同羊肉、肉苁蓉作羹，可扶衰，补虚羸。《普济》曰：同白术、人参，治脾胃虚弱。《得宜》曰：得羊肉，补脾阴；得熟地，固肾精。濒湖曰：得苍术，治湿热虚泄。《简便》曰：同沙糖，捣，涂胯眼疮疡。《救急》曰：同蓖麻子，研，贴项后结核。《儒门事亲》[①]曰：山药磨泥，敷手足冻疮。

【论说】东垣曰：仲景八味丸用山药，以其凉而能补也，亦治皮肤干燥，以此润之。䚡庵曰：入肺与脾，补其不足，清其虚热，固肠胃，润皮毛，化痰涎，止泻痢。肺为肾母，故又益肾强阴，治虚损劳伤；脾为心子，故又益心气，治健忘遗精。生捣，敷痈疮，消肿硬。山药性涩，故能治遗精泄泻，而诸家俱不言涩。

【禁忌】《经疏》曰：不宜与面同食。之才曰：紫芝为之使。恶甘遂。

【出产】《图经》曰：生嵩山山谷，今无处不生，以北部四明者为佳。春生苗，蔓延篱援，茎紫叶青，有三尖，似白牵牛，厚而光泽。夏开细白花。秋生实于叶间，状如铃。二八月采根用。藏器曰：零余子，大如鸡子，小如弹丸，生在叶下。时珍曰：零余子，坠落在地，亦易生根。

【炮制】雷公曰：凡使，勿用平田生二三纪者。以经千年者；山中生者，皮赤，四面有髭者，妙。采得，用铜刀消去赤皮，洗去涎，蒸用。

百合

味甘，平。主邪气腹胀，心痛，利大小便，补中益气《本经》。无毒，除浮肿，胪胀，痞满寒热，通身疼痛，及乳难、喉痹，

---

① 《儒门事亲》：综合性医书，金代医家张从正编撰，共十五卷。

止涕泪《别录》。

百邪鬼魅，脚气热颓甄权。

温肺止嗽元素。

安心定胆，益志，养五脏，治颠邪狂叫惊悸，产后血狂晕《大明》。

味甘、苦《得宜》。

附花

主润肺清火，为末，油调，涂天泡湿疮时珍。

【经络】得土金之气，兼天之清和以生。味本甘平，亦应微寒。入手太阴、阳明，亦入手少阴经《经疏》。

润肺宁心，清热止嗽讱庵。

入肺、大肠二经，兼入心经。为清凉退热之品芊绿。

【合化】《经疏》曰：同知母、柴胡、竹叶，治寒热邪气，通身疼痛。同白芍、白茯苓、车前子、桑根白皮，治浮肿。《小品》曰：同滑石，治百合病变热者。单用，亦治百合病腹满作痛者。《圣惠》曰：同蜜和，治肺脏壅热，烦闷颓嗽者。《摘玄》曰：同盐泥、黄丹、醋，捣和，贴游风阴疹。《得宜》曰：得款冬花，治痰嗽带血。濒湖曰：生捣，涂天泡湿疮。

【论说】丹溪曰：久嗽之人，肺气必虚，虚则宜敛。百合之甘敛，胜于五味之酸收也。门曰：养五脏，补中气，亦渗利和中之美药。

【禁忌】《经疏》曰：中寒者，勿服。

【出产】《图经》曰：生荆州川谷，今无处不生。春生苗，干粗如箭，四面有叶，如鸡距，色青，近茎者微紫，茎端碧白。四五月开红白花，如石榴嘴而大，根如胡蒜，重叠生二三十瓣。二八月采根，曝干。红花者名山丹，其叶间有黑斑点子，不堪入药。

【炮制】《食疗》曰：蒸过，蜜和食之，作粉尤佳。

以上补剂菜部

枣

味甘，平。主安中，养脾气，平胃气，通九窍，助十二经，补少气、少津液、身中不足，大惊，四肢重《本经》。

无毒，除烦闷，疗心下悬，除肠澼《别录》。

润心肺，止嗽，补五脏，治虚损，除肠胃澼气《大明》。

性温，和阴阳，调荣卫，生津液东垣。主治和营《得宜》。

【经络】得土之冲气，兼感天之微阳以生。气味俱厚，阳也。入足太阴、阳明经《经疏》。

入心脾二经，为补中益气之品，脾经血分药也芊绿。

【合化】《本事》曰：得小麦、甘草，治妇人脏躁，悲伤欲哭者。《千金》曰：得葱白，治烦闷不眠。《博济》曰：同黄柏，烧焦为末，油调，敷走马牙疳，或加砒少许，更妙。《得宜》曰：得生姜，则兼和卫气。

【论说】《经疏》曰：甘温，能和阴阳等证。凡邪在荣卫者，辛甘以解之。故仲景桂枝汤用姜枣以和荣卫，助脾胃，生津液，令出汗也。又曰：仲景治伤寒水饮胁痛，咳而干呕者，有十枣汤，取其益土而胜水也。士瀛曰：《经》云里不足者，以甘补之；又曰形不足者，温之以气。甘能补中，温能益气，甘温能补脾胃，而津液自生，十二经脉自通也。

【禁忌】《经疏》曰：枣虽能补脾胃益气，然味过于甘。中满者，小儿疳病，齿痛，及患痰热者，均不宜食。生者尤不利人，多食致令人发寒热。《大明》曰：与葱同食，令人五脏不和。与鱼同食，令人腰腹痛。

【出产】《图经》曰：近北州郡皆生，青晋绛州①者特佳。时珍曰：枣木赤心有刺。四月生小叶，尖而光泽；五月开小花，白色微青。南北皆有，惟青晋所出，肥大甘美，入药为良。

【炮制】《别录》曰：八月采，曝干。瑞曰：此即晒干大枣也，味最良美。今人亦有胶枣之大者。

陈皮

味辛，温。主胸中瘕热，逆气，利水谷《本经》。

无毒，下气止呕、咳，除膀胱留热，停水五淋，利小便，主脾不运，气冲，胸中吐逆，霍乱，止泄《别录》。

能解鱼毒，及食毒《金匮》。

调中快膈，导滞消痰，破癥瘕痃癖，宣通五脏，统治百病，皆取其理气燥湿之功《备要》。

味苦东垣。

附**橘红** 即陈皮去白者

主除寒，发表消痰时珍。

橘叶

苦，平，无毒，导胸膈逆气，入厥阴，行肝气，消肿散毒。

---

① 绛州：古代地名。北周武成二年以东雍州改名，治所在龙头城。隋大业初改为绛郡。唐武德元年复改为绛州，治所在正平县。金兴定二年升为晋安府。元复为绛州。

乳痈，胁痛，用之行经_{丹溪}。

【经络】花开于夏，实成于秋。得火气少、金气多，故味薄气厚，降多升少，阳中之阴也。入手足太阳、足阳明经《经疏》。入肺、肝、脾、胃四经，为宣通疏利之品，兼泻剂、燥剂、宣剂。乃脾肺气分之药_{羊绿}。

【合化】《经疏》曰：同人参、何首乌、桂枝、当归、姜皮，治三日疟，寒多。得白豆蔻、生姜、藿香、半夏，治胃家有寒痰，或感寒，伤冷食，呕吐不止。《指迷》①曰：得白术为丸，名宽中丸，治脾气不和，冷气客中，壅遏不通。《得宜》曰：得甘草，则补肺。得白术，则补脾。得杏仁，治大肠气闷，亦治脚气冲心。得桃仁，治大肠血闭。得生姜，治呕哕厥冷。得神曲、生姜，治经年气嗽。得麝香，治妇人乳痈，亦治聤耳出汁。《圣惠》曰：常含，咽汁，治鱼骨鲠咽。

【论说】丹溪曰：治痰。利药过多则脾虚，痰易生而反多。又曰：胃气亦赖痰以养，不可攻尽，致虚而愈剧。无己曰：脾为气母，肺为气钥。凡补药、涩药必用陈皮以利气。又凡用陈皮者，取其发散皮肤也。原曰：能散、能泻、能温、能补、能和，化痰顺气，理中调脾，快膈，通淋，疗酒病，其功当在诸药之上。时珍曰：同补药则补，同泻药则泻，同升药则升，同降药则降，各因所配而补泻升降也。《类明》曰：补胃不去白，以其白有甘意。消痰泄气而去白者，恐甘缓其辛也。

【禁忌】《经疏》曰：橘皮能耗散真气，中气虚，不归元者，忌与耗气药同用。胃虚有火呕吐者，忌与温热香燥药同用。阴虚咳嗽生痰者，忌与半夏、南星等同用。疟非寒甚者，亦勿施。瑞曰：同螃蟹食，令人患软痈。

---

① 《指迷》：方书，即《全生指迷论》(世称《全生指迷方》)，宋代医家王贶著，四卷。

【出产】《图经》曰：江浙荆襄湖岭皆生。木高一二丈，叶与枳同，刺出茎间。夏初生白花，秋成实，至冬黄熟，乃可啖。并去肉，曝干，以陈久者良。好古曰：橘皮以色红日久者，曰红皮；去白者，曰橘红也。

【炮制】雷公曰：凡使，勿用柚皮，须去白膜一重，细剉，以鲤鱼皮裹一宿，至明取用。宗奭曰：世多以柑皮乱之。柑皮不甚苦，橘皮苦极，虽熟亦然。以皮之紧慢分辨者，尚不确也。时珍曰：入补养药则留白，入消导药则去白。切庵曰：治痰咳，童便浸晒。治痰积，姜汁妙。治下焦，盐水炒。

胡桃 俗名核桃

味甘，平，无毒。主令人肥健，润肌黑发；多食利小便，能脱人眉，动气故也。去五痔《别录》。

补气养血，润燥化痰，益命门，利三焦，湿肺润肠，治虚寒喘嗽，腰脚重痛，血痢肠风，制铜毒 时珍。

附 胡桃青皮

苦，涩，无毒，主染髭及帛，皆黑《别录》。

油胡桃

辛，热，有毒，治痈肿，疬风疥癣，杨梅、白秃诸疮 时珍。

【经络】禀火土之气以生《本经》，虽云甘平，然其气多热，而性润，益血脉，补命门之药也《经疏》。

入肺肾二经 中梓。

入肺、肝、肾三经，为固补之品^{羊绿}。

【合化】《经疏》曰：单用，勿去黄皮，空腹食之，最能固精。《图经》曰：生捣，和酒服，治压扑损伤。元亮①曰：和米，煮浆粥，治石淋痛楚，便中有石子者。《普济》曰：得生姜，研膏，治老人喘嗽。李楼②曰：多食桃肉，治误吞铜钱。《经验》曰：青胡桃，以午日午时采者，烧末，黄酒冲服，治鱼口毒疮，有脓自大便出，无脓亦消。《录验》曰：煨熟，去壳，和槐花、酒调，治一切痈肿、背痈、附骨疽未成脓者。子和曰：烧存性，同干胭脂、胡荽、酒，治痘疮倒陷。门曰：和橘核，研，酒服，补肾，治腰痛。

【论说】韩飞霞曰：胡桃属木，主润血养血，破故纸属火，能使心包与命门之火相通，二者具有相生之妙。故古语云黄柏无知母，胡桃无破故纸③，犹水母之无虾也。时珍曰：肾命相通，藏精而恶燥，胡桃既类其状。汁又青黑，故入北方。破故纸润燥调血，使精气内充，血脉通利，诸疾自除。

【禁忌】《经疏》曰：胡桃前人多言其有害，不可食。近医方中用治喘嗽痰气诸病，亦无损害。惟性本热，只宜于虚寒家。如肺有痰热、命门火炽、阴虚吐衄等证，均忌。

【出产】《图经》曰：生北土，陕洛间极多。大株，厚叶多阴，实亦有房，秋冬熟时采之。此果本出羌胡，张骞使西域，始种植于秦中，渐生东土。出陈仓者皮薄多肌，出阴平者皮肥而大，急捉则碎。

【炮制】讱庵曰：润燥养血，去皮用，敛涩，连皮用。

---

① 元亮：即崔元亮。

② 李楼：生平不详，字小山，明代祁门人，著有《怪症奇方》。

③ 破故纸：中药补骨脂的别名。

龙眼_{俗名圆眼}

味甘，平。主五脏邪气，安志，厌食《本经》。

无毒。除蛊，去虫《别录》。

甘，温，益脾长智，养心葆①血，治思虑伤脾，及肠风下血，健忘，怔忡，惊悸诸病《备要》。

【经络】禀稼穑②之化而生，升也，阳也。入足太阴、手少阴经《经疏》。

入心脾二经，为资益之品_{芊绿}。

【合化】《经疏》曰：同生地、二冬、丹参、柏子仁、远志、莲实、五味子、茯神、人参，能补心保神，益气强志。《济生》曰：同酸枣仁、黄芪、白术、茯神、木香、甘草、姜、枣，治思虑过度，劳伤心脾等症。

【论说】吴球曰：食品以荔枝为贵，而资益则龙眼为良。盖荔枝性热，而龙眼性和平也。用和立归脾汤，亦取甘味归脾，能益人智之义。

【禁忌】士材曰：甘能作胀。凡中满气膈之症，均忌。

【出产】《图经》曰：生南海山谷，今闽广蜀道皆生。木高二丈许，似荔枝，叶微小，凌冬不凋。春夏之交生细白花，七月成实，壳青黄色，作鳞甲形，圆如弹丸。《别录》曰：苗叶花根与豆蔻无异。一名益智，其大者似槟榔。

【炮制】时珍曰：白露后采摘，晒干。

---

① 葆：通保，表示保护。

② 稼穑：农事的总称。春耕为稼，秋收为穑，即播种与收获，泛指农业劳动及百谷。

甘蔗

味甘，平，无毒。主下气和中，助脾气，利大肠《别录》。

冷，消痰止渴，除心胸烦热，解酒毒《大明》。

主呕哕反胃，宽胸膈时珍。

甘寒，和中，主大便燥结讱庵。

附**白糖霜** 即石蜜冰糖

甘寒，无毒，润心肺燥热，消痰止嗽，和中解酒，功专润泽
时珍。

赤沙糖

甘寒，无毒，主心腹热胀，润心肺，为和血去积之药时珍。

【经络】禀地中之冲气以生。气薄味厚，阳中之阴，降也。入
手足太阴、足阳明经《经疏》。

入肺脾胃三经，为除热生津润燥之品芊绿。

【合化】《经疏》曰：蔗浆单服，能润大便，同芦根汁、梨藕
汁、人乳、童便、竹沥，治胃脘干枯，噎食呕吐。《普济》曰：同
黄连，治眼暴赤肿。

【论说】《经疏》曰：甘为稼穑之化，味先入脾，故主和中。
甘寒除热，故主润燥。今人用以治噎膈，反胃呕吐，大便结燥，
皆取其生津润燥之功。时珍曰：蔗浆甘寒，能泻大热，《素问》甘
温除大热意也。煎炼成糖，则甘温而助湿热，所谓积温成热也。
丹溪曰：糖生胃火，乃湿土生热，故能损齿生虫，非土制水也。

【禁忌】《经疏》曰：蔗性寒。胃寒呕吐，中满滑泄者，均忌。孟诜曰：共酒食，发痰。吴瑞曰：多食发虚热，动衄血。

【出产】《图经》曰：陶隐居云以江东者为胜，广州有一种数年生，皆如大竹，长丈余。叶有二种，一种似荻，节疏而细短，谓之荻蔗；一种似竹，粗长，可榨其汁，以为沙糖。

【炮制】时珍曰：凡蔗，榨浆饮固佳，不若咀嚼之味，较隽永[①]也。

莲藕

味甘，寒，无毒。主热渴，散瘀血，生肌，久服令人心欢《别录》。

止泄消食，解酒毒，及病后干渴藏器。

温。止闷，除烦，开胃，破产后血闷，治霍乱，捣，罨金疮并伤折《大明》。

生食，治霍乱后虚渴。蒸食，补五脏，实下焦孟诜。

附藕汁

能消瘀血不散汪颖。

藕节

性涩，能消瘀血，解热毒，产后血闷，血气上冲，口干腹痛，和地黄汁，入酒、童便饮《大明》。

止吐血咳血，唾血溺血，下血血淋，血痢血崩，衄血不止时珍。

---

① 隽永：意味深长、引人入胜之义，此指食物甘美有回味。

藕蒻^①_{即藕梢，一名藕丝菜}

甘，平，无毒。能解烦闷，下瘀血，解酒食毒，生食，止霍乱后虚渴，不能食_{苏颂}。

荷叶

止渴落胞，杀蕈毒，并产后口干，心肺燥，烦闷，炙用《大明》。功专升少阳生气《得宜》。

荷蒂_{一名荷鼻}

苦，平，无毒。生发元气，助益脾胃，涩精浊，散瘀血，发痘疮，男妇一切血症_{时珍}。

【经络】禀土气以生。生用甘寒，除热清心；熟用甘温，健脾开胃，益血补心。故入足太阴阳明、手少阴三经《经疏》。

入心、肝、脾、胃四经，为去瘀生新之品_{芊绿}。

【合化】《圣济》曰：藕汁姜汁，治霍乱烦渴。《简便》曰：藕汁梨汁，治上焦痰热。《得宜》曰：藕得乳香、益智，治遗精白浊。得炙甘草，治赤浊。得陈仓米，治噤口痢。藕节得发灰，治血淋。得酒，解蟹毒。荷叶得升麻、苍术，治雷头风。《圣济》曰：荷叶、蒲黄，治吐血咯血。《医垒》^②曰：荷叶、浮萍、蛇床，治阴肿痛痒。

【论说】《经疏》曰：藕本生于污泥之中，体主洁白，味甚甘脆，孔窍玲珑，丝纶内隐，故能疗血止渴，补益心脾，真水果中

---

① 蒻：即荷的地下茎。

② 《医垒》：综合性医书，即《医垒元戎》，元代王好古编撰，共十二卷。

佳品。先哲主治诸症，皆资其补益心脾之功也。孟诜曰：产后忌生冷物。惟藕不同生冷者，为能破血故也。

【禁忌】《经疏》曰：甘平无毒，于诸疾并无相连。第生食过多，微动冷气，令人发胀。时珍曰：藕忌铁器。荷蒂伏白银及硫黄。

【出产】陆玑诗曰：其茎为荷，花未发为菡萏，已发为芙蕖；其实为莲，皮青里白；其子薂菂，肉白心青，长二三分，为苦薏也。《别录》曰：生汝南池泽，八月采之。今所在皆生。苗高五六尺，叶团青大如扇，花赤，子黑，如羊屎。

莲子

味甘，平。主补中养神，益气力，除百疾《本经》。

主益十二经脉血气孟诜。

温。止渴去热，治腰痛及泄精《大明》。

涩精气，厚肠胃，治脾泄久痢，白浊梦遗，女人崩带及诸血病《备要》。

附**石莲子**即莲子之经霜，坚黑堕水入泥者

清心除烦，专治噤口痢、淋浊诸症时珍。

湖莲子

性涩，入脾肾，专主泄泻遗浊《本经》。

【经络】得天地清芳之气，禀土中冲和之味。《本经》甘平、《别录》云寒，无毒。入足太阴、阳明，兼入手少阴经《经疏》。

入心、肾、脾、胃四经，为资养后天、元气之品芊绿。

【合化】《经疏》曰：鲜莲肉，得黄连、人参，治噤口痢之危急者。《直指》曰：石莲子得肉豆蔻，治反胃吐食。

【论说】《经疏》曰：莲禀稼穑之化，乃脾家之果。主治诸症，亦以脾土为万物之母，后天之元气借此生化。母气既和，则血气自生，神得所养，而疾病自除矣。东垣曰：莲实，能交水火而媾心肾，安靖上下君相火邪。

【禁忌】见上条。士良曰：蒸食甚良。大便燥涩者，不可食。

【出产】时珍曰：荷叶生在清明以后，六七月开花，分红、白、粉、红三色。心有黄须，蕊长寸余，须内即莲也。花褪莲房成菂，菂在房，如蜂在窠之状。六七月采嫩者，生食脆美。至秋，房枯子黑，其坚如石，谓之石莲。八九月收之，研去黑壳，用其中肉。

【炮制】时珍曰：入药须蒸熟。去心，或晒，或焙干用。今药肆中有一种石莲子，状如土石而味苦，不知何物也。

莲须—名佛座须

味甘涩，温，无毒。主清心入肾，固精气，止吐血，疗滑泄，乌髭发《经疏》。

益血，止血崩，悦颜色 时珍。

附 败莲房

苦涩，温，无毒。主破血 孟诜。

血胀腹痛，及产后胎衣不下 藏器。

血崩，下血溺血 时珍。

【经络】莲须，《本经》虽不收，然古方固真补益方中，往往用之。详其主治，乃是足少阴经，兼通手少阴经药也《经疏》。

入肾经，兼入心经。为固真涩精之品，故兼涩剂芋绿。

【合化】《得宜》曰：莲蕊得黑牵牛、当归，治久近痔漏。须得黄柏，治欲火梦遗。《圣惠》曰：莲蓬壳同荆芥穗，治血崩不止。《经验》曰：莲房得麝香，治小便血淋。《海上》[①]曰：莲房烧存性，井泥调，涂天泡湿疮。

【论说】思邈曰：莲花须温而不热，血家、泻家尊为上品也。时珍曰：莲房入厥阴血分。消瘀散血，与荷叶同功，亦急则治标之意也。

【禁忌】《大明》曰：忌地黄葱、蒜。时珍曰：忌见火。

【出产】见上条。

【炮制】时珍曰：凡使花开时采取阴干。

以上补剂果部

黄土

味甘平，无毒。主泄痢冷热赤白，腹内热毒，绞结痛，下血，又解诸药毒，中肉毒、野菌及合口椒毒藏器。

【经络】土为万物之母，黄乃中央正色，在人脏腑脾胃应之，故万物非土不生。人身五脏六腑非脾胃无以养，味甘而气和，故专主脾胃二经也《经疏》。入足太阴、阳明二经，为助益戊己之品芋绿。

【合化】《小儿秘诀》曰：小儿惊风，遍身都乌，急推向下，将黄土一碗捣末，入陈醋一钟[②]，炒热，包定熨之，引下至足，刺

---

① 《海上》：方书。即《孙真人海上方》。
② 钟：古代量器，六石四斗为一钟。

破为妙。《千金》曰：用净土五升，蒸热，故布重裹作二包，更互熨之。治一切伤损，从高坠下，及木石打伤，落马扑车，血瘀凝滞，气绝欲死者。《摄生》[1]曰：用童尿、鸡子清调敷，杖疮未破，以紫转红为度。

【论说】张司空[2]曰：三尺以上曰粪，三尺以下曰土。凡用，当去上恶物，不令入客水，乃为真土，服之有益。李当之曰：土地主敛万物毒，治一切痈疽发背，及卒患急黄热甚。

【禁忌】《经疏》曰：气味和平，与物无迕[3]，故无所忌。藏器曰：土气久触，令人面黄。掘土犯地脉，令人上气身肿，犯神杀，令人生肿毒。

【出产】不著。

【炮制】《纲目》曰：凡服法，取入地干土，以水煮三五沸，绞去渣，暖服一二升。

以上补剂土部

发髪

味苦，温。主五癃，关格不通，利小便水道，疗小儿痫、大人痓《本经》。

小寒，无毒，同鸡子黄煎，能化为水，疗小儿惊热百病《别录》。

止血闷，血运，金疮，伤风，血痢，入药，烧存性用，煎膏长肉，消瘀血《大明》。

---

① 《摄生》：方书，即《摄生众妙方》，又称《摄生妙用方》，明代张时彻编著。

② 张司空：即张华（232—300），字茂先，晋代范阳方城人。著有神话志怪小说集《博物志》十卷。

③ 迕：违背，相抵触。

附**乱发**

苦，微温，无毒，主咳嗽，五淋，大小便不通，小儿惊痫，止血，鼻衄烧灰吹之立已《别录》。

烧灰，疗转胞、小便不通、赤白痢、痈肿、疔肿、骨疽苏恭。

消瘀血，止舌血，补阴甚捷丹溪。

功专止血通淋《得宜》。

【经络】发因人之血气以为生长。血盛则发润而黑，血枯则发燥而黄。发者，血之余，故入手足少阴经《经疏》。

入心、肝、肾三经，为益阴泄热之品，乃外科要药芊绿。

【合化】《圣惠》曰：同败棕、陈莲蓬烧灰，木香汤冲下，治诸窍出血。又曰：得麝香少许，米饮，治血淋苦痛。《得宜》曰：得猪膏，治妇人阴吹。谈野翁①曰：用本人头发三十根，烧灰，酒服，即以水调芥子末封在脐肉中，治急肚疼病。

【论说】许叔微曰：发乃血余，故能治血病，补阴疗惊痫，去心窍之瘀血。时珍曰：发髲乃剪髢下发也。乱发乃梳栉下发也。仲淳曰：乱发所主与发髲略同，第其力稍不及耳。以发髲一时难得，故《别录》重出乱发，以便易取，其实疗体，不甚远也。又发灰走血分而带散，其主诸血症。亦是血见灰则止，取其治标之义居多。若欲使其补益，未必能也。

【禁忌】《经疏》曰：发灰气味不佳，胃弱者勿服。

【出产】雷公曰：凡使，宜用男子，年可二十许，无疾患，颜色红白，即于其顶心处剪下者。

【炮制】《备要》曰：以皂荚水浸洗，晒干，入罐固脐，煅存性，胎发尤良。

---

① 谈野翁：生平不详，著有《试验方》(又名《谈野翁方》)，已佚。

人乳 俗名奶汁，一名仙人泪

味甘、咸，平，无毒。主补五脏，令人肥白悦泽，疗目赤痛多泪《别录》。

和雀屎，去目中胬肉 苏恭。

凉。益气，治疗憔悴，点眼止泪《大明》。

专补五脏《得宜》。

【经络】人乳乃阴血所化，生于脾胃，摄于冲任。未受孕则下为月水，既受孕则留而养胎，已产则赤变为白，上为乳汁。乃造化玄微之妙，人身转运之神，为入心、肾、脾而润肺之圣药《经疏》。

入心、脾、肝、肾四经，为补虚润燥之品。润五脏，滋血液，及老人便秘最宜 芊绿。

【合化】《圣惠》曰：同古文铜钱十枚，磨令变色，煎稠贮瓶中，或以乳浸黄连，蒸热，洗眼热赤肿。《摘玄》曰：同桐油和匀，以鹅翎扫涂臁胫生疮。《得宜》曰：得梨汁能消痰补虚。得美酒治卒不得语。

【论说】韩飞霞曰：服人乳，大能益心气，补脑髓，止消渴，治风火症，养老尤宜。宗奭曰：人乳治目之功多。盖人心生血，肝藏血，脾受血，目得血而能视。又曰：上为乳汁，下为月水，故知乳汁即血。用以点眼，岂不宜哉？虽曰牛羊乳，然亦不出乎阴阳之造化耳。

【禁忌】《经疏》曰：性凉，滋润燥渴，枯涸者宜之。若脏气虚寒，滑泄不禁，及胃弱不思食，脾虚不磨食者，均不宜服。

【出产】《备要》曰：取年少无病之妇人，乳白而稠者。如儿食良，黄赤清色，气腥秽者，并不堪用。

【炮制】时珍曰：凡服乳，须热饮，若晒曝为粉，入药尤佳。

秋石

味咸，温，无毒。主虚劳冷疾，小便遗数，漏精白浊《大明》。除鼓胀，明目清心甄权。

滋肾水，养丹田，安五脏，润三焦，消痰咳，退骨蒸，软肾块嘉谟。

【经络】入肺、肾二经。为滋阴降火之品芊绿。

【合化】《摘玄》曰：同枣肉，蒸，捣丸，治赤白带下。《得宜》曰：得乳粉，能固元阳，延年不老。得茯苓、菟丝，治遗浊。得茯苓、莲肉、芡实、枣肉，治色欲过度，遗精，小便数。凡肿胀病，于食物中用以代盐

【论说】士材曰：秋石之咸，本专入肾，而肺即其母，故兼入之。时珍曰：古人唯取人中白、人尿治病，取其散血、滋阴、降火、杀虫、解毒之功。后世恶其不洁，遂设法煅炼以为秋石。

【禁忌】讱庵曰：若煎炼失道，多服误服，反生燥渴之疾。

【出产】《蒙筌》曰：秋月取童便，每缸用石膏七钱，桑条搅澄，倾去清液。如此二三次，乃入秋露水搅澄，如此数次。秽滓净，咸味减，以重纸铺灰上晒干，刮去在下之重浊，取其轻清者，即为秋石。

【炮制】刘氏曰：秋石再研入罐，铁盏盖定，盐泥固济升打。升起盏上者，名曰秋冰，味淡而香，乃秋石之精英也。

紫河车 即胞衣，一名混沌衣

味甘咸，温，无毒。主血气赢瘦，妇人劳损，面黔皮黑，腹

内诸病，渐瘦悴者《藏器》。

治男女一切虚损劳极、癫痫、失志恍惚，安心养血，益气补精吴球。

【经络】夫人有生之初，揽父精母血以成胚胎，外即有衣一层裹之，即胞也。至十月降生时，随儿后出，以其得精血之气而结，故能从其类，为益血补精气之用《经疏》。

入肝肾二经芊绿。

【合化】《经疏》曰：同人参、黄芪、鹿茸、白胶、当归、补骨脂、五味子、巴戟天，治真阳虚极，畏寒足冷。《得宜》曰：得熟地、天冬、牛膝、杜仲，能补肾益精。

【论说】丹溪曰：河车治虚劳，当以骨蒸药佐之。气虚加补气药，血虚加补血药。

【禁忌】《经疏》曰：凡精虚阴涸，水不胜火，发为咳嗽、吐血、骨蒸、盗汗等症。此属阳盛阴虚，法当壮水之主，以镇阳光，不宜服此并补之剂，以耗将竭之阴。胃火齿痛亦忌。《备要》曰：有胎毒者，害人。

【出产】吴球曰：古方不分男女。近世则男用男，女用女。一云男病用女，女病用男。以初生者为佳，次则健壮无病之妇人，亦可取得。

【炮制】希雍曰：紫河车置酒内，覆者男胎也，首胎重十五两以上。吴球曰：以清米泔摆净，竹器盛于长流水中，洗去筋膜。再以乳香酒洗过，篾笼①盛之，烘干，研末。亦有瓦焙研者、酒煮捣烂者、甑蒸晒干者、以蒸者为佳。

以上补剂人部

———

① 篾（miè 灭）笼：竹笼。

鸭

味甘，平，无毒。主补虚，除客热，止咳嗽，和脏腑及水道，小儿惊痫《别录》。

解丹毒，止热痢《日华》。

附鸭肪

甘，大寒，无毒，主风虚，寒热水肿《别录》。

调半夏末，能止瘰疬出汗《永类》。

白鸭通即鸭屎

冷，无毒，杀石药毒，解结缚，散畜热《别录》。

主热毒，毒痢。又和鸡子白，涂热疮肿毒即消孟诜。

野鸭

味甘，凉，无毒。主补中益气，平胃消食孟诜。

和胃气，治热毒风及恶疮疖。杀腹脏水肿，一切虫《日华》。

【经络】感金水之气而生，降也，阴也。入肺肾二经，为益阴之品，乃二经血分药苄绿。

【合化】《百一方》[①]曰：水煮青雄鸭，治卒大腹水病。《圣惠》曰：水煮白鸭屎，治乳石发重、烦热。

---

① 《百一方》：方书，即《肘后百一方》，乃南朝齐梁时陶弘景增补葛洪《肘后救卒方》而改名。

【论说】葛可久①曰：白毛乌骨者，为虚劳圣药，取金肃水寒之象也。青头雄鸭，则治水，利小便，取水木生发之象也。河间曰：鸭之治水，因其气相感而为使也。弘景曰：黄雌鸭为补最胜。孟诜曰：野鸭专入脾胃。九月后、立春前，即中食，大益病，全胜家鸭。虽寒不动气，大约除热、杀虫之功居多。

【禁忌】孟诜曰：黑鸭肉有毒，滑中，发冷利、脚气，不可食。白眼者杀人。时珍曰：嫩者毒，老者良。

【出产】时珍曰：鸭，雄者绿头文翅，雌者黄斑色。但有纯黑、纯白者。又有白而乌骨者，药食更佳。鸭皆雄喑雌鸣，重阳后乃肥美。又曰：野鸭，东南江海湖中皆生，数百成群，飞蔽天日。食用绿头者为上，尾尖者次之。海中一种冠凫，头上有冠，乃石首鱼所化也，冬月取之。

【炮制】未著。

乌骨鸡

味甘，平，无毒。主补虚劳羸弱，治消渴，益产妇，治女人崩带，一切虚损诸病，大人小儿噤口痢，并煮食饮汁，亦可捣和丸药《纲目》。益肝肾，退劳热，带下崩中，肝肾血分之病《备要》。

【经络】得水木之精气，其性属阴，专走肝肾，入血分之功《经疏》。入肝肾二经，为益阴补虚之品芊绿。

【合化】《得宜》曰：得凉血补精药，治劳瘵。

【论说】时珍曰：乌骨鸡毛色不一，但观鸡舌黑者，则骨肉俱黑，入药更良。鸡属巽木，骨反乌者，巽变坎也。受水木之精气，

① 葛可久：名干孙（1305—1353），字可久，元代平江路长洲县人。著有《医学启蒙》《十药神书》等。

故肝肾血分之病宜之。乌鸡丸治妇人百病，最妙。

【禁忌】孟诜曰：诸鸡有五色者，玄鸡白首者、六指者、四距者、鸡死足不伸者，并不可食，害人。

【出产】《别录》曰：诸鸡生朝鲜平泽。时珍曰：鸡类甚多，五方所产，大小形色，往往亦异。在卦属巽，在星应昴也。

【炮制】不著。

鸡肫皮——名鸡内金，又名胵胵[1]

味微寒。主泄痢《本经》。

无毒。小便利，遗溺，除热，止烦《别录》。

甘平，止泄精，尿血，崩中带下，肠风，泻痢《日华》。

治小儿食疟，大人淋沥，反胃。主喉闭乳蛾，一切口疮牙疮《纲目》。

【经络】肫是鸡之脾，乃消化水谷之所。其气通达大肠、膀胱二经《经疏》。

入肝、脾、大肠、膀胱四经，为除热止烦之品芊绿。

【合化】《心鉴》[2]曰：鸡肫黄皮，灯上烧存性，入枯矾、黄柏末、麝香少许，贴走马牙疳。《活幼新书》[3]曰：鸡内金烧灰，敷一切口疮。

【论说】吴球曰：一切口疮，用鸡内金烧灰敷之立效。亦治谷道疮久不愈，烧灰，研，掺如神。沈芊绿曰：肫即鸡之脾，乃消化水谷之物。其气通达大肠、膀胱二经，故以之治水。而水从小

---

① 胵胵：胃脘。

② 《心鉴》：食疗方书，即《食医心鉴》，又名《食医心鉴》，唐代昝殷撰，全三卷，主要收录了食疗方200余首。

③ 《活幼新书》：儿科著作，元代医家曾世荣编撰，三卷。

便出也。若小儿疳积病，乃肝、脾二经受伤，以致积热为患。鸡肫皮能入肝而除肝热，入脾而消脾积，故后世以此治疳病如神也。

【禁忌】无。

【出产】见上。

【炮制】炙用。

鸡屎白《素问》作鸡矢

味苦。主消渴，伤寒寒热《本经》。

微寒，破石淋及转筋，利小便，止遗溺，减瘢痕《别录》。

治中风失音痰迷，炒服，治白虎风《日华》。

治贼风，风痹，破血，和黑豆炒，酒浸服藏器。

下气，通利二便，治心腹鼓胀，疗破伤中风，小儿惊啼，以水淋汁服，解金银毒时珍。

【经络】鸡屎白乃肠胃所出之物，故能复走肠胃以治病《经疏》。

入胃、大肠二经，为治水、消胀气、除积之品芋绿。

【合化】《肘后》曰：同小豆、秫米，治面目黄疸。《千金》曰：同腊猪脂，敷瘰疬瘘疮。《生生编》①曰：同乌豆、地肤子、乱发，炒至烟起，倾入好酒一碗，浸之去滓，热服，治阴毒腹痛。

【论说】仲淳曰：王太仆云，本草鸡屎并不治蛊胀，但能利小便。盖蛊胀皆生于湿热，胀满则小便不利。鸡屎能通利下泄，则湿热从小便出，蛊胀自愈。故曰治湿不利小便，非其治也。沈芋绿曰：按蛊胀由湿热而生固已，然亦有因积滞而成者。屎白不但通利下泄，使湿热尽从小便出，并能下气消积，使大小便俱利，故蛊胀由湿热成者自愈。即由积滞成者，亦无不愈也。此岐伯治蛊胀之方，为通神也。

---

① 《生生编》：著者不详，已佚，《本草纲目》等有引述。

【禁忌】未详。

【出产】《图经》曰：腊月取雄难屎白，收之，白鸡乌骨者更良。

【炮制】无。

鹿茸

味甘，温。主漏下恶血，寒热，惊痫，益气强志，生齿不老
《本经》。

酸，微温，无毒，疗虚劳洒洒如疟，羸瘦，四肢酸疼，腰脊
痛，小便数血，泄精溺血，破瘀血在腹，散石淋痈肿，骨中热，
疽痒不可近，丈夫阴冷、痿《别录》。

补男子腰肾虚冷，脚膝无力，夜梦鬼交，精溢自出。女子崩
中漏血，赤白带下。炙末，空心酒服方寸，壮筋骨《日华》。

味甘咸，功专通肾脉《得宜》。

治一切虚损，耳聋目暗，眩晕，虚痢《纲目》。

【经络】禀纯阳之质，含生发之气而成。气薄味厚，阴中之
阳，升也。入手厥阴、少阴，足少阴、厥阴经《经疏》。

入肾经，兼入心、肝、心包三经，为峻补下元真阳之品。乃
纯阳之物，生精补髓，养血益阳之品也芊绿。

【合化】《济生》曰：得麝香、灯心、枣肉，治虚痢危困，因
血气衰弱者。《普济》曰：得山药，治阳事虚痿，小便频数，面色
无光者。《得宜》曰：得菟丝、羊肾、茴香，治腰痛。得人参、黄
芪、当归，能提痘浆。

鹿角 俗名毛鹿角

味咸，温。主恶疮痈肿，逐邪恶气，留血在阴中《本经》。

无毒，除小腹血急痛，腰脊痛，折伤恶血，益气《别录》。

水磨汁服，治脱精尿血，夜梦鬼交《日华》。

蜜炙，研末酒服，强骨髓，补阳道绝伤。烧灰，治女子胞中余血不尽欲死，以酒服方寸匕，日三甚妙。又治妇人梦与鬼交者，清酒服一撮，即能出鬼精孟诜。

【经络】鹿，山兽，属阳。夏至则角解，用阴生阳退之象。凡角皆禀牡健之性，故能峻补肾家真阳之气《经疏》。

入肾经，兼入心、肝、心包三经，为补阳之品芊绿。

【合化】《普济》曰：同当归，治妊娠下血不止。《圣惠》曰：得豉汤，治堕胎，血瘀不下，狂闷寒热。姚和众曰：单用，涂小儿重舌。

《普济》曰：米饮下，治小儿流涎。《圣惠》曰：酒磨鹿角尖，涂面上风疮。

鹿角胶—名白胶，粉名鹿角霜

味甘，平。主伤中劳绝，腰痛羸瘦，补中益气，妇人血闭无子，止痛安胎《本经》。

温，无毒，疗吐血下血，崩中不止，四肢作痛，多汗，淋露，折跌伤损《别录》。

男子损脏气，气弱劳损吐血，妇人服之令有子，治漏下赤白甄权。

【经络】气味甘缓，能通周身之血脉《经疏》。

入肾经，兼入心、肝、心包三经。为温补下元之品芊绿。

【合化】《普济》曰：酒糊为丸，治小便不禁，上热下寒者。得龙骨、牡蛎，治盗汗遗精。《斗门》[①]曰：白胶煎稠，待冷，涂汤

---

① 《斗门》：即《斗门方》，著者不详，已佚，《证类本草》等有引述。

火灼疮。

【论说】沈存中曰：凡含血之物，肉易长，筋次之，骨最难长，故人必二十岁骨髓方坚。麋鹿角不两月，长至二十余斤，凡骨之生无有速于此者，草木亦不及。头为诸阳之会，终于茸角，岂是凡血可比哉。《抱朴子》曰：猎人得鹿，縶①之取茸，然后毙鹿，以血未散故也。寇氏曰：鹿茸最难不破又不出血者，盖其力尽在血中故也。苏颂曰：鹿角要黄色紧重尖好者，以鹿角镑屑。生用则散热行血，消肿辟邪，或用蜜浸、酒浸炙黄。熟用则益肾补虚，强精活血。若炼霜熬膏，则专于滋补矣。苏东坡曰：鹿，阳兽，夏至见阴而角解；麋，阴兽，冬至见阳而角解。故补阳以鹿角为胜，补阴以麋角为胜。孟诜曰：鹿茸不可以鼻嗅，以其中有小白虫，视之不见，入人鼻中，必为虫颡，药不及也。

【禁忌】《经疏》曰：无瘀血停留者不得服，阳盛阴虚者忌之，胃火齿痛亦不宜服。甄权曰：鹿茸，则马勃为之使；鹿角，则杜仲为之使；白胶亦然。均畏大黄。

【出产】《图经》曰：鹿茸并角，《本经》不载所出州土，今山林中皆有之。四月角初生时，取其茸，阴干，以形小如紫茄子者为上。或云茄子茸太嫩，血气未盛，不若分歧如马鞍形者有力。七月采角，鹿年岁久者，角颇坚好，煮以为胶。肉自九月以后、正月以前，宜食之，他月不可食也。其脑亦可入面膏。

【炮制】雷公曰：凡使鹿茸，用黄精自然汁浸两日夜，漉出，切，焙，捣用，免渴人也。又法，以鹿茸锯作片，每五两用羊脂三两，拌天灵盖末涂之，慢火炙令内外黄脆。以鹿皮裹之，安置一宿，至明，仍以慢火焙干为末。苏恭曰：鹿角、麋角，但煮浓汁，重煎即为胶矣。孟诜曰：作胶法，细破寸截，以河水浸七日

---

① 縶：本义为用绳索拴住或绊住马脚。此引申指绊住，束缚，拘系，囚禁。

令软，方煮之。韩懋曰：以新鹿角寸截，囊盛于流水中，浸七日。以瓦缶入水，桑柴火煮，每一斤入黄蜡半斤，以壶掩住，水少旋添。其角软，以竹刀刮净，捣为霜用。

麋茸

味甘咸，无毒。主风痹，止血，益气力《别录》。

甘温，主阴虚劳损，一切虚病，筋骨腰膝酸痛，滋阴益肾《纲目》。

附麋角

甘热，无毒，酒服补虚劳，添精益髓，滋血脉，暖腰膝，壮阳悦色，疗风气，偏治丈夫《日华》。

麋角霜

治丈夫冷气及风，筋骨疼痛，若卒心痛，一服立瘥孟诜。

【经络】麋属阴，好游泽畔。其角冬至解者，阳长则阴消之义。故补左肾真阴不足等症《经疏》。入肾经，为专补真阴之品芊绿。

【合化】《得宜》曰：得附子、雀卵，壮阳不老。得附子、山药，补元驻颜。

【论说】士材曰：麋茸角属阴，故治真阴不足，虚损劳乏，筋骨腰膝不仁，一切血液衰少之病。时珍曰：鹿之茸角补阳，右肾精气不足者宜之；麋之茸角补阴，左肾血液不足者宜之。

【禁忌】《经疏》曰：阳气衰少，虚羸畏寒者勿用，多食令人弱房。

【出产】《别录》曰：麋生南山山谷及淮海边，十月取之。弘景曰：今海陵间最多，千百为群，多牝①少牡。

【炮制】雷公曰：以顶根上有黄毛若金线，兼旁生小尖、色苍白者为上。孟诜曰：凡用麋角，可五寸截之，中破，炙黄为末入药。

羊肉

味苦、甘，大热，无毒。主暖中，字乳余疾，及头脑大风汗出，虚劳寒冷，补中益气，安心止惊《别录》。

止痛，利产妇思邈。

开胃健力，通气发疮，壮阳道，益气血《日华》。

治风眩，瘦病，丈夫五劳七伤，小儿惊痫孟诜。

附羊肾

甘，温，无毒，主补肾气虚弱，益精髓《别录》。

虚损，耳聋，盗汗，壮阳益胃，止小便《医鉴》②。

羊肝

苦，寒，无毒，补肝，治肝风虚热，目赤暗无所见苏恭。

解蛊毒吴瑞。

【经络】得火土之气以生，升也，阳也。味甘大热，《素问》言苦，亦以其性热属火耳。李杲云补可去弱，人参、羊肉之属是

---

① 牝：指鸟兽的雌性，与"牡"雄性相对。

② 《医鉴》：综合性医书，即《古今医鉴》，明代龚信纂辑，原作八卷，后其子龚廷贤续编为十六卷。

已《经疏》。入脾肺二经，为助元阳、益虚劳之品。人参补气以在中，羊肉补形则在表也^{羊绿}。

【合化】《外台》曰：同蒜薤，空腹食之，治虚冷反胃。同莨菪子末，治胃寒下痢。《千金》曰：新羊肉能贴损伤青肿。《肘后》曰：羊肉作脯炙香，热搨头白秃。《备急方》曰：羊肾同杜仲煮食，治老人肾脏虚寒，内肾结硬。《医镜》①曰：青羊肝同黄连为丸，治翳膜羞明，肝经有热者。

【论说】东垣曰：羊肉有形之物，能补有形肌肉之气，故曰补可去弱。人参、羊肉之属，人参补气，羊肉补形，凡味同羊肉者，皆补血虚，盖阳生则阴长也。宗奭曰：仲景治寒疝，羊肉汤用之无不验者。一妇冬月生产，寒入子户，腹下痛不可按，此寒疝也。医欲投抵当汤。予曰非其治也，以仲景羊肉汤减水，二服即愈。倪维德曰：羊肝补肝，引入肝经，故专治肝经受邪之病。今羊肝丸治目，有效可证。

【禁忌】《经疏》曰：孕妇食之，令子多热。骨蒸、疟疾、热痢，与痈肿疮疡，消渴吐血，嘈杂易饥，一切火症，均忌。不可用铜器煮，令男子损阳，女子暴下。物性之异如此，不可不知。汪机曰：反半夏、菖蒲，同荞面、豆酱食，发痼疾。同醋食，伤人心。

【出产】弘景曰：羊有三四种，入药以青色羖②羊为胜，次则乌羊，其余只可作食，不堪入药。孟诜曰：河西羊最佳，河东羊稍次之，南方羊多食野草、毒草，故少味而发疾。惟淮南州郡或有佳者。

【炮制】不著。

---

① 《医镜》：医书，由明代医家蒋仪在王肯堂《医镜》原编基础上辑订后刊行于世。

② 羖：黑色的公羊。

牛乳

味甘，微寒，无毒。主补虚赢止渴《别录》。

养心肺，解热毒，润皮肤《日华》。

治反胃热哕^①，补益劳损，润大肠，治气痢，除黄疸《纲目》。

附 牛髓

甘，温，微毒，补中，填骨髓《本经》。

平三焦，止泄痢，去消渴《别录》。

平胃气，通十二经脉思邈。

治瘦病，以黑牛髓、地黄汁、白蜜煎服孟诜。

牛角腮

苦，温，无毒，主下闭血，瘀血，疼痛，女人带下血，燔之，酒服《本经》。

烧灰，主赤白痢藏器。

牛胆

苦，大寒，无毒，除心腹热，渴利，口焦燥，益目精《别录》。

酿南星末，阴干，治惊风，有奇功苏颂。除黄杀虫，治痈肿时珍。

【经络】牛乳乃牛之血液所化，可升可降，阴也《经疏》。

———————

① 哕：呃逆。

入心、肺二经，为润燥生津之品芊绿。

牛角䚡乃角中嫩骨，为筋之粹、骨之余。入足厥阴少阴，血分之药，兼入手阳明经《经疏》。

牛胆以食百草，其精华萃于胆，味苦气寒。《经》云：寒以胜热，苦以泄结，故主心腹热结，而入肝泄热也《经疏》。

【合化】《圣惠》曰：牛乳，少少滴入耳中，治蚰蜒入耳。若入腹者，则饮一二升，即化为水。《千金》曰：牛乳同白石英、黑豆，能润脏腑，泽肌肉，令人壮健。《瑞竹》①曰：牛髓同胡桃、杏仁泥、山药为末，能补精润肺，壮阳助胃。用和曰：牛角䚡同盐水附子，治赤白带下。《塞上》②曰：牛角䚡烧灰，治鼠乳痔疾。《肘后》曰：牛角䚡烧灰，敷蜂虿螫疮。《千金》曰：牛胆一具，贮以茱萸，百日令干。食茱萸，能治男子阴冷，或纳阴中，良久如火。《经验方》曰：牛胆同猬胆、腻粉、麝香，和匀，入牛胆中，置风处四十九日，取出为丸。以纸捻送入痔瘘疮内，能使恶物流出而愈。

【论说】丹溪曰：反胃噎食，大便燥结，宜牛羊乳时时咽之，并服四物汤为上策。切不可用人乳。人乳有饮食之毒，七情之火也。甄权曰：牛角䚡，角中嫩骨，乃筋之粹、骨之余、角之精也。为肝肾血分之药，烧之则性涩，故止血痢崩中之病。时珍曰：苦能泄热，温能通行。

【禁忌】藏器曰：服乳必煮一二沸，停冷啜之。热食即壅，且与酸物相反，令人腹中癥结，患冷气人忌之。合生鱼食，作瘕。《经疏》曰：牛胆在脾胃虚寒者忌之。目病非风热者不宜用。

【出产】《图经》曰：凡牛之入药者，水牛、犊牛、黄牛皆可

---

① 《瑞竹》：方书。即《瑞竹堂方》或《瑞竹堂经验方》，十五卷，元代沙图穆苏撰。

② 《塞上》：即《塞上方》，著者，已佚，《证类本草》等有引述。

取乳，以造酥酪醍醐等。但水牛乳凉，犎牛乳温，其自死者皆不可食。

【炮制】藏器曰：凡服乳，生饮令人利，热饮令人口干，温之可也。

阿胶

味甘，平。主心腹内崩，劳极洒洒如疟状，腰腹痛，四肢酸疼，女子下血，安胎，久服轻身益气《本经》。

微温，无毒。丈夫小腹痛，虚劳羸瘦，阴气不足，脚酸不能久立，养肝气《经疏》。

主风淫木胜，肢节痿疼，火盛金衰，喘嗽痰血，止崩带、痢疾、一切血症。肺痿吐脓，女人血痛血枯，经水不调，无子，胎前产后诸病。男女一切风病，骨节疼《医鉴》。

味咸，功专益阴止血《得宜》。

【经络】得济水之清气，兼得驴皮之润气而成。气味俱薄，可升可降，阳中阴也。入手太阴、足少阴厥阴经《经疏》。

入肺、肝、肾三经，为益阴清热之品。乃清肺养肝，滋肾益气，和血补阴，化痰定喘，除风润燥之圣药芊绿。

【合化】《圣惠》曰：同蒲黄、生地黄汁，治大衄不止，口耳出血者。《和剂局方》曰：同枳壳、滑石，治产后虚闷。《得宜》曰：得黄连，治血痢；得生地，止吐血。

【论说】藏器曰：诸胶皆主风，止泄补虚，而驴皮主风为最。士瀛曰：凡治喘嗽，不论肺虚、肺实，可下、可温，须用阿胶以安肺润肺。其性和平，为肺经要药。小儿惊风后瞳人不正者，以阿胶倍人参煎服最良。阿胶育神，人参益气也。又痢疾多因伤暑伏热而成。阿胶乃大肠之要药，有热毒留滞者，则能疏导；无热毒留滞者，则能平安。时珍曰：阿胶大要只是补血与液，故能清肺益阴而治诸症。

【禁忌】《经疏》曰：气味虽平和，然性黏腻，胃弱作呕吐，脾虚食不消化者，均忌之。甄权曰：得火良，山药为之使。畏大黄。

【出产】《图经》曰：出东阿县，故名阿胶。城之北有井泉，用其水煎乌驴皮，如常煎胶法。后来官禁其井，真胶极难得。都下货者甚多，恐是东平郡煮牛皮作之，及郓州所作者，均非真也。时珍曰：凡造诸胶，自十月至二三月间，用沙牛、水牛、驴皮者为上。水浸四五日，洗刮极净，熬煮时搅之，至烂滤汁，再熬成胶，倾盆内待凝。古方所用多是牛皮，后世乃贵驴皮。其伪者皆杂以马皮、旧革鞍靴之类，气味浊臭，不堪入药。真者不作皮臭，虽夏日亦不湿软。

【炮制】《经疏》曰：入调经丸中，宜入醋，重汤顿化，和药。《纲目》曰：凡用，去痰，蛤粉炒；止血，蒲黄炒，或面炒、酒化、水化，或童便和用，各从本方。

腽肭脐 即海狗肾

味咸，大热，无毒。主鬼气尸疰。梦与鬼交，鬼魅狐魅，心腹痛，中恶邪气，宿血结块，痃癖羸瘦《开宝》。

治男子肾精衰损，多色成劳，瘦悴甄权。

补中，益肾气，暖腰膝，助阳气，破癥结，疗惊狂痫疾《日华》。

五劳七伤，阴痿少力，肾虚背膊[1]劳闷，面黑精冷好古。

【经络】得水中之阳气以生，升也，阳也。入足少阴经《经疏》。

入肾经，为专助元阳之品。乃为肾气衰极，精寒痿弱之要药芋绿。

---

[1] 膊：上肢近肩处。

【合化】《经疏》曰：同阳起石、肉苁蓉、巴戟天、菟丝子、山茱萸、鹿茸，能壮阳道益精。

【论说】张鼎曰：《和剂局方》治诸虚劳损，有海狗肾丸。今之滋补药中多用之，精不足者补之以味也。大抵与苁蓉、锁阳之功相近。

【禁忌】《经疏》曰：性热助阳。凡阴虚火炽，强阳不倒，或阳事易举，及骨蒸劳嗽等症，均忌。

【出产】《图经》曰：腽肭脐出西戎，今东海亦有之。旧说似狐，长尾，皮上白，有肉黄毛三茎，共出一穴。今沧州所图，乃是鱼类。而豕首两足。其脐红紫色，上有紫斑点，全不相类。欲试其脐，于腊月冲风处，置盂水浸之，不冻者为真。

【炮制】雷公曰：凡用酒浸一日，纸裹，炙香，剉捣。或于银器中，以酒煎，熟，合药。

以上补剂禽兽部

鱼鳔

味甘，平，无毒。主折伤出血不止，烧灰，敷阴疮、瘘疮、月蚀疮_{李珣}。

附鳔胶

甘、咸，平，无毒，主女人产难，产后风搐，破伤风痉，止呕血，散瘀血，消肿毒_{时珍}。

【经络】入肾经，为专填精髓之品_{芊绿}。

【合化】《普济》曰：用鱼鳔，切片，治折伤出血而不透膜者。

《产宝》曰：鳔胶，用螺粉炒焦为末，治产后搐搦强直者，不可便作中风治。

【论说】刘若金曰：近代方书有聚精丸，岂以其精血黏聚，不致疏泄乎。然水族如鱼，得天一之气为先，而脬为水化之府，用以调阴中之气化，有殊功也。姑俟明者。

【禁忌】未详。

【出产】苏恭曰：诸鱼之白脬曰鳔，言中空如泡也，皆可为胶。而今世多用石首鱼鳔，名江鳔。以石首鱼俗呼为江鱼也。

【炮制】未详。

以上补剂鳞部

龟甲一名败龟板

味咸，平。主漏下赤白，破癥瘕，痎疟，五痔，阴蚀，湿痹，四肢重弱，小儿囟不合《本经》。

甘，无毒。惊恚气，心腹痛不可久立，骨中寒热，或肌体寒热欲死，女子阴疮《别录》。

下甲补阴，主阴血不足，去瘀血，止血痢，续筋骨，治劳瘵，四肢无力丹溪。主通任脉《得宜》。

治腰脚酸痛，补心肾，益大肠，止久痢久泄，主难产，烧灰敷臁疮时珍。

附龟肉

甘、酸，温，无毒，酿酒，治大风缓急，四肢拘挛，或久瘫缓不收苏恭。煮食，除湿痹风痹，身肿踒折孟诜。

治筋骨疼痛，及一二十年寒嗽，止泻血、血痢_{时珍}。

龟溺

滴耳聋_{藏器}。

点舌下，治大人中风舌喑，小儿惊风不语。摩胸背，能治龟胸龟背_{时珍}。

【经络】 介虫三百六十，龟为之长，禀金水之气而生。其性神灵，最能变化。气味俱阴，故入足少阴经《经疏》。

入肾经，兼入心、肝、脾三经，为益阴滋血之品。乃肾家正药，而专治阴虚血弱也_{芊绿}。

【合化】《得宜》曰：得黄柏、知母，治阴虚劳热。得侧柏叶、香附治，郁结。得妇人发、川芎、当归，能下死胎。《急救》曰：醋煅生龟板，存性，入轻粉、麝香，搽敷臁疮朽臭。《摘玄》曰：同鳖肚骨烧，研，油调，搽人咬伤疮。《食疗》曰：煮食田龟，治虚劳失血，咯血，咳嗽寒热。

【论说】 之才曰：能补阴，故兼入心、肝、脾。以心生血，肝藏血，脾统血也。丹溪曰：龟首常藏白腹，能通肾脉，故取其甲以补心肾、补血。鹿鼻常向尾，能通督脉。故取其角以补精气，补命门。是则龟甲之用，皆以养阴也；鹿角之用，皆以养阳也。又曰：败龟板属金水，大有补阴之功。本草不言，惜哉！盖龟乃阴物，全禀北方之气，故能补阴治血治劳也。仲淳曰：方家多以龟甲入补心药用，以心藏神。而龟性有神，借其气以相通。且得水火既济之义，实非补心之正药，乃专补肾家之真阴也。

【禁忌】《经疏》曰：妊娠及病人虚而无热者，均不宜用。之才曰：恶沙参、蜚蠊，畏狗。思邈曰：六甲日、十二月俱不可食，易损人神。合猪肉、菰米^①、瓜、苋，食亦害人。

---

① 菰米：即禾科植物菰白的颖果，我国古代"六谷"之一。

【出产】《别录》曰：生南海池泽及海水中，采取无时。韩保昇曰：湖州^①、江州^②、交州者，骨白而厚，其色分明，供卜筮，入药最良。《经疏》曰：龟甲，非千年自死者，不可入药。

【炮制】雷公曰：凡用锯去四边，或酥炙、醋炙、酒炙、猪胆炙俱可。《经疏》曰：凡使，须研极细，不尔，留滞肠胃，能变癥瘕，鳖甲亦然。《备要》曰：洗净，捣碎，水浸三日，用桑柴熬膏良。

鳖甲

味咸，平。主心腹癥瘕，坚积寒热，去痞疾，瘜肉，阴蚀，痔，恶肉《本经》。

无毒。疗温疟，血瘕，腰痛，小儿胁下坚《别录》。

消宿食，除骨热，骨节间劳热，结实壅塞，女人漏下五色，下瘀血甄权。

去血气堕胎，消疮肿肠痈，并扑损瘀血《日华》。

补阴，补气丹溪。

除老疟疟母，阴毒腹痛，劳复食复，斑痘烦喘，小儿惊痫，

---

① 湖州：古代地名。西魏改升州置，治所在湖阳县。寻改置升平郡。唐武德初复置湖州，贞观初废；隋仁寿二年置，治所在乌程县。大业初废。唐武德四年复置，天宝元年改为吴兴郡，乾元元年复名湖州。南宋宝庆元年改为安吉州。

② 江州：古代地名。西晋元康元年置，治所在南昌县。东晋咸康六年徙治寻阳县。南朝宋升明元年徙治柴桑县，梁太平二年徙治南昌县，陈天嘉初夏移治湓口城。隋大业三年改为九江郡。唐武德四年复为江州，天宝元年改为浔阳郡，乾元元年复为江州。元至元十四年升为江州路；北魏末置，治所在今四川苍溪县东北。西魏恭帝改名方州；南朝梁置，治所在江阳县。北周废；北齐天保六年以晋州改名，治所在晋熙郡。陈太建五年复为晋州。

妇人经脉不通，难产产后阴脱，丈夫阴疮石淋，敛溃痈^{时珍}。

附鳖肉

甘，平，无毒，主伤中，益气，补不足《别录》。

妇人带下，血瘕腰痛《日华》。

【经络】禀天地至阴之气而生，降也，阴也。润下作咸，象水明矣。本乎地者亲下，益阴何疑《经疏》？

入肝经，兼入肾经《得宜》。

入肝、肺、脾经，为益阴除热散结之品，兼宣剂，而为肝经血分药^{芊绿}。

【合化】《圣济》曰：得三棱、桃仁，治奔豚气痛。甄权曰：得琥珀、大黄，治血瘕癥癖。《得宜》曰：得青蒿，治骨蒸劳热。李楼曰：鳖甲烧存性，研，掺痈疽不敛。《千金》曰：鳖甲，烧，研，和鸡子白，敷阴头生疮。

【论说】严用和曰：鳖，色青入肝，故所主者皆足厥阴血分之病。龟色黑属肾，故所主者皆足少阴血分之病。仲淳曰：疟必暑邪为病。鳖甲能益阴除热而消散，故为治疟要药。亦是退劳热在骨，及阴虚往来寒热之上品。血瘕腰痛，小儿胁下坚，皆阴分血病，宜其悉主之矣。

【禁忌】《经疏》曰：妊娠及阴虚胃弱，阴虚泄泻，产后泄泻，产后饮食不消，不思食及呕恶等症，均忌。之才曰：恶矾石，反苋菜鸡子。

【出产】《图经》曰：鳖生丹阳池泽，今处处皆生。以其甲有九肋者为胜。

弘景曰：采得，生取甲，剔去肉者为好。凡有连厌及干岩者便真。若肋骨出者，是煮脱不可用。

【炮制】《备要》曰：色绿，九肋，重七两者为上，醋炙。若治劳童便炙，亦可熬膏。

以上补剂介部

蜂蜜—名石蜜

味甘，平。主心腹邪气，诸惊痫痓。安五脏诸不足。益气补中，止痛解毒，除众病，和百药《本经》。

微温，无毒，养脾气，除心烦，食饮不下，止肠澼，肌中疼痛，口疮，明耳目《别录》。

功专润脏腑《得宜》。

和营卫，通三焦，调脾胃时珍。

附蜜蜡

味甘，微温，无毒。主下痢脓血，补中，续绝伤金疮，益气《本经》。

白蜡

疗久泄澼后重，见白脓，补绝伤，利小儿《别录》。

功专调气《得宜》。

【经络】石蜜乃是得草木之精气，合和露气以酿成。其气清和，其味纯甘，降也，阴也。施之精神气血虚实、寒热阴阳、内外诸病，罔不相宜《经疏》。入心脾二经。为甘和滑润之品，能治心腹血刺痛芊绿。

【合化】《肘后》曰：和干姜末，敷五色丹毒。《济急方》曰：同隔年陈葱研膏，涂疗肿恶毒。《得宜》曰：蜂蜜得薤白，捣涂，汤火伤痛立止。得生姜，治大头癫疮。得升麻，敷天行虏疮。密蜡得茯苓，治阳虚遗浊带下。黄蜡得黄连、阿胶，治痢下腹痛，面青肢冷，神效。得当归、阿胶、黄连、黄柏、陈仓米，治产后下痢。

【论说】吴普曰：蜜成于蜡，而万物之至味莫甘于蜜，莫淡于蜡。蜜之气味俱厚，属乎阴也，故养脾；蜡之气味俱薄，属乎阳也，故养胃。厚者，味甘而性缓质柔，故润脏腑；薄者，味淡而性涩质坚，故止泄痢。䎱庵曰：蜜，生性凉，能清热；熟性温，能补中；甘而和，故解毒；柔而滑，故润燥。甘缓可去急，故主心腹、肌肉、疮疡诸痛；甘缓可和中，故能调营卫，通三焦，除众病，和百药。

【禁忌】《经疏》曰：蜜性甘滑，中满与泄泻者均忌。之才曰：恶芫花、齐蛤。思邈曰：七月勿食生蜜，令人暴下、霍乱。青赤酸者，食之心烦。不可与生葱、莴苣同食，令人利下。食蜜饱后不可食鲊，令人暴亡。

【出产】《图经》曰：生武都山谷、河源山谷中，今蜀、江南、岭南皆有之。色白如膏者良。弘景曰：石蜜即崖蜜，在高山岩石间。味醷色绿，入药胜于他蜜。

【炮制】雷公曰：凡炼蜜一斤，只得十二两半。若火少及太过，并用不得。时珍曰：每蜜一斤，入水四两，桑火慢熬，掠出浮沫，至滴水成珠用。

桑螵蛸

味咸，平。主伤中，疝瘕，阴痿，益精生子。女子血闭，腰痛，通五淋，利小便水道《本经》。

甘，无毒，疗男子虚损，五脏气微，梦寐失精，遗溺《别录》。

功专固涩《得宜》。

【经络】禀秋金之阴气，兼得桑木之津液而成。气薄味厚，阴也。入足少阴、太阳经《经疏》。

入足少阴、厥阴经《得宜》。

入肝、肾、命门、膀胱三经。为固肾益精之品，而兼涩剂芊绿。

【合化】《外台》曰：得龙骨，治遗精白浊，盗汗虚劳。徐氏又曰：亦治产后遗尿。《圣惠》曰：得黄芩，治小便不通。

【论说】苏颂曰：古方漏精及风药中多用之。寇氏曰：男女虚损，肾衰阴痿，梦遗白浊，夜溺疝瘕，不可缺也。甄权曰：男子肾衰，精自出，及虚而小便利者，加而用之。

【禁忌】《经疏》曰：气味虽咸平走肾，利水道。然得秋时收敛之气，凡失精、遗溺、火气太盛者，宜少少用之。之才曰：畏旋覆花。

【出产】《图经》曰：桑螵蛸，螳螂子也。随地皆生，逢木便产。螳螂一枚，产子百数，多在小木及荆棘间。而以生于桑上者，饱得桑皮之津液，故以为佳。三四月采取之。

【炮制】雷公曰：凡使，勿用生诸杂树上者，须觅桑树东畔枝上所生，去核子，用沸浆水浸淘七次，锅中熬干用。韩保昇曰：凡使，或炙黄，或醋煮，或酒或汤，泡煨用。

雄原蚕蛾

味咸，温，有小毒。主益精气，强阴道，交接不倦，亦止精《别录》。

壮阳事，止泄精、尿血，暖水脏，治暴风金疮、冻疮、汤火疮_{慎微}。

气热性淫，主固精强阳_{讱庵}。

附原蚕沙

甘、辛，温，无毒，主肠鸣，热中消渴，风痹瘾疹《别录》。

炒黄，浸酒，去风，缓诸节不遂，皮肤顽痹，腹内宿冷，冷血瘀血，腰脚冷疼_{藏器}。

祛风胜湿，疗女子血崩、血闭_{时珍}。

【经络】原蚕蛾乃是晚蚕第一番出者，其子再复出者为二蚕，其性最淫，出茧便媾。味咸，气温热，故专入肾经。原蚕沙，即晚蚕所出之屎也《经疏》。

入足少阴经，为助阳之品_{芊绿}。

【合化】《圣济》曰：同石韦，捣干，贴玉枕生疮，破后如筋头者。《便民图纂》①曰：端午午时，同石灰、茅花捣成团，草盖令发热后收贮。用时刮取细末，掺刀斧金疮。《千金》曰：蜜丸，治丈夫阴痿。若欲改其淫性，以菖蒲酒止之。邵真人②曰：蚕沙同绿豆粉、枯矾为末，醋调，敷跌扑伤损，扭闪出骨窍等症。忌孕妇近身。

【论说】寇氏曰：蚕蛾取第二番者，以其数于生育也。《吴普》曰：性淫善交媾，必至枯槁而后已，故强精益阴者用之。讱庵曰：蚕食而不饮，属火性燥，故专祛风湿。

【禁忌】《经疏》曰：少年阴痿，由于失志者，及阴虚有火者，均忌蚕蛾。若瘫缓，筋骨不随，由于血虚不能荣养经络，而无风

---

① 《便民图纂》：农学著作，明代邝璠著。
② 邵真人：即邵以正（约1368—1463），明初高道刘渊然弟子，号承康子，别号止止道人，道人、医药学家。编著《青囊杂纂》，附《秘传经验方》一部。

湿外邪侵犯者，概忌蚕沙。

【出产】《图经》曰：东南州郡多养此蚕，而北人不甚养之者，以其损桑也。时珍曰：马与龙同气，故有龙马。而蚕又与马同气，故蚕有龙头、马头者。北人重马，故禁之。南方无马，则有一岁至再至三，以至七出八出者矣。

【炮制】徐之才曰：蚕蛾入药，炒，去翅足用。苏颂曰：蚕蛾、蚕沙皆用晚出者良。时珍曰：蚕沙用，晒干淘净，再晒，可久收不坏。

以上补剂虫部

卷六

无锡沈金鳌原辑
丹徒刘铁云补正

泻剂 上

徐之才曰：泄可去闭，葶苈、大黄之属是也。李杲曰：葶苈苦寒，气味俱厚，不减大黄，能泄肺中之闭，又泄大肠。大黄走而不守，能泄血闭，肠胃渣秽之物。一泄气闭，利小便；一泄血闭，利大便。凡与二药同者皆然。张从正曰：实则泄之，诸痛为实，痛随利减。芒硝、大黄、牵牛、甘遂、巴豆之属，皆泻剂也，其催生下乳，磨积逐水，破经泄气，凡下行者皆下法也。

葶苈 即月令、孟夏之月、靡草死①

味辛，寒。主癥瘕，积聚结气，饮食寒热，破坚逐邪，通利水道《本经》。

---

① 靡草死：夏季的第二个节气小满有"三候"，第二候即"靡草死"。古代所谓靡草应该是荠菜、葶苈等喜阴的植物，在夏季阳气重时会枯萎。"靡草死"也标志着小满节气时阳气日盛。

苦，大寒，无毒。下膀胱水，伏留热气，皮间邪水出，面目浮肿，身暴中风热，痹痒，利小腹，久服令人虚《别录》。

疗肺壅上气咳嗽，止喘促，除胸中痰饮甄权。

【经络】禀阴金之气以生。气薄味厚，阳中之阴，降也。为手太阴经正药，亦入手阳明、足太阳经《经疏》。

入肺、大肠、膀胱三经，为下气行水之品，而兼通剂芊绿。

【合化】《外台》曰：得枣肉为丸，桑白皮汤下，治通身肿满。《肘后》曰：得杏仁，熬黄，捣，分十服，治大腹水肿。《千金》曰：葶苈，蜜丸，绵裹纳阴中，能活月水不通。《金匮》曰：同雄黄，和猪脂，以绵裹槐枝，蘸点疳虫蚀齿。《永类》曰：同豉，捣成饼，安于瘰疬已溃之疮，再用艾柱灸之。《得宜》曰：得汉防己，治阳水暴肿；得大枣，治肺壅喘急。

【论说】东垣曰：大降气。只可与辛酸同用，以导肿气。宗奭曰：有甜苦二种，其形则一。大概治体以行水走泄之功也。丹溪曰：属火性急，善逐水病。若其人稍涉虚弱，便宜远避也。好古曰：甜者性缓，虽泄肺而不伤胃。苦者性急，既泄肺又易伤胃，必以大枣辅之。然肺中水气膹满迫急者，非此不能除。但水去则止，切勿过剂也。《淮南子》①曰：大戟去水，葶苈愈胀，用之不节，反成败症，是在用之有节耳。

【禁忌】《经疏》曰：肿满，由脾虚不能制水。小便不通，由膀胱虚，气无以化者，法所咸忌。盖不利于脾胃虚弱、真阴不足之人也。仲景曰：敷头疮，药气入脑则杀人。之才曰：榆皮为之使，得酒良。恶白僵蚕、石龙芮。

【出产】《图经》曰：生藁城、平泽，今京东、陕西、河北州

---

① 《淮南子》：道家名著，又称《淮南鸿烈》，全书二十一卷。为西汉淮南王刘安及其门客所著。

郡皆生，以曹州①为最良。春初生苗，叶高六七寸，似荞；根白、枝茎俱青。三月开花，结角子，扁小如黍粒，微长而色黄。立夏后、采实，以曝干。

【炮制】雷公曰：凡使，以糯米相合，于焙上微微焙之，待米熟，去米捣用。

大黄——名将军

味苦，寒。主下瘀血，血闭寒热。破癥瘕积聚，留饮宿食，荡涤肠胃，推陈致新，通利水谷，调中化食，安和五脏《本经》。

大寒，无毒。平胃下气，除痰实，肠间结热，心腹胀满。女子寒血闭胀小腹痛，诸老血留结《别录》。

通女子经候，利水肿，利大小肠，热结肿毒，时疾烦热甄权。调血脉，利关节，泄壅滞水气，温瘴热疟《大明》。

泄诸实热不通，除下焦实热，消宿食，泻心下痞满元素。

功专下瘀《得宜》。

下痢赤白，里急腹痛，小便淋沥，实热燥结，潮热谵语，黄疸，诸火疮时珍。

【经络】禀地之阴气独厚，得天之寒气亦深。其味至苦，其气火寒，其性猛利，所至荡平。有戡定祸乱之功，故号将军。降也，阴也。入足阳明、太阴、厥阴，并入手阳明经《经疏》。

入肝、脾、胃三经，兼入心包、大肠二经，为大泄血分实热，

---

① 曹州：古代地名。北周改西兖州置，治所在今山东曹县西北。隋大业初改为济阳郡。唐武德初复为曹州。天宝元年又改为济阳郡，乾元元年复为曹州。北宋崇宁初升为兴仁府。金天会八年复为曹州，大定八年移治今山东菏泽。明洪武元年又移治安陵镇，二年还治菏泽，四年降州为县。正统十一年复置。清雍正十三年升为曹州府。

尽下有形积滞之品，五经血分药芊绿。

【合化】《圣惠》曰：枯矾为末，擦口疮糜烂。同腊雪水，治热病谵狂。崔氏曰：同生姜，治腰脚风气作痛。《外台》曰：和醋蜜，治腹中痞块。丹溪曰：同风化石灰、桂心末，熬膏，贴腹胁积块。《广利》曰：同童便，治骨蒸积热，渐渐黄瘦。《卫生宝鉴》曰：水调大黄末，能涂冻疮破烂。《肘后》曰：醋调大黄末，涂痈肿焮热。《得宜》曰：得紫石英、桃仁，疗女子血闭。得黄连，治伤寒痞满。得杏仁，疗伤损瘀血。

【论说】丹溪曰：苦寒善泄，仲景用之泻心者。正因少阴经不足，《本经》之阳亢无辅，以致阴血妄行飞越。故用大黄泻去亢甚之火，使之平和，则血归经而自安。东垣曰：大黄下走，用之于下必用生。若邪在上，必酒浸引上至高之分，驱热而下。若只用生，则遗至高之邪热。是以愈后，或目赤，或喉痹，或头肿，或膈上热痰生也。

【禁忌】《经疏》曰：凡气分病，及胃寒血虚、妊娠产后，均忌。权曰：忌冷水，恶干漆。

【出产】《图经》曰：生河西山谷及陇西，今蜀川、河东、陕西州郡皆生，以蜀川锦纹者为佳。正月内生青叶似蓖麻，大者如扇，根如芋。四月开黄花，亦有青红似荞麦花者。茎青紫色，形如竹。二八月采根，去黑皮，火干。江淮所出者曰土大黄。

【炮制】藏器曰：凡使有蒸、有生、有熟，不得一概用之。洁古曰：酒浸入脾经，酒洗入胃经，余经具不用酒。

知母

味苦，寒。主消渴热中，除邪气，肢体浮肿。下水，补不足，益气《本经》。

无毒。疗伤寒久疟，烦热，胁下邪气，膈中恶，及风汗，内疸，多服令人泄《别录》。

心烦躁闷，骨热往来，产后蓐劳，肾气劳，憎寒虚烦甄权。传尸疰痛，通小肠，消痰止嗽，润心肺，止惊悸《大明》。

寒，苦、辛。凉心去热，治阳明火热，泻膀胱大热，痰厥头痛，下利腰痛，喉中秽臭元素。

泻火而上清肺金，滋水而下润肾燥，治命门相火有余好古。

安胎，止子烦，辟射工①溪毒时珍。

【经络】禀天地至阴之气，故味苦气寒。《药性论》兼平，《日华子》兼甘，皆应有之。入手太阴、足少阴经《经疏》。

气味俱厚，沉而降，阴也。又云苦，则阴中微阳也。入足阳明、手太阴经元素。

入肺、肾二经，为泻火滋水之品，而兼补剂、滑剂。专泻肾家有余之火芊绿。

【合化】《肘后》曰：知母，连根叶捣作散。如夏月出行，入水之先，投水上流，能辟射工溪毒。《得宜》曰：得麦冬，则清肺止渴。得地黄，则滋肾润燥。得人参，治妊娠子烦。陈延之②曰：知母为末，蜜丸，粥饮下，治妊娠腹痛，月末足如欲产之状。《卫生易简》曰：醋磨，擦紫癜风疾。

【论说】甄权曰：知母治诸劳热。若病人虚而口干者，宜加用之。东垣曰：知母之用有四，泻无根之肾火、疗有汗之骨蒸、止虚劳之热、滋化源之阴。大凡热在上焦气分，便秘而渴，乃肺中伏热不能生水。膀胱绝其化源，宜用淡渗之品，泻火清金，滋水

---

① 射工：一名溪鬼虫，又名射影，又名水弩，出南方有溪毒处。长二三寸，宽寸许，形扁，前宽后窄，腹软背硬，如蝉，又如鳖。口有弩形，以气射人影，去人三四步即中。

② 陈延之：南北朝宋齐间医家，史书无传。《中国医籍考》谓陈氏是晋初人，著有《小品方》。

之化源。热在下焦血分，便秘而不渴，乃真水不足，膀胱干涸，无阴则阳无以化，宜知母、黄柏苦寒之品，滋肾与膀胱之阴，而阳自化，小便自通。士材曰：知母入肺、肾气分，黄柏入肺、肾血分，故必相兼而用之。

【禁忌】《经疏》曰：阳痿及易举易痿，泄泻脾弱，饮食不消化，胃虚不思食，肾虚溏泄，均忌。仞庵曰：苦寒伤胃而滑肠，多服令人泻。时珍曰：得黄柏及酒良，能伏盐及蓬砂。

【出产】《图经》曰：生河内川谷，今濒河及解州、滁州亦有之。根黄色似菖蒲而柔润。叶至难死，掘出随生，须枯燥乃止。四月开花，如韭花，八月结实。二八月采根，曝干用。

【炮制】雷公曰：凡使，先于槐砧上剉细，烧干，木臼杵捣，勿犯铁器。时珍曰：凡用，拣肥润、里白者，去毛，切。欲引经上行，酒浸焙；欲下行，盐水润焙。

元参

味苦，微寒。主腹中寒热积聚，女子产乳余疾，补肾气，令人目明《本经》。

咸，无毒。主暴中风，伤寒身热，支满狂邪，忽忽不知人，温疟洒洒，血瘕，下寒血。除胸中气，下水，止烦渴。散颈下核痛肿，心腹痛，坚癥，久服补虚，强阴益精《别录》。

热风头痛，伤寒劳复，暴结热，散瘤瘿、瘰疬甄权。

治游风，心惊烦躁，骨蒸，传尸邪气《大明》。

功专清火滋阴《得宜》。

解斑毒，利咽喉，通小便，血滞时珍。

【经络】正禀北方水气，兼得春阳之和以生。味苦微寒。而《别录》兼咸，以其入肾也，为足少阴经君药《经疏》。

可升可降，阴也。入肾经，为壮水制火之品，而兼补剂，专散无根浮游之火芊绿。

【合化】马志曰：元参渍酒，日日饮之，能治诸毒鼠瘘。《广利》曰：生元参捣，敷年久瘰疬。《济急方》曰：元参为末，以米泔煮猪肝，日日食之，能治赤脉贯瞳。《得宜》曰：得甘草、桔梗，止咽痛。得牡蛎、贝母，治瘰疬。

【论说】河间曰：此乃枢机之剂，管领诸气，上下清肃而不浊，风药中多用之。故《活人书》治伤寒阳毒，汗下后毒不散，及心下懊憹，烦不得眠，心神颠倒欲绝者，俱用元参。以此论之，治胸中氤氲之气、无根之火，当以元参为圣剂也。吴普曰：肾水受伤，真阴失守，孤阳无根，发为火病，法宜壮水以制火。故元参与地黄同功，其消瘰疬，亦是散火。刘守真言，结核是火病。希雍曰：益阴除热，故定五脏；散结气，能软坚，故主瘰疬。凉血降火，故解斑毒，利咽喉也。惟下寒血三字，恐有错误耳。

【禁忌】《经疏》曰：凡血少目昏，停饮寒热支满，血虚腹痛，脾虚泄泻，并不宜服。之才曰：恶黄芪、干姜、大枣、山茱萸。反藜芦。

【出产】《图经》曰：生河间及冤句，今处处皆生。二月生苗，叶似脂麻，又如槐柳，细茎，青紫色。七月开花，青碧色；八月结子，黑色。其根尖长，生青白色，干即紫黑。新者润腻，一根可作五七枚。三八九月采，曝干，或云蒸过，日曝干。

【炮制】雷公曰：凡采得后，须用蒲草重重相隔，入蒸甑，蒸两伏时，晒干用。勿犯铜器，饵之噎人喉，丧人目。

白头翁 一名野丈人

味苦，温，无毒。主温疟狂扬，寒热，癥瘕，积聚瘿气，逐血止痛，疗金疮《本经》。

有毒，鼻衄《别录》。

止毒痢弘景。甘苦。赤痢，腹痛齿痛，百节骨痛，项下瘰疬甄权。

得酒食，治一切风气。暖腰膝，消赘。花、子、茎、叶同功《大明》。

主治热毒自利《得宜》。

【经络】禀地中微阳之气以生《本经》。

味苦温。吴绶①益以辛寒，详其所主，似为得之。东垣谓其气厚味薄，既能入血主血，应云气味俱厚，可升可降，阴中阳也。入手足阳明经《经疏》。

入胃、大肠二经，为泄热凉血之品。苦能坚肾，寒能凉骨，乃血分药也芊绿。

【合化】《圣惠》曰：得黄连、木香，治下痢咽肿。《外台》曰：白头翁根生捣，敷阴头偏肿，得疮即愈。《肘后》曰：生捣，亦治小儿秃疮。《易简》曰：生捣，亦治外痔肿痛。《得宜》曰：得秦皮、黄连、黄柏，治厥阴热利。

【论说】东垣曰：仲景治热痢下重，用白头翁汤主之。盖肾欲坚，急食苦以坚之。痢则下焦虚，故以纯苦之剂坚之。男子阴疝偏坠，小儿头秃羶腥鼻衄，无此亦不效。毒痢有此，则易获奇功。吴绶曰：热毒下痢，紫血鲜血者宜之。寇氏曰：此药有风则静，无风反摇，与赤箭、独活同。

【禁忌】《经疏》曰：苦寒之性。凡滞下胃虚不思食，及下利完谷不化，泄泻由于虚寒，寒热而不由于湿毒者，忌之。甄权曰：豚实为之使。

---

① 吴绶：生卒年代不详，明代钱塘人，医家，著有《伤寒蕴要全书》。

【出产】《图经》曰：生嵩山山谷，今近京州郡皆生。正月生苗，作丛，状似白薇而柔细、稍长。叶生茎端，上有细白毛而不滑泽，近根有白茸，正似白头老翁，故有此名。根紫如蔓菁，二三月开紫花，黄蕊，五六月结实，七八月采根，阴干用。

【炮制】《大明》曰：得酒良。

三七—名山漆，又名金不换

味甘、微苦，温，无毒。主吐血衄血，血痢血崩，目赤痈肿，金疮杖疮、跌扑伤，嚼烂涂或末掺，其血即止；及经水不止，产后恶血不下，血晕血痛时珍。

【经络】入足阳明、厥阴经。专治上下血症《得宜》。

入肝、胃二经，为散瘀定痛，金疮杖疮之圣药芉绿。

【合化】濒湖曰：三七研末，米泔水调，治赤痢血痢。酒调，治大肠下血。磨汁，能涂男妇赤眼。磨汁，米醋调，涂无名痈肿，酸痛不止者。《得宜》曰：得生地、阿胶，治吐血捷效。

【论说】时珍曰：受杖前服一二钱，血不冲心。杖后服，并末敷之，去瘀消肿，易愈。跌打损伤，血淋漓出者，随即嚼罨即止，青肿者即消散，产后服亦良。其功用与血竭略同。又曰：叶生左三右四，故以命名，恐不尽然。本名山漆，取其能合金疮，如漆黏物也，此说近之。金不换者，贵重之称也。㓤庵曰：此药近时始出，军中恃之。

【禁忌】未详。

【出产】时珍曰：生广西、南丹①诸州番峒深山中。采根曝干；

---

① 南丹：古代地名。北宋开宝七年置，治所即今广西南丹。大观元年改为观州，四年复名南丹州。元至正末升为南丹州溪峒安抚司。洪武初复置南丹州，洪武二十八年废，改设为南丹卫，永乐二年复置南丹州。

略似白及。长者如地黄，有节，味微甘苦，颇似人参。或云试法，以末掺猪血中，血化为水者乃真。

【炮制】未详。

黄连

味苦，寒。主热气目痛，眦伤泪出。肠澼腹痛下痢，女人阴中肿痛《本经》。

无毒。五脏冷热，久下脓血，止消渴，益胆，疗口疮《别录》。

止心腹热痛，惊悸烦躁，润心肺，天行热疾，止盗汗。猪脂蒸丸，治小儿疳气，安蛔杀虫《大明》。

郁热在中，烦躁恶心，兀兀欲吐，心中痞满元素。

心病逆而盛，心积伏梁好古。

去心窍恶血，解服药过剂烦闷，及巴豆、轻粉、乌头毒时珍。

镇肝凉血，泻火燥湿《备要》。

【经络】禀天地清寒之气以生。故气味苦寒，味厚于气。味苦而厚，阴也。入手少阴、阳明，足少阳、厥阴，足阳明、太阴经。为病酒之仙药，滞下之神草《经疏》。

气味俱厚，可升可降，阴中阳也，入手少阴经《别录》。

入心经，兼入肝、胆、脾、胃、大肠五经。为清火除湿之品芊绿。

【合化】《普济》曰：同白茯苓，治小便白淫。由于心肾气不足，思想无穷所致者。《胜金》曰：同鸡子白和丸，治赤痢久下，累治不瘥。《本事》曰：同当归，加麝香少许，治热毒赤痢。《肘后》曰：黄连煎酒，时时含呷，治口舌生疮。又曰：同干姜，治中巴豆毒，下利不止。《得宜》曰：得枳实，泻痞满。得乌梅、川椒，则安蛔。得木香，治滞下。

【论说】元素曰：黄连之用有六，泻心脏火一也，去中焦湿热二也，诸疮必用三也，去风湿四也，赤眼暴发五也，止中部见血六也。好古曰：黄连苦燥，苦入心，火就燥，泻心者，实泻脾也，实则泻其子也。丹溪曰：黄连去中焦湿热而泻心火，若脾胃气虚，不能转运者，则以黄芩、茯苓代之。以猪胆汁拌炒，佐以龙胆草，大泻肝胆之火。下痢胃热噤口者，人参、黄连汤时呷。如吐，再强饮，但得一呷下咽便好。河间曰：治痢惟宜苦辛寒药。辛能开散郁结，苦能燥湿，寒能胜热，使气宜平而已。诸苦寒药多泄，惟黄连、黄柏性冷而燥，能降火去湿而泻痢。故治痢以之为君。宗奭曰：今人但见肠虚泄痢，微似有血，便用之，不顾寒热多少，惟欲尽剂，遂至危殆。若初病气实，热多血痢，服之即止，不必尽剂。虚而冷者，慎勿轻用。飞霞曰：生用为君，佐以官桂少许，煎百沸，入蜜，空心服，能使心肾交于顷刻。入五苓、滑石，大治梦遗。

【禁忌】《经疏》曰：凡病人血少气虚，脾胃薄弱，血不足，以致惊悸不眠，小儿痘疮，阳虚作泄，行浆后泄泻，老人肾泄，脾胃寒泻，真阴不足，内热烦燥诸症，法咸忌之。之才曰：黄芩、龙骨为使。恶菊花、元参、僵蚕、白鲜皮，畏款冬、牛膝，杀乌头、巴豆毒。甄权曰：忌猪肉，恶冷水。

【出产】《图经》曰：生巫阳川谷及蜀郡泰山，今江湖荆夔州郡亦生，而以宣城①者为胜。苗高一尺，叶似甘菊。四月开花黄色，六月结实似芹子。二八月采根用。

【炮制】雷公曰：凡使，以布拭去肉毛，用浆水浸二伏时，漉出，于柳木火中焙干用。时珍曰：黄连入心经，为治火之主药。

---

① 宣城：古代地名。西晋太康二年置（一说东汉顺帝时置），治所在宛陵县。隋开皇九年改置宣州，大业初复为宣城郡。唐武德三年改为宣州，天宝元年复为宣城郡，乾元元年又改为宣州。

治本脏火则生用。治肝胆实火，猪胆汁浸炒。治肝胆虚火，醋浸炒。治上焦火，酒炒。治中焦火，姜汁炒。治下焦火，盐水或朴硝炒。治气分湿热火，吴茱萸汤浸炒。治血分块中伏火，干漆水炒。治食积火，黄土炒。诸法不独为之引导，盖辛热制其苦寒，咸寒制其燥性，在用者详酌之。

胡黄连

味苦，平，无毒。主久痢成疳，小儿惊痫，寒热，不下食，霍乱下利，伤寒咳嗽，湿疟，理腰肾，去阴汗《开宝》。

大寒，补肝胆，明目，骨蒸劳热，三消，五心烦热，女人胎蒸，虚惊，冷热泄痢，五痔，厚肠胃，乳汁浸，点目，良苏恭。

主治骨蒸劳热《得宜》。

【经络】得天地清肃阴寒之气。善除湿热，降也，阴也。入手太阴、足阳明经《经疏》。

入肺、胃二经，为清湿除热之品芊绿。

【合化】孙兆[1]曰：同柴胡为丸，治小儿盗汗潮热。《普济》曰：同乌梅肉、灶中黄土，治血痢不止。同生地、猪胆汁丸，治吐血衄血。《简易》曰：同穿山甲为末，调以鸡子清，涂痈疽疮肿。《得宜》曰：得山栀、猪胆，治伤寒劳复。得川连、朱砂、猪胆，治肥热疳疾。《集效》曰：胡黄连末，鹅胆汁调，涂痔疮疼肿。

【论说】钱仲阳曰：凡小儿疳热、肚胀、潮热、发焦者，此热势已极。但不可用大黄、黄芩伤胃之药，致生他症。只以胡黄连五钱、五灵脂一钱为末，雄猪胆汁丸绿豆大，米饮下一二十丸。

---

[1] 孙兆：北宋河阳人，医学家。著有《伤寒方》《伤寒脉诀》，修订林亿、高保衡等校补的《黄帝内经素问》，名为《重广补注黄帝内经素问》。

【禁忌】《经疏》曰：凡阴血太虚，真精耗竭，胃气脾阴俱弱者，虽见如上症，亦忌。即用，亦须佐以健脾安胃药。苏恭曰：恶菊花、元参、白鲜皮，解巴豆毒，忌猪肉，令人漏精。

【出产】苏颂曰：生胡国，今南海及秦陇间皆生。初生似芦，干似杨柳枯枝，心黑外黄。不拘时月收采，折之有尘出如烟者，乃为真也。

【炮制】未详。

黄芩

味苦，平。主诸热，黄疸，肠澼，泄痢，逐水，下血闭，恶疮，疽蚀，火疡《本经》。

大寒，无毒。疗痰热，胃中热，小腹绞痛，消谷，利小肠，女子血闭，淋露下血，小儿腹痛《别录》。

疗疮，排脓，治乳痈发背《大明》。

凉苦甘。凉心，补膀胱寒水元素。

主诸失血，解渴安胎，养阴退阳。酒炒则上行，泻肺火，治上焦风热湿热，火嗽喉痹，目赤肿痛，痰热胃热，热毒骨蒸。祛关节烦闷，天行热疾，肺中湿热，瘀血壅盛，上部积血，奔豚，肺痿《医鉴》。

附子

主治肠澼脓血《别录》。

【经络】禀天地清寒之气，而兼金之性。味厚气薄，阴中微阳，可升可降，阴也。入手太阴、少阴、太阳、阳明，亦入足少阳经《经疏》。

入手太阴血分东垣。

　　入心、肺、大小肠四经，兼入胆经。为除湿清火之品，乃中焦之实火，脾家之湿热也芊绿。

　　【合化】丹溪曰：同白术，米饮为丸，能安胎清热。得黄连、黄柏，治上焦积热，泻五脏火。《卫生家宝》[①]曰：同淡豆豉，治不拘大人、小儿之肝热生翳。之才曰：得厚朴、黄连，止腹痛。得五味子、牡蛎，令人有子。得黄芪、白蔹、赤小豆，疗鼠瘘。时珍曰：得柴胡，退寒热。得芍药，治泻痢。得桑皮，泻肺火。得陈酒，上行。得猪胆汁，除肝胆火。

　　【论说】东垣曰：中枯而飘者名片芩，泻肺火，利气消痰，除风热，清肌表之热。细实而坚者名条芩，泻大肠火，养阴退阳，补膀胱寒水，以滋其化源也。元素曰：黄芩之用有九，泻肺热一也，上焦皮肤风热、风湿二也，去诸热三也，利胸中气四也，消痰膈五也，除脾经诸湿六也，夏月必用七也，妇人产后养阴退阳八也，安胎九也。丹溪曰：黄芩降痰，假其降火也。凡去上焦湿热，须酒洗过用。片芩泻肺火，须用桑白皮以佐之。若肺虚者多用，则又伤肺，须先以天冬保定肺气，而后用之。罗天益曰：肺主气，热伤气，故身体麻木，黄芩去肺热，故补气。《直指》称柴胡退热不及黄芩。不知柴胡退热，乃苦以发之，散火之标也。黄芩退热，乃寒以胜之，折火之本也。苏颂曰：张仲景治伤寒，心下痞满，用泻心汤。其方有四，皆列黄芩，亦以其主诸热、利小肠也。

　　【禁忌】《经疏》曰：苦寒，能损胃气而伤脾阴，脾肺虚热者忌之。又云：血虚寒中，胎不安，阴虚淋露，法并禁用。之才曰：山茱萸、龙骨为之使。恶葱实。畏丹砂、牡丹、藜芦。

　　【出产】《图经》曰：生秭归山谷及冤句，今川蜀、河东、陕西皆生。苗长尺余，茎干粗如筋。叶从地面作丛生，状类紫草，

---

① 《卫生家宝》：医书，又名《卫生家宝方》，六卷。宋代朱端章辑，徐安国补订。

亦有独茎者。叶细而长，青色，两两对生。六月开紫花，根如知母粗细，长四五寸，二八月采根，曝干用。

【炮制】《本草述》曰：上行酒浸炒，下行童便浸炒，寻常则生用。先哲有用吴茱萸制芩者，为其入肝散滞火也。

苦参

味苦，寒。主心腹结气，癥瘕积聚，黄疸，溺有余沥，逐水，除痈肿，明目止泪《本经》。

无毒。养肝胆气，平胃气，令人嗜食。利九窍，除伏热肠澼，止渴醒酒，小便黄赤，恶疮，下部蜃《别录》。

除疥杀虫弘景。

治热毒风，皮肌烦躁生疮，赤癞脱眉，除大热嗜睡，治腹中冷，中恶腹痛甄权。

功专祛风湿《得宜》。

杀疳虫，炒存性，米饮服，治肠风泻血，并热痢时珍。

【经络】禀天地阴寒之气而生。其味正苦，其气寒而沉，纯阴而降。足少阴经君药也《经疏》。

入肾经，为燥湿胜热之品，而兼燥剂。以泄血中之热羊绿。

【合化】《千金》曰：苦参为末，蜜丸，治热病狂邪。《外台》曰：醋煮苦参，治伤寒结胸，满痛壮热。又云：苦参煎汤，洗小儿身热良。《梅师》曰：苦参煎服，治饮食中毒。《普济》曰：同黄芩、生地，治产后露风，四肢烦热，头痛者。《得宜》曰：得枳壳治风癞毒热。

【论说】苏颂曰：古今方用治风热疮疹最多。丹溪曰：苦参能峻补阴气，久服而致腰重者。因其气降而不升也，非伤肾也。其治大风有功，况风热细疹乎？张子和曰：凡药皆有毒也，虽甘草、苦参不可不谓之毒。久服则五味各归其脏，必有偏胜气增之患。诸药皆然，当触类而伸之。至于饮食亦然。

【禁忌】《经疏》曰：久服能损肾气，肝肾虚而无大热者勿服。之才曰：元参为之使。恶贝母、菟丝子、漏芦，反藜芦。

【出产】《图经》曰：生汝南山谷及其田野，今则无处不生。根黄色，长五七寸许，两指粗细，三五茎并生。苗高三四尺以来，叶碎，青色，极似槐叶，故又有水槐之名称。春生冬凋，其花黄白，七月结实，如小豆然。生于河北者无花，五六十月均可采根，曝干。

【炮制】雷公曰：凡使，不计多少，须用糯米浓泔汁浸一宿，其腥秽之气浮在水面之上，再重重淘过。即蒸之，从巳至申出，晒干，细剉，用之。

龙胆草

味苦，寒。主骨间寒热，惊痫邪气，续绝伤，定五脏，杀蛊毒《本经》。

大寒，无毒。除胃中伏热，时气温热，热泄下痢。去肠中小虫，益肝胆气，止惊惕《别录》。

小儿壮热，骨热，惊痫入心，时疾，热黄，痈肿，口干甄权。

去目中黄及睛赤肿胀，瘀肉高起，痛不可忍元素。

退肝经邪热，除下焦湿热之肿，泻膀胱火东垣。

疗咽喉痛，风热盗汗时珍。

【经络】禀天地纯阴之气以生。入足厥阴、少阴、阳明三经，专除足少阴经之热《经疏》。

气味俱厚，沉而降，阴也。足厥阴、少阳经气分之药元素。

入肝、胆、胃三经，为祛火邪除湿热之品，泻肝胆火，以泄下焦湿热芊绿。

【合化】苏颂曰：同生姜汁，治四肢疼痛。《得宜》曰：得柴胡，治目疾。得苍耳，治耳中诸实症。杨氏曰：同猪胆汁，治一切盗汗，妇人、小儿等盗汗，及伤寒后盗汗不止。《删繁》[1]曰：同苦参、牛胆汁，治谷疸劳疸。

【论说】元素曰：其用有四，除下部风湿一也，一切湿热二也，脐下至足肿痛三也，寒热脚气四也。下行之功，与防己同。酒浸则能上行、外行。柴胡为主，龙胆为使，治目疾必用之药。时珍曰：相火寄在肝胆，有泻无补，故龙胆之益肝胆气，正以其能泻肝胆热邪也。但大苦大寒，过服恐伤胃中生发之气，反助火邪，亦犹久服黄连，反从火化之义。

【禁忌】《经疏》曰：虽能除实热，然胃虚血少之人，不可轻试。凡脾胃两虚，因而作泄者，及病虚有热者，均忌。空腹服之，令人溲溺不禁。之才曰：贯众、小豆为之使。恶地黄、防葵。

【出产】《图经》曰：生齐朐山谷及冤句，今近道亦有之。宿根，黄白色，下抽根十余本，大类牛膝。直上生苗，高尺余，叶生似柳而细，茎如小竹枝。十月开花如牵牛，花作铃铎形，青碧色，冬后结子。二、八、十一、十二月采根阴干，俗呼为草龙胆。浙中又有山龙胆，味苦涩，采无时，叶经霜雪不凋。此同类而异种。古方治疸多用之。

【炮制】雷公曰：采根阴干，欲使时，用铜刀切去须上头丫，剉。于甘草中浸一宿，漉出曝干用。

白薇

味苦，平。主暴中风，身热肢满，忽忽不知人，狂惑邪气，

---

[1] 《删繁》：本草著作，即《删繁本草》，唐代医家杨损之著，共五卷。

寒热酸疼，温疟洗洗，发作有时《本经》。

咸，大寒，无毒。疗伤中淋露，下水气，利阴气，益精气《别录》。

治惊邪风、狂、痓病，百邪鬼魅弘景。

风温灼热，多眠，及热淋，遗尿，金疮出血时珍。主血厥，产虚烦呕《备要》。

【经络】禀天地之阴气以生。降也，阴也《经疏》。

入阳明经《得宜》。

入胃经。为清虚火、除血热之品，乃阳明、冲任之要药芊绿。

【合化】《普济》曰：得贝母、款冬花、百部，治肺实鼻塞，不知香臭。《千金》曰：得芍药治妇人遗尿，不拘胎前产后。《得宜》曰：得桂枝、石膏、竹茹，治胎前虚烦呕逆。得人参、当归、甘草，治产后血厥昏冒，出汗过多，血少，阳气独上，气塞不行，故身如死。气过血还，阴阳复通，故移时方窹，妇人尤多此证。

【论说】好古曰：古方多用白薇治妇人病，以本草有伤中淋露之故也。希雍曰：《别录》治伤中淋露者，女子荣气不足则血热，血热故有伤中淋露之症。除热益阴，则血自凉，荣气调和，而症自疗也。时珍曰：徐之才言，白薇恶大枣。而安中益气竹皮丸，又用枣肉，盖恐诸药寒凉，伤脾胃尔。切庵曰：阴虚火旺则内热生风，火气焚灼，故身热支满。痰随火涌，故不知人。芊绿曰：白薇并能除血癖。曾治一妇人，本系产后身热烦呕之症。余用白薇为君，加芎、归、地二帖，本病解。其妇向有癖积，藏左胁下，已八九年，服此药身凉病退之后，至晚微觉腹痛坠下，如欲临盆状。少顷，遂下一物，如茶杯大，极坚，不能破，色红紫而间有白点，其胁下遂觉空快。按所谓癖积者无有矣。次早邀余诊之，脉亦和平矣。

【禁忌】《经疏》曰：凡伤寒及天行热病，或汗多亡阳，或内虚不思食，食亦不消，及下后内虚，腹中觉冷，或因下过甚，泄泻不止，均忌。之才曰：恶黄芪、大黄、大戟、干姜、大枣、干漆、山茱萸。

【出产】《图经》曰：生平原川谷，今陕西、滁、舒、润、辽州亦有之。茎叶俱青，颇类柳叶，六七月开红花，八月结实，根黄白色，类牛膝而短小。三月三日采根阴干用。

【炮制】雷公曰：凡采得，用糯米泔汁浸一宿，至明取出。去髭丫，于槐砧上细剉，蒸，从巳至申出，晒干用。时珍曰：后人惟以酒洗用。

白前

味甘，微寒，无毒。主胸胁逆气，咳嗽上气，呼吸欲绝《别录》。
主一切气，肺气烦闷，奔豚肾气《大明》。
甘微辛，功专降气下痰《得宜》。

【经络】感秋之气，而得土之冲味，故味甘辛微温。阳中之阴，降也。入手太阴经，为肺家要药《经疏》。
入肺经，为泻肺下气降痰之品芊绿。

【合化】深师曰：得紫菀、半夏、大戟，治久咳上气，体肿短气，胀满不得卧者。《外台》曰：桔梗、桑白皮、甘草，治久咳唾血。

【论说】寇氏曰：能保定肺气，治嗽多用，以温药相佐尤佳。时珍曰：白前，色白味微辛甘，手太阴药也。长于降气，肺气壅实而有痰者宜之。沈芊绿曰：白前性无补益。虽寇氏称其能保肺气，但其功能专于降气。气降故痰亦下，故惟肺气壅实，兼有痰凝塞者，用之无不奏功。若虚而哽气者，不可投也。

【禁忌】《经疏》曰：凡逆气，咳嗽，气上，由于气虚，气不归元，而不由于肺气，因邪客壅实者禁用。

【出产】《图经》曰：隐居称其出近道，今蜀中及淮浙州郡皆生。苗似细辛而大，色白易萎。叶似柳或似芫花，生洲渚沙碛之上。根白，长于细辛，亦似牛膝、白薇辈。今用蔓生者，味苦，非真也。二八月采根，曝干。

【炮制】雷公曰：生甘草水，浸一伏时，去头须，焙干用。

丹皮

味辛，寒。主寒热，中风，瘛疭痉，惊痫邪气，除癥坚瘀血。留舍肠胃，安五脏，疗痈疮《本经》。

苦，微寒，无毒。除时气头痛，客热，五劳劳气，头腰痛，风噤，癫疾《别录》。

散诸痛，女子经脉不通，血沥甄权。

通关腠血脉，排脓，消扑损瘀血，续筋骨，除风痹，治胎前产后一切冷热血气《大明》。

治神气不足，无汗之骨蒸，衄血吐血元素。

专治相火《得宜》。

和血生血，凉血，专治血中伏火，除烦热时珍。

【经络】禀季春之气，兼得木性。阴中微阳，味苦微辛，气寒而色赤象火。故入手少阴、厥阴，足厥阴，亦入足少阴经。辛以散结聚，苦寒以除血热，为入血分、凉血热之要药《经疏》。

入心、肝、肾、心包四经。清血分伏火，又补血之品，而兼补剂芊绿。

【合化】《千金》曰：得防风治癞疝病偏坠，气胀不能动者。《广利》曰：得虻虫，治伤损瘀血。《经疏》曰：入清胃散，治阳明胃经，血热齿痛。《得宜》曰：得四物，治无汗骨蒸。

【论说】元素曰：牡丹乃天地之精，群花之首。叶为阳，花为阴，丹者赤色，属火，故能泻阴胞中之火。又曰：丹皮入手厥阴、足少阴，故治无汗之骨蒸。地骨皮入足少阴手少阳，故治有汗之骨蒸。希雍曰：神不足者手少阴，志不足者足少阴，故肾气丸用之，治神志之不足。此元素语也。究竟丹皮乃入心经正药，心生血，血凉则心不热，而阴气得宁。用之肾经药中者，阴阳之精互藏其宅，神志水火藏于心肾，即身中之坎离也。交则阴阳和而百病不生，不交则阴阳否而精神以离，故夭。东垣曰：心虚，肠胃有积热，心火炽甚，心气不足者，当以牡丹皮为君。时珍曰：丹皮治血中伏火，盖伏火即阴火，阴火即相火。古方惟以此治相火，故仲景肾气丸用之。而后人乃专以黄柏治之，不知丹皮之功更胜黄柏也。赤花者利，白花者补，人多不悟，尤宜分别焉。

【禁忌】《经疏》曰：丹皮本入血凉血之药，然能行血。凡女子血崩及经行过期不尽者，均忌与行血药同用。之才曰：畏贝母、大黄、菟丝子。《大明》曰：忌蒜、胡荽、伏砒。

【出产】《图经》曰：生巴郡①山谷及汉中。花有黄紫红白数种。二月于梗上生苗叶。三月开花，花仅五六叶。五月结黑实，如鸡头子，根黄白色，如笔管大约五七寸长，二八月采根阴干用。

【炮制】雷公曰：凡末得根，日干，以铜刀劈破去骨，剉如大豆，用酒细伴，从巳至未，晒干用。

姜黄

味辛、苦，大寒，无毒。主心腹结积，疰忤，下气，破血，除风热，消痈肿，功力烈于郁金《开宝》。

---

① 巴郡：古代地名。秦惠文王更元九年（前316）灭巴国置，治江州县。

治癥瘕血块，通月经，扑损瘀血，止暴风痛，冷气，下食《大明》。

祛邪辟恶，治气胀，产后败血攻心_{苏颂}。

_附片子姜黄

入手臂，治风湿痹臂痛_{元礼}。

苦辛，功专下气破血《得宜》。

【经络】姜黄多得火气，少得金气而生。故味苦胜辛，以辛香燥烈，性不耐寒，故无毒。阳中之阴，降也。入足太阴，亦入足厥阴经《经疏》。

入脾经，兼入肝经。为破血行气之品，乃血中气药也_{芊绿}。

【合化】《千金翼》曰：姜黄为末，掺疮癣初生者。《得宜》曰：得肉桂，治寒厥胃痛，产后癥瘕。《和剂方》曰：得没药、乳香，治胎寒腹痛，小儿啼哭吐乳，大便色青，状若惊搐，出冷汗者。

【论说】藏器曰：姜黄，辛温色黄。郁金，苦寒色赤。姜黄入脾，兼治血中之气；郁金入心，单治血。仲淳曰：方书用以同肉桂、枳壳，治右胁痛臂痛有效。戴云：能入手臂治痛，何莫非下气破血，辛走苦泄之功与？察其气味，治疗乃介乎三棱、郁金之间。

【禁忌】《经疏》曰：凡血虚臂痛腹痛，而非瘀血凝滞，气逆上壅作胀者，均忌。设一误用，则血分愈伤，令病转剧也。

【出产】《图经》曰：江、广、川、蜀皆生。叶青绿色，长一二尺许，阔三四寸，有斜纹，如红蕉叶而小。花红白，春末方生，至秋渐凋。先生花，后生叶，不结实而根深盘屈，色黄类生姜而圆，并有坚节。时珍曰：近时以扁如干姜形者，为片子姜黄。圆如蝉腹形者，为蝉肚郁金，并可浸水染色，述形虽似郁金而色不黄也。

【炮制】《图经》曰：八月采根，切片曝干。

蓬莪术

味苦、辛，性温，无毒。主心腹痛，中恶，痎忤鬼气，霍乱，冷气，吐酸水。解毒，食饮不消，酒磨服之。又疗妇人血气，丈夫奔豚《开宝》。

破痃癖冷气，以酒醋磨服甄权。

治一切气，开胃消食，通月经，消瘀血，止扑损痛，下血及内损恶血《大明》。

通肝经聚血好古。

主治血气结积《得宜》。

【经络】感夏末秋初之气，而得土金之味以生。阳中之阴，降也。入足厥阴，肝经气分，能破气中之血，故治积聚诸气为最要之品《经疏》。

入肝经，为行气破血消积之品芊绿。

【合化】《普济》曰：得干漆，治妇人血气，游走作痛及腰痛。《卫生家宝》曰：得木香，治一切冷气。冲心切痛，发即欲死，久患心腹痛时发者，此可绝根。《得宜》曰：得阿魏，治小儿盘肠。

【论说】苏颂曰：此治积聚诸气为最要之药。与三棱同用良，妇人方中多使用之。好古曰：蓬莪术色黑，破气中之血，入气药，发诸香，虽为泄剂，亦能益气。故孙尚药用治气短不能接续，及大小七香丸、集香丸诸汤散中多用之。时珍曰：王执中《资生经》云，久患心脾疼，服醒脾药反胀。用耆域[①]所载蓬莪术，面裹炮熟，水酒醋煎，服立愈。盖此药能破气中之血也。讱庵曰：治五

---

① 耆域：天竺人，佛门高僧。其事迹载于《佛教大藏经》的《梁高僧传》卷九和《神僧传》卷一。

积不宜专用下药，恐损真气。宜于破血行气药中加补脾胃药，气旺方能磨积，正旺则邪自消也。故东垣五积方用三棱、蓬术，皆兼人参赞助以成功。

【禁忌】《经疏》曰：凡气血两虚，脾胃素弱而无积滞者，均忌。

【出产】《图经》曰：生西戎及广南诸州。三月生苗，在田野中，茎如钱大，高二三尺，叶青白色，长一二尺，颇类蘘荷。五月花，穗作黄色，根如生姜，术在根下似鸡卵，大小不常。九月采，削去粗皮，蒸熟曝干。

【炮制】雷公曰：于砂盆中醋磨令尽，然后于火畔焙干，筛过用。苏颂曰：此物极坚，必于火灰中煨令透，乘热捣之，即碎如粉。时珍曰：今人多以醋炒，或煮熟入药，取其引入血分也。

荆三棱

味苦，平，无毒。主老癖癥瘕，积聚结块，产后恶血血结，通月水，堕胎，利气止痛《开宝》。

治气胀，破积气，消扑损瘀血，女人血脉不调，心腹痛，产后腹痛血晕《大明》。

心膈痛，饮食不消元素。

亦通肝经积血，治疮肿坚硬好古。

下乳汁时珍。

【经络】禀火土之气，降多于升，阴中之阳。入足厥阴，亦入足太阴经《经疏》。

入肝经，兼入脾经。为散血行气消积之品，肝经血分药，并能破血中之气芑绿。

【合化】《圣惠》曰：得大黄熬膏，治疾癖不瘥，胁下硬如石。《圣济》曰：得丁香，治反胃恶心，药食不下者。《得宜》曰：得蓬术，治浑身燎泡。

【论说】好古曰：三棱、莪术治积块疮硬者，乃坚者削之也。时珍曰：能破气散结，故能治诸病。其功可近于香附而力峻，故难久服。按戴原礼《治病要诀》云，有人病癥癖腹胀，用三棱、莪术，以酒煨煎服之，下一黑物如鱼，遂愈也。

【禁忌】洁古曰：三棱能泻真气，真气虚者忌用。

【出产】《图经》曰：河陕、江淮、荆襄间皆有之。春生苗，高三四尺，似茭蒲叶，皆为三棱。五六月间开花，似莎草，黄紫色。霜降后采根，削去皮，须黄色。微苦，以如小鲫鱼状，体重者佳。生浅水傍或陂泽中，根初生如附子，亦有扁者，其不出苗。只生细根者，名鸡爪三棱。不生细根者，名黑三棱。形如钗股者，名石三棱。一说三棱生荆楚，字当做荆。《本经》作京，非也。

【炮制】元素曰：入用须炮热。时珍曰：消积，须用醋浸一日炒，或煮熟焙干，入药乃良。

海藻 即《诗》言于采其藻也。《本经》一名藻

味苦，寒。主瘿瘤气，颈下核。破散结气，痈肿，癥瘕坚气，腹中上下雷鸣，下十二水肿《本经》。

咸，无毒。疗皮间积聚暴癀，瘤气热结，利小便《别录》。

治气急心下满，疝气下坠，疼痛卵肿，去腹中幽幽作声 甄权。

治奔豚气，脚气，水气浮肿，食不消，五膈痰壅 时珍。

附 海带

咸寒，无毒，主治妇人病，及疗风，下水《嘉祐》。

治水病，瘿瘤，功同海藻 吴普。

【经络】禀海中阴气以生。气味俱厚，纯阴，沉也。苦能泄结，寒能除血热，咸能软坚润下《经疏》。

入胃经，通入十二经。为除热软坚润下之品。能软老痰，兼消宿饮*孚绿*。

【合化】丹溪曰：得黄连，治瘿气初起。《肘后》曰：海藻酒能治项下瘰疬如梅李状。危氏曰：得白僵蚕，治蛇盘瘰疬，头项交接者。

【论说】洁古曰：凡瘿瘤马刀诸疮，坚而不溃者用之。《经》曰：咸能软坚，营卫不调，外为浮肿，随各引经药治之，肿无不消。成无己曰：咸味涌泄。故海藻之咸，以泄水气也。时珍曰：咸能润下，寒能泄热，引水，故能消瘿瘤、结核、阴溃之坚聚，而除浮肿脚气、留饮、痰气之湿热，使邪气自小便出也。

【禁忌】《经疏》曰：脾家有湿者忌用。之才曰：反甘草。

【出产】《图经》曰：生东海池泽，及登莱诸州海中。陆玑云：有二种，一则叶如鸡苏，茎如筋，长四五尺。一则茎如钗股，叶如蓬蒿，谓之聚藻。二藻皆可食。根著水底石上，黑色如乱发而粗大，叶类水藻而大。海人以绳系腰，没水下，刈得之，旋系绳上。

【炮制】雷公曰：凡使，须用生乌豆并紫背天葵，三件同蒸。伏时日晒干用。时珍曰：近人但洗净咸味，焙干用。

昆布

味咸，寒，无毒。主十二种水肿，瘿瘤，聚结气，瘘疮《别录》。

破积聚*思邈*。治阴㿉肿，含之咽汁*藏器*。

利水道，去面肿，治恶疮鼠瘘*甄权*。

功专软坚破结《得宜》。

【经络】得水气以生。降也，阴也《经疏》。

入胃经，为软坚润下、除热散结之品芋绿。

【合化】《圣惠》曰：醋浸昆布，治瘿气结核，垒垒肿硬。《外台》曰：得海藻，治项下卒肿，其囊渐大，欲成瘿者。

【论说】东垣曰：咸能软坚，故瘿坚如石者，非此不除，与海藻同功。沈芋绿曰：昆布消坚，诚为要品。余曾用此同茯苓、归身、白术、半夏、陈皮，治梅核膈。二帖吐出血块，如柿核大者二枚，觉咽喉之上甚空快，食稍下。又加人参服二帖，吐出一物如小樱桃大，极坚硬。吐砖地上，溅出二三尺许，击之不碎。又用人参、茯苓、白术、山药、归身、白芍，四帖霍然。

【禁忌】《经疏》曰：与海藻同。

【出产】《别录》曰：昆布生东海。藏器曰：昆布生南海。叶如手，大似荸荠，紫赤色。其细叶者，海藻也。时珍曰：昆布生登莱者，搓如绳索之状。出闽浙者大，叶似菜。盖海中诸菜，性味相近，主疗一致，虽稍有不同，亦无大异也。

【炮制】雷公曰：凡使，每一斤用甑箅大小十个，同剉细，以东流水煮之，从巳至亥，待咸味去，乃晒焙用。

蒲公英—名黄花地丁

味甘，平，无毒。主妇人乳痈肿，煮汁饮及封之，立消苏恭。解食毒，散滞气，化热毒，消恶毒，结核，疔肿震亨。

掺牙乌须发，壮筋骨时珍。

功专化热毒，消肿核《得宜》。

【经络】得水之冲气，味甘平无毒，降多于升，阳中之阴。当是入肝入胃，解热凉血之要药《经疏》。

入肾经，兼入脾、胃二经。为解毒散结之品，乃足少阴君药也芊绿。

【合化】《得宜》曰：得忍冬藤捣烂，治乳痈红肿。唐氏[1]曰：生捣，贴疳疮疔毒。《救急》曰：亦治多年恶疮。

【论说】震亨曰：此草属土。开黄花，味甘。可入阳明、太阴经。化热毒，消肿核，有奇功。时珍曰：古方有擦牙乌须发，还少丹。甚言此草之功。盖取其能通肾也。故东垣以为肾经必用之药。

【禁忌】《经疏》曰：此草单治乳痈及肿毒，并无他用，故无所忌。

【出产】《图经》曰：平泽田园中处处皆生。春初生苗，叶如苦苣有细刺，中心抽一茎，茎端出一花，色黄如金钱，断其茎有白汁，人多啖之。

【炮制】不著。

青蒿 《本经》名草蒿

味苦，寒。主疥瘙、痂痒、恶疮，杀虫。留热在骨节间，明目《本经》。

鬼气，尸疰，伏留，妇人血气，腹内满，及冷热久痢藏器。

风毒，盗汗，去蒜发，心痛热黄《大明》。

主治骨蒸，劳热《得宜》。

治寒热疟疾时珍。

附 青蒿子

主明目开胃，治劳瘦。其余功用同梗叶《大明》。

---

① 唐氏：即唐瑶，生平里居未详，明代医家，著有《经验方》，已佚。

【经络】禀天地芬烈之气以生。可升可降，阴中之阳。入足厥阴、太阴经《经疏》。

入肝胆二经，为除热补劳之品，二经血分药。故专治骨蒸劳热，蓐劳虚热诸症^{芊绿}。

【合化】《圣济》曰：青蒿灰、石灰，淋汁熬膏，点鼻中息肉。《圣惠》曰：青蒿末，绵裹纳耳中，治耳出浓汁。同沙参、麦冬为丸，治虚劳盗汗。

《易简方》曰：青蒿汁能涂鼻中衄血。《得宜》曰：得鳖甲，治湿疟。

【论说】苏颂曰：青蒿，治骨蒸劳热为最，古方单用之。时珍曰：得春木少阳之气最早。故所主之症，皆少阳厥阴血分之病也。

【禁忌】《经疏》曰：产后气虚，内寒作泻，及饮食停滞泄泻者，均忌。凡产后脾胃虚弱，忌与归地同用。时珍曰：伏硫黄。

【出产】《图经》曰：旧出华阴川泽，今处处皆生。春生苗，叶极细嫩，时人亦取，杂诸香菜食之。至夏高三五尺。秋后开淡黄花，结子如粟米。八九月间采子，阴干。茎根子叶并用。

【炮制】雷公曰：凡使取其适中为妙。到藤即仰，到腰即俯。使子勿使叶，使根勿使茎。四者若同用，翻成痼疾。采得叶不计多少，用童便浸七日夜，漉出，晒干用之。

夏枯草

味苦、辛，寒，无毒。主寒热瘰疬，鼠瘘头疮，破癥，散瘿结气，脚肿湿痹《本经》。

【经络】得金水之气以生。降也，阳中之阴。入足厥阴、少阳经《经疏》。

入肝、胆二经。为散结解热之品，补肝血，缓肝火，解内热，散结气芊绿。

【合化】《圣惠》曰：夏枯草，专治血崩不止。《简要方》曰：得香附子，能明目补肝，肝虚目睛痛，冷泪不止，血脉痛，羞明怕日。《得宜》曰：得香附、甘草，治目珠疼痛。得香附、贝母，治马刀。

【论说】丹溪曰：此草大有补养厥阴血脉之功。娄全善曰：此治目珠疼，至夜则甚者神效。或用苦寒药点之反甚者，亦效。盖目珠连目，本即系也，属厥阴经。夜甚及点寒药反甚者，夜与寒亦阴，故也。夏枯草气阳，补厥阴血脉，以阳治阴也。一男子患至夜目珠疼，连眉棱骨及头半边肿痛。用黄连膏点之反甚，诸药不效。灸厥阴、少阳，疼遂止，半日又作。遂以夏枯草、香附各二两，甘草四钱为末，每钱半茶调下咽，疼即减半，四五服而愈。讱庵曰：目白珠属阳，故昼痛，点苦寒药则效。黑珠属阴，故夜痛，点苦寒药反剧。

【禁忌】《经疏》曰：此草除治瘰疬、鼠瘘，散瘿结气等症，外无所用，故无禁忌。之才曰：土瓜为之使。伏汞砂，

【出产】《图经》曰：夏枯草生蜀郡川谷，今河东淮浙皆有之。冬至后生，叶似旋覆。三月四月开花作穗，紫白色，似丹参花。结子亦作穗，至五月枯。四月采。丹溪曰：此草夏至后即枯。盖禀纯阳之气，得阴气则枯，故有是名。

【炮制】不著。

刘寄奴草

味苦，温。无毒。主破血下胀，多服令人下痢苏恭。

下血止痛，治产后余疾，止金疮血极效《别录》。

主通经，除癥结，止霍乱水泻《大明》。

小儿尿血，新者研末服_{时珍}。

【经络】其味苦，其气温，揉之有香气，故应兼辛，苦能降下。辛温通行，故治在血分《经疏》。

入肝经。为破血止血之品_{芊绿}。

【合化】《圣济》曰：刘寄奴煎汁，治霍乱成痢。又曰：得地龙、甘草，能治小儿夜啼。《圣惠》曰：刘寄奴为末，掺风入疮口而肿痛者。《千金》曰：得骨碎补、延胡索，治折伤瘀血在腹内者。艾元英曰：得乌梅、白姜，治赤白下痢，阴阳交滞，不问赤白者。

【论说】希雍曰：昔人谓为金疮要药，又治产后余疾，下血止痛者，正以其下血迅速故也。

【禁忌】《经疏》曰：性极走散。病人气血虚，脾胃弱，易作泄者，勿服。

【出产】《图经》曰：生江南，今河中、孟州①、汉中亦有之。春生苗，茎似艾蒿，上有四棱，高二三尺，叶青似柳。四月开花，黄白而碎小，形如瓦松。七月结实，似黍而细。一茎上有数穗，根生淡紫色，似莴苣。六七月采，苗、花、子、叶皆可用。

【炮制】雷公曰：凡采得，去茎叶，只用实。以布拭去薄壳，令净，拌酒蒸，从巳至申，取出，曝干用。

旋覆花—名金沸草，《尔雅》名盗庚

味咸，温，无毒。主结气，胁下满，惊悸，除水，去五脏间寒热，补中下气《本经》。

消胸上痰结，唾如胶漆，心胸痰水，膀胱留饮，风气湿痹，

---

① 孟州：古代地名。唐会昌三年置，治所在河阳县。明洪武十年降为县。

皮间死肉，目中眵曚^①。利大肠，通血脉，益色泽《别录》。

止呕逆，主水肿，开胃不下食甄权。

行痰水，去头目风宗奭。消坚软痞，治噫气好古。

附**旋覆花根**

能续筋。筋断，汁滴伤处，渣敷半月，筋自接续诃庵。

【经络】禀冬令之气而生。降也，阳中阴也《经疏》。

入肺、大肠二经，为下气消痰之品，定喘止嗽，乃肺家要药芊绿。

【合化】《金匮》曰：得葱、新绛，治半产漏下，虚寒相搏，其脉弦芤。《集简》曰：旋覆花烧研，和羊脂，涂月蚀耳疮。《得宜》曰：得代赭石、半夏，治噫气。《经验》曰：旋覆花蜜丸，治中风壅滞。《总微论》曰：得天麻苗、防风为末，油调，涂小儿眉癣，眉毛眼睫，因癣退不生者。

【论说】苏颂曰：张仲景治伤寒汗下后，心下痞坚，噫气不除，有七物代赭旋覆汤。妇人杂治，有三物旋覆汤。胡洽居士治痰饮在两胁，胀满，有旋覆花丸，用之尤多。成无己曰：硬则气坚，旋覆之咸以软痞坚也。震亨曰：宗奭言其行痰水，去头目风，亦走散之药。时珍曰：如上所治诸病，其功只在行水下气，通血脉耳。

【禁忌】《经疏》曰：病人涉虚者，不宜多服。冷利大肠，虚寒人禁用。

【出产】《图经》曰：生平泽川谷，今所在皆生。二月后生苗，多近水傍，大似红蓝而无刺。叶如柳，茎细。六月开花如菊花，似小铜钱大，深黄色。故上党野人又呼为金钱花。七八月采花，曝干。

---

① 曚：即目眵，指眼睛分泌物。

【炮制】雷公曰：采得花，去蕊并壳、皮及蒂子，蒸之，从巳至午，晒干用。

青葙子—名草决明

味苦，微寒。主唇口疮《本经》。

无毒，治五脏邪气，益脑髓，镇肝明耳目，坚筋骨，祛风寒湿痹《大明》。

治肝脏热毒冲眼，赤障青盲翳肿，恶疮，疥疮甄权。功专明目《得宜》。

附茎叶

主邪气，皮肤中热，风瘙身痒，杀三虫《本经》。

恶疮，疥虱，痔蚀，下部䘌疮《别录》。

捣汁服，大疗温病苏恭。

止金疮血《大明》。

【经络】得水土阴精之气，而兼禀乎清阳者也。咸得水气，甘得土气。为足厥阴经正药《经疏》。

入肝经，为泻肝明目、善祛风热之品芊绿。

【合化】《广利方》曰：青葙子汁灌入鼻中，治鼻衄不止，眩冒欲死者。《得宜》曰：得甘菊，治热毒赤眼。

【论说】时珍曰：青葙子治眼，与决明子、苋实同功。《本经》不言治眼，而主唇口青。又云，一名草决明，则明目之功可知矣。目者，肝之窍。唇口青，肝之症，古方除热多用之，其为厥阴药又可知矣。

【禁忌】《经疏》曰：疗目疾外无他用，故无所忌。

【出产】《图经》曰：生平谷道旁，今江淮州郡近道皆生。二月内生青苗，长三四尺，叶阔似柳细软，茎似蒿。六七月内生花，上红下白，子黑光而扁，似莨菪，根亦似蒿根而白，直下独茎生根。六八月采子。

【炮制】雷公曰：凡用，勿使薪蓂子①、鼠粘子，此二件真似青葙子，只是味不同耳。用时先烧，铁臼杵，单捣用之。

漏芦

味苦，寒。主皮肤热毒，恶疮疽痔，湿痹，下乳汁《本经》。

无毒。止遗溺，热气疮痒，如麻豆，通经脉《别录》。

通小肠，泄精尿血，肠风，风赤眼，小儿壮热，扑损，续筋骨，痈疽发背，排脓，止血生肌《大明》。

【经络】得地味之苦咸，禀天气之大寒以生。苦能下泄，咸能软坚，寒能除热，降也，阴也。入足阴明、少阳、太阳，手太阴、阳明经《经疏》。

入脾、胃、胆、大肠、膀胱五经。为泄热解毒之品，乃胃经君药，寒而通利者也芊绿。

【合化】《圣惠》曰：同猪肝煮食，治小儿无辜疳病肚胀，或时泄痢，冷热不调。《圣济》曰：得艾叶，治冷劳泄痢。得地龙、生姜，治历节风痛，筋脉拘挛。漏芦草烧灰，和猪脂，治白秃头疮。

【论说】弘景曰：此药久服益人，而服食方罕见之。近道出者，惟疮疥耳。庞安常曰：预解时行痘疹毒，取其寒胜热，又入阳明故也。无，则以山栀代之。时珍曰：下乳汁，消热毒，排脓

① 薪蓂子：十字花科植物薪蓂的种子。

血，止血生肌，杀虫。故东垣以为手足阳明药。

【禁忌】《经疏》曰：妊娠禁用。疮疡阴症，平塌不起者，真气虚也，法当内塞。漏芦苦寒，非所宜设。之才曰：连翘为之使。

【出产】《图经》曰：生乔山[①]山谷，今京东州郡及秦[②]、海[③]州皆生。茎叶似白蒿，有荚，花黄，生荚端，茎若筋大，其子作房，类油麻房而小，七八月后皆黑，异于众草。旧说以单州产为胜。六七月采茎苗，日干；八月采根，阴干。

【炮制】雷公曰：凡采得，细锉，以生甘草相对，拌蒸之，从巳至申，拣出，晒干用。

苎根

味甘，寒，无毒。安胎，贴热丹毒《别录》。

治心膈热，漏胎下血，胎前产后心烦，及服金石药人心热，罯毒箭，蛇虫咬《大明》。

主天行热疾，大渴大狂，诸淋血淋。捣，贴赤游丹毒，痈疽发背，金疮伤折，止血易瘥，鸡鱼骨鲠《备要》。

【经络】得土之冲气，而兼阴寒之气以生。降也，阴也。故所主皆凉血除热之功多《经疏》。

入肝经，为解热散瘀之品，补阴润燥之药也芊绿。

【合化】《圣惠》曰：苎根捣烂煎汤，熏洗脱肛不收。又曰：得蛤粉，治小便不通。《图经》曰：苎根熟捣，敷痈疽发背初起未成者。濒湖曰：生苎根捣烂坐之，能治肛门肿痛。《得宜》曰：得

---

① 乔山：在今山西曲沃北五十里，接襄汾境。

② 秦：古代地名，即秦州。西晋泰始五年（269）分雍、凉、梁三州置，治冀县。

③ 海州：古代地名。东魏武定七年（549）改青、冀二州置，治所在龙沮县。

建莲糯米，能固胎元。

【论说】丹溪曰：苎根大能补阴而行滞血。方家恶其贱勿用，惜哉。藏器曰：苎性破血，若与产妇以枕之，能止血运。产后腹痛，以苎安腹上即止也。李仲南曰：诸伤瘀血不散，野苎麻叶捣敷。如瘀血在腹，顺流水打汁服，即通，血皆化水。秋冬用干叶亦可。

【禁忌】《经疏》曰：病人胃弱泄泻者，勿服。诸病不由血热者，亦不宜用。

【出产】《图经》曰：闽、蜀、江、浙所在皆生。皮可以续布。苗高七八尺，叶如楮叶，面青背白，有短毛。夏秋间著细穗青花，其根黄白而轻虚。二八月采。时珍曰：九月收之，二月可种，宿根亦自生。

【炮制】未著。

牛蒡子《本经》名恶实

味辛，平，无毒。主明目，补中，除风伤《别录》。

风毒，肿，诸瘘藏器。

散诸结节，筋骨烦热毒甄权。

通利小便孟诜。

润肺散气，利咽喉，通十二经，去皮肤风元素。

功专消肺风，利咽膈《得宜》。

消斑疹毒时珍。

附根茎

苦寒，无毒。主伤寒寒热，汗出中风，面肿，消渴热中，逐水《别录》。

根主牙齿痛，劳疟，诸风脚缓弱，咳嗽伤肺壅塞苏恭。

【经络】得天地清凉之气以生。升多于降，阳也。入手太阴、足阳明经，为散风除热解毒之要药《经疏》。

入肺、胃二经，通行十二经芊绿。

【合化】《圣惠》曰：牛蒡根捣汁服。治时气余热不退，烦燥发渴，四肢无力。牛蒡子研末，治风水身肿。得旋覆花，治痰厥头痛。《本事方》曰：得豆豉、羌活，治历节肿痛，风热攻手指，赤肿麻木。《得宜》曰：得荆芥，治咽喉不利。得甘草，治悬痈喉痛。得甘桔，治咽喉痘疹。得薄荷，治风热隐疹。

【论说】东垣曰：能治风湿隐疹一也，疗咽喉风热二也，散诸肿疮疡之毒三也，利凝滞腰膝之气四也。沈芊绿曰：牛蒡子，功专发散，故为斑疹必用之剂。

【禁忌】《经疏》曰：疮家气虚色白，大便泄泻者忌。痧疹不忌泄泻，故用之无妨。痈疽已溃，非便闭不宜服，以性冷滑利也。

【出产】《图经》曰：生鲁山①平泽，今则无处不生。叶如芋而长，实似葡萄核而褐色。外壳如栗梂，小而多刺，鼠过，子则缀惹不脱，故又名鼠粘子。秋后采子入药，用根叶亦可。

【炮制】雷公曰：凡用，拣净，以酒拌蒸，待有白霜重出，以布拭去，焙干，捣粉用。

大青

味苦，大寒，无毒。主时气头痛，大热口疮《别录》。

时行热毒弘景。

---

① 鲁山：古代地名，即鲁山县。北周改山北县置，为鲁阳郡治。

治温疫，寒热_{甄权}。

热毒风，心烦闷，渴疾口干，小儿身热疾，风疹及金石药毒，涂罨肿毒《大明》。

热毒痢，黄疸，喉痹，丹毒_{时珍}。

伤寒时疾热狂，阳毒发斑《备要》。

附 **小青**

治血痢腹痛_{时珍}。

【经络】禀至阴之气而生。降也，阴也。专入足阳明经《经疏》。入心、胃二经。为解散热毒之品，乃泻热主药_{羊绿}。

【合化】《易简》曰：大青叶捣汁，灌，治喉风喉痹。《千金方》曰：得黄连，治小儿口疮。《肘后》曰：得甘草、赤石脂、阿胶、豆豉，治热病下痢困笃者。《得宜》曰：得犀角，治阳毒发斑。又曰：小青得沙糖，治中暑发昏。

【论说】苏颂曰：古方治伤寒、黄汗、黄疸，有大青汤。又治伤寒头身强，腰脊痛。葛根汤内亦用大青，大抵时疾多用之。李象先曰：阳毒则狂、斑、烦乱，以大青升麻可回困笃。娄全善①曰：大青能通解心胃热毒，不特治伤寒也。

【禁忌】《经疏》曰：此乃阴寒之物，止用以除天行热病，不可施之虚寒脾弱之人。

【出产】《图经》曰：大青出江东州郡，及荆南、眉蜀诸州。春生青紫，茎似石竹；苗叶花红紫色，似马蓼，亦似芫花。根黄，三四月采，阴干用。时珍曰：茎叶皆深青，故以得名。

【炮制】不著。

---

① 娄全善：即明代医家楼英。一名公爽，字全善，号全斋，浙江萧山县人。著有《医学纲目》《内经气类注》。

青黛

味咸，寒，无毒。主解诸药毒，小儿诸热，惊痫发热，天行^①头痛，磨，敷热疮恶肿《开宝》。

消食积_{丹溪}。去热烦，吐血，斑疮阴疮，杀恶虫_{时珍}。泻肝，散五脏郁火，解中下焦蓄蕴风热《备要》。

附蓝靛

辛、苦，寒，无毒。解诸毒，敷热疮，小儿秃疮热肿_{藏器}。
止血杀虫，治噎膈_{时珍}。

蓝叶汁

苦、甘，寒，无毒。主解一切毒，百药毒。治天行热狂，游风，热毒肿毒，吐衄血，金疮血闷，除烦止渴，女人产后血晕，小儿壮热，热疳《大明》。

青布

解诸物毒，天行热毒，小儿丹毒，并渍汁饮，烧灰，敷恶疮《医鉴》。

【经络】禀水土阴寒之气以生。味本咸寒，甄权谓其甘平，以其得土独厚也《经疏》。

入肝经，为除热解毒之品，兼能凉血_{芊绿}。

---

① 天行：疫疠引起的流行性急性传染病的统称。

【合化】《摘玄》曰：四物汤加入青黛，治产后发狂。《谈野翁》曰：同黄柏为末，搽耳疳出汁。

【论说】丹溪曰：蓝属水，能使败血分归经络。安常曰：诸蓝性味，皆不甚达，故皆能杀虫除热。惟淀有石灰，稍异。

【禁忌】《经疏》曰：凡血症，非血分实热，而由阴虚内热，阳无所附。火气因空上炎，发为吐衄、咯唾等症，用之非宜。盖血得寒则凝，凝则寒热交作，胸膈或痛，愈增其病矣。

【出产】马志曰：从波斯国来。今以太原并庐陵南康等处。染淀瓮上沫，紫碧色者用之，与青黛同功。时珍曰：青黛亦是外国蓝靛花。既不可得，则中国靛花亦可用。或不得已用青布浸汁代之，货者复以干淀充之，然有石灰。入服饵药中，当详辨之。

【炮制】讱庵曰：即靛花，取娇碧者。水飞净用，内多石灰，故须淘净。

萹蓄 一名扁竹,《尔雅》谓之王刍, 俗呼鱼腥草

味苦，平，无毒。主浸淫、疥瘙、疽、痔，杀三虫《本经》。

疗女子阴蚀《别录》。

煮汁饮小儿，治蛔虫有验甄权。

霍乱黄疸，利小便，小儿𩵋病时珍。

治热淋，虫蚀下部讱庵。

【经络】入胃、膀胱二经。为泄热下行之品芐绿。

【合化】《食疗》曰：扁竹根捣汁，洗服丹石药，毒发冲眼肿痛。《药性论》曰：扁竹捣汁，和面作𩟄饦[1]煮食，治痔发肿痛。《肘后》曰：扁竹，捣，敷恶疮痂痒。

---

[1] 𩟄饦：别名面片汤，是我国的一种传统水煮面食。

【论说】云岐①曰：热淋涩痛，不得通利者，湿热郁于下焦也。萹蓄煎汤，频饮有奇效。

【禁忌】未著。

【出产】《图经》曰：出东莱山谷，今则无处不生。春中布地或生道旁，苗似瞿麦，叶细绿如竹，赤茎如钗股，节间花出甚微，青黄色，根如蒿根。四五月采苗阴干。

【炮制】无。

芦根 即苇

味甘，寒，无毒。主消渴客热，止小便数《别录》。疗反胃呕逆，胃热，伤寒内热弥良苏恭。

解大热，开胃，治噎哕不止甄权。

寒热时疾烦闷，泻痢人渴，孕妇心中热《大明》。

附芦笋 即芦尖

微苦，冷，无毒。主膈间客热，止渴，利小便，解河豚及诸鱼蟹毒宁原。

解诸肉毒时珍。

芦花

甘，寒，无毒，主霍乱，水煮汁，饮，大验苏恭。

烧灰吹鼻，止鼻衄，亦入崩中药时珍。

---

① 云岐：即张璧，号云岐子，张元素之子，金代易州人，医家。撰有《脉谈》《云岐子脉法》《医学新说》《伤寒保命集》等。

【经络】禀土之冲气，兼感水之阴气以生。甘能益胃，寒能除热降火，降也，阴也《经疏》。

入肺、脾、肾三经，为清热止呕之品芊绿。

【合化】《圣惠》曰：同生姜、橘皮，治霍乱胀肿。《千金》曰：同茅根，治反胃上气。《外台》曰：同麦冬、地骨皮、生姜、橘皮、茯苓，治骨蒸肺痿。《得宜》曰：得麦冬，治霍乱烦闷。万表[①]曰：芦花同红花、槐花、白鸡冠花、茅花，治诸般血病。

【论说】丹溪曰：甘益胃，寒降火，故能治疗以上诸症。切庵曰：芦中空。上入心肺以清热，热解则肺气化行，而小便复其常道矣。

【禁忌】《经疏》曰：因寒霍乱作胀，因寒呕吐者，均所禁忌。

【出产】《图经》曰：无处不生，在下湿陂泽中。状似竹，叶抱茎生，无枝。花白作穗，若茅花，根似竹根而节疏。二八月采，日干用之。以沉水底者及活水者为良。其浮于水中及露出者，不堪入药。

【炮制】雷公曰：须要逆水而生，并黄泡肥厚者，采得后去须节，并上赤黄皮，细剉用。

紫菀一名返魂草

味苦，温。主咳逆上气，胸中寒热结气《本经》。

辛，无毒，疗咳唾脓血，止喘悸，五劳体虚，小儿惊痫《别录》。

苦，平，下气，劳气，虚热甄权。

调中消渴，化痰，润肌肤，添骨髓《大明》。益肺气，主息贲[②]好古。

肺经虚热，开喉痹，取恶涎宁原。

【经络】感春夏之气化，兼得地中之金性以生。可升可降，阳

---

① 万表：明代医家，辑有《万氏积善堂秘验滋补诸方》，又称为《万氏积善堂集验方》《积善堂方》。

② 息贲：中医病证名，即肺积。呼吸急促，气逆上奔。

中之阴也。入手太阴兼入足阳明经《经疏》。

入肺经，兼入胃经，为清金泄火之品，紫入血分也芊绿。

【合化】《千金》曰：得井华水和紫菀末，治妇人小便卒不得出者。《全幼心鉴》曰：紫菀末同杏仁，治小儿咳嗽，声不出者。《得宜》曰：得款冬、百部、乌梅，治久嗽。得白前、半夏、大戟，治水气喘逆。

【论说】《本草汇》[①]曰：苦能达下，辛可益金。故吐血保肺，收为上剂。虽入至高，善于达下，使气化及于州都，而小便自利，人所不知也。李士材曰：辛而不燥，润而不寒，补而不滞，诚金玉君子。非多用独用，不能速效。

【禁忌】《经疏》曰：肺病咳逆喘嗽，皆阴虚肺热也。忌多用独用。即用，亦须与二冬、百部、桑皮等苦寒参用，方无害。以其性温也。之才曰：款冬为之使。恶天雄、瞿麦、藁本、雷丸、远志，畏茵陈蒿。

【出产】《图经》曰：生房陵山谷及真定邯郸。三月内布地生苗叶，其叶三四相连。五六月开黄紫白花，结黑子。二三月取根阴干。本有白毛，根甚柔细，乃是别种，名为白菀，不可用。

【炮制】雷公曰：凡使，先去须，有白如练者，号曰羊须草，自然不同。采得后，去头及土叉，用东流水淘洗令净，用蜜浸一宿，至明于火上焙干用。凡修一两，用蜜二分。

决明子[②]

味咸，平，无毒。主目障翳痛，青盲，唇口青。久服轻身益

---

① 《本草汇》：本草著作。清代郭佩兰参考《本草纲目》《本草经疏》等书编成，十八卷。

② 决明子：应为中药石决明。

精《别录》。

明目磨障《日华》。

肝肺风热，骨蒸劳极李珣。

通五淋时珍。

治头风头痛，并可作枕《医鉴》。

清热补肝《得宜》。

【经络】得水土阴精之气，兼禀乎清阳以生。入足厥阴经《经疏》。入肝胆二经。为泻肝明目之品，肝家正药芊绿。

【合化】《经疏》曰：得龙骨，疗泄精。《明目集验》曰：得菊花、甘草，治羞明怕日。《得宜》曰：得枸杞、甘菊，治头痛目昏。《鸿飞集》[1]曰：得谷精草，治痘后目翳。

【论说】仲淳曰：肝开窍于目，目得血而能视。血虚有热，则青盲赤痛，障翳生焉。石决明咸寒，入血除热，故能补肝明目益精。除肝脏热之要药。

【禁忌】仲淳曰：此疗目疾外，他无所用，故无禁忌。畏旋覆花。

【出产】《图经》曰：生南海，今岭南州郡及莱州[2]皆生。旧说或以为紫贝，或以为鳆鱼甲。按：紫贝即今人砑螺，殊非此类。鳆鱼，王莽所食者，一边著石，光明可爱，自是一种，与决明相近耳。决明壳大如手，小者如三两指大。海人渍水洗眼。七孔九孔者良，采取无时。时珍曰：石决明形长，如小蚌而扁，外皮甚粗，细孔杂杂，内则光耀，背侧一行有孔，如穿成者。生于石崖上，海人泅水，乘其不意而得之，否则紧粘难脱也。

---

[1] 《鸿飞集》：方书，即《鸿飞集论眼科》，又称《七十二症明目仙方》，著者佚名，编撰时间不详，明代浙人胡廷用据先录本重编集。

[2] 莱州：古代地名。隋开皇五年以光州改名，治所在山东莱州。大业初改为东莱郡。唐武德四年复为莱州，天宝初又改为东莱郡，乾元初复为莱州。明洪武九年升为莱州府。

【炮制】雷公曰：凡使，先去壳上粗皮，用盐并东流水于大瓷器中煮一伏时，漉出，拭干，捣为末。再用五花皮、阿胶、地榆煮之，晒干。但永不得食山龟，令人丧目。

紫花地丁

味辛、苦，寒，无毒。主一切痈疽发背，疔肿瘰疬，无名肿毒，恶疮《纲目》。

主治乳疬，痘疔《得宜》。

【经络】入肝、脾二经。为除热解毒之品，乃外科要药芊绿。

【合化】杨诚[①]曰：同苍耳捣烂，和酒取汁，治痈疽恶疮。《乾坤秘韫》曰：同白蒺藜，为末，和油，敷瘰疬、丁疮、发背、诸肿。

【论说】宁原曰：研末，酒服三钱，能治黄疸内热。沈芊绿曰：紫花地丁，《纲目》止疗外科症。但考古人，每用治黄疸喉痹，取其泻湿除热之功也。大方家亦不可轻弃。

【禁忌】未详。

【出产】时珍曰：处处皆生。叶似柳而细。夏开紫花，结角，生平地者起茎，生沟壑边者起蔓。《普济》云：夏秋开小白花，如铃儿倒垂。微似木香花之叶，此与紫花者相戾，恐别为一种。

【炮制】不著。

射干 即紫蝴蝶根，一名乌扇

味苦，平。主咳逆上气，喉痹咽痛，不得消息，散结气，腹中邪逆，食饮大热《本经》。

---

① 杨诚：生平不详，撰有《经验方》，已佚，历代本草著作中有引述。

微温，有毒。疗老血在心脾间，咳唾，言语气臭，散胸中热气《别录》。

消瘀血，通女人月闭甄权。

消痰，破癥结，胸膈满，腹胀，气喘，疰癖《大明》。

治肺气喉痹宗奭。

去胃中恶疮元素。

降实火，利大肠，治疟母《纲目》。

【经络】禀金气而兼火气以生。火金相搏，则辛而有毒。《本经》言苦平，平亦是辛，降也，阳中之阴。入手少阳、少阴、厥阴经《经疏》。

入心、心包、三焦三经，兼入肺、肝、脾三经。为清火解毒、散血消痰之品芊绿。

【合化】《袖珍方》①曰：同山豆根阴干为末，吹治咽喉肿痛。《便民方》曰：同黄芩、生甘草、桔梗为末，名夺命散，治喉痹不通危急者。《肘后》曰：生射干捣汁服，治阴疝肿刺。《得宜》曰：得麻黄、杏仁、五味、甘草，治喉中水鸡声。

【论说】丹溪曰：射干属金，有木与火。行足厥阴、手足太阴之积痰，使结核自消，甚捷。又治便毒，此足厥阴湿气，因疲劳而发。取射干三寸，与生姜同煎，食前服，利两三次，甚效。宁原曰：射干能降火，火降则血消，肿消而痰结自解，癥瘕自除。

【禁忌】《经疏》曰：射干虽能降三焦相火之热结，消散肿痛，然无益阴之性。故《别录》云久服令人虚。大凡脾胃薄弱、脏寒、气血两虚之人，无实热病者，均忌。时珍曰：保昇言性寒，多服令人泻。

【出产】《图经》曰：生南阳山谷，人家庭砌间亦多种植。春生苗，高二三尺，叶似蛮姜而狭长，横张如翅羽状，故名乌翣②。

———

① 《袖珍方》：方书，即《袖珍方大全》，共四卷，明代李恒（字伯常，合肥人）辑。

② 翣（shà 煞）：鸟毛，特指鸟的长毛。

叶中抽茎，似萱草而强硬。六月开花，黄红色，瓣上有细纹。秋结实，作房，子黑色，根多须，皮黄黑，肉黄赤。三月三日采根，阴干。时珍曰：射干即扁竹也。今人所种，多是紫花。诸家所说大类相同，故入药功用亦不相远。

【炮制】雷公曰：凡使，先以米泔水浸一宿，漉出。然后用堇竹叶煮，从午至亥，漉出，日干用之。

马兜铃

味苦，寒，无毒。主肺热咳嗽，痰结喘促，血痔瘘疮《开宝》。

肺气上急，坐息不得，咳逆连连不止甄权。

清肺气，去肺中湿热元素。

主治热咳《得宜》。

亦可吐蛊讱庵。

附**独行根**亦名土青木香

辛、苦，冷，有毒。治鬼疰、积聚、诸毒，热肿蛇毒。水磨为泥，封之立瘥，涂疔肿亦效《开宝》。

【经络】感冬气，兼金气而生。味厚气薄，降也，阴中微阳也。《本经》言苦寒，似应兼辛。苦善下泄，辛则善散，寒则除热，其性轻扬，厥状类肺，故入手太阴经《经疏》。

入肺经。为清热下气之品。辛苦以降肺气，性寒以清肺热芊绿。

【合化】《简要》曰：得酥，炒甘草，治肺气喘急。《千金》曰：马兜铃煎汤频服，治水肿腹大喘急者。《日华》曰：以马兜铃于瓶中烧烟，熏痔瘘肿痛，神效。《普济》曰：马兜铃藤同谷精草、荆三棱、川乌头煎水，先熏后洗，治肠风漏血。

【论说】时珍曰：体轻而虚，熟则四开，为肺之象，故能入肺。钱乙补肺阿胶散用之，非取其补肺，乃取其清热降气也，邪去则肺安矣。其中用阿胶、糯米，正补肺药也。《崔氏方》[1]用以吐虫，则不能补肺也可知。切庵曰：清热降气，泻之即所以补之。若专一于补，适以助火而益嗽也。

【禁忌】《经疏》曰：肺虚寒咳嗽，或寒痰作喘者，均忌。

【出产】《图经》曰：生关中，今河东河北、江淮夔浙皆生。春生苗，如藤蔓，叶如山芋叶。六月开黄紫花，颇类枸杞。七月结实，大如枣，似龄状，作四五瓣。其根名云南根，似木香，大如小指，赤黄色，故又名土青木香。七八月采实，曝干。时珍曰：其根吐利人，微有香气，故有独行木香之名。

【炮制】雷公曰：凡采得后，去叶及蔓，用生绢袋盛之，于东屋角畔，悬令干枯。劈开，去向里之革膜，而取其子及皮，慢火焙用。切不可不尽去其革膜也。

瓜蒌实

味苦，寒，无毒。主胸痹《本经》。

洗涤胸中垢腻，此即连汁并子而言也丹溪。

治气喘结胸，痰嗽，润心肺，治吐血泻血，赤白痢并炒用《医鉴》。

附瓜蒌仁即实中之子也

甘补肺，润降气，清胸中痰火，为治嗽要药《医鉴》。

---

[1] 《崔氏方》：方书，即唐代崔元亮所著《海上集验方》，又名《崔元亮海上方》《崔元亮集验方》《海上方》等。

荡涤胸中郁热，生津止渴，清咽，通乳消肿，快膈，胸痹，炒黄，酒服，止一切血_{讱庵}。

瓜蒌霜_{取子去壳云油炒用}

专消痰_{李梴}。

天花粉_{即瓜蒌根}

苦寒，无毒，主消渴身热，烦满大热《本经》。

除肠胃中痼热，八疸，身面黄，唇干口燥，短气，止小便利，通月水《别录》。

治热狂时疾，通小肠，消肿毒，乳痈发背，痔漏疮疖，排脓生肌，长肉，消扑损瘀血《大明》。

功专润肺生津《得宜》。

甘微苦，酸微寒_{时珍}。

【经络】禀天地清寒之气而生。降也，阴也。入手太阴经《经疏》。

入肺经，为润肺降气之品_{芋绿}。

【合化】丹溪曰：瓜蒌仁同青黛、姜汁为丸，治酒痰咳嗽。《金匮》曰：瓜蒌实，同薤白、白酒，治胸中痹痛引背，喘息，寸脉沉迟，关上紧数者。《圣惠》曰：瓜蒌绞汁，和大麦面作饼，熨中风喝斜。《集简》曰：瓜蒌皮为末，酒调服，治杨梅、疮痘之已服败毒散，而风热遗留皮肤间者。李仲南曰：黄瓜蒌同黄连，治便毒初发。《得宜》曰：瓜蒌得文蛤，治痰嗽；得杏仁、乌梅，治肺痿咯血。仲南曰：天花粉得牡蛎，治百合病渴。《全幼心鉴》曰：天花粉得甘草梢，治小儿囊肿。仲南曰：天花粉得乳香，为末，调酒服，治产后吹乳，肿硬疼痛，轻为妒乳，重为乳痈。《普济》曰：天花粉得滑石，治天泡湿疮。《简便》曰：天花粉得川芎、槐花为丸，淡姜汤下，治杨梅天泡。《得宜》曰：天花粉得人参、麦冬，治消渴饮水。周密[①]曰：天花粉同蛇蜕，焙为末，入羊子肝中，用米泔汁煮熟，治痘后目障。

【论说】吴机曰：仲景治胸痹，痛引心背，咳唾喘息，及伤寒结胸满痛，皆用瓜蒌实。乃取其甘寒不犯胃气，能降上焦之火，使痰气下降也。若单取仁，能荡涤胸中垢秽，又能生津止渴，为消渴圣药。并能清咽利肠，通乳消肿，治酒黄热痢，二便不利，皆取其滑润之功也。东垣曰：花粉纯阴，解烦渴，行津液。心中枯涸者，非此不能除。与辛酸同用，能导肿气。丹溪曰：瓜蒌根为消渴圣药。时珍曰：花粉止渴生津，润枯降火，却不伤胃。若依昔人所说，诋其苦寒，不知酸甘之化合，则大谬矣。又曰：古方全用不分，后世则仁、实异用也。切庵曰：花粉大宜虚热人。

【禁忌】《经疏》曰：脾胃虚寒作泄者，均忌。之才曰：枸杞为之使。恶干姜，畏牛膝、干漆，反乌头。

【出产】《别录》曰：生弘农川谷及山阴地。根入土深者良，生卤地者有毒。苏颂曰：所在皆生，三四月生苗，引藤蔓，叶如甜瓜叶而窄，作叉有细毛。七月开花似壶芦花，浅黄色，实结花下，大如拳。至九月熟，赤黄色，有正圆者，亦有锐而长者。时珍曰：瓜蒌根直下生数尺，秋后掘者，结实有粉，夏月掘之则粉少不堪用。其实圆长，内有扁子，如丝瓜子，壳褐色，仁绿色，多脂。

---

① 周密：字公谨，号草窗，又号霄斋、苹洲、萧斋，晚年号弁阳老人、四水潜夫、华不注山人，吴兴人。宋末元初词人、文学家、书画鉴赏家。著有《草窗旧事》《武林旧事》《齐东野语》《癸辛杂识》等。

【炮制】雷公曰：凡使，皮、子、茎、根，其效各别。其实圆黄皮厚，采得风干。用根时，去皮捣烂，以水澄粉用。

山豆根

味苦，寒，无毒。主解诸药毒，止痛，消疮肿毒，人及马急黄，发热咳嗽，杀小虫《本经》。

含之咽汁，解咽喉肿毒苏颂。

治喉痈喉风，龈肿齿痛，喘满热嗽，腹痛下痢，五痔诸疮《纲目》。

【经络】得土之冲气，兼感冬寒之气以生。味甘苦而气寒，故专解热毒《经疏》。

入心、肺、大肠三经，为清热解毒之品。盖泻心火以保金气，降大肠风热也芊绿。

【合化】《永类》曰：醋磨山豆根，噙化，治喉中发痈，势重不能言者。《备急》①曰：山豆根末，调腊猪脂，涂疥癣虫疮。杨清叟②曰：得白药子，治喉风急症，牙关紧闭，水谷不下。

【论说】讱庵曰：心火降，则不灼肺而金清。肺与大肠相表里，肺金清则大肠亦清，唯山豆根为独擅也。

【禁忌】《经疏》曰：病人虚寒者勿服。

【出产】《图经》曰：出剑南③山谷，今广西亦有生者，以忠万州为佳。苗蔓如豆根故名。叶青，经冬不凋，八月采根用。

【炮制】未著。

---

① 《备急》：指唐代孙思邈《备急千金要方》。

② 杨清叟：元代医家，编述有《仙传外科》（又名《仙传外科集验方》，后被明代赵宜真编辑，共十一卷）。

③ 剑南：古代地名。指今四川剑阁以南至云贵高原。以在剑阁之南而名。

忍冬藤即金银花藤，又名左缠藤

味甘，无毒。主寒热身肿《别录》。

辛，治腹胀满，止气下澼甄权。

小寒，热毒血痢、水痢，浓煎服藏器。

治飞尸①、伏尸②、遁尸③、沉尸④、风尸⑤、尸疰弘景。

治一切痈疽，恶疮，散热解毒时珍。

疗风养血，止渴，解轻粉毒讱庵。

【经络】感土之冲气，禀天之春气以生《经疏》。

入肺经，为散热解毒之品，外科要药羊绿。

【合化】戴原礼曰：忍冬泡酒常饮，能治疮久成漏。李楼曰：金银花煎水，治鬼击身青。《普济》曰：得地铜盘、马蹄香，以酒捣汁，涂口舌生疮。《得宜》曰：得当归，治热毒血痢。

【论说】时珍曰：忍冬藤叶与花，功用皆同。昔人称其治风除

① 飞尸：中医病证名。突然发作的心腹刺痛，气息喘急，胀满上冲心胸的危重疾患。《太平圣惠方》："飞尸者，发无由渐，忽然而至，若飞走之急疾，故谓之飞尸。其状心腹刺痛，气息喘急，胀满上冲心胸也。"

② 伏尸：中医病证名。《诸病源候论·伏尸候》：伏尸者，谓其病隐伏在人五脏内，积年不除。未发之时，身体平调，都如无患；若发动，则心腹刺痛，胀满喘急。"

③ 遁尸：中医病证名。指一种突然发作的，以心腹胀满刺痛、喘急为主症的危重病证。《太平圣惠方》："遁尸者，言其停遁在人肌肉血脉之间。若卒有犯触即发动，令心腹胀满刺痛，喘息急，偏攻两胁，上冲心胸，其候停遁不消者是也。"

④ 沉尸：中医病证名。《圣济总录》："论曰诸尸为病固不一，其最重者，唯五尸……沉痛在人脏腑者，为沉尸。"

⑤ 风尸：中医病证名。《太平圣惠方》："风尸者，在人四肢，循环经络。其状淫跃去来，沉沉默默，不知痛处。若冲风则发，故名风尸也。"

胀，解痢逐尸，为要药。后世不复知用，但称其消肿散毒，治疮
为要药，而昔人并未言及。乃知古今之理不同，未可一辙论也。

【禁忌】《吴普》曰：虚寒作泄者忌用。

【出产】陶隐居曰：无处不生。藤生，凌冬不凋，故名忍冬。
时珍曰：对节生叶，似薜荔，有涩毛。花长瓣，垂须，黄白相半，
而藤左缠。三四月开花，十二月采，阴干。

【炮制】讱庵曰：酿酒代茶，熬膏并妙。

以上泻剂草部

降真香——名紫金藤

味苦，温，无毒。主烧香，能辟天行时气、宅舍怪异。小儿
带之，辟邪恶气李珣。

疗折伤金疮，止血定痛，消肿生肌《纲目》。

【经络】降香，香中之清烈者也。故能辟一切恶气《经疏》。

入肝经，通行十二经，为散邪之品羊绿。

【合化】《得宜》曰：得牛膝、生地，治吐瘀血。《集简》曰：
得枫乳香，治痈疽恶毒。

【论说】仲淳曰：入药以色红香气甜而不辣者佳，深紫者不
良。上部伤，瘀血停积，胸膈骨按之痛，或并胁肋痛者，此吐血
候也。急以此刮末，入药煎服之，良。亦治内伤，或怒气伤肝吐
血，用此代郁金，神效。时珍曰：《唐本草》不收。唐慎微始增入
之，但不著其功用。今折伤金疮家，多用其节，谓可以代没药、
血竭也。

【禁忌】未著。

【出产】李珣曰：生南海山中，及大秦国。其香似苏方木，烧

之初不甚香，诸香和之，则香美特甚。以番降紫而润泽者良。

【炮制】未著。

阿魏

味辛，平，无毒。主杀诸小虫，去臭气，破癥积，下恶气，除邪鬼、蛊毒《开宝》。

治风邪鬼疰，心腹中冷李珣。

辟瘟治疟，主霍乱心腹痛，解蕈菜毒《大明》。

功专杀虫破癥，辟瘟消瘴《得宜》。

消肉积《丹溪》。

【经络】禀火金之气，兼得乎天之阳气以生。气味俱厚，阳也。入足太阴、阳明经《经疏》。

入脾、胃二经，为消结杀虫之品芊绿。

【合化】《圣惠》曰：得臭黄为丸，绵裹随左右，插入耳中，治牙齿虫痛。《圣济》曰：得胭脂研匀，以蒜膏和覆虎口，男左女右，治痎疟寒热。危氏曰：得醋，和荞麦面煨熟，加槟榔二枚，钻孔，填入乳香。再以荞麦面煨熟，入硇砂末、赤芍末糊丸，治癞疝疼痛。《得宜》曰：得灵脂、黄狗胆，治噎膈痞积。

【论说】萧炳曰：世人治疟多用常山、砒霜毒物，不知阿魏平易无害，且有效。方用阿魏、丹砂各一两，研匀，米糊丸，皂子大，每空心服一丸，即愈。此方治疟，以无根水下；治痢，以黄连木香汤下，疟痢多起于积滞故尔。又曰下细虫极效。苏恭曰：体性极臭而能止臭，亦奇物也。

【禁忌】《经疏》曰：脾胃虚弱之人，虽有痞块坚积，不可轻用。当先补养胃气，胃气强则坚积渐消。古语云：大积大聚，消其大半而止者，是也。

【出产】《图经》曰：出西番及昆仑，今惟广州有之。苗叶根极似白芷。捣根取汁，煎作饼者为上，穿根曝干者为次。《酉阳杂俎》[①]云：本生波斯，呼为阿虞。长八九尺，皮色青黄。三月生叶似鼠耳，无花实，断其枝，汁出如饴，久乃坚凝如石，名为阿魏。

【炮制】雷公曰：凡使，用钵研细，热酒器上煨过，入药。

芦荟

味苦，大寒，无毒。主吹鼻[②]，杀脑疳，除鼻痒_{甄权}。主治膈热《得宜》。

主清热杀虫，凉肝明目，治小儿惊痫，五疳、三虫，痔瘘、蜃齿，湿癣出黄汁《备要》。

【经络】禀天地阴寒之气以生。味苦气寒，为除热杀虫之要药。入足厥阴、足太阴二经，兼入手少阴经《经疏》。

入肝、心包二经，乃其主药_{芊绿}。

【合化】《得宜》曰：得使君子，治小儿脾疳。得朱砂，治老人风秘。苏颂曰：研末敷蜃齿甚效，治湿癣出黄水有神。

【论说】苏颂曰：功专杀虫清热，所治诸病，皆热与虫所主也。又曰：刘禹锡少年患癣，初在颈项，后延及左耳，成湿疮浸淫。有卖药人教用芦荟、炙甘草共为末，先以温水洗癣，净乃敷之，立干而瘥，真神奇也。沈芊绿曰：近世以芦荟为更衣药，盖以其清燥涤热之功也。

【禁忌】《经疏》曰：味苦性寒，主消不主补。凡小儿脾胃虚

---

① 《酉阳杂俎》：唐代段成式（字柯古）撰写的笔记小说集。

② 吹鼻：即嗜鼻。本义是把药物研成细粉，吹入或自行吸入鼻腔内，起通窍取嚏的作用。此指鼻腔疾病。

寒作泻，及不思食者，禁用。

【出产】《图经》曰：出波斯国。木生山野中，滴脂泪而成，采之不拘时月。俗呼为象胆，以其味苦如胆也。李珣曰：状似黑锡，乃树脂也。讱庵曰：味苦色绿者真。

【炮制】雷公曰：凡使，勿与众药同捣。当另研成粉，然后再入群药。

黄柏_{本草名蘗木}

味苦，寒。主五脏肠胃中结热，黄疸，肠痔，止泄痢，女子漏下赤白，阴伤蚀疮《本经》。

无毒，疗惊气在皮间肌肤热赤起，目热赤痛，口疮《别录》。

治下血如鸡鸭肝片，敷阴茎上疮甄权。

治骨蒸，洗肝明目，口干心热，治蛔，心痛，肠风鼻衄，下血后结热肿痛《大明》。

泻膀胱相火，补肾水不足，坚肾，壮骨髓，疗下焦虚，诸痿瘫痪，利下窍，除热元素。

泻伏火，救肾水，治冲脉气逆不渴而小便不利，诸疮痛不可忍东垣。

入肾，主治湿热《得宜》。

【经络】禀至阴之气，而得清寒之性以生。至阴不足，以此为补，类相从也，故曰足少阴经之要药《经疏》。

性寒味苦，气味俱厚，沉而阴，降也。又云：苦厚微辛，阴中之阳。入足少阴经，为足太阳引经药元素。

入肾、膀胱二经。为除热益阴之品，故专治阴虚生内热诸症芊绿。

【合化】《千金》曰：黄柏，浸苦竹沥，能点小儿重舌。《三因》①曰：得铜绿治口疳臭烂。《普济》曰：同槟榔末、猪脂，敷鼻中生疮。梅师曰：得鸡子白，涂痈疽乳发初起者。杨起②曰：同枯矾为末，掺小儿脓疮。《肘后》曰：得黄芪煎汤，洗男子阴疮蚀后，复以黄连、黄柏共研末敷之。《得宜》曰：得苍术治，湿痿；得细辛，治膀胱心火；得蛤粉，治白淫赤浊。

【论说】元素曰：痿厥必用之药。时珍曰：黄柏能制膀胱、命门阴中之火，知母能清肺金，滋肾水之化源。故洁古、东垣、丹溪皆以为滋阴降火要药，上古所未言也。然必少壮气盛，能食者为宜。若中气虚而邪火炽者，久服则有寒中之变。近时虚损及纵欲求嗣之人用补阴药，往往以此二味为君。降令太过，脾胃受伤，真阳暗损，精气不暖，致生他病。讱庵曰：诸病之中，火症为多。有《本经》自病者，如愤怒生肝火，焦思生心火之类是也。有子母相克者，如心火克肺，肝火克脾是也。有脏腑相移者，如肺火咳嗽，久则移热于大肠而泄泻。心火烦焦，久则移热于小肠而淋闭是也。又有别经相移者，有数经合病者，当从重者治之。

【禁忌】《经疏》曰：阴阳两虚，脾胃薄弱者，均忌。之才曰：恶干漆，伏硫黄。

【出产】《图经》曰：生汉中山谷，今则无处不生，以蜀中者为佳。木高数丈，叶类茱萸及椿楸，经冬不凋。皮外白里红，肉深黄色，根如松，下作茯苓为结块。五六月采皮，去皱粗，曝干用。

【炮制】雷公曰：凡使，削去粗皮，用生蜜水浸半日，晒干。元素曰：二制治上焦，单制治中焦，不制治下焦。时珍曰：生用

---

① 《三因》：医书，即《三因极一病证方论》，简称《三因方》，为宋代医家陈言（字无择，号鹤溪道人）所著，约成书于南宋淳熙元年（1174），全书十八卷。

② 杨起：字文远，生平欠详，明代医家，著有《简便方》（又称为《经验奇效单方》《简便单方》）两卷、《名医验方》。

则降火，熟用则不伤胃。酒制则治上，盐制则治下，蜜制则治中。

厚朴

味苦，温。主中风伤寒，头痛寒热，惊悸，气血痹死肌，去三虫《本经》。

辛，无毒。温中益气，消痰下气，疗霍乱及腹痛胀满，胃中逆冷，呕不止，泄痢淋露，去留热，除惊心烦满，厚肠胃《别录》。

健脾，治反胃，霍乱转筋，泻膀胱及五脏一切气。妇人胎前产后，腹脏不安，杀肠中虫，调关节《大明》。

治积年冷，腹内雷鸣虚吼，宿食不消。去结水，破宿血，化水谷，止吐酸水。大温胃气，治冷痛，主病人虚而尿白甄权。

主肺气，腹满膨而喘咳好古。

【经络】禀地二之气，兼得春阳之气以生。气味俱厚，阳中之阴，降也。入足太阴、手足阳明经《经疏》。

入脾、胃二经，为下实散满之品芊绿。

【合化】《圣惠》曰：得姜汁炒黄，治痰壅呕逆，心胸满闷，《斗门》以之治气胀。《鲍氏》①以之治反胃、中满洞泻等症。《得宜》曰：得苍术治湿满，得黄连治滞下，得杏仁能下气定喘。

【论说】宗奭曰：今世盛行，以其能温脾胃，又能走冷气也。元素曰：虽除腹胀，然虚弱之人误服之，易致脱人元气。惟寒胀大热药中兼用，乃结者散之之神品也。丹溪曰：此能泻胃中之实，然滞行则宜去之。若气实人误服参芪，遂致补气胀闷，或作喘者，以此泻之。好古曰：《别录》言温中益气，消痰降气，果泄气乎，益气乎？盖与枳实大黄同用，则泻实满，所谓消痰下气是也。与

① 《鲍氏》：即《鲍氏方》，已佚，《普济方》等有转录。

橘皮、苍术同用，则除湿满，所谓温中益气是也。与解利药同用，则治伤寒头痛。与泻痢药同用，则厚肠胃。大抵味苦性温，用其苦则泻，用其温则补也。东垣曰：苦能下气，故泻实满；温能益气，故散湿满。

【禁忌】《经疏》曰：性专消散，略无补益，虚人误服，轻病变重，重病必危。医者不究其原，一概滥用，则清纯中和之气，易为之耗矣。孕妇尤忌。之才曰：干姜为之使。恶泽泻、消石、寒水石。忌豆，食之动气。

【出产】《图经》曰：出交阯宛句，今则京西川陕山谷皆生，以梓州①、龙州②者为佳。木高三四丈，径一二尺。春生叶，如槐叶，四季不凋。花红实青，皮极鳞皱而厚，紫色多润者佳，薄而白者不堪用。三九十月采皮阴干。

【炮制】《大明》曰：凡使，去粗皮，姜汁炙，或浸炒用。

苦楝子 一名金铃子，又名川楝子

味苦，寒，有小毒。主温疟，伤寒，大热烦狂，杀三虫，疥疡，利小便水道《本经》。

---

① 梓州：古代地名。隋开皇末以新州改名，治所在昌城县。大业初改为新城郡。唐武德元年复改为梓州，天宝元年改为梓潼郡，乾元元年仍改为梓州。北宋重和元年升为潼川府。

② 龙州：古代地名。南朝梁大同中置，治所在龙城县。隋废。唐武德四年复置，贞规七年又废；西魏废帝二年置，治所在江油县。隋大业初改为平武郡，义宁二年改为龙门郡，寻又改为西龙门郡。唐贞观元年改为龙门州，乾元元年复为龙州。元至正中移治今四川北川，明洪武中又移治平武，宣德七年改为龙州宣抚司；唐置，治所即今广西龙州县北旧州。元大德中升为龙州万户府，迁治今广西龙州县。明洪武初复为龙州。清乾隆五十六年改为龙州厅；唐武德六年置，贞观二年废。

主胸中大热，狂，失心躁闷，作汤浴_{甄权}。

入心及小肠，止上下部腹痛_{东垣}。

泻膀胱_{好古}。

主治诸疝虫痔《大明》。

【经络】禀天之阴气，得地之苦味以生。气薄味厚，阴中之阳，降也。入足阳明、手足太阴经《经疏》。

入肝、心包、小肠、膀胱四经，兼入肺、脾、胃三经，为泄热之品_{芊绿}。

【合化】《圣惠》曰：得茴香，治肾消膏淋，病在下焦。《摘玄》曰：得川芎，治小儿五疳。《得宜》曰：得延胡索，治热厥心痛。得吴茱萸，治气痛囊肿。得补骨脂、小茴香、食盐，治偏坠痛不可忍。

【论说】元素曰：热厥暴痛，非此不除。安常曰：能入肝舒筋，导小肠、膀胱之热。因引心包相火下行，故心腹痛及疝气为要药。

【禁忌】《经疏》曰：脾胃虚寒者忌用。时珍曰：茴香为之使。

【出产】《图经》曰：生荆山山谷，以蜀产者良。木高丈余，叶密如槐而长。三四月开花，红紫色，芬香满庭，实如弹丸，生青熟黄。十二月采实。又云有雌雄二种。雄者根赤无子，有大毒；雌者根白有子，微毒，当用雌者。

【炮制】雷公曰：凡使，酒拌令透，蒸待皮软，去皮去核，取肉用。凡用肉不用核，用核不用肉。如用核，捶碎，浆水煮一伏时，晒干。

槐花—名槐米

味苦，平，无毒。主五痔，心痛眼赤，杀腹脏虫及皮肤风热，肠风泻血，赤白痢，并炒研服《大明》。

凉大肠_{元素}。

炒香频嚼，治失音喉痹，止吐衄、崩中漏下_{时珍}。

^附**槐角子**_{即槐实}

苦，寒，无毒。主五内邪气热，止涎唾，补绝伤，火疮，妇人乳瘕，子脏急痛《本经》。

治五痔瘰疬，熬膏。可丸如鼠屎，入窍中，日三易，乃愈《别录》。

治大热产难_{甄权}。

明目除热泪，头脑心胸间热风烦闷，风眩欲倒，心头吐涎如醉，洋洋如车船上者_{藏器}。

男女阴疮湿痒，催生吞七枚《大明》。

功专杀虫《得宜》。

凉大肠，润肝燥_{东垣}。

槐叶

苦，平，无毒。洗疥癣丁肿，皮茎同用《大明》。

槐胶

苦，寒，无毒。主一切风化流涎，肝脏风，筋脉抽掣，急风口噤，四肢顽痹，周身如虫行，破伤风，口眼偏斜《嘉祐》。

【经络】感天地阴寒之气，而兼水木之化以生。味厚气薄，纯阴之品。《本经》言苦寒。《别录》益以酸咸，宜矣。入手足阳明，兼足厥阴经《经疏》。

入肝、大肠二经。为凉血清热之品_{芏绿}。

【合化】《箧中秘密》①曰：槐花得郁金，治小便血。《经验》曰：槐花得荆芥，治大便血。得山栀，治酒毒下血。《乾坤秘韫》曰：得条芩，治血崩不止。《摘玄》曰：得牡蛎，治白带。《和剂方》曰：槐实得地榆、当归、防风、黄芩、枳壳，治五种肠风泻血。《外台》曰：槐实得苦参，治内外痔。《得宜》曰：得牛胆，能明目通神。《食医心镜》曰：槐叶，蒸晒，研末，煎以代茶，治肠风痔疾。

【论说】丹溪曰：槐花凉血，盖血凉则阴自足。时珍曰：槐花味苦、色黄、气凉，阳明、厥阴血分药，故所主之病多属之。仲淳曰：槐实苦寒，纯阴，凉血妙品，故能除一切热，散一切结，清一切火。如上诸病，莫不由斯三者而成，故悉主之。好古曰：槐实纯阴，治症与桃仁同功。

【禁忌】《经疏》曰：病人虚寒作泄，及阴虚血热，而非实热者，均忌。

【出产】《图经》曰：生河南平泽，今则无处不生。叶大而黑者名怀槐，昼合夜开者名守宫槐，叶细而青绿者通谓之槐。四五月开花，六七月结实，各因其时也。

【炮制】雷公曰：凡使槐花，须未开时采取，炒用，陈久者良。凡使，槐实去单子及五子者，打碎，牛乳浸一宿，蒸过用。

苏木 《本经》名苏方木

味甘、咸，平，无毒。主破血，产后血胀闷欲死，水煮五两，取浓汁服《开宝》。

妇人血气，心腹痛，月候不调，及蓐劳，排脓止痛，消痈肿，扑损瘀血，女人失音，血噤，赤白痢并后分急痛《大明》。

---

① 《箧中秘密》：方书，即《箧中秘宝方》，著者不详，已佚，《证类本草》有转引。

产后恶露不安，心腹搅痛及经络不通，男女中风，口噤不语，并宜细研，乳头香末方寸匕，酒煎苏木调服，立吐恶物，瘥_{好古}。

不时呕吐，水煎服_{藏器}。

破疮疡，死血，产后败血_{东垣}。

【经络】禀水土之气以生。《本经》甘、咸、平，好古加辛。降多于升，阳中之阴。入足厥阴，兼入手少阴、足阳明经《经疏》。

入肝、脾、肾三经，兼入心、胃二经。为散表行血之品，三阴经血分药_{羊绿}。

【合化】《集简》曰：得好酒煮热，治偏坠肿痛。《摄生》曰：研末，敷金疮折指，外以蚕茧包缚完固。

【论说】好古曰：味辛，性凉。发散表里风气，宜与防风同用，又能破死血，产后血肿，胀满欲死。时珍曰：为三阴经血分药。少用则和血，多用则破血。

【禁忌】《经疏》曰：产后恶露已尽，由血虚腹痛者，不宜用。切庵曰：忌铁。

【出产】苏恭曰：自南海昆仑口。树似庵罗，叶若榆叶而无涩。抽条长丈许，花黄，子青，熟黑。其木，人用以染绛色。时珍曰：海岛有苏子国，专产此木，故名。

【炮制】雷公曰：凡使，去上粗皮并节丫。若有中心文横如紫角者，号曰木中尊，其力倍常。须细剉重捣，拌细梅枝叶，自巳至申，出晒干。

巴豆

味辛，温。主伤寒，温疟，寒热，破癥瘕，结聚坚积，留饮痰癖，大腹水胀，能荡涤五脏六腑，开通闭塞，利水谷道，去恶肉，除鬼毒、蛊疰邪物，杀虫鱼《本经》。

生温，有大毒。疗女子月闭①，烂胎，金疮脓血不利，丈夫阴②，杀斑蝥毒《别录》。

通宣一切病，泄壅滞，排脓消肿毒，恶疮，瘜肉及疥癞、疔疮《日华》。

去脏腑停寒元素。

破痰癖，血瘕气痞，食积惊痫讱庵。

【经络】生于感夏六阳之令，而成于秋金之月。得火烈刚猛之性，故大毒。《别录》言熟寒，多误。气薄味厚，降也。阳中之阴，入手、足阳明经《经疏》。

入胃、大肠二经，为斩关夺门之品，而兼燥剂，极能开窍宣滞芊绿。

【合化】《外台》曰：得杏仁，治飞尸鬼疰，中恶心痛，腹胀，大便不通。《普济》曰：巴豆为霜，以纸捻卷入鼻中，除伤寒舌出。巴豆研油，调硫黄、轻粉，涂一切恶疮。《得宜》曰：得吴茱萸，治气痛囊肿；得补骨脂、小茴香、食盐，治偏坠，痛不可忍。

【论说】丹溪曰：巴豆去胃中寒积，无寒积者勿用。海藏曰：若急治，为水谷道路之剂，去皮、心、膜、油生用；若缓治，为消坚磨积之剂，炒去烟，令紫黑用，可以通肠，可以止泻，世所不知也。元素曰：虽能开肠胃郁结，但易忌血液，损耗真阴也。东垣曰：巴豆不去膜，则伤胃；不去心，则作呕。以沉香水浸则能升能降，与大黄同用泻火反缓，为其性相畏也。

【禁忌】《经疏》曰：凡一概汤丸散剂，切勿轻投。不得已急症，亦须炒熟，压令油极净，入分许即止，不得多用。之才曰：芫花为之使，畏大黄、黄连、芦笋、菰笋、藜芦、酱豉、冷水，得火良。与牵牛相反。中其毒者，用冷水、黄连汁、大豆汁解之效。

---

① 月闭：中医病证名。月经闭止，简称闭经。
② 丈夫阴：《本草纲目》后有"癞"字。

【出产】《图经》曰：出巴郡川谷。木高一二丈，叶如樱桃而厚大。初生青，后渐黄赤。十二月凋落，二月复生，四月花发成穗，六月结实作房，类白豆蔻。戎州出者，壳上有纵文，如线隐起，土人呼为金线巴豆，最美。

【炮制】雷公曰：凡用敲碎，以麻油或酒煮干，研膏用。时珍曰：有用仁者，有用壳者，有用油者，生用为面炒者，烧存性者。有研烂以纸包裹压去油者，谓之巴豆霜。

桑根白皮

味甘，寒。主伤中，五劳六极，羸瘦，崩中，肺气喘满《本经》。

无毒。去肺中水气，唾血热咳，水肿，腹满胪胀《别录》。

平，虚劳客热，头痛甄权。

下气调中，消痰止渴，止霍乱吐泻，小儿天吊[①]惊痫，客忤，敷鹅口疮，大验《大明》。

泻肺，利大小肠，降气散血时珍。

附桑叶

苦、甘，寒，有小毒。除寒热出汗《本经》。

除脚气水肿，利大小肠，劳热咳嗽，明目苏恭。

桑枝

苦，平。主遍体风痒干燥，水气、脚气、风气，四肢拘挛，

---

① 天吊：中医病证名。亦称天钓、天吊惊风、天钓惊风，小儿惊风的一种。临床以高热惊厥、头目仰视为特征。

上气眼运，肺气咳嗽，消食，利小便，疗口干及痈疽后渴_{苏恭}。

【经络】得土金之气而生。《本经》言甘寒。东垣、海藏皆言兼辛。然甘厚辛薄，降多升少，阳中之阴。入手太阴经《经疏》。

入肺经，为清金之品，而兼燥剂_{芊绿}。

【合化】《圣惠》曰：桑根白皮同柏叶治发稿不泽。《得宜》曰：桑白皮得地骨皮，泻肺；得白茯苓，利水；得糯米，治咳嗽吐血。《得宜》曰：桑叶得麦冬，治劳热；得生地、阿胶、石膏、枇杷叶，治肺燥咳血。《直指》曰：霜桑叶研末，敷痈口不敛。《通玄》①曰：亦治穿掌肿毒。《圣惠》曰：桑枝同益母草，治紫白癜风。《得宜》曰：桑枝得桂枝，治肩臂痹痛。《千金》曰：桑枝同薤白或韭白捣烂，敷刺伤手足。

【论说】罗谦甫曰：桑皮泻肺，是泻肺中火邪，非泻肺气也。火与元气不两立，火去则气得安，故又益气。东垣曰：肺中有水，则生痰作嗽。除水气，正所以泻火邪，实则泻其子也。火退气宁，则补益在其中矣。丹溪曰：经霜桑叶，研末，饮服，止盗汗。时珍曰：桑叶，乃入胃、大肠二经。煎汁代茶，能止消渴。桑枝不寒不热，可以常服。沈芊绿曰：桑乃箕星②之精。辛泻肺邪有余而止嗽，甘固元气不足而补虚。

【禁忌】《经疏》曰：凡肺虚无火，因寒袭之而咳嗽者，勿用桑皮。之才曰：续断、桂心、麻子为之使。雷公曰：忌铁。

【出产】《图经》曰：无处不生，无时不可采取。以东行者佳，出土上者，不堪入药。时珍曰：桑有数种。叶大如掌而厚曰白桑，叶花皆薄曰鸡桑，先椹后叶曰子桑，叶尖而长曰山桑。

---

① 《通玄》：医书，即《外科通玄论》，已佚，历代本草中有转录。

② 箕星：即箕宿，属水，二十八宿之一，为东方最后一宿，为龙尾摆动所引发之旋风。

【炮制】雷公曰：凡使要十年以上，向东畔嫩根。采得以铜刀削去青黄薄皮，取其白嫩清涎者，切，焙干用。

枳实

味苦，寒。主大风在皮肤中，如麻豆苦痒，除寒热结，止痢，利五脏《本经》。

酸，微寒，无毒。除胸胁痰癖，逐停水，破结实，消胀满、心下急、痞痛、逆气、胁风痛，安胃气，止溏泄《别录》。

辛、苦，解伤寒结胸，主上气喘咳。肾内伤冷，阴痿而有气加用之甄权。

消食，散败血，破坚积，去胃中温热元素。

功专破积下痰《得宜》。

【经络】感天地苦寒之气以生。《本经》苦寒，《别录》加酸，甄权加辛，察其功用，必是苦为最，而酸、辛次之。气味俱厚，阴也。入足阳明、太阴经《经疏》。

气厚味薄，浮而升，微降。阴中之阳也元素。

入脾、胃二经。为破气行痰之品，滑窍以降实也芊绿。

【合化】《圣惠》曰：得芍药，酒炒，治产后血留腹痛。《经验》曰：得黄芪，治肠风下血。《得宜》曰：得白术，去痰饮。得瓜蒌，消痞结。得皂角，通大便。

【论说】丹溪曰：枳实泻痰，有倾墙倒壁之功。元素曰：心下痞及宿食不消，并宜枳实、黄连。东垣曰：蜜炙，则破水积以泄气，除内热。洁古用以去脾经积血，以脾无积血，则心下不痞也。好古曰：益气则佐以参、术、干姜，破气则佐以大黄、牵牛、芒硝。此《本经》所以言益气，而复言消痞也。

枳壳

味苦、酸，微寒，无毒。主风痒麻痹，通利关节，劳气咳嗽，背膊闷倦，散留结胸膈痰滞，逐水，消胀满、大肠风，安胃，止风痛《开宝》。

苦、辛，遍身风疹，肌中如麻豆，恶疮肠风，痔疾，心腹结气，两胁胀痛，关膈壅塞甄权。

下气止呕逆，消痰治反胃，霍乱泻痢，消食破癥结、痃癖、五膈，及肺气水肿《大明》。

专治痢疾，里急后重时珍。

【经络】气味升降，与枳实同功，但枳实性烈，善下达；枳壳性缓，行稍迟，能泄至高之气，故入胸膈、肺胃之分及大肠也《经疏》。

入足阳明、手太阴二经。为散经逐滞之品，泄肺气，除胸痞，息痛刺芊绿。

【合化】《本事》曰：得木香，治伤寒呃噫。邵真人曰：得巴豆仁，能消积顺气。《得宜》曰：得桔梗，治虚痞；得甘草，治妇人体肥难产。《宣明》曰：得槟榔，治下早成痞，伤寒阴症，心下满不痛，按之虚软。钱氏曰：得桂枝，治因惊伤肝，胁骨疼痛。

【论说】陈承曰：脾无积血，心下不痞，浊气在上，则生䐜胀。元素曰：破气、胜湿、化痰、泄肺，走大肠。多用易损至高之气，止可二三服也。时珍曰：枳实、枳壳，其功皆能利气。气下则痰喘止，气行则痞胀消，气通则痛刺止，气快则后重除。故以枳实利胸膈，枳壳利肠胃。然仲景治胸痹痞满，以枳实为要药，诸方治下血痔痢，大肠秘塞，里急后重，又以枳壳为通剂。则枳实不独治下，而枳壳不独治高也。盖自飞门①至魄门，皆肺主之。

---

① 飞门：指口唇，亦称唇口，《难经》谓之七冲门之一。

三焦相通，一气而已，则二物分用可也，不分用之亦可。沈芊绿曰：胸膈痞满，病之在高者。仲景以枳实治之，下血痔痢，大肠秘塞，里急后重，病之在高者，仲景以枳壳治之。非仲景之互用也，以仲景是汉时人，壳、实并未分别，故仲景随时调用，无所取择。迨魏晋分用之后，始以枳实力猛，宜治下；枳壳力缓，宜治上，更为精密。其实以枳壳治在下之病，以枳实治在上之病，苟能得当，亦未尝不效，不必拘拘于此，多生议说也。然二者毕竟都属破气之药，不得过剂耳。

【禁忌】《经疏》曰：肺气虚弱，脾胃虚，中气不运，而痰壅喘急，咳嗽不因风寒入肺、气壅及咳嗽，阴虚火炎，与夫一切胎前产后，均所宜忌。

【出产】《图经》曰：枳实生河内川泽，枳壳生商州川谷，以商州者为佳。如橘而小，高亦五七尺，叶如橙，多刺。春生白花，至秋成实，九十月采阴干。今医家多以皮厚而小者为实，完大者为壳，陈久者良。

【炮制】雷公曰：并去穰核，以小麦麸炒，麸焦去麸用。

山栀子

味苦，寒。主五内邪气，胃中热气，面赤，酒疱[①]，疮疡《本经》。无毒。疗目赤热痛，胸、心、大小肠大热，心中烦闷《别录》。

去热毒风，除时疾热，解五种黄病，利五淋，通小便，解消渴甄权。

心烦懊憹不得眠，脐下血滞而小便不利元素。

泻三焦火，清胃脘血，治热厥心痛，解热郁结气丹溪。

治吐衄，血痢血淋，损伤瘀血。又伤寒劳复，热厥头痛，疝

---

① 酒疱：中医病证名，即酒齄鼻。因鼻色紫红如酒渣，故名。

气，汤火伤时珍。

【经络】感天之清气，得地之苦味以生。气薄而味厚，气浮而味沉，降也。阳中之阴，入手太阴、手少阴、足阳明经《经疏》。

入手太阴肺经血分东垣。

入心、肺、胃三经，为泄火之品。能使心肺热邪屈曲下行，从小便出，而三焦郁火以解半绿。

【合化】《普济》曰：得草乌头同炒，去草乌，入白芷，为末，治盘肠钓气。《得宜》曰：得滑石，治血淋溺闭。得川乌，治冷热腹痛。

【论说】元素曰：轻飘象肺，色赤象火，故能泻肺中之火。河间曰：治实火之血，顺气为先，气行则血自归经；治虚火之血，养正为先，气壮则自能摄血。丹溪曰：栀子泻三焦之火，及痞块中火邪。最清胃脘之血，屈曲下行，能降火从小便出也。好古曰：栀子之用，为利小便药。非利小便，乃清肺药也。

【禁忌】《经疏》曰：凡脾胃虚弱，血虚发热，心肺无邪热，小便闭由膀胱气虚者，均忌。

【出产】《图经》曰：生南阳川谷，今南方及西蜀州郡皆生。木高七八尺，叶似李而厚硬，又似樗蒲子。二三月生白花，花皆六出，甚芬香。夏秋结实，状如诃子，生青熟黄，中有子仁，深红。九月采实，曝干。

【炮制】雷公曰：凡使，去皮须，取仁，以甘草水浸一宿，晒干。丹溪曰：治上中二焦，连壳用；治下焦，去壳，洗去黄浆，炒用；治血病，炒黑用。好古曰：去心胸中热，用仁；去肌表间热，用皮。

郁李仁

味酸，平。主大腹水肿，面目四肢浮肿，利小便水道《本经》。

苦、辛，无毒。肠中结气，关格不通甄权。

泄五脏膀胱急痛，宣腰胯冷脓，消宿食下气《大明》。

破癖气，下四肢水，酒服四十九粒，能泻结气孟诜。

破血润燥元素。

专治大肠气滞，燥涩不通李杲。

治惊悸而目张不瞑讱庵。

【经络】得木气而兼金化以生。《本经》言酸平。元素言苦辛。性润而降下，阴也。入足太阴，手阳明、太阳经《经疏》。

阴中之阳，脾经气分药也元素。

入脾、大、小肠三经。为润燥泄气破血之品芊绿。

【合化】《圣济》曰：得鹅梨捣汁，治皮肤血汗。钱乙曰：得滑石大黄，治小儿闭结，大小便不通。

【论说】陈承曰：郁李仁性专下降，善导大肠燥结，利周身水气。然下后多令人津液亏损，燥结愈甚，乃治标救急之药，非可常用。

【禁忌】《经疏》曰：津液不足者忌。

【出产】《图经》曰：生高山川谷及丘陵上。木高五六尺，枝条花叶皆若李，唯子小若樱桃，赤色而味甘酸，核随子熟。六月采根并实，取核中仁用。时珍曰：其花粉红色，实如小李。

【炮制】雷公曰：先以汤浸去皮尖，用生蜜浸一宿，漉出，阴干，研如膏用之。

大腹皮

味辛，微温，无毒。主冷热气攻心腹，大肠蛊毒，痰膈醋心①，并以姜盐同煎，入疏气药用之良《开宝》。

---

① 醋心：中医病证名。指吞酸之轻症，又称中酸。《医学正传·吞酸》："或微而止为中酸，俗谓之醋心。"

下一切气。止霍乱，通大小肠，健脾开胃，调中《大明》。

降逆气，消肌肤中水气浮肿，脚气壅滞，瘴疟痞满，胎气恶阻，胀闷时珍。

附**大腹子**

与槟榔同功时珍。

【经络】槟榔性烈，破气最捷；腹皮性缓，下气稍迟。入足阳明、太阴二经《经疏》。入脾、胃二经，为下气行水之品，而兼通剂芊绿。

【合化】《圣济》曰：大腹皮连子为末，和猪脂，敷乌癞风疮。

【论说】仲淳曰：凡人脾胃虚，则寒热不调。逆气攻走，则痰滞中焦，结成膈癥，或湿热郁积，酸味醋心。辛温暖胃豁痰，通行下气，则诸症除矣，大肠壅毒，以其辛散破气而走阳明，故亦主之也。沈芊绿曰：腹皮下气，亦与槟榔同，不独子也。但槟榔破气最捷，其性为烈；腹皮下气稍迟，其性较缓耳。

【禁忌】《经疏》曰：病涉虚弱者忌。

【出产】《图经》曰：所生与槟榔相似，但茎叶根干小异，并皮收之，谓之大腹槟榔。弘景曰：向阳者为槟榔，向阴者为大腹。

【炮制】思邈曰：鸩鸟多集此树上。凡用时宜先以酒洗，后以大豆汁再洗过，晒干，入灰火，烧煨，切用。

竹叶

味苦，平，无毒。主胸中痰热，咳逆上气《本经》。

治热狂烦闷《大明》。

凉心经，益元气，除热缓脾元素。

附**竹茹**

甘，微寒，无毒。主呕哕①，温气寒热，吐血崩中《别录》。

止肺痿吐血甄权。

噎膈孟诜。

伤寒劳复，小儿热痫，妇人胎动，主劳热《大明》。

功专清热利气《得宜》。

竹沥

甘，大寒，无毒。主暴中风，风痹，胸中大热。止烦闷，消渴劳复《别录》。

中风，失音不语，养血清痰，风痰虚痰在胸膈，使人癫狂，痰在经络四肢，及皮里膜外，非此不达丹溪。主风痉，疗风热孟诜。

功专豁痰下气《得宜》。

竹笋

甘，微寒，无毒。利膈，下气化热，消痰爽胃宁原。

冬笋

甘，寒。主小儿痘疹不出汪颖。

【经络】禀阴气以生。《本经》言辛平，甄权言甘寒。气薄味厚，阴中微阳，降也。入足阳明、手少阴经《经疏》。

入心、胃二经。为涤热之品芊绿。

---

① 哕：同"哕"，干呕。

【合化】《得宜》曰：竹叶得橘皮，治上气发热；得小麦、石膏，治时行发黄。《活人》曰：竹茹得瓜蒌，治伤寒劳复。《得宜》曰：竹茹得参、苓、芩、草，治产后烦热。《永类》曰：竹茹得当归尾，治牙齿宣露。《千金》曰：竹沥得姜汁，治中风口噤；得葛根汁，治小儿伤寒。《全幼心鉴》曰：得黄连、黄柏、黄丹，敷小儿吻疮。

【论说】汪机曰：竹茹入肺、胃经，能开胃土之郁，清肺金之燥。竹沥入肝经，滑利走窍，能消风降火，润燥行痰，益阴养血，与竹叶所治不同。切庵曰：大概竹叶俱能凉心缓脾，消痰解渴，咳逆喘促，呕哕吐血，中风不语，小儿惊痫。又以叶生竹上，故专除上焦风邪烦热。竹皮入肺，肺主上焦，故亦除上焦烦热。雷敩曰：久渴心烦，宜投竹沥。丹溪曰：竹沥味性甘缓，能除阴虚之有大热者。寒而能补，胎前不损子，产后不碍虚。仲淳曰：凡中风，未有不因阴虚火旺，痰热壅结而致者。如里外来风邪，安可用此寒滑之竹沥治之？盖人阴既虚，火必旺，煎熬津液，结而为痰，壅塞气道，不得升降，热极生风，以致卒然僵仆，或偏痹不仁。竹沥能遍走经络，搜剔一切痰结。且甘寒，能益阴除热，痰与热祛，则气道通利，经脉流转，中风之症自除矣。时珍曰：竹沥性寒而滑。因风火燥热而有痰者宜之。芊绿曰：竹叶、竹茹专治上焦烦热，竹沥为中风主药。时珍曰：笋虽甘美，而滑利大肠，无益于脾，人其戒之。

【禁忌】《经疏》曰：凡胃寒呕吐，感寒作吐，挟食作吐，忌用竹茹。寒痰、湿痰及饮食生痰，忌用竹沥。

【出产】《图经》曰：竹类甚多，入药者惟𥵅竹、淡竹、苦竹也。𥵅竹坚而促节，体圆而质劲，皮白如霜。苦竹有紫有白。甘竹似𥵅而茂者，则淡竹也。𥵅竹、苦竹亦有二种。其一出江西及闽中，本极粗大，笋味苦不可啖。其一出江浙近地，亦有肉厚而叶长，阔笋，微有苦味，俗呼甜苦笋。堪以佐食，不入药。淡竹肉薄，节间有粉，南人以烧竹沥者，医家只用此一品。

【炮制】《经疏》曰：竹叶不著，竹茹乃二层竹皮也。汪机曰：将竹截作二尺，劈开，以砖两面对立，架竹于上，以火炙出其沥，以盘承取之。

天竺黄

味甘，寒，无毒。主小儿惊风，天吊，镇心明目，去诸风热，疗金疮止血，滋养五脏《开宝》。

平。治中风痰壅，卒失音不语，小儿客忤、痫疾《大明》。

制服毒药发热保昇。

【经络】竹之津气结成，气味、功用与竹沥大同小异。茅竹黄微寒，而性亦稍缓，故为小儿家要药。入手少阴经《经疏》。

入心经。凉心血，利心窍，为除热豁痰定惊之品芊绿。

【合化】钱乙曰：得雄黄、牵牛，治小儿惊热。

【论说】仲淳曰：此即大竹内所结之黄粉，第气稍缓，而无寒滑之患，故幼科所必用也。小儿惊痫、天吊风热者，皆犹大人热极生风之候，惟此能除热养心，豁痰利窍，心家热清而惊自平矣。

【禁忌】《经疏》曰：小儿科，外无他用，故不著简误。《大明》曰：伏粉霜。

【出产】《吴志》①曰：生天竺国②。今诸竹内往往得之，人多烧诸骨及葛粉杂之。宗奭曰：生竹内，如黄土着竹，而成片者。

【炮制】不著。

---

① 《吴志》：西晋陈寿所著断代史《三国志》中的《吴志》。

② 天竺国：印度的古称。

雷丸

味苦，寒。主杀三虫，逐毒气，胃中热，利丈夫不利女子，作摩膏，小儿百病《本经》。

咸，有小毒。逐邪气，恶风汗出。除皮中热，结积，蛊毒白虫、寸白自出不止，久服令人阴痿《别录》。

逐风，主癫痫、狂走甄权。

【经络】禀竹之余气，兼得地中阴水之气以生。气薄味厚，阴也，降也。入手、足阳明经《经疏》。

入胃、大肠二经。为消积杀虫之品芊绿。

【合化】《千金》曰：得轻粉为末，扑小儿出汗有热。

【论说】陈承曰：经言利丈夫，不利女子，乃疏利男子元气，不疏利女子脏气。故曰久服令人阴痿也。

【禁忌】《经疏》曰：除杀虫外，他用甚稀，故不著简误。惟赤色者杀人，用时细择去之。之才曰：厚朴、芫花为之使。恶葛根。

【出产】《别录》曰：生石城山谷及汉中。八月采根曝干。苏恭曰：竹之苓也，无有苗蔓。时珍曰：大小如栗，状如猪苓而圆，皮黑肉白，其实坚。《大明》曰：入炮药用。

【炮制】雷公曰：凡使，用甘草水浸一夜，铜刀刮去黑皮，破作四五片，以甘草水再浸一宿。蒸之，从巳至未，日干，酒拌，再蒸，日干用。

以上泻剂木部

卷七

无锡沈金鳌原辑

丹溪刘铁云补正

泻剂下

绿豆

味甘，寒，无毒。主丹毒，烦热风疹，药石发动，热气奔豚《开宝》。

止泄痢，卒澼，利小便、肠满思邈。

行十二经血脉。去浮风，煮汁，止消渴孟诜。

解一切药草、牛马、金石毒宁原。

厚肠胃，作枕明目，止头风头痛，除吐逆《日华》。

治痘毒，利肿胀时珍。

附绿豆皮

甘，寒，无毒，主解热毒，退目翳时珍。

绿豆粉

甘，凉，平，无毒。主解诸热酒毒，发背痈疽，疮肿及汤火伤_{吴瑞}。

痘疮湿润，不结痂疕者，干扑之良_{宁原}。

新水调服，治霍乱转筋，解诸药毒死，心头尚温者，解菰菌、砒毒_{汪颖}。

【经络】禀土中之阴气而生，入足阳明经《经疏》。

入胃经，兼入心经，为清热解毒之品_{芊绿}。

【合化】扁鹊曰：同赤小豆、黑豆、甘草节，治天行痘疮。《全幼心鉴》曰：同大黄，治小儿丹肿。朱氏曰：同附子治十种水气。

【论说】吴瑞曰：绿豆，肉平皮寒，如解金石、砒霜、草木一切毒。宜连皮生研，新汲水调服。

【禁忌】《经疏》曰：脾胃虚寒滑泄者，忌用。之才曰：反榧子壳，杀人。合鲤鱼食，则令人肝黄成渴病。

【出产】时珍曰：处处能种。三四月下种，苗高尺许，叶小而有毛。至秋开小花，荚如赤豆，荚粗而色鲜者为官绿，皮薄而粉多；粒小而色深者为油绿，皮厚而粉少。早种者为摘绿，言可频摘也；迟种者为拔绿，言一拔即已也。

【炮制】藏器曰：用宜连皮，去皮则令人少壅气，盖皮寒而肉平也。

以上泻剂谷部

冬瓜

味甘，微寒，无毒。主小腹水胀，利小便，止渴《别录》。

冷利，止消渴，烦闷_{弘景}。

除心胸满，去头面热_{孟诜}。

大解热毒。消痈肿，切片，摩痱子良《大明》。

利大小肠，压丹石毒_{苏颂}。

附 冬瓜子

味甘，平。主令人悦泽，好颜色，益气，不饥，久服轻身《本经》。

寒，无毒。除烦满不乐，可作面脂《别录》。

去皮肤风《大明》。

治肠痈_{时珍}。

开胃醒脾，进食_{吴球}。

冬瓜皮

主折损伤骨_{时珍}。

【经络】内禀阴土之气，外受霜露之侵，水性属阴。瓜亦属阴，气类相从，故可升可降，阴中之阳也《经疏》。

入脾、胃、大小肠四经，为除热益脾之品_{芊绿}。

【合化】《千金》曰：冬瓜，同蘬蓄，治小儿魃病，寒热如疟。《袖珍》曰：冬瓜汤洗痔疮肿痛。《摘玄》曰：冬瓜子同麦冬、黄连，治消渴不止。

【论说】丹溪曰：冬瓜性走而急。寇氏谓其分散热毒气，亦取其走而性急也。孟诜曰：冬瓜下气，人欲体瘦轻健者，可常食之。

【禁忌】《经疏》曰：冬瓜性冷利，脏腑有热者宜之。若虚寒肾冷，久病滑泄者忌。时珍曰：忌酒、漆、麝香，触之必烂。

【出产】《图经》曰：生嵩高平泽，今处处皆种。其实生苗蔓下，大者如斗而更长，皮厚而有毛。初生正青绿，经霜则白如涂粉。其中肉子亦白，故谓之白瓜。

【炮制】不著。

以上泻剂菜部

杏仁

味甘，温，主咳逆上气雷鸣，喉痹下气，产乳，金疮，寒心奔豚《本经》。

苦，有小毒。惊痫，心下烦热，风气去来，时行头痛，解肌，消心下急满，杀狗毒《别录》。

除肺热，润大肠气秘[1]，利胸膈气逆元素。

疗肺气喘促，解肌出汗，上焦风燥，解锡毒，阴户痛痒，捣敷之士材。

功专散结润燥《得宜》。

附 **巴旦杏仁** 又名叭哒

甘，平，温，无毒。止咳下气，消心腹逆闷《正要》[2]。

【经络】禀春温之气，而兼火土之化以生。《别录》言冷利。以其性润利下行之故，非真冷也。气薄味厚，阴中微阳，降也，入手太阴经《经疏》。

入肺、大肠二经。为泻肺、解肌、润燥、下气之品，专散肺家风寒痰滞芊绿。

【合化】《千金》曰：生捣，涂破伤风肿。《得宜》曰：得天冬能润心肺，得柿饼治肺病咯血，得童便能补肺劫劳。鲍氏曰：得

---

① 气秘：中医病证名。便秘的别称。
② 《正要》：即《饮膳正要》，元代忽思慧编撰的一部宫廷饮食专著，共三卷。

轻粉、麻油，涂诸疮肿痛。

【论说】东垣曰：杏仁下喘，治气也；桃仁疗狂，治血也；俱治大便秘，当分气血。昼便难行，阳气也；夜便难行，阴血也。故虚人便秘，不可过泄。脉浮者属气，用杏仁、陈皮；脉沉者属血，用桃仁、陈皮。肺、大肠为表里，贲门主往来，魄门主吐闭，为气之通道，故并用陈皮佐之。贲门胃之上口，魄门即肛门。好古曰：仲景麻黄汤，王朝奉①治伤寒气上喘逆，皆用杏仁，为其泻肺利气，解肌也。时珍曰：杏仁能升能降，治伤损药中用之。治疮杀虫，用其毒也。

【禁忌】《经疏》曰：凡阴虚咳嗽，肺家有虚热成痰者，均忌。双仁者能杀人，《本经》言有毒，盖指此耳。之才曰：得火良。恶黄芩、黄芪、葛根，畏蘘草。

【出产】《图经》曰：生晋川山谷，实亦数种。叶圆者，名金杏，熟最早。扁而青黄者，名木杏，今以东来者为胜。仍用家园种者，山杏不堪入药。五月采，破核，去双仁者不用。

【炮制】雷公曰：凡使，须用沸汤浸少时，去皮豆，仍去尖，擘作两片，用白火石、乌豆，以东流水煮，取出，晒干用。时珍曰：治风寒肺病药中，亦有连皮尖用者，取其发散也。

桃仁

味苦，平。主行瘀血，血闭瘕瘕，邪气，杀小虫《本经》。

甘，无毒。止咳逆上气，消心下坚硬，除卒暴击血，通月

---

① 王朝奉：日本学者丹波元胤认为王朝奉即宋代名医王顼，经考证，应为宋代许昌名医王实，其著有《伤寒证治》，已佚，其方在元代王好古《医垒元戎》中引述较为系统。

水①，止心腹痛《别录》。

治血结、血秘②、血燥，通润大便，破畜血③元素。

热入血室，损伤积血血痢，皮肤血热燥痒，伤寒发热如狂《备要》。

血滞风痹骨蒸，肝疟寒热，鬼疰疼痛，产后血病《纲目》。

附桃花

苦，平，无毒。破石淋，利大小便《别录》。

下宿水，除痰饮，消积聚，疗风狂切庵。

【经络】禀地二之气，兼得天五之气以生。思邈言辛，孟诜言温，皆有之矣。气薄味厚，阳中之阴，降也。入手、足厥阴经《经疏》。

入肝、心包二经。为破血润燥之品。苦能泄血滞，甘能缓肝气而生新血，二经血分药芊绿。

【合化】《圣济》曰：得吴茱萸、食盐，治大便不快，里急后重。《圣惠》曰：此方亦治冷劳减食而黑瘦者。《外台》曰：桃仁炒香为末，酒调，敷男子阴肿。《得宜》曰：得延胡索、川楝子，治肝厥胃脘痛。

【论说】东垣曰：功用有四。热入血室，泄腹中滞血，除皮肤血热燥痒，行皮肤凝滞之血。成无己曰：肝者，血之源，血聚则肝气燥。桃仁之甘，能缓肝散血，故抵当汤用之。

【禁忌】《经疏》曰：桃仁散而不收，泻而无补。过用及不当用，能使血下不止，损伤真阴。故凡经闭由于血枯，产后腹痛由

---

① 月水：月经之别称。

② 血秘：中医病证名。便秘的一种。

③ 畜血：中医病证名，即蓄血。指瘀血内蓄的病证。

于血虚，大便秘涩由于津液不足者，均忌。之才曰：香附为之使。时珍曰：去双仁勿用。

【出产】《图经》曰：生泰山，今处处皆生，京东陕西者尤大而美。圃人以他木接成者，失其本性，不堪入药。

【炮制】雷公曰：凡使，去皮，用白术、乌豆同于坩锅中煮，漉出，劈开，心黄如金，乃可入药。陈承曰：行血，连皮尖生用；润燥，去皮尖炒用，俱研碎。雷公曰：凡使，桃花勿用千叶者，令人鼻衄，须拣净，以绢袋盛悬檐下，风干用。

梨

味甘，微酸，寒，无毒。主客热，中风不语，治伤寒热发。解丹石热气惊邪，利大小便《开宝》。

热嗽，止渴_{苏恭}。

止烦，气喘热狂，作浆吐风痰《大明》。

卒暗风不语者，捣汁频服。胸中痞塞热结者，宜多食孟诜。

润肺凉心，消痰降火，解疮毒酒毒_{时珍}。

【经络】梨成于秋，花实皆白，得西方之金气以生。降也，阴也。入手太阴，兼入足阳明经《经疏》。

入心、肺二经，兼入肝、胃二经。为消痰降火、清热解毒之品_{芊绿}。

【合化】《圣济》曰：得丁香，治反胃转食、药物不下。《摘玄》曰：得小黑豆，治痰喘气急。

【论说】《经疏》曰：大凡热症，诚不可缺。《本经》独言多食令人寒中者，以其过于冷利也。时珍曰：《别录》著梨，止言其害，不著其功。隐居言梨不入药。盖古人论病，多主风寒，用药惟知桂附，不知梨有治风热、凉心润肺、降火消痰解毒之功能。

今人痰病、火病十居六七，梨之有益，盖不为少。然惟乳梨、鹅梨、消梨可食，余梨则不能去病也。

【禁忌】《经疏》曰：凡肺寒咳嗽，脾家泄泻，腹痛冷积，寒痰痰饮，产后痘后，胃冷呕吐，及西北真中风，均忌。

【出产】《图经》曰：乳梨出宣城[①]，皮厚而肉实，之味甚长。鹅梨出近京[②]州郡，皮薄而浆多，味少短于乳梨，香则过之，医家多用之。其余水梨、消梨、紫煤梨、赤梨、甘棠梨，为类甚多，俱不闻入药。时珍曰：梨树高二三丈，尖叶光腻，有细齿。二月开白花，如雪六出，无风则结实。

【炮制】未著。

山楂—名棠球子

味酸，冷，无毒。消食积，补脾，治小肠疝气，发小儿疮疹 吴瑞。

健胃，行结气。妇人产后儿枕作痛，恶露不尽，入砂糖服 丹溪。

消肉积，癥瘕，痰饮痞满，吞酸，血积痛胀 时珍。

化血块气块，疗痢疾 宁原。

【经络】禀木气而生。《本经》言味酸气冷。然观其消积行血，则其气非冷矣。降也，阴也。入足阳明、太阴经 《经疏》。

入脾经，为破气消积、散瘀化痰之品。专去腥膻油腻之积，与麦芽消谷积不同 芊绿。

【合化】《易简》曰：得茴香，治偏坠疝气。《全幼心鉴》曰：得紫草，治痘疹干黑危困者。

---

① 宣城：古代地名。西汉置，属丹阳郡。
② 京：指清代京城，即今北京市。

【论说】丹溪曰：山楂大能克化饮食。若胃中无食积，脾虚不能运化，不思食者，多服之，则反克伐脾胃生发之气也。士瀛曰：自丹溪始著山楂之功，而后遂为要药。核亦有力，化食磨积。宁原曰：多食令人嘈烦易饥，反伐脾胃生发之气。盖以破泄太过，中气受伤也。讱庵曰：恶露积于太阴，少腹作痛，病名儿枕，非砂糖调山楂末，不能为功。

【禁忌】《经疏》曰：脾虚不运及胃无食积，均忌。即使脾胃虚弱，兼有食积，当与补药同施，亦不宜过用。

【出产】苏恭曰：生山南安随诸州。小树高五六尺，叶似香荬，子似虎掌，大如小林檎，赤色。苏颂曰：棠梂子生滁州，二月开白花，随便结实，采取无时。彼人用以治下痢及腰疼有效，他处亦有不入药用者。

【炮制】时珍曰：九月霜后取蒂熟者，去核，曝干，或蒸熟捣作饼，日干用。

青皮

味苦、辛，温，无毒。主破坚癖，散滞气，治左胁肝经积气元素。

治胸膈气逆，胁痛，小腹疝痛，消乳肿时珍。

治肝经郁久，胁痛多怒，久疟结癖。最能发汗，以皮能达皮，辛苦发散也《备要》。

【经络】古方无用者，宋时医家始著其功。色青味苦而辛，气味俱厚，沉而降，阴中微阳也。入足厥阴、少阳二经《经疏》。

入肝、胆二经，为猛锐之品，二经气分药。通肝泻肺、削坚开滞之品芊绿。

【合化】丹溪曰：单用青皮煎水徐服，治妇人乳岩。《经验方》

曰：得葱白、童便，治产后气逆。

【论说】东垣曰：青皮能破滞削坚，皆治在下之病，有滞气则破滞气，无滞气则反损真。子和曰：陈皮升浮，入脾肺，治高而主通；青皮沉降，入肝胆，治低而主泻。柴胡疏上焦肝气，青皮治下焦肝气。凡泻气药，俱云泻肺，肺主气也。时珍曰：青皮入肝散邪，入脾除痰，为疟家必用之药，故清脾饮以之为君。又乳房属阳明，乳头属厥阴，肝气壅塞，故窍不得通，胃血腾沸，故热甚化脓。

【禁忌】《经疏》曰：削坚破滞，性极酷烈，误服立损真气，必与参、术、芍药等补脾药同行，必不可单行。肝脾气虚者，概勿施用。

【出产】时珍曰：橘柚，苏恭所说甚是。苏颂不知青橘即橘之未黄者，乃以为柚，误矣。世人多以小柑、小柚、小橙伪为之，医者所当慎辨也。

【炮制】时珍曰：以汤浸，去瓤，切片，醋拌，瓦炒过用。

槟榔—名海南子

味苦、辛，温，涩，无毒。主消谷逐水，除痰癖，杀三虫，伏尸，寸白《别录》。

宣利五脏六腑壅滞，破胸中气，下水肿，治心痛积聚甄权。

下一切气，通关节，利九窍，健脾调中，破癥结《日华》。

主奔豚气、五膈气、风冷气、脚气，治宿食不消李珣。

治冲脉为病，气逆里急好古。

功专宣利脏腑壅滞《得宜》。

攻坚去胀，醒酒，治瘴疠、疟、痢疾里急后重讱庵。

【经络】得天之阳气，地之金味以生。《本经》言其味辛气温。

《大明》言涩，元素言苦，以其感盛夏之火气耳。气薄味厚，阳中微阴，降也，入手足阳明经《经疏》。

入胃、大肠二经。为沉重下坠之品，能下肠胃有形之物^{芊绿}。

【合化】《圣惠》曰：得橘皮为末，治金疮恶心。《圣济》曰：研末，以童便和，水煎，能治干霍乱病，心腹胀痛，不吐利而烦闷欲死者。《得宜》曰：得枳实，治伤寒痞满；得木瓜，治脚气冲心。《直指》曰：得高良姜、陈米，治心脾作痛。

【论说】元素曰：能泄胸中至高之气，使之下行。其性如铁石，故能坠诸药至于下极，而为治后重之神药。切庵曰：过服损人元气。

【禁忌】《经疏》曰：凡气虚、脾胃虚、阴阳两虚，中气不足者，悉在所忌。疟非山岚瘴气者，亦不宜多用。孟诜曰：多食令人发热。

【出产】《图经》曰：生南海，今岭外州郡皆生。大如桃榔，高五七丈。正直无枝，叶似青桐，节如桂竹，叶生木颠，大如楯头，又似芭蕉。其实作房，从叶中出，傍有刺，若棘针重叠，其下一旁，数百实如鸡子状，皆有皮壳。肉满壳中，其色正白。又云：尖长而有紫纹者名槟，圆大而矮者名榔。榔力大而槟力小，今医家不复细分。但取作鸡心状，存坐正稳心不虚，破之作锦文者为佳。岭南人啖之，以当果食。

【炮制】雷公曰：用时以刀刮去底，细切之，勿令经火，恐无力也。

西瓜

味甘，寒，无毒。主消烦，止渴，解暑热^{吴瑞}。

疗喉痹^{汪颖}。

利小便，治血痢，解酒毒_{宁原}。

含汁，治口疮_{丹溪}。

附西瓜皮

甘，凉，无毒。主口舌唇内生疮_{丹溪}。

【经络】得天地清寒之气以生，降也，阴中之阳，入脾经，为清暑解热之品_{芊绿}。

【合化】《摄生众妙》曰：西瓜皮为末，得盐、酒，治闪挫腰痛。

【论说】汪颖曰：西瓜性寒解热，有天生白虎汤之号，然亦不宜多食也。时珍曰：西瓜究属生冷，食者但取一时之快，不知其伤脾助湿之为害。《卫生歌》①云"瓜桃生冷宜少食，免致秋来成疟痢"是矣。又洪忠宣②言，有人苦目病，或令以西瓜切片曝干，日日服之愈，亦由其性冷降火故耳。沈芊绿曰：西瓜浮面青皮，名西瓜翠衣，能解皮肤间热。

【禁忌】吴瑞曰：多食作吐利，胃弱者不可食。同油饼食者，损脾。时珍曰：得酒气，近糯米，即易烂。猫踏之即易沙。

【出产】吴瑞曰：契丹破回纥时，始得此种，以牛粪覆而种之，结实如斗大，而圆如瓠子，如金色或黑麻色，北地多种之。时珍曰：南北皆生，南方之味稍逊。二月下种，蔓生，七八月实熟。

【炮制】不著。

以上泻剂果部

---

① 《卫生歌》：此处指唐代医家孙思邈所作的《卫生歌》，又称《孙真人卫生歌》。

② 洪忠宣：即洪皓（1088—1155），字光弼，谥号忠宣，宋代鄱阳人，南宋著名的爱国忠臣。撰有记载金国杂事的《松漠纪闻》三卷。

海浮石

味咸，平，无毒。主止咳_{弘景}。

煮汁饮，止渴，治淋，杀野兽毒《大明》。

清金降火，消积块，化老痰_{丹溪}。

大寒消瘿瘤、结核、疝气下气，消疮肿_{时珍}。

【经络】入肺经。为消痰软坚之品，专除上焦痰热_{芊绿}。

【合化】丹溪曰：得香附，治小肠疝气。《本事方》曰：得舶上青黛、麝香，治消渴引饮。《普济》曰：得没药治疔疮发背。

【论说】丹溪曰：海石治老痰积块，咸能软坚也。俞琰[1]曰：肺为水之上源，浮石入肺，清其上源，故又止渴通淋。

【禁忌】不著。

【出产】时珍曰：江海间细沙水沫，凝聚日久而结成者，状如水沫及钟乳石，有细孔如蛀窠，色白体虚而轻，今皮作家用，磨皮垢，甚妙。

【炮制】不著。

食盐

味咸，寒，无毒。主伤寒寒热，吐胸中痰癖，止心腹卒痛，杀鬼蛊、邪疰、毒气，下部䘌疮，坚肌骨《别录》。

助水脏及霍乱、心痛、金疮，明目，止风泪邪气，一切虫伤、疮肿、火灼，通大小肠，疗疝气《大明》。

---

[1] 俞琰：又名俞琬，生卒年不详，字玉吾，号全阳子、林屋山人、石涧道人，宋末元初吴郡人，著名易学家、道教学者。著有《周易集说》《周易参同契发挥》《易外别传》《席上腐谈》）（又作《席上辅谈》《月下偶谈》）等。

解毒凉血，润燥定痛，吐一切时气风热痰饮，关格诸病<small>时珍</small>。
治骨病齿痛，涌吐醒酒，治结核积聚<small>讱庵</small>。

【经络】禀水气以生。《本经》言味咸，《别录》言咸温。察其本具气味，则是咸寒，绝非温性。气薄味厚，阴也，降也。入足少阴，亦入手少阴、足阳明、手太阴阳明经<small>《经疏》</small>。

入肾经，兼入心、肺、胃三经。为除热润下之品，而兼宣剂、通剂、补剂<small>芊绿</small>。

【合化】苏颂曰：得童便，治干霍乱病，上不得吐，下不得利。《救急方》曰：一味炒熨脐下或气海上，治脱阳虚证，四肢厥冷，不省人事，或小腹紧痛，冷汗气喘。《圣惠》曰：炒热熨胁下，治肝虚转筋，腹胁痛不可忍。

【论说】时珍曰：补肾药用盐汤者，咸归肾，引药气入本脏也。补心药用炒盐者，心苦虚，以盐补之也。补脾药用炒盐者，虚则补其母，脾乃心之子也。治积滞结核用之者，盐能软坚也。诸痈疽眼目及血病用之者，咸走血也。诸风热病用之者，寒胜热也。大小便病用之者，咸能润下也。骨病齿痛用之者，肾主骨，盐入肾也。吐药用之者，咸引水聚也，能收豆腐，与此义同。诸蛊及虫伤用之者，取其解毒也。故盐为百病之主云。

【禁忌】《经疏》曰：凡血病及喘嗽、水肿、消渴，法所大忌。以其伤肺引痰，或泣血脉，或助水邪，或走精液故也。宗奭曰：《素问》云咸走血，故东方食鱼盐之人多黑色，即其验也。之才曰：漏芦为之使。

【出产】《图经》曰：隐居云梁益有盐井。东海、北海、南海皆有盐，以河东者为胜。汪讱庵曰：盐品颇多。江淮南北，盐生于海，山西解洲生于池，四川云南生于井。戎盐生于土，光明盐生于阶，或生山崖，或产五原。盐池状若水晶，不假煎炼，一名水晶盐。石盐生于石，不盐生于树，蓬盐生于草。造化之妙，诚难穷也。

【炮制】时珍曰：凡盐，人多以矾、硝、灰石之类杂之。入药须以水化，澄去渣滓，煎炼白色乃良。

青盐—名戎盐、羌盐

味咸，寒，无毒。主明目目痛，益气，坚肌骨，去毒蛊《本经》。

心腹痛，溺血吐血，齿舌血出《别录》。

除五脏癥结，心腹积聚痛，疮疥癣《大明》。

解芫花、斑蝥毒时珍。

【经络】禀水中至阴之气凝结而成。不经煎炼而生于涯涘①坂坟之阴，故入手足少阴经《经疏》。

入肾经，兼入心经。为除血热、益水脏之品，而兼补剂芊绿。

【合化】《金匮》曰：得茯苓、白术治小便不通。唐氏曰：得槐枝治风热牙痛。

【论说】宗奭曰：戎盐甘咸，功专在乎却血入肾。治目中瘀赤，昏涩，溺血者，小肠热也。心与小肠表里，心火降则小肠之热亦除。

【禁忌】不著。

【出产】《别录》曰：生胡盐山及西羌北地，酒泉福禄城东南角。北海青，南海赤。十月采之。

【炮制】《本草述》曰：温水洗去尘土，净，晒干入药。

寒水石—名凝水石

味辛，寒。主身热，腹中积聚邪气，皮中如火烧，烦渴，水

---

① 涘：水边。

饮之《本经》。

甘，大寒，无毒。除时气热盛，五脏伏热，胃中热，止渴，水肿，小腹痹《别录》。

压丹石毒，解伤寒劳复甄权。

治小便白，凉血降血。止牙疼，坚齿明目时珍。

【经络】禀积阴之气而成。以其生于卤地，降也，阴也。入足少阴经《经疏》。

入肾经，为走血除热之品芊绿。

【合化】《普济》曰：得朱砂、甘草、脑子①，治牙龈出血。《永类》曰：得滑石、葵子，治男女转胹。

【论说】仲淳曰：寒水石，按本文云盐之精，则与石膏、方解石大相悬绝。因石膏有寒水石之名。而王隐君②复云寒水石又名方解石，以致混淆难辨。其功能各自不同，用者自宜分别。生卤地，味辛、咸，碎之如朴硝者，是寒水石。盖其气大寒，能除有余邪热也。

【禁忌】《经疏》曰：凡阴虚火旺，咳嗽吐血多痰，潮热骨蒸，并脾胃作泄者，均忌。《经》云诸腹胀大，皆属于热者宜之；诸湿肿满，属脾土者忌之。大宜详慎，不可误投。之才曰：解巴豆毒。畏地榆，制丹砂，伏玄精。

【出产】《图经》曰：生常山山谷，又出中水县、邯郸、河东、汾、隰州③。亦有两种，曰纵理，曰横理。其色清明如云母，投置

---

① 脑子：中药冰片的别名。

② 王隐君：即王珪（1264—1354），字君璋（一作均章），号中阳，道号洞虚子，晚年自号逸人、中阳老人，后人尊称为王隐君，平江府常熟县人，元代著名医学家、养生学家，撰有《泰定养生主论》。

③ 隰州：古代地名。隋开皇五年以西汾州改名，治所在长寿县。大业初改置龙泉郡。唐武德元年复为隰州，天宝元年改为大宁郡，乾元元年仍改为隰州。金天会六年改为南隰州，天德三年复为隰州。

水中，与水同色，其水凝动者为佳。或曰纵理名寒水石，横理名凝水石。三月采之。

【炮制】雷公曰：凡使，须用生姜自然汁，煮干，研粉用。

以上泻剂石部

人中黄

味苦，寒，无毒。主解胃家热毒《本经》。

主天行热疾，及解中诸恶毒，菌毒，恶疮，治痘疮，热极黑陷《医鉴》。

附**粪清**一名黄龙汤，俗名金汁

苦，寒，无毒。主天行热狂热疾，中恶菌毒，恶疮，瘟病垂死者，专入心经《大明》。热毒、湿毒，大解五脏实热，饭和作丸，清痰，消食积，降阴火丹溪。

【经络】人中黄以多年厕坑砖上凝结而成。药性治疗与人屎相同。以阳明之腐化，治阳明实热，故专入足阳明经《经疏》。

入胃经，为大解热毒之品羊绿。

【合化】丹溪曰：人中黄得茜草根、竹沥、姜汁，治呕血吐痰，心烦骨蒸者。宗奭曰：人屎得麝香，调以醋、面，敷一切痈肿未溃者。

【论说】《斗门》曰：人有奔走发狂，热病似颠，如见鬼神。久不得汗，及不知人事者，乃阳明蕴热也，非此不能除。刘若金曰：阳明入腑之实热，即用阳明腑转化之浊阴，可谓善于对待矣。

【禁忌】《经疏》曰：伤寒瘟疫非阳明实热，痘疮非大热郁滞，因而紫黑干陷倒靥者，均忌，以苦寒之极也。

【出产】丹溪曰：人中黄，以竹筒入甘草末于内，用木塞其两头，冬月浸粪缸中，立春取出，悬风处阴干。破竹取甘草，晒干用。汪机曰：粪清，用棕皮绵纸，上铺黄土，浇粪汁，淋土上，滤取清汁，入新瓮内，碗覆定，埋入土中，经年取出，清若泉水，全无秽气者，乃佳，年久者为尤良。

【炮制】不著。

人中白 《本经》名溺白垽

味咸，平，无毒。主疗鼻衄，汤火灼疮《本经》。凉，治传尸劳热，肺痿，心膈热吐血，羸瘦，渴疾《大明》。烧，研，主恶疮苏恭。主治劳瘵《得宜》。降火消瘀血，治咽喉口齿诸疮疳䘌，诸窍出血，肌肤汗血时珍。

附人溺 一名轮回酒，又名还元汤

咸，寒，无毒，主寒热，头痛，温气，童男者尤良《别录》。

久嗽上气失声，及癥积满腹苏恭。

止劳咳，润心肺，疗血闷热狂，扑损，瘀血在内晕绝，皮肤皲裂《大明》。滋阴降火甚速丹溪。

产后血晕，败血入肺，阴虚久嗽，火蒸如燎者，唯此可治《备要》。

【经络】人中白，乃人溺之积气结成。降也，阴也。能泻肝、肾、三焦、膀胱有余之火《经疏》。

入肝、肾、三焦、膀胱四经，为除热降火之品芊绿。

【化合】《得宜》曰：得麻仁、阿胶，治血虚便闭。得鸡尿，治蜘蛛咬毒。《经验方》曰：得黄柏、冰片为末，以青布掺小儿口疳。《千金》曰：人溺顿服，治火烧闷绝，不省人事者。

【论说】丹溪曰：人中白能泻肝、三焦、膀胱火，盖膀胱乃此物之故道也。又曰气有余即是火，肺主气，心属火，人溺均入之。降火而不伤于寒凉，且补益之功甚大，而本草不言，惜哉！寇氏曰：人溺入脾、肺、胃、膀胱四经，乃为除劳热骨蒸、咳嗽吐血，及妇人产后血晕闷绝之圣药也。褚澄曰：人溺降火甚速，降血甚神，饮溲溺百无一死，服寒凉药百无一生。时珍曰：人中白降相火，消瘀血，盖咸能润下走血故也。今人病口舌疮用之效，降火之验也。治鼻衄太甚，头空空然即止，散血之验也。又曰小便性温不寒，饮之入胃，随脾之气，上归于肺，下通水道而入膀胱，乃其旧路也。故能治肺引火下行。

【禁忌】《经疏》曰：凡虚寒及溏泄，或阳虚无火，食不消者，二物均忌。

【出产】《本草述》曰：岁久之器，有厚寸余者，取置磁盘内，露高洁处二载，中外皆白，绝无气味者，乃可用。

【炮制】《本草述》曰：凡用，研极细末，水飞数过，再研万匝。如仍有恶臭，随泡随飞，约数百遍，以无臭为度。煅淬者精粹尽失，转增火毒，不堪入药。

以上泻剂人部

夜明砂 即蝙蝠矢，一名天鼠屎

味辛，寒，无毒。主面痈肿，皮肤洗洗时痛，腹中血气，破寒热积聚，除惊悸《本经》。

去面上黑皯^①《别录》。

烧灰，酒服方寸匕，下死胎_{苏恭}。

治疮有效_{宗奭}。

炒服，治瘰疬《大明》。

主明目，治目盲障翳，除疟_{时珍}。

【经络】天鼠夜出，喜食蚊蚋，屎中含有细砂，皆未化之蚊蚋眼，以类相从，故主治目疾，入足厥阴经《经疏》。

入肝经，为散血明目之品。《本经》血分药也_{芊绿}。

【合化】《圣惠》曰：得糯米、柏叶为末，调以牛胆汁为丸，治青盲不见。得麝香为末，掺入耳中，治聤耳出汁。《直指》曰：得肉桂、乳香，治溃肿排脓。《普济》曰：得吴茱萸为末，蟾酥作丸，治风虫牙痛。

【论说】时珍曰：此为蝙蝠屎中未化之蚊蚋眼，但蝙蝠有毒，切不可入药。

【禁忌】之才曰：恶白蔹、白薇。

【出产】《别录》曰：伏翼，生太山川谷及人家屋间。立夏后采，阴干。天鼠屎生合浦山谷，十一二月采。

【炮制】雷公曰：凡使，须淘去灰土恶臭，取细沙晒干，焙用。

犀角

味苦，寒，无毒。主百毒，蛊疰，邪鬼瘴气。杀钩吻、鸩羽、蛇毒，除邪不迷惑、魇寐《本经》。

微寒，疗伤寒瘟疫，头痛寒热，诸毒气《别录》。

时疾热如火，烦毒入心，狂言妄语《大明》。

---

① 皯（gǎn 赶）：或作䵟，指皮肤黝黑粗糙。

风毒攻心，氋氉^①热闷，赤痢_{海藏}。

卒中恶心痛，筋骨中风，心风烦闷，中风失音_{孟诜}。

苦、咸，功专凉血解毒《得宜》。

凉心泻肝，清胃中大热，祛风利痰。治伤寒时疫，发黄发斑，吐血下血，畜血，谵语，痘疮黑陷，消痈化脓，定惊明目，能消胎气_{讱庵}。

【经络】犀本神兽，其角之精者，命名通天。夜视有光，能开水辟邪。味厚于气，可升可降，阳中之阴也。入足阳明，兼入手少阴经《经疏》。

入手少阴足厥阴经《得宜》。

入心、肝二经，兼入胃经。为彻上彻下、散邪清热、凉血解毒之品_{芊绿}。

【合化】《圣济》曰：得桔梗，治吐血不止，似鹅鸭肝者。《圣惠》曰：得地榆、金银花、升麻，治下痢鲜血。《得宜》曰：得生地、连翘，治热邪入络。《千金》曰：犀角磨汁，治瘭疽毒疮之以烧铁烙者。

【论说】《抱朴子》曰：犀食百草之毒，及众木之棘，所以能解百毒。宗奭曰：鹿用茸，犀用尖，其精锐之力尽在是也。时珍曰：五脏六腑皆禀气于胃，风邪热毒必先干之，饮食药物，必先入胃。角乃犀之精华所聚，足阳明胃药也。故能入阳明，解一切毒，疗一切血及惊狂斑痘诸证。沈芊绿曰：犀性走散，比诸角尤甚，故能清心镇肝入胃，而化血解热消毒也。

【禁忌】《经疏》曰：能消胎气，孕妇忌食。痘疮气虚，无大热，伤寒阴症发躁，脉沉细，足冷，渴而饮不多，且复吐出者，均忌。之才曰：松脂为之使。恶雷丸、藿菌。时珍曰：升麻为之

---

① 氋氉（mào sào 冒臊）：烦恼或愁闷。

使，恶乌头，忌盐。

【出产】《图经》曰：出永昌山谷，以出南海者为上，黔、蜀者次之。犀似水牛，猪首大腹，痹脚，脚有三蹄似象，黑色，舌有刺，好食荆棘，皮上一孔生三毛，如豕，有一角、二角、三角者，俱有粟文。以纹之粗细，定犀之贵贱。有通天花文犀者，必自恶其影，常饮浊水，不使人现也。弘景曰：入药，惟雄犀生者为佳。苏颂曰：犀有黑白二种。以黑者为胜，角尖尤胜。

【炮制】雷公曰：凡使，取乌黑肌皱、折裂光润者，挫屑入臼杵，细研万匝乃用。宗奭曰：以西番生犀磨服为佳。李珣曰：锯成当以薄纸裹于怀中，蒸燥，乘热捣之，应手如粉。

羚羊角

味咸，寒，无毒，主明目，益气起阴，去恶血注下，辟蛊毒、恶鬼、不祥，安心气，常不魇寐《本经》。

苦，微寒。疗伤寒时气寒热，热在肌肤，温风注毒，伏在骨间，除邪气惊梦，狂越，僻谬及食噎不通，利丈夫《别录》。

治辛热烦闷及热毒血痢孟诜。

中恶毒风，卒死，昏乱不识人，产后恶血冲心，小儿惊痫《药性》。

散风清热《得宜》。

平肝舒筋，定风安魂，子痫、痉疾时珍。

【经络】羊，火畜，而羚羊属木，气薄味厚，阳中之阴，降也。入手太阴、少阴，足厥阴经《经疏》。

入心、肝、肺三经。为散邪清热之品芊绿。

【合化】《千金》曰：得枳实、芍药，治产后烦闷，汗出不识人。《普济》曰：烧灰，得豆淋，酒下，治堕胎腹痛，血出不止。

《得宜》曰：得勾藤，能息肝风。

【论说】好古曰：今痘科多用以清肝火，而本草不言，缺略也。切庵曰：目为肝窍，此能清肝，故明目去障。肝主风，其合为筋，此能祛风舒筋，故治惊痫搐搦，骨痛筋挛。肝藏魂，心主神明，此能泻心肝邪热，故治狂越，僻谬，梦魇惊骇。肝主血，此能散血，故治瘀滞恶血，血痢肿毒。相火寄于肝胆，在志为怒，此能下气降火，故治伤寒伏热，烦恚气逆，食噎不通。羚之性灵，而精在角，故又辟邪而解诸毒。

【禁忌】《经疏》曰：心肝二经，虚而有热者，宜之。若虚而无热者，不宜服此。

【出产】《图经》曰：出石城山谷，秦陇龙蜀金，商州山中皆有之。其形似羊，色青而大。角长一二尺，有节如人指握痕，极其坚劲。

【炮制】雷公曰：凡用，有神羊角，长二十四节，内有天生木胎，此角有神力，可抵千牛之力也。不可单用，须要绳缚其元对，以铁锉细挫，筛极细末，更研万匝，入药，免刮人肠。

熊胆

味甘，微寒，无毒。主风痹不仁，筋急，五脏腹中积聚，寒热羸瘦，头疮白秃，面皯疱《本经》。

时气热盛，变为黄疸，暑月久痢，疳蜃心痛，疰忤苏恭。

治诸疳，耳鼻疮，恶疮，恶虫《日华》。

小儿惊痫瘈瘲①，以竹沥化两豆许服之，去心中涎，其良孟诜。

退热，清心平肝，明目去翳时珍。

---

① 瘈瘲：中医症状，即手脚痉挛、口斜眼歪。

【经络】熊，阳兽而强力，胆之气味，与象胆同，其所主亦相似，阳中之阳也。入足太阴，手阳明、少阴经《经疏》。

入心、胃、心包三经，兼入胆、脾、大肠三经。为除热祛邪之品芷绿。

【合化】摄生曰：得片脑、猪胆汁，搽风虫牙痛。《寿域方》①又以之治肠风痔瘘。《保幼大全》曰：得使君子，治诸疳羸瘦。

【论说】钱乙曰：熊胆佳者通明。每以米粒许点水中，运转如飞者良，余胆亦转，但缓耳。士材曰：熊胆入胆，从其类也。清火定惊之功，较胜诸胆。时珍曰：大能清心平肝，杀虫退热，明目去翳。

【禁忌】《经疏》曰：小儿不因疳症，而目生翳障，及痘后蒙蔽者，均忌。甄权曰：恶防己、地黄。

【出产】《图经》曰：熊脂并胆，出雍州山谷。形类大豕，性轻捷，好攀援上高木，见人则颠倒，自投地下。其胆，阴干用。然世多伪者，须取一粟许，滴水中，一道若线不散者为真。

【炮制】不著。

刺猬皮

味苦，平，无毒。主五痔，阴蚀，下血赤白，五色血汁不止，阴肿，痛引腰背，酒煮杀之《本经》。

疗腹痛疝积，烧灰酒服《别录》。

甘，有小毒。肠风泻血，痔痛有头，多年不瘥，炙末，饮服方寸匕，甚解一切药毒甄权。

---

① 《寿域方》：方书，即《寿域神方》，为明代宁王朱权（明太祖朱元璋的十七子，号臞仙，又号涵虚子、丹丘先生）所纂。

附 **猬肉**

甘，平，无毒。主反胃，炙黄食_{藏器}。

猬脂

甘，平。主肠风泻血《日华》。

溶，滴耳中，治耳聋_{藏器}。涂秃疮、疥癣，杀虫_{时珍}。

【经络】鼠类属水，皮毛生戟刺，则又属金。其味苦平，平即兼金，大肠亦金也，其类相从。故入足阳明经《经疏》。

入胃经。为凉血之品_{芊绿}。

【合化】杨氏曰：得木贼，治肠风下血。《千金》曰：猬皮炙为末，绵裹塞鼻，治鼻中息肉。叶氏[1]曰：得磁石、桂心，治大肠脱肛。《外台》曰：同头发烧灰，治猘[2]犬伤人。

【论说】宗奭曰：猬皮治胃逆，开胃气有功。字义从虫从胃，深有理焉。刘若金曰：猬之用，唯专于大肠，以故疗痔病为多。

【禁忌】《经疏》曰：凡食其肉，常去骨。误食令人瘦劣，诸节渐小也。甄权曰：得酒良，畏桔梗、麦门冬。

【出产】《图经》曰：生楚山川谷田野。状类猯狍，脚短多刺，尾长寸余。人触近，便藏头足，外列刺，人不可得。以苍白色，脚似猪蹄者佳，鼠脚者次之。肉味酸者名虎鼠，味苦而皮褐色，类兔皮者，名山狍，皆不堪用。

【炮制】时珍曰：煅黑存性。一云，细锉，炒黑用。

以上泻剂禽兽部

---

① 叶氏：生平居里不详，著有《叶氏摘玄方》。

② 猘：狂犬。

龙齿

味涩，寒，无毒。主小儿大人惊痫，诸痉癫疾狂走，心下结气，不能喘息《本经》。

小儿五惊、十二痫，身热不可近，大人骨间寒热，治蛊毒，杀精物《别录》。

治烦闷热狂，鬼魅《日华》。镇心凉惊《得宜》。

【经络】龙为东方之神，齿为骨之余，内应乎肝，故入足厥阴、手少阴经《经疏》。入心、肝二经。为镇心安魂、除烦清热之品芊绿。

【合化】希雍曰：得荆芥、泽兰、丹皮、红花、牛膝、童便治产后恶血，妄语癫狂。

【论说】希雍曰：龙骨入心、肝、肾、肠，龙齿单入心、肝。故骨兼有止泻涩精之用，齿唯定惊安魂魄而已。许叔微曰：肝藏魂，能变化，故游魂不定者，治之以龙齿。

【禁忌】《经疏》曰：龙齿禁忌约与骨相似。之才曰：得人参、牛黄良，畏石膏、铁器。

【出产】详龙骨条。

【炮制】《本草述》曰：治与骨同，或云以酥炙。

以上泻剂鳞部

真珠一作珍珠

味甘、咸，寒，无毒。主手足皮肤逆胪[1]，镇心，绵裹塞耳，

---

[1] 逆胪：中医病名，表现为手足爪甲际皮剥起。

主聋。涂面，令人润泽，好颜色。粉点目中，主肤翳障膜《开宝》。

主镇心安魄，坠痰拔毒。收口生肌，治小儿惊热，痘疔。下死胎及胞衣，点目去翳膜切庵。

【经络】禀太阴之精气而结成，故中秋无月则蚌无胎。其体光明，其性坚硬，降也，阴也。入手少阴、足厥阴经《经疏》。

入心、肝二经，为泄热定惊之品。水精所孕，水能制火，故专治火热症芊绿。

【合化】《肘后》曰：得鸡冠血为丸，纳口中，治卒忤不言。《外台》曰：酒和真珠末，治子死腹中。《圣惠》曰：得鲤鱼胆、白蜜，能点肝虚目暗及青盲不见。得石膏，共研末，治小儿中风，手足拘急。

【论说】陆佃曰：蛤蚌无阴阳牝牡，须雀化成，故能生珠，专一于阴精也。切庵曰：虽云泻热，亦借其宝气也。大抵宝物都能镇心安魂，如真珠、琥珀、金箔之类。龙齿安魂，亦假其神气也。

【禁忌】《经疏》曰：凡病不由火热者，勿用。

【出产】《图经》曰：《本经》不载所出州土，今廉州①北海皆有之。生于珠母。珠母，蚌类也。廉州边海有洲岛，上有珠池。每岁刺史率珠户入池，采老蚌割取珠子，以充贡品。北海珠蚌，种类小别，不甚光莹，不堪入药。

【炮制】雷公曰：须取新净者，盛以绢袋，以地榆、五花皮、五方草笼住。以浆水沸煮三日夜，取出，用甘草汤淘净，于臼中捣细，重筛，更研二万下，方可服食。李珣曰：以新完未经钻缀者，研如细粉，方可服食。不细研，则伤人脏腑。

---

① 廉州：古代地名。唐贞观八年以越州改名，治所在合浦县。天宝元年改名合浦郡，乾元元年复为廉州。北宋太平兴国八年废。咸平元年复置。元至元十七年改为廉州路。明洪武初又降廉州府为廉州，十四年复为廉州府。

石决明

味咸，平，无毒。主目障翳痛，青盲。久服益精《别录》。

肝肺风热，骨蒸劳极李珣。

清热补肝《得宜》。

通五淋时珍。

【经络】得水中之阴气以生。可升可降，阴也。入足厥阴经《经疏》。入肝经。为专除风热之品芊绿。

【合化】《得宜》曰：得甘菊、枸杞，治头昏目暗。《鸿飞集》曰：得谷精草为末，以猪肝蘸食，治痘后目翳。《经验方》曰：得木贼研末，治肝虚目翳。

【论说】无己曰：石决明咸寒，入血除热，又能入肾补阴。沈芊绿曰：石决明，大补肝阴，肝经不足者断不可少。

【禁忌】《经疏》曰：目疾外，他用甚稀，故无简误。《备要》曰：恶旋覆花。

【出产】《图经》曰：岭南州郡及莱州皆生。或以为紫贝，或以为鳆鱼甲，均非其类。决明壳大如手，小者如两三指。海人亦啖其肉，亦取其壳，渍水洗眼。七孔九孔者良，十孔者不佳，采取无时。时珍曰：形长如小蚌而扁，外皮甚粗，细孔杂杂，内则光耀，背侧一行有孔，如穿成者。生于石崖之上，海人乘其不意而得之，否则紧粘难脱也。宗奭曰：肉与壳功用相同。

【炮制】雷公曰：凡使，先去上粗皮，用盐并东流水于大瓷器中煮一伏时，漉出拭干，捣为末，研如粉用。李珣曰：凡用，磨去粗皮，面裹煨熟，捣研极细。

海蛤粉 _{即蛤蜊粉}

味咸，寒，无毒。主热痰湿痰，老痰顽痰，疝气，白浊，带下_{丹溪}。清热利湿，化痰饮，定喘嗽，止呕逆，消浮肿，利小便，止遗精，心脾疼痛，化积块，解结气，消瘿核，散肿毒，治妇人血病。油调，涂汤火伤_{时珍}。

附蛤蜊肉

咸，冷，无毒。主润五脏，止消渴，治老癖，妇人血块，宜煮食之_{禹锡}。

【经络】禀水中之阴气而生。降也，阴也。入手、足少阴经《经疏》。入心、肾二经。为软坚润下之品_{苹绿}。

【合化】洁古曰：得黄柏，治白浊、遗精。《普济方》曰：得大蒜，治气虚水肿。

【论说】丹溪曰：蛤粉能降能消，能软能燥。希雍曰：诸痰皆火气上炎，煎熬津液而成。得此能软坚润下，故痰消。好古曰：蛤粉乃肾经血分之药，故主湿嗽肾滑之疾。

【禁忌】《经疏》曰：虽善消痰积血块，然脾胃虚寒宜少用。

【出产】汪机曰：蛤蜊，生东南海中。白壳紫唇，大二三寸者，闽浙人以其肉充海错，其壳火煅作粉，名曰蛤蜊粉也。时珍曰：海蛤粉者，海中诸蛤之粉，以别江湖之蛤粉、蚌粉也。

【炮制】时珍曰：吴球云，用时取紫口蛤蜊壳，炭火煅成。以熟瓜蒌连子同捣，和成团，风干用最妙。

瓦楞子 即蚶子壳

味咸，平，无毒。主一切血气，冷气癥癖，火煅，醋淬，醋丸服《大明》。

化痰积，消血块丹溪。

连肉烧存性，研末，敷小儿走马牙疳有效时珍。

附 **蚶肉**

甘，平，无毒。主痿痹泄痢，便脓血《别录》。

润五脏，止消渴张鼎。

益血色《大明》。

【经络】禀水中之阳气而生。经曰：里不足者，以甘补之；形不足者，温之以气。故《大明》言咸平，萧炳言甘温。降也，阴中之阳。入足厥阴，手、足太阴经《经疏》。入肝经，兼入肺、脾二经，为软坚散结之品芊绿。

【合化】不著。

【论说】吴瑞曰：瓦楞消痰，其功最大，凡痰膈病，用之如神。希雍曰：今世糟其肉，以为侑酒①之物，罕有入药者。壳于消癥癖之外亦无他用，故不著合化以及禁忌也。

【禁忌】不著。

【出产】时珍曰：郭璞②云魁陆，即今之蚶也。状如小蛤而圆

---

① 侑酒：劝酒，为饮酒者助兴。

② 郭璞：字景纯（276—324），河东郡闻喜县人，东晋时期学者，文学家、训诂学家、道学术数大师。其注释有《周易》《山海经》《方言》《楚辞》《尔雅》等。

厚。《临海异物志》^①云：蚶之大者，径四寸，背上沟文似瓦屋之
垄，肉味极佳。今浙东以近海田种之，谓之蚶田。

【炮制】《大明》曰：凡用取陈久者，炭火煅赤，米醋淬三度，
出火毒，研粉用。

以上泻剂介部

水蛭<small>俗名蚂蟥</small>

味咸，平，有毒。主逐恶血，瘀血月闭，破血癥积聚《本经》。

微寒，堕胎《别录》。

治折伤跌扑有效宗奭。

治女子月闭，欲成干血劳甄权。

咸，苦，功专破血行伤《得宜》。

【经络】生于溪涧阴湿之处，其味咸苦，气平，其用与虻虫相
似。咸走血，苦泄结。入足太阳、足厥阴经《经疏》。入肝、膀胱二
经，为破血泄结之品芤绿。

【合化】《济生》曰：得大黄、牵牛，名夺口散。治跌扑损伤，
瘀血凝滞，心腹胀痛，二便不通。《得宜》曰：得蝱虻治畜血。得
麝香治跌打伤。

【论说】无己曰：咸走血，苦胜血。用水蛭以除畜血，乃肝经
血分药，故能去肝经聚血。《本草述》曰：夫以蠕动唼血之物，治
血之畜而不行者，先哲之思议亦精矣。

【禁忌】《经疏》曰：水蛭、虻虫，皆破逐瘀血，血瘀发病之
恶药。水蛭入腹，虽经煅治，然其性亦能变为水蛭，啮人肠脏，

---

① 《临海异物志》：物产志，又名《临海水土异物志》《临海土物志》《临海水土
志》，三国时期吴国沈莹所撰，共一卷。

何可轻用也？如或犯此，以黄泥作丸吞之，必入泥而出。《别录》曰：畏石灰、食盐。

【出产】《图经》曰：生雷泽池泽河中。一名蛭，有数种。生水中者名水蛭，生山中者名石蛭，生草中者名草蛭，生泥中者名泥蛭。水蛭有长尺者，用之当以小者为佳。六月采，曝干。

【炮制】藏器曰：当展其身令长，腹中有子者去之。性最难死，虽以火炙，亦如鱼子，烟熏经年，得水犹活也。《大明》云：此物极难修治，须细挫以微火炒色黄乃熟。不尔入腹生子为害甚大。

五谷虫_{即粪中蛆}

味甘、咸，寒，无毒。主小儿诸疳积，疳疮，谵妄，毒痢作吐《大明》。

【经络】入脾、胃二经。为去热疗疳之品，乃幼科圣药芊绿。

【合化】《总微论》曰：得甘草，共为末，治小儿痹积。《圣济》曰：得黄连、麝香、獖猪①、胆汁，治一切疳疾。

【论说】宁原曰：粪蛆，专能消积，以其健脾扶胃也。积消则饮食停滞之热毒亦清矣。

【禁忌】不著。

【出产】时珍曰：蛆，蝇之子也。凡物败臭则生之，粪坑中皆人食物之腐败者，故蛆生极多。

【炮制】《备要》曰：凡使漂极净，洒干，或炒或煅，为末用。

虻虫_{一名蜚虻}

味苦，微寒。主逐瘀血，破血积，坚痞癥瘕，寒热，通利血

---

① 獖猪：指阉割过的猪。

脉及九窍《本经》。

有毒。女子月水不通，积聚，除贼血在胸腹五脏者，及喉痹结塞《别录》。

破癥结，消积脓，堕胎《大明》。

【经络】其用与䗪虫相似，此独苦胜。完素云虻饮血而用以治血，故主治一切血症。降也，阴也。入手少阳、足厥阴经《经疏》。

入肝经，兼入三焦经。为破血泄结之品，肝经血分药也羊绿。

【合化】《备急方》曰：得牡丹皮，共研末，酒服，治扑坠瘀血。《产乳方》①曰：虻虫为末，酒服，治病笃去胎，以留病妇。

【论说】河间曰：虻食血而治血，因其性而为用也。无己曰：苦走血。血结不行者，以苦攻之。故治畜血，古方多用。今人稀使，以有毒也。

【禁忌】《经疏》曰：伤寒发黄，脉沉结，少腹硬，如小便不利者，为无血症，非畜血也。瘀血不审之的确者，女子月水不通，非血结闭塞者，孕妇腹中有癥瘕积聚者，气血虚甚，形质瘦损者，均在所忌。之才曰：恶麻黄。

【出产】《图经》曰：生江夏②川谷，今则无处不生。虻有数种，皆能食牛马血。木虻最大，而绿色，几若蜩蝉。蜚虻状如蜜蜂，黄黑色，俗多用之。又有一种小者，名鹿虻，大如蝇，啮牛马血，亦猛。三种同体，以□血为本。五月取腹，有血者良。

【炮制】时珍曰：入丸散，去翅足，炒熟用。

蟾蜍 俗名癞虾蟆

味辛，寒。主邪气，破癥坚血，痈肿阴疮，服之不患热病

---

① 《产乳方》：方书，即《产乳集验方》，唐代杨归厚（约776—831，字贞一，华阴宏农人）著，共三卷。

② 江夏：江夏郡。西汉高帝六年（前201）置，治所在西陵县。

《本经》。

微毒。疗阴蚀疽疬恶疮，狐犬伤疮，能合玉石《别录》。

温病发斑困笃者，去肠，生捣食弘景。治鼠漏，恶疮，烧灰敷之《药性》。

治小儿面黄癖气，杀疳虫，除湿发汗退热，治疮疽发背，一切五疳，八痢，破伤风，脱肛王砚。

附**蟾酥**

甘、辛，温，有毒。治小儿疳瘦。以端午取眉脂，调朱砂、麝香为丸，日服一丸。如脑疳，以乳汁调滴耳中甄权。

治虫牙，和牛乳磨，敷腰眼①并阴囊，治腰肾冷，并助阳气《大明》。

发背疔疮，一切痈肿时珍。

蛙俗名田鸡

甘，寒，无毒。主小儿赤气，肌疮脐伤，止痛，气不足《别录》。

小儿热疮《大明》。

食之，解劳热宗奭。利水消肿调疳，补虚损，尤宜产妇。捣汁服，治虾蟆瘟病嘉谟。

【经络】禀土金之精气，上应月魄而生。性极灵异，穴土食虫，又伏山精，制蜈蚣。降也，阴也。故能入足阳明经时珍。入胃经，为杀虫拔毒之品。乃疳疾、痈疽、诸疮之要药羊绿。

【合化】郑氏曰：蟾蜍同黄连、青黛、麝香少许，研末，外治走马牙疳。《外台》曰：蟾蜍烧灰，调以猪脂，敷小儿癣疮。《医

———
① 腰眼：第4腰椎棘突下，后正中线旁开3.5寸凹陷中。

林集要》曰：活蟾蜍，系放于发背肿毒之疮上，半日许，蟾必昏愦。再易一个，约二三蟾而疮毒散矣。《活人》曰：蟾酥同草乌尖、猪牙皂角研末，能点喉痹乳蛾。时珍曰：水蛙一个，捣碎，瓦焙，入麝香作饼，贴脐上，能治毒痢噤口。

【论说】东垣曰：蟾蜍土之精也。上应月魄而性灵异，大抵是物之攻毒拔毒。古今诸方所用虾蟆，多是蟾蜍，以蟾蜍通称虾蟆耳。今考二物，功用不甚相远，则古人所用，多是蟾蜍。今人亦只用蟾蜍有效，而虾蟆不复入药矣。希雍曰：观诸家所言蟾酥主治，但言其有消积杀虫、温暖通行之功。然其味道辛甘气温，善能发散一切风火抑郁、大热痈肿之候，为拔疔散毒之神药，第性有毒，不宜多用。入发汗散毒药中服，尤不可多。原礼曰：蛙产于水，与螺蚌同性，故能解热毒，利水气。但系湿化之物，其骨性复热，故不可同辛辣煎炒。又曰：凡浑身水肿，及单腹胀①者，青蛙二枚，去皮炙，食之自消。

【禁忌】《经疏》曰：蟾虽有毒，与病无害，其眉酥有大毒，不宜多服。疗疮恶肿用之者，取其以毒攻毒之义，然其剂亦甚小，乃不能为害，外治殊有神效。

【出产】《图经》曰：虾蟆生江湖，无处不生。腹大形小，皮上多黑斑点，能跳接百虫食之，时作呷呷声。在陂泽间，举动极急。五月五日取东行者，阴干用。弘景曰：腹大皮上多痱磊者，其皮汁甚有毒，犬啮之口皆肿。萧炳曰：腹下有丹书八字，以足画地者，真蟾蜍也。宗奭曰：眉间白汁，谓之蟾酥，以油单纸裹眉裂之，酥自出纸上，阴干用。宗奭曰：蛙后脚长，故善跃。时珍曰：蛙好鸣，南人呼为田鸡，以其肉味如鸡也。四月食最美，五月渐老，可采入药用。

---

① 单腹胀：中医病证名。即臌胀，亦称蜘蛛盅、蜘蛛胀、血鼓、盅胀。以腹大如鼓，四肢不肿为特征。

【炮制】《蜀图经》①曰：五月五日取蟾蜍，去皮爪，酒浸一宿，用黄精自然汁浸一宿，涂酥，炙干用。《经疏》曰：凡使蟾酥，用人乳化开，切不可入人目。若误入，赤肿欲盲，急以紫草汁洗点即消。

白颈蚯蚓

味咸，寒。主蛇瘕，去三虫，蛊毒，杀长虫《本经》。

无毒。化为水，疗伤寒伏热发狂，大腹，黄疸《别录》。

温病大热狂言，天行诸热，小儿热病癫痫，涂丹毒，敷漆疮藏器。

中风，喉痹《大明》。

大人、小儿小便不通，急慢惊风，历节风痛，肾脏风注，卵肿，脱肛，秃疮时珍。

附蚯蚓泥

甘、酸，寒，无毒。赤白久热痢，取一升炒烟尽，沃汁半升，滤净饮之甄权。小儿阴囊忽虚热肿痛，以生甘草汁入轻粉末，调涂之。敷狂犬伤，出犬毛神效苏恭。

【经络】得土中阴水之气而生。降也，阴中之阴，入足阳明经《经疏》。

入胃经，为清热利水之品芊绿。

【合化】《肘后》曰：以人溺煮汁，治伤寒热结，六七日狂乱，见鬼欲走。《应验方》②曰：得朱砂，和五月五日竹刀截断之蚯蚓，

---

① 《蜀图经》：即《蜀本草》，因其有详细的药物图形解说，故名《图经》。

② 《应验方》：方书，唐代医家包会（生平履贯欠详）所撰，共三卷，未见行世。

治急慢惊风。《圣惠》曰：得枯矾，治齿缝出血不止。得鸡子白，搅入，治喉痹塞口。《摘玄》曰：得吴茱萸，研末，醋调，生面和，涂足心，治口舌糜疮。《得宜》曰：得乳香，治惊风闷乱。和面作馄饨，治痴癫。

【论说】宗奭曰：肾脏风下注病，不可缺也。苏颂曰：脚气药，必须用之为使，然亦有毒，不可过剂。昔曾有人因脚病得效，而服之不缀，遂觉躁愦，饮水不已，而致委顿者。大抵攻病用毒药，中病即当止也。丹溪曰：蚯蚓属土，有水与木，性寒故解热毒，及天行温病。时珍曰：蚯蚓在物应土德，在星为轸水，上食槁壤，下饮黄泉，故性寒而下行。性寒故解诸热疾，下行故能利小便，治足疾而通经络也。希雍曰：蚯蚓泥治久热痢者，以□□□□①热甚于肠胃，得甘寒之气，则湿热自消除也。

【禁忌】《经疏》曰：蚯蚓性大寒，能除有余邪热，故伤寒非阳明实热、狂躁者忌；温病无壮热及脾胃素弱者忌；黄疸缘大劳腹胀属脾肾虚，尸疰因阴虚成痨瘵者，均忌。既有小毒，复又被其毒者，可以盐水解之。之才曰：畏葱、盐。

【出产】《图经》曰：处处平泽皋壤中皆能生长。白颈乃其年老者尔。三月采阴干。一云须破去土，盐之，日干。方家谓之为地龙。时珍曰：孟夏始出，仲冬蛰结；雨则先出，晴则夜鸣。

【炮制】吴瑞曰：凡使，有炙为末，有阴干研末，有化水，有生捣，各随方法。

　　　　　　　　　　　　　　　　　　　以上泻剂虫部

---

① □□□□：底本缺。据《神农本草经疏》，当为"久痢乃湿"。

卷八

无锡沈金鳌原辑

丹徒刘铁云补正

轻剂

徐之才曰：轻可去实，麻黄、葛根之属是也。张从正曰：风寒之邪，始客皮肤，头痛身热，宜解其表，《内经》所谓轻而扬之也。痈疮疥痤，俱宜解表，汗以泄之，毒以熏之，皆轻剂也。凡熏洗、蒸炙、熨烙、刺砭、导引、按摩，皆汗法也。

麻黄

味苦，温。主中风，伤寒头痛，温疟，发表出汗，去邪热气，止咳逆上气，除寒热，破癥坚积聚《本经》。

微温，无毒。五脏邪气，缓急风胁痛，通腠理，解肌，泄邪恶气，消赤黑斑毒。不可多服，令人虚《别录》。

身上毒风疹痹，皮肉不仁，壮热，山岚瘴疟等甄权。通九窍，调血脉，开毛孔皮肤《大明》。

去营中寒邪，泄卫中风热元素。

功专散邪通阳《得宜》。

散赤目肿痛，水肿风肿_{时珍}。

附**根节**

甘，平，无毒。止汗，夏月杂粉扑之_{弘景}。

【经络】禀天地清阳刚烈之气而生。《本经》味苦气温，详其主治，应是大辛之药。气味俱薄，轻清而浮，升也，阳也。手太阴主药，入足太阳经，兼入手少阴、阳明经《经疏》。

入肺、膀胱经，兼入心、大肠经，为发汗之品_{芊绿}。

【合化】《圣惠》曰：麻黄得桂心酒，治风痹冷痛。得白术、全蝎，以薄荷叶包，煨为末，治小儿因吐泄而成慢脾风者。《得宜》曰：得射干，治肺痿上气。《和剂方》曰：麻黄根节，得黄芪、牡蛎、浮小麦，治诸虚自汗，夜卧即甚，久则枯瘦。《千金》曰：得石硫黄，米粉为末，敷阴囊湿疮。

【论说】东垣曰：六淫有余之邪，客于阳分皮毛之间，腠理闭拒，营卫气血不行，故谓之实。麻黄微苦。其形中空。阴中之阳，入膀胱寒水之脏。其经循背下行，本寒而又受外寒，故宜发汗，去皮毛气分寒邪，以泄表实。若过发，则汗多亡阳，或饮食劳倦，及杂病自汗表虚之症，用之则脱人元气，不可不禁。好古曰：麻黄治卫实，桂枝治卫虚，虽皆太阳经药，其实营卫药也。心主营为血，肺主气为卫，故麻黄为手太阴肺药，桂枝为手少阴心药。时珍曰：仲景治伤寒，无汗用麻黄，有汗用桂枝，未有究其精微者。盖风寒由皮毛而入，皮毛外闭，邪热内攻，故用麻黄、甘草同桂枝，引出营分之邪，达之肌表，佐以杏仁，泄肺而和气。汗后无大热而喘者，宜加石膏。《活人》云：夏至后加石膏、知母，皆泄肺火之药。是麻黄虽太阳发汗重剂，实散肺经大郁之药也。

【禁忌】《经疏》曰：诸虚有汗，肺虚痰嗽，气虚发喘，阴虚火炎，眩晕，南方中风瘫痪，平日阳虚，腠理不密之人，一概宜忌。之才曰：厚朴、白薇为之使。恶辛夷、石韦。

【出产】《图经》曰：生晋地河东，以荥阳中牟者为胜。春生苗，至夏五月则长及一尺。稍上有黄花，结实如百合瓣而小，又似皂荚子，外皮红，里仁子黑，根紫赤色。俗云有雌雄二种。雌者于三四月内开花，六月结子，雄者无花。立秋后采茎，阴干。

【炮制】雷公曰：凡使，去节并沫，若沫不去尽，服之令人闷。弘景曰：用之切去节根，水煮汁十余沸，以竹片掠去上沫，根节能止汗故也。《备要》曰：或用醋汤略泡，晒干用，亦用蜜炒。

葛根

味辛甘，平，无毒。主消渴，身大热，呕吐，诸痹《本经》。

疗伤寒，中风头痛，解肌，发表出汗，开腠理，疗金疮，止胁风痛《别录》。

治天行上气呕逆，开胃下食，解酒毒甄权。治胸膈烦热发狂，止血痢，通小肠，排脓破血《大明》。

生者堕胎，散郁火，主肠风温疟藏器。

附葛谷

甘，平，无毒。主下痢十年已上《本经》。

葛花

甘，平，无毒。主消酒，肠风下血《别录》。

葛粉 <small>即生葛捣烂，入水澄粉</small>

止渴，利大小便，解酒，去烦热，压丹石毒，敷小儿热疮<small>《开宝》</small>。

葛汁 <small>即生葛捣汁</small>

性大寒。主解温病大热，吐衄诸血<small>弘景</small>。

治小儿热痞<small>《开宝》</small>。

【经络】禀天地轻清之气而生。味甘者，乃土之冲气，春令少阳，应兼微寒。阳也，升也。入足阳明经<small>《经疏》</small>。

入足太阴、阳明经<small>《得宜》</small>。

入胃、膀胱经，兼入脾经。为解肌升阳散火之品，而兼宣剂<small>芊绿</small>。

【合化】《梅师》曰：葛根，得藕，治热毒下血。《得宜》曰：得香豉，治伤寒头痛；得粟米，治小儿热渴。《圣惠》曰：葛粉能解中鸩毒。气欲绝者，若口噤则灌救之。又曰：生葛捣汁，能辟瘴不染，亦治衄血不止。

【论说】洁古曰：太阳初病头痛，未入阳明者，不可便服葛根、升麻以发之，恐反引邪气径走阳明也。东垣曰：其气轻浮，能鼓舞胃气上行。既生津液，又解肌热，乃治脾胃虚弱泄泻圣药。丹溪曰：凡斑痘已见红点，不可用葛根、升麻，恐表虚反增斑烂也。又曰：凡治疟，无汗要有汗，散邪为主，带补；有汗要无汗，扶正为主，带散。若阳疟有汗，加参、芪、白术以敛之；无汗，加芩、葛、苍术以发之。徐用诚[1]曰：气味俱薄，轻而上行，浮而微降，阳中之阴。其用有四，止渴一也，解酒二也，发散表邪三

---

[1] 徐用诚：字彦纯（？—1383），名医朱震亨弟子，明代浙江山阴县人，医药学家。著《本草发挥》《医学折衷》。

也，发疮疹难出四也。时珍曰：麻黄太阳经药，兼入肺经，肺主皮毛；葛根阳明经药，兼入脾经，脾主肌肉。此二味虽皆轻扬发散，而所入则迥然不同。

【禁忌】《经疏》曰：五劳七伤、上盛下虚之人，暑月虽有脾胃病，不宜服。《备要》曰：多用反伤胃气，升散太过也。之才曰：杀野葛、巴豆百药毒。

【出产】苏颂曰：江浙最多。春生苗，引藤蔓，长一二丈。紫色，叶颇似楸叶而小，色青。七月看花粉，紫色似豌豆花，根形大如手臂，紫黑色。五月五日午时，采根晒干，以入土深者为佳，今人多澄粉食。

【炮制】《本草述》曰：雪白多粉者良，去皮用。

升麻

味甘、苦，平，微寒，无毒。主解百毒，杀百精老物殃鬼，辟瘟疫瘴气，邪气蛊毒，入口皆吐出，中恶腹痛，时气毒疬，头痛寒热，风肿诸毒，喉痛口疮《本经》。

小儿惊痫，热壅不通甄权。

温。治阳明头痛，补脾胃，去皮肤风邪，解肌肉间风热。能发浮汗，疗肺痿，咳唾脓血元素。

牙根浮烂恶臭，太阳鼽衄。为疮家圣药好古。

消斑疹，行瘀血，治阳陷眩晕，胸臆虚痛，久泄下痢，后重脱肛，遗精白浊，带下崩中，血淋，阴痿足寒时珍。

【经络】禀天地清阳之气以生。气味俱薄，浮而升，阳也。为足阳明、太阴引经药，亦入手阳明经《经疏》。入手太阴经《得宜》。入脾、胃二经。为升阳散毒之品，而兼宣剂羊绿。

【合化】《本事方》曰：得黄连，治口舌生疮。《得宜》曰：得葱白，散手阳明风邪。得石膏，止阳明齿痛。得柴胡，引生气上升。得葛根，发阳明之汗。

【论说】元素曰：凡补脾胃药，非此为引用不能收效，脾痹非此不能除。升发火郁，能升阳气于至阴之下，又能去至高之上，及皮肤风邪。东垣曰：升麻发散阳明风邪，升胃中清气。又引甘温之药上升，以补卫气之散，而实其表。故元气不足者，用此于阴中升阳，又缓带脉之缩急。凡胃虚伤冷，郁遏阳气于脾土者，宜升麻、葛根以升散其火郁。《得宜》曰：火在上，非升莫散；气陷下，非升莫举，惟东垣善用之。

【禁忌】《经疏》曰；凡吐衄，咳多痰，阴虚大动，肾经不足，及气逆呕吐，惊悸怔忡、颠狂等病，均忌。设或误用，多致危殆。

【出产】《图经》曰：生蜀汉、陕西、淮南州郡，以蜀川者为胜。春生苗，高三尺以来，叶似麻叶并青色。四五月著花，似粟穗，白色。六月以后结实，色黑，根紫如蒿根，多须。二八月采，日干。时珍曰：今人惟取里白外黑而坚实者，谓之鬼脸升麻。

【炮制】雷公曰：采得，用刀刮上粗皮，用黄精自然汁浸一宿，曝干，剉蒸，再暴用。时珍曰：去须及头芦，剉用。

苍耳子 《本经》名菓耳，即《诗》云"卷耳"

味甘，温。主风寒头痛，风湿周痹，四肢拘挛痛，恶肉死肌 _{藏器}。

苦，无毒。膝痛，溪毒《别录》。

肝热明目 _{甄权}。

治一切风气，瘰疬疮疥及瘙痒《大明》。

_附茎叶

苦、辛，微寒，有小毒。中风伤寒头痛_{孟诜}。

大风癫痫，头风湿痹，风毒之在骨髓腰膝间者_{苏恭}。

【经络】得土之冲气，兼禀天之春气而生。苦以燥湿，甘以和血，温则通畅，春气发生而升阳也。入手太阴经《经疏》。

入肺经。上通脑顶，下行足膝，外达皮肤。为发汗、散风、胜湿之品_{芊绿}。

【合化】《千金》曰：苍耳灰，同葶苈末，治大腹水肿，小便不利。《普济》曰：得白米作粥，治眼目昏暗。《千金》曰：苍耳捣汁，敷毒攻手足。《摘玄》曰：苍耳叶和青盐捣烂，布裹，擦赤白汗斑。孟诜曰：苍耳叶，生捣，和童便，治一切疔肿。

【论说】时珍曰：苍耳一药，久服祛风热有效。最忌猪肉及风邪，犯之则遍身发出赤丹也。沈芊绿曰：治鼻渊鼻息断不可缺，能使清阳之气上行巅顶也。

【禁忌】《经疏》曰：《食疗》《圣惠》《千金》《外台》等方，咸堪选用，亦无简误。苏恭曰：忌猪肉、马肉、米泔。犯之害人，伏硇砂。

【出产】《图经》曰：生安陆川谷及六安田野。叶青白似胡荽，白花细茎蔓生，可煮为茹，滑而少味。四月中生子，正如妇人耳珰，因名耳珰草。

【炮制】雷公曰：凡采得，去心，取黄精，用竹刀细切，拌之同蒸，从巳至亥，去黄精，取出阴干用。

木贼草

味甘，微苦，无毒。主目疾，退翳膜，消积块，益肝胆，疗肠风，止痢，及妇人月水不断，崩中赤白_{嘉祐}。

温。解肌，止泪止血，祛风湿疝痛，大肠脱肛_{时珍}。

【经络】感春升之气而生。升也，阳中之阴。入足厥阴、少阳二经。专主血分《经疏》。

入肝、胆二经。为退翳发汗之品，升散火郁、风湿_{芊绿}。

【合化】刘禹锡曰：得牛角鳃、麝香，治休息久痢。得禹余粮、当归、川芎，治崩中赤白。得槐子、枳实，治痔疾出血。《圣惠》曰：研末，得鸡子白，治误吞铜钱。

【论说】丹溪曰：木贼去节烘过，发汗至易，本草不曾言及。时珍曰：木贼中空而轻，升也，浮也。与麻黄同形同性，故亦能发汗解肌，升散火郁风湿，治眼目诸血之疾。

【禁忌】《经疏》曰：目疾，由于怒气，及暑热伤血，暴赤肿痛者，均忌。

【出产】《图经》曰：生秦陇华成诸郡，近水池。独茎，苗如箭笴，无叶，长一二尺，青色丛生，经冬不枯，中空，寸寸有节。四月采之。时珍曰：似麻黄茎而稍粗，无枝叶。

【炮制】不著。

灯心草—名虎须草

味甘，寒，无毒。主五淋，生煮服之《开宝》。

辛、甘。泻肺，治阴窍涩不利，除水肿癃闭_{元素}。

治急喉痹，烧灰吹之，甚捷，灰涂乳上，饲小儿，能止夜啼_{丹溪}。

降心火，止血通气，散肿止渴_{时珍}。

^附灯花烬

敷金疮，止血生肉_{藏器}。

小儿邪热在心，夜啼不止_{时珍}。

【经络】禀清芬之气而生。其质轻通，其性寒，其味甘淡。浮也，阳也。入手少阴、太阳经《经疏》。

入心、肺、小肠三经。为清热行水之品，而兼通剂_{羊绿}。

【合化】《圣惠》曰：得红花治喉风口塞。《圣济》曰：得丹砂、米饮，治衄血不止。《得宜》曰：得辰砂，治小儿夜啼。庞安常曰：得鳖甲，治痘疮烦喘，小便不利。

【论说】希雍曰：轻通甘淡，故能通利小肠，使热气下行，从小便出。小肠者，心之腑也，故亦除心热。《本草述》曰：降心火通气，此味专长。心火降，肺气亦降，故曰泻肺。小肠以下乃水分穴，膀胱为气化之腑，故主五淋，利阴窍，皆其功用也。

【禁忌】《经疏》曰：性专通利，虚脱人不宜用。

【出产】宗奭曰：陕西亦有之。蒸熟待干，折取中心白穰，燃灯者是谓熟草。又有不蒸者，但生干剥取为生草，入药宜用此。

【炮制】时珍曰：灯心难研，以粳米粉浆染过，晒干，研末入水澄之。浮者是灯心也，晒干用。

连翘_{一作连轺，或作连苕}

味苦，平。主寒热，鼠瘘，瘰疬，痈肿，恶疮，瘿瘤，结热，蛊毒《本经》。

无毒。去白虫《别录》。

通利五淋，小便不通，除心家客热_{甄权}。

通小肠，妇人月经《大明》。

散诸经血结气聚，消肿，排脓止痛，治耳聋_{东垣}。

泻心火，除脾胃湿热，治中部血症以为使_{丹溪}。

【经络】感清凉之气，得金水之性以生。《本经》云苦平。平应作辛，乃为得之，气味俱薄，轻清而浮，升也，阳也。海藏以为阴中阳也。入手足少阳、手阳明经，亦入手少阴经《经疏》。

入胆、大肠、三焦三经，兼入心、心包二经。为散结清火之品，而兼宣剂芊绿。

【合化】洁古曰：得瞿麦、大黄、甘草，治项边马刀。属少阳经。《简便方》曰：得脂麻，治瘰疬结核。

【论说】元素曰：连翘之用有三。泻心经客热一也，去三焦诸热二也，为疮家圣药三也。好古曰：手足少阳之药。治疮疡瘤瘿结核。与柴胡同功，但分气血之异尔。与牛蒡子同用，治疮疡别有奇效。汪颖曰：连翘状似人心，两片合成，其中有仁甚香，乃心与包络气分主药也。诸痛痒疮疡，皆属心火，故为十二经疮家圣药。而兼治手足少阳、手阳明三经气分之热。陈承曰：疮家用此，结者散之也。凡肿而痛者为实邪，肿而不痛者为虚邪，肿而赤者为结热，肿而不赤，为留气停痰。沈芊绿曰：按人之气血，贵乎流通。若血分壅滞，气分遏抑，便成疮肿。连翘能散结，故主之也。

【禁忌】《经疏》曰：此清而无补之药也。痈疽已溃勿服，大热由于虚者，与脾胃薄弱作泄者，勿服。

【出产】《图经》曰：生泰山山谷。有大翘、小翘二种。生下湿地或山岗上，叶青黄而狭长，如榆叶水苏辈。茎赤，高三四尺许。花黄可爱，秋结实，似莲作房。翘出众草上，以此得名。根黄如蒿根，八月采房，阴干。

【炮制】《本草述》曰：黑而闭口者良，去蒂根，研。

谷精草

味辛，温，无毒。主喉痹，齿风痛，及诸疮疥《开宝》。

头风痛，目盲翳膜，痘后生翳，止血时珍。

阳明风热_{讱庵}。

【经络】得金气以生，故味辛。言气温者，应曰微温。轻浮上行，升也，阳也。入足厥阴经，又入足阴明经《经疏》。

入肝经，兼入胃经。为清热明目之品，补肝气要药_{芊绿}。

【合化】邵真人曰：得柿或猪肝，切片，醮食。一方加蛤粉，治痘后目翳，隐涩泪出。《明目方》[①]曰：得防风，治目中翳膜。

【论说】希雍曰：手少阴君火与足少阳相火，相扇上壅，便成喉痹之症。此能散二经之火，则气通而无结滞，故治之。阳明胃家风火热甚上冲，热则生风，风火相搏，故发齿风痛，此能上行阳明而散之，故愈。时珍曰：体性轻浮，能上行阳明分野。用治目中诸病，其明目退翳之功，在菊花之上。

【禁忌】《经疏》曰：除治喉、齿、目三部，外无他用，故无禁忌。

【出产】《图经》曰：处处皆生。春生于谷田中，茎叶俱青，根花白色，二三月采花用。时珍曰：此草，收谷后田中生之，江湖南北多有。一科丛生，叶似嫩谷种，抽细茎，高四五寸，茎高有小白花，点点如乱星。九月采花，阴干。

【炮制】无。

以上轻剂草部

百草霜

味辛，温，无毒。主消化积滞，入下食药中用_{苏颂}。止上下诸血，妇人崩中带下，胎前产后诸病，伤寒阳毒发狂，黄疸，疟痢，

---

① 《明目方》：方书，也称《明目良方》，著者生平未详，已佚，本草著作中有引述。现重梓名为《明目神验方》。

噎膈，咽喉口舌一切诸疮汪机。治热毒，止暴泻痢，妇人月候不调，横生逆产，胞衣不下，小儿白秃疮《医鉴》。

【经络】入肝、肺、胃三经。为救标之品，以止血消积为最长芊绿。

【合化】刘长春[1]曰：得槐花、茅根，治衄血吐血。《笔峰杂兴》曰：得棕灰、伏龙肝，治胎动下血，或胎已死。杜壬[2]曰：得白芷、童便、米醋，治横生倒逆，胎前产后，虚损，月候不调，崩中带下。

【论说】虞抟曰：百草霜、釜底墨、梁上尘，皆相气结成。但其质有轻虚结实之异。重者归中、下二焦，轻者入心肺之分。古方治阳毒发狂有黑奴丸，二者并用，而内有麻黄、大黄，亦是攻解三焦结热，兼取火化从治之义。其消积滞亦是取其从化，故疸膈疟痢诸病多用之，其治失血胎产等。虽是血见黑则止，亦不离从治之义也。

【禁忌】《经疏》曰：虽能止血，无益肠胃。救标则可，治本则非。切忌多服。

【出产】时珍曰：此乃灶额上及烟炉中墨烟也。其质轻细，故谓之霜。李梴曰：深村之灶额上墨，尤佳。

【炮制】李梴曰：研细用。

墨

味辛，温，无毒。主止血生肌，合金疮，治产后血运，崩中卒下血。醋磨服之。又止血痢及小儿客忤，捣筛，温水服之。又眯目物芒入目，点摩瞳子上《开宝》。

---

[1] 刘长春：生平未详，著有《经验方》，已佚，《本草纲目》中有引用。

[2] 杜壬：宋代医生，著有《杜壬医准》，已佚。另《证类本草》有引述《杜壬方》内容。

主飞丝尘芒入目，浓磨点之。点鼻止衄，猪胆汁磨涂痈肿，醋磨亦可。酒磨服，治胞胎不下《备要》。

【经络】入心、肝二经。为清凉之品_{芊绿}。

【合化】《集简方》曰：同莱菔汁或生地黄汁，治吐血不止。《肘后》曰：得干姜，名姜墨丸，治赤白下痢。赵氏[①]曰：醋磨，涂其四围，中以猪胆汁涂满，治痈肿发背。

【论说】丹溪曰：墨属金而有火。入药健性，又能止血。

【禁忌】《本草述》曰：不问徽黑、京墨、油烟，但光如漆且香者，勿用。

【出产】宗奭曰：松之烟也。世有以粟草灰伪为者，不可用。须松烟墨方可。以年远烟细者为佳，粗者不可用。

【炮制】《本草述》曰：汤药，磨剂。丸散，火煅细研，或水浸，软纸包煨，剉用。

以上轻剂土部

蝉退《本经》名蝉壳，俗名蝉衣

味咸、甘，寒，无毒。主小儿惊痫，妇人生子不下，烧灰水服，治久痢《别录》。

小儿壮热惊痫，止渴《药性》。

研末一钱，井华水服，治哑病_{藏器}。

除目昏障翳，治小儿痘疹出不畅快_{宗奭}。治头风眩晕，皮肤风热，痘疹作痒，及疔肿疮毒。大人失音，小儿噤风天吊，惊哭夜啼，阴肿_{时珍}。

【经络】禀水土之余气，化而成形，及其飞鸣，又得风露之清

---

① 赵氏：著有《经验方》，已佚，本草著作中有引述。

气。可升可降，阴中之阳，故入足厥阴经《经疏》。

入肝经。为祛风散热之品辛绿。

【合化】《得宜》曰：得朱砂，治小儿夜啼。得薄荷，治皮肤风痒。《心鉴方》[1]曰：得全蝎、轻粉少许，治小儿噤风，口噤不乳。《普济》曰：研末，调以葱涎，涂破伤风病。《卫生家宝》曰：得滑石，治胃热吐食。《医方大成》[2]曰：得僵蚕，为末，醋调，涂疔疮肿毒。

【论说】好古曰：蝉蜕去翳膜，取其脱意也。蝉性脱而退翳，蛇性窜而祛风，因其性而为用也。又其气清虚，故主治皆一切风热之症。时珍曰：古人用身，后人用蜕。大抵治脏腑经络，当用蝉身，治皮肤疮疡风热，当用蝉蜕，各从其类也。又主哑病者，取其昼鸣而夜息也。

【禁忌】《经疏》曰：痘疹虚寒症，不得服。

【出产】《图经》曰：《本经》不载，但云生杨柳上，今则无处不生。蝉类虽多，如蜩，如马蜩，如蚱蝉，其实同此一种而皆可用耳。时珍曰：白蛴螬腹蜟，变而为蝉。方首广额，两翼六足，以胁而鸣，吸风饮露，溺而不粪也。

【炮制】《本草述》曰：去翅足，水洗，去土，蒸过用。

以上轻剂虫部

重剂

徐之才曰：重可去怯，磁石铁粉之属是也。张从正曰：重者，

---

[1] 《心鉴方》：即《全幼心鉴》。

[2] 《医方大成》：方书。又名《新编医方大成》《类编经验医方大成》，元代孙允贤集录宋元医家习用的重要方剂，共十卷。

镇坠之谓也。怯则气浮，如丧神失守，而惊悸气上，朱砂、沉香、黄丹、寒水石皆镇重也。久病咳嗽，涎潮于上，形羸不可攻者，以此坠之。《经》云重者因而减之，贵其渐也。

沉香

味微温，无毒。风水毒肿，祛恶气《别录》。

苦。主心腹痛，霍乱中恶，邪鬼疰气李珣。

辛，热。调中，补五脏，益精壮阳，暖腰膝，止转筋、吐泻、冷气。破癥癖，冷风麻痹，骨节不任，风湿，皮肤瘙痒，气痢《大明》。

补右肾、命门元素。

补脾胃及痰涎，血出于脾李杲。

治上热下寒，气逆喘急，大肠虚闭，小便气淋，男子精冷时珍。

【经络】禀阳气以生，兼得雨露之精气而结成，故其气芬芳，气厚味薄。可升可降，阳也。入足阳明、太阴、少阴，兼入手少阴、足厥阴经《经疏》。入脾、胃、肾三经，兼入心、肝二经。为下气补阳之品，而兼宣剂芊绿。

【合化】吴球曰：得紫苏、白豆蔻治胃冷久呃。《普济》曰：得蜀椒治肾虚目黑，暖水脏。鲜于枢①曰：得檀香、乳香，爇②于盆内，抱儿于其上熏蒸之，能起痘疮黑陷。

【论说】希雍曰：诸木皆浮，沉香独沉，故能下气而坠痰涎。能降亦能升，香气入脾，故能理诸气而调中。色黑体阳，故入右

---

① 鲜于枢：字伯机（1246—1302），号困学山民，又自号虎林隐吏、直寄老人、箕子之裔等，元代渔阳人，著名书法家，著有《困学斋集》。另本草著作中有引述其《钩玄》内容。

② 爇：烧。

肾命门，暖精壮阳，行气不伤气，温中不助火。东垣曰：能养诸气，上而至天，下而及泉，与药为使，最相宜也。

【禁忌】《经疏》曰：治冷气逆气，气郁气结，以此为要药。然中气虚，气不归元者，忌之。心经有实邪者，忌之。非命门真火衰，不宜入下焦药中用。

【出产】《图经》曰：生海南诸国及交广崖州。木类椿榉，多节，叶似橘叶，经冬不凋。夏生白花而圆，秋结实，似槟榔，大如桑椹，紫色而味辛。当欲取之先，断其积年老木，经年，其外皮干俱朽烂，其木心与枝节不坏者，即沉香也。细枝紧实未烂者，为青桂。坚黑而沉水者，为沉香。半浮半沉者，为鸡骨香。最粗者为笺香。

【炮制】雷公曰：凡使，须要不枯如觜角[①]，硬重沉于水下者为上，半沉者次之，不可见火。时珍曰：入丸散，纸裹置怀中，待其干燥研之，或直入乳钵，以水磨粉，晒干用。若入煎剂，惟磨汁，临时入之。

紫檀

味咸，微寒，无毒。主摩涂恶毒、风毒《别录》。

刮末，敷金疮，止血止痛，疗淋弘景。

醋磨，敷一切卒肿《大明》。

附 白旃檀

辛，温，无毒。主消风热肿毒弘景。治中恶，鬼气，杀虫藏器。止心腹痛，霍乱；肾气痛，水磨涂外肾并腰部痛处《大明》。

---

① 觜角：鸟喙，即角质的嘴部。

散冷气，引胃气上升元素。

噎膈，吐食时珍。

【经络】禀水气以生。降也，阳中之阴也元素。

入肝经。为和血之品，乃血分要药芊绿。

【合化】见论说条。

【论说】虞抟曰：白檀辛温。气分之药也，故能理卫气而调脾肺，利胸膈；紫檀咸寒，血分之药也，故能和营卫而消肿毒，治金疮。东垣曰：白檀调气，引芳香之物上至极高之分，最宜橙橘之属。佐以姜枣，辅以葛根缩砂、益智、豆蔻，通行阳明之经，在胸膈之上，处咽喉之间，为理气要药。沈芊绿曰：紫檀能散产后恶露未尽，凝结为病，本草未曾载及。己丑岁，余曾治一妇人，于三月间产子，二日少腹痛，六七日发热。至七月，昼夜热更甚，卧床不起，每日强进粥汤一二钟。小腹在痛处并肿硬，医治屡更，病势日剧。始延余，初诊脉两手俱伏，适值痛极。停半时再诊，左手现如蛛丝，右手仍伏，莫能得其病之所在。又停半时再诊，左关弦紧极，右关迟细而滑，两寸洪数，两尺细数，已知病在两关矣，然莫敢遽定。约停药一日，翌朝再诊脉，乃批案云，左关弦紧极长，弦长，主积结。紧主因寒，见在肝脉，肝主血。又痛在少腹左，其地亦属肝部，乃系产下后寒入产户，归于营气。恶露适与寒值，遂自凝结，故作痛，久渐硬肿也。服破血消积药已久而无效者，缘恶露虽属血分，毕竟为秽恶之物，非若血为一身营气所主，故愈破而血愈亏，愈亏而病愈增也。肝病增，肝木益强克土，故脾胃受伤。其脉迟细滑，饮食不得进也。两尺细数，产后本象；两寸洪数，宜其发热无休，且口渴咽痛。然其病只在两关，病名恶结，曰恶露积结也。病人又云：自得病后，头顶忽欲疼痛，几如数铁锤敲打破裂一般，旋却解散，初犹数日一作，今则日四五作，殊难忍。余曰：此正恶结所患之症。盖由秽恶气积久而甚，上冲头脑，故发痛。秽散即止，惟恶结症乃如此，与他症头痛不同，用方必以除恶解结为主。以牛角腮、楂肉、茺蔚子，酒炒当归身、阿胶珠、红花、醋蓬术与服一帖，头痛即止。下午进粥二碗，夜得安睡，热亦减。讵知是夜，其夫请乩仙[1]，案亦云，恶露凝结，与余语同，方亦无大异。惟山楂，用半生半炒，引加紫檀末。次日病家具以告，请再作方。余曰：昨日一剂既见效，仙方又无大异。所加紫檀末，本是血分中药，能去恶毒，消肿痛，遂加入。服至六剂而病霍然。

【禁忌】不著。

【出产】时珍曰：出广东、云南及占城爪哇、暹罗、回回等国，今岭南诸地亦生之。树叶皆似荔枝，皮青色而滑泽，《香谱》[2]云：皮实而色黄者，为黄檀。皮洁而色白者，为白檀。皮腐而色紫者，为紫檀。均坚重清香，而白檀尤良，宜以纸封收，则不泄香气。王佐[3]云：紫檀诸溪峒出之，性坚。新者色红，旧者色紫，有蟹爪纹。

【炮制】不著。

以上重剂木部

金箔 本草名金屑

味辛，平，有毒。主镇精神，填骨髓，通利五脏邪气《本经》。

---

[1] 乩仙：扶乩（一种古代巫术）时请托的神灵。乩，占卜问疑。
[2] 《香谱》：香药谱录类著作，北宋洪刍（字驹父，豫章人）撰，二卷。
[3] 王佐：生卒年不详，字功载，号竹斋，江西吉水人，明代人。在明代曹昭《格古要论》基础上，对墨迹石刻等部分有所增补，章次也有变更，易名《新增格古要论》，共十三卷。

疗小儿惊伤，五脏风痫，失志，镇心，安魂魄甄权。

癫痫，风热，上气咳嗽，伤寒肺损吐血，骨蒸，劳极作渴，并入丸散服李珣。

【经络】禀西方刚利之性而生。善能制木，体重而降，阴中之阳。入手少阴、足厥阴经《经疏》。

入心、肝二经。为镇惊安神之品，通治肝胆经病。金以制木，重以镇怯也芊绿。

【合化】不著。

【论说】徐用诚曰：肝经风热，则为惊痫失志，魂魄飞扬。肝属木而畏金，与心为子母，故其病同源一治。李珣曰：生者有毒，熟者无毒。苏颂曰：金屑，古方不用，惟作金箔入药甚便。古方金石凌、红雪、紫雪辈皆取金银煮汁。此通用，经炼者，假其气尔。

【禁忌】海藏曰：金性坚刚重坠，与血肉之体不相宜，故往往服之致死。《经疏》曰：凡痛止因心气虚，以致神魂不安，并无惊邪外入者，当以补心安神为急，而非金箔所能定矣。盖惟有外邪侵犯者，乃可借为镇心安神之用也。

【出产】《图经》曰：金屑生益州。隐居所云金之所生，处处皆有，以梁益宁州为多。有出水沙中者，谓之生金。

【炮制】宗奭曰：凡用必须烹、炼、煅、屑为薄，方可入药。时珍曰：用金箔，须辨出铜箔乃可。

银箔

味辛，平，有毒。主坚骨，镇心明目，祛风热癫痫，入丸散用李珣。

【经络】入心、肝二经。为镇惊定怯之品芊绿。

【合化】不著。

【论说】好古曰：白银属肺。本草言生银无毒，银屑有毒。生银乃其天真，故无毒。熔者投以少铜，又或制以药石铅锡，且或用水银销制铁箔，或泥入药，所以银屑有毒。银本无毒，其毒乃诸物之毒也。今人试毒以银器即变黑，则银之无毒可见矣。

【禁忌】《本草述》曰：与金箔不远。

【出产】弘景曰：银，所出地亦与金同，炼饵法亦似金。

【炮制】时珍曰：入药只银箔，易细。若用水银、盐硝制者，反有毒矣。又有锡箔可伪，宜辨之。

自然铜

味辛，平，无毒。主疗折伤，散血止痛，破积聚《开宝》。

凉。消瘀血，排脓，续筋骨，治产后血邪，安心，止惊悸，以酒磨服《大明》。

【经络】禀土金之气以生。入血行血，续筋接骨之神药，亦伤科要药《经疏》。

入肝经。为散瘀破积之品芊绿。

【合化】陆氏①曰：得川乌头、五灵脂、苍术、当归，治暑湿瘫痪。宗奭曰：得当归、没药，共研末，调以酒服，能治打扑损伤。

【论说】丹溪曰：世人以为接骨之神药。然此等方尽多，大抵宜补气、补血、补胃，俗工迎合病人，惟在速效。而铜非煅不可，若新出火者，其火毒、金毒相扇，挟香药热毒。虽有接骨之功，而燥败之祸甚于刀剑，戒之。士瀛曰：折伤必有死血，瘀滞

---

① 陆氏：生平不详，著有《积德堂经验方》，已佚，本草著作中有引述。

经络，然须定虚实，佐以养血补气温经之药。时珍曰：自然铜接骨之功与铜屑同，不可诬也。但接骨之后，不可常服，即便理气活血可尔。

【禁忌】《经疏》曰：凡使，中病即已，切不可过服，以其有火金之毒，走散太甚。

【出产】《图经》曰：生邕州山岩中出铜处，于铜坑中及石间采之。方圆不定，其色青黄加铜，不从煅炼，故号自然铜。今信州①出一种，如乱铜丝状，云在铜矿中山气熏蒸，自然流出，亦若生银，入药最良。火山军出者，颗块如铜，坚重如石，用之力殊薄耳。

【炮制】雷公曰：凡使，火煅，醋淬七次，研细，水飞用。

针砂

味咸，平，无毒。主安心神，除百病，体健能食《开宝》。化痰，抑肝气，消积聚肿满，黄疸，散瘿叔微。辛。功专破积平肝《得宜》。

附铁粉

功用大略相同。

【经络】入脾、大肠二经。为除湿消积之品芊绿。

【合化】藏器曰：得没食子，能染须至黑。《仁存方》曰：得官

---

① 信州：古代地名。南朝梁普通四年置，治所在鱼复县。隋大业三年改为巴东郡，唐武德元年复为信州，次年改为菱州；北齐改北扬州置，治所在秣陵县。北周武帝时改为陈州；唐武德初置，治所在汝阴县。六年改为颖州；唐乾元元年置，治所在上饶县。元至元十四年升为信州路；唐万岁通天元年以契丹乙失活部落置，侨治今河北涿州市界。五代末废。

桂、枯矾共研末，水调，摊脐上下，缚之，能治虚寒下痢。《得宜》曰：得黄连、苦参治热胀腹泻。《集元方》曰：铁粉得蔓菁根，捣如泥，敷雌雄疔疮。《直指》曰：铁粉，同白芨为末，敷风热脱肛。

【论说】虞抟曰：铁砂醋炒，入猪脂、生地龙各三钱为末，加葱汁和敷脐中约一寸厚，缚之，能治水肿尿少。加甘遂末更妙，以尿多为度。若不加甘遂，亦治泄泻无度，诸药不效者。

【禁忌】藏器曰：此是作针家磨滤细末也，须真钢砂，乃堪入药。世人多以柔铁砂杂和之，殊不可用。然亦不易辨也。李时珍曰：太清云服铁伤肺者，乃肝字之误。

【出产】时珍曰：钢铁有三种。有生铁夹熟铁炼成者；有精铁百炼出钢者；有由南海山中生成，状如紫石英者。刀、剑、斧、凿皆是钢铁，其针砂、铁粉、铁精亦皆用钢铁。

【炮制】无。

青铅—名黑锡

味甘，寒，无毒。主镇心安神，伤寒毒气，反胃呕哕《大明》。

小毒。疗瘰疬，鬼气疰忤藏器。

明目固牙，乌须发，治噎膈、风痫，杀虫，坠痰甄权。

附 黑锡灰

主积聚，杀虫，同槟榔末等分，五更米饮服丹溪。

铅粉—名胡粉，又名粉锡

辛，寒，无毒。主伏尸毒螫，杀三虫《本经》。

去鳖瘕，疗恶疮，止小便利，堕胎《别录》。

炒焦，止小儿疳痢甄权。

止久积痢寇氏。

坠痰，消胀，疥癣，黑须发时珍。

【经络】禀先天壬癸之气以生。一为数始，水为物初，故曰天一生水，中含生气，为万物先。降也，阴也。入足厥阴经《经疏》。

入肝经，兼入肾经。为坠痰解毒之品芊绿。

【合化】藏器曰：得青木香，敷疮肿恶毒。《圣济》曰：得石亭脂、木香、麝香，治肾脏风气攻心，面黑欲死。华佗曰：黑锡磨水，灌治中砒霜毒，烦躁如狂，四肢厥冷，命在须臾。《集简》曰：煎汤，亦能解硫黄毒。《圣惠》曰：胡粉炒黑，醋服，治鼻衄不止。《得宜》曰：得当归，接续筋骨。得黍米，治腹中鳖瘕。得猪脂，疗误吞金银。邵真人曰：得官粉、黄松香、黄丹、飞矾、香油，熬膏，敷黄水脓疮。《圣惠》曰：得胭脂，治反花恶疮。《直指》曰：得轻粉、麻油，白胶熬成，名神应膏。治发背恶疮，一切痈疽。

【论说】好古曰：镇坠之剂，有反正之功。但性带阴毒，不可多服，恐伤人心胃。铅性又能入肉，故女子以铅珠纩①耳，即自穿孔。实女无窍者，以铅作铤，逐日纩之，久久自开，此皆昔人所未知者。时珍曰：铅者，阴极之精。其体重实，其性濡滑，其色黑，内通于肾，故《局方》黑锡丹、《宣明》补真丹，皆用之。一变而为胡粉，再变为黄丹，三变为密陀僧。体用虽与铅同，但胡粉入气分，黄丹入血分，密陀僧镇坠下行，此为异耳。

【禁忌】《经疏》曰：凡脾胃虚寒，阳火不足，饮食不化，下部阴湿诸症，法咸忌之。

【出产】《图经》曰：铅生蜀郡平泽，锡生桂阳山谷，今则银

---

① 纩：原指织布帛的纱缕，此处为动词穿、引。

坑处皆有之，烧矿而取。时珍曰：铅锡一类也。古人名铅为黑锡，故名粉锡，定反言其形。光白言其色，俗呼吴越出者为官粉，韶州①者为韶粉，辰州②者为辰粉。

【炮制】时珍曰：凡用以铁铫溶化，泻瓦上，滤去渣脚，如此数次，取用。其黑锡灰，则以铅沙取黑灰，白锡灰不入药。

黄丹 《本经》名铅丹

味辛，微寒。主吐逆胃反，惊痫癫疾，除热下气《本经》。

无毒。止小便利，除毒热，脐挛，金疮血溢《别录》。

惊悸狂走，消渴，止痛生肌甄权。

治疟及久积宗奭。

功专坠疾止惊《得宜》。

杀虫，除忤恶，止痢时珍。

【经络】禀先天壬癸之气，得火成丹，则又有灵通变化之神，体重而降。味兼咸寒，故火不上炎，热气自除。入足厥阴经《经疏》。

入肝、脾两经。为消积解毒之品。专入血分，又为外科要药羋绿。

【合化】《普济方》曰：得黄连，治赤白痢下。《千金》曰：得乌贼骨，蜜蒸为末，能点赤目及翳。《得宜》曰：得龙骨、牡蛎，

---

① 韶州：古代地名。隋开皇九年以东衡州改置，治所在曲江县，开皇十一年废。唐贞观元年复改东衡州置，治所仍旧，天宝元年改为始兴郡，乾元元年复为韶州。元至元十五年改为韶州路；金末置，治所在滠池县。元至元八年废。

② 辰州：古代地名。隋开皇九年改武州置，治所在龙标县，后移治沅陵县。大业初改为沅陵郡。唐武德三年复为辰州，天宝初又改为泸溪郡，乾元初复为辰州。元改为辰州路；辽置，治所在建安县。后废。金明昌四年复置，六年改名盖州。

治心脏神惊。陆氏曰：得黄蜡、香油熬膏，贴血风臁疮。

【论说】成无己曰：仲景龙骨牡蛎汤中用黄丹，乃收敛神气以镇惊也。脐挛者，小儿脐风也。风热入肝，筋自挛急。辛寒镇重，能散风热；金液之性，能平肝木，故主之。好古曰：涩可去脱而固气。

【禁忌】《经疏》曰：吐逆由于胃虚，及因寒发吐者，皆不宜服。《大明》曰：伏砒，制硇硫。

【出产】时珍曰：铅一斤，土硫黄十两、消石一两，镕铅成汁，下醋点之，滚沸时下硫一块。少顷，下硝黄，待沸定，再点醋。依前下少许硝黄，待为末，则丹成矣。若转丹为铅，只用连须葱白汁，拌丹，慢火煅成，金液倾出即还铅矣。

【炮制】时珍曰：凡用以水漂去硝盐，飞去砂石，澄干，微火炒，待紫色，铺地上以去火毒，然后入药。

密陀僧

味辛，平，有小毒。主久痢，五痔金疮《开宝》。

反胃，疟疾下痢，止血杀虫，消积，治诸疮，消肿毒，除狐臭时珍。

【经络】感银铜之气而结成。其味咸辛，其气甘平。辛主散结滞，咸主润下除热。入手阳明经《经疏》。

入肝经。为镇怯之品芊绿。

【合化】《济急方》曰：得铜青、麝香为末，和以口津，涂肠风痔瘘。《简便方》曰：得香白芷为末，调以蜡烛油，搽鼻内生疮。戴氏曰：同蛇床子共研末，敷阴汗湿痒。

【论说】洪迈曰：惊气入心络，喑不能言语者，用密陀僧末一匙，茶调服即愈。盖惊则气乱，此能平肝而去怯也。时珍曰：功力与铅丹同，故膏药中用代铅丹云。《本草述》曰：铅本至阴，其下行者，乃返其所自始也。阴之不得下行，而返其所自始，由于阴之不足。方书于主治诸症，用之寥寥，得非止宜于外敷，诚如缪希雍之所云耶。

【禁忌】《经疏》曰：密陀僧大都可外敷，不可内服。此药无真者，销银炉底，乃铅铜之气所结，能烂一切物，故盖不宜轻用。时珍曰：制狼毒。

【出产】《图经》曰：出波斯国，今岭南、闽中银铜冶处亦有之，是银铅脚。其初采矿时，银铜相杂，先以铅同煎炼，银随铅出。又采山木叶烧灰，开地作炉，填灰其中，置银铅于灰上，更加火煅，铅渗灰下，银住灰上，熄火候冷，出银。其灰池感铅银气，积久而成此物。用者往往以此，不必胡中来也。

【炮制】雷公曰：凡使，捣细，安瓷锅中，重纸袋盛柳蛀末焙之。次下东流水浸后，煮一伏时，去柳末、纸袋取用。

以上重剂金部

朱砂 《本经》名丹砂，俗名辰砂

味甘，微寒。主身体五脏百病，养精神，安魂魄，益气明目，杀精魅邪恶鬼。久服通神明《本经》。

无毒。除中恶，腹痛毒气《别录》。

镇心，主尸疰、抽风甄权。

润心肺，治疮痂息肉，并涂之《大明》。

治惊痫，解胎毒、痘毒，祛邪疟，能发汗时珍。

【经络】禀地二之火气以生，而兼得乎天七之气以成。色赤法火，中含水液，为龙为汞，亦曰阴精。降也，阳中之阴。入手少阴经《经疏》。

入心经。为安魂定魄之品，而兼泻剂，乃心经血分之主药芊绿。

【合化】《圣济》曰：得天南星、酒浸大蝎，治急惊搐搦。《博救方》①曰：水煮数沸，为末，酒冲下，治子死腹中不出。《得宜》曰：得远志、龙骨则养心气。得当归、丹参则养心血。得生地、枸杞则养肾阴。得厚朴、川椒则养脾。同南星、川乌则祛风。

【论说】东垣曰：丹砂纯阴，纳浮溜之火而安神明。凡心热者，非此不能除。好古曰：可以明目，可以安胎，可以解毒，可以发汗，随佐使而见其功能。时珍曰：《别录》云无毒，岐伯、甄权言有毒，似相矛盾。何氏云：丹砂性寒，无毒，入火则热而有毒，此说当是。

【禁忌】寇氏曰：朱砂但宜生使，若因火力所变，遂能杀人，不可不谨。之才曰：恶磁石。畏咸水。忌一切血。

【出产】《图经》曰：今生辰州、宜州、阶州②，以辰州者为最。在深山石崖间，土人采之，穴地数十尺，始见其苗，乃白石耳，谓之朱砂床。砂生石上，其块大者如鸡子，小者如石榴颗。状若芙蓉头箭簇，连床者紫黯若铁色，而光明莹彻，碎之崭岩作墙壁，又似云母片，可析者真辰砂也。

【炮制】雷公曰：以绢袋盛砂，用荞麦灰淋汁，煮三伏时，取出，流水浸洗过，研粉，飞晒用。

雄黄

味苦，平，寒。主寒湿，鼠瘘，恶疮，疽痔，死肌，杀精物，

---

① 《博救方》：方书，即《十全博救方》，著者不详，《证类本草》等著作有引述。
② 阶州：古代地名。唐景福元年置，治所在将利县。五代唐长兴三年移治福津县。元移治柳树城。明移治今武都县。

恶鬼，邪气，百虫毒《本经》。

甘，大温，有毒。疗疥虫、䘌疮，鼻中息肉，及绝筋破骨，百节中大风，积聚癖气，中恶腹痛，鬼疰，诸蛇、虺毒，解藜芦毒《别录》。

风邪癫痫，岚瘴，一切虫兽伤《大明》。

搜肝气，泻肝风，消涎积 好古。

辛，功专解毒胜邪《得宜》。

治疟疾寒热，伏暑泄痢，酒饮成癖，头风眩晕，化腹中瘀血，杀劳虫疳虫 时珍。

附 **雌黄**

辛，平，有毒。主恶疮，杀虫虱毒，身痒，邪气诸毒《本经》。

治身面白驳，散皮肤死肌《别录》。

治冷痰劳嗽，血气虫积，心腹痛，癫痫，一切毒 吴瑞。

【经络】禀火金之性，得正阳之气以生。察其功用，应是辛苦温之药。《本经》言塞，《别录》言甘，殊觉不然。气味俱厚，升也，阳也。入足阳明经《经疏》。

入肝、胃二经。为解毒杀虫之品。肝经气分药，有化血为水之功能 芊绿。

【合化】《博济方》曰：得细辛，名"至灵散"治偏头风病。《肘后》曰：得矾石、甘草水煮，能洗阴肿如斗，痛不可忍。《救急良方》曰：得麝香治风狗咬伤。陈氏曰：得铜绿熬膏，贴小儿牙疳。《得宜》曰：得黑铅治结阴。得朱砂、猪心血治癫痫。

【论说】保昇曰：治病则二黄之功亦仿佛，大要皆取其温中搜肝，杀虫解毒，祛邪焉耳。又曰：雌黄法土，故色黄而主脾。

【禁忌】《经疏》曰：雄黄性热有毒。外用易见长，内服难免害。凡服之，中病即止，无过剂也。

【出产】《图经》曰：生武都山谷，敦煌山之阳。形块如丹砂，明彻不挟石，色如鸡冠者为真。有青黑色而坚者，名熏黄。有形色似真而气臭者，名臭黄，并不入服食药，只可疗疮疥耳。《别录》曰：雌黄产地与雄黄同山，但在山之阴耳。

【炮制】雷公曰：凡使，以甘草、紫背天葵、地胆、碧棱花并细剉，以东流水入坩锅中煮三伏时，漉出捣如粉，水飞，澄去黑者，晒干用。时珍曰：一法用米醋，入萝卜汁，煮干用。

石膏—名寒水石

味辛，微寒。主中风寒热，心下逆气，惊喘，口干舌焦，不能息，腹中坚痛。除邪鬼、产乳、金疮《本经》。

甘，无毒。除时气头痛、身热，三焦大热，皮肤热，肠胃中结气。解肌发汗，止消渴烦逆腹胀，暴气喘，咽热《别录》。

治伤寒头痛如裂，壮热皮肤如火燥，和葱煎甄权。

天行热狂，头风旋眩，下乳，揩齿益齿《大明》。

除胃热肺热，散阴邪，缓脾益气东垣。

止阳明经头痛，发热恶寒，日晡潮热，大渴引饮，中暑，潮热，牙痛元素。

【经络】禀金水之正，得天地至清至寒之气以生。阴中之阳，可升可降。入足阳明、手太阴少阳经气分《经疏》。

性寒，味辛而淡。气味俱薄，体重而沉，乃阳明经大寒之药元素。

入胃经，兼入肺、三焦二经。为泻热解肌之品芋绿。

【合化】《本事方》曰：得黄连、甘草，治伤寒发狂。蔡氏曰：石膏经火煅红，调以滚酒，饮以葱醋，治男女阴毒。《普济》曰：得牡蛎、新汲水，治鼻衄头痛。《和剂方》曰：得黄丹共为末，名红玉散，掺疮口不敛。《得宜》曰：得桂枝治温疟。得苍术治中暍。

【论说】河间曰：石膏能发汗，又能止汗。洁古曰：此乃阳明经大寒之药。善治本经头疼、牙痛、中暑、潮热、消渴。然能寒胃，令人不热，非腹有极热者，不宜轻用。又有血虚发热象白虎症，及脾胃虚劳，形体羸瘦，初得之时与此症同，医者不识而误用之，不可救也。东垣曰：此足阳明药。仲景治伤寒阳明症，身热、目痛、鼻干、不得眠。身以前，胃之经也；胸前，肺之室也。邪在阳明，肺受火制，故用辛寒以清肺气，所以有白虎之名。又治三焦皮肤大热，入手少阳也。凡病脉数不退者，宜用；胃弱者，不可用。宗奭曰：胃主肌肉，肺主皮毛。石膏入二经，为发斑发疹之要品。色赤如锦纹者斑，隐隐见红点者为疹。斑重疹轻，要皆由于胃热，然分阴阳二症，阳症宜用石膏。若内伤阴症见斑疹者，微红而稀少，此胃气极虚，逼其无根之火游行于外，当补益气血，使中有主则气不外游，血不外散。若作热治而用石膏，生死反掌。无己曰：风阳邪，喜伤阳；寒阴邪，喜伤阴。营卫阴阳为风寒所伤，则非轻剂能散，必用重剂独散之，乃得阴阳之邪俱去，营卫之气俱和。是以大青龙汤，以石膏为使。石膏乃重剂而又专达肌表也。又热淫所胜，佐以苦甘，知母、石膏之苦甘可以散热。切庵曰：伤寒有阴盛格阳、阳盛格阴二症，至为难辨。盖阴盛极而格阳于外，外热而内寒；阳盛极而格阴于外，阴冷而内热。经所谓重阴必阳，重阳必阴，重寒则热，重热则寒是也。当于小便分之，便清者，外虽燥热而中实寒；便赤者，外虽厥冷而内实热也。再看口中之燥润及舌胎之浅深。胎黄黑者为热，宜白虎汤，然亦有胎黑属寒者，舌无芒刺，口有津液也，急宜温之。误投寒剂，则立死矣。

【禁忌】《经疏》曰：伤寒中风太阳症，未传阳明者，及七八日邪里结有燥屎，往来寒热，宜下者；或暑气兼湿作泄，脾胃弱甚者，疟邪不在阳明而不渴者；产后寒热，由于血虚；或恶露未尽，骨蒸劳热，由于阴精不足，而非由外感者，均忌。金疮下乳，更非其职，勿误用也。之才曰：鸡子为之使，恶莽草、巴豆。畏铁。

【出产】《图经》曰：生齐卢山、鲁蒙山石上。色至莹白，其黄者不堪入药。与方解石绝相类，今难得其真者，采取无时。时珍曰：有软、硬二种。软者生石中，如压扁米糕形。有红白二色，红者不入药，白者洁净如白蜡。其色带微青者名理石，与软石膏极难辨。硬石膏作块，而生直理，起棱如马齿，光亮如云母、白石英，与方解石之形色，亦不可辨。昔人所谓寒水石者，即软石膏也；所谓硬石膏者，乃长石也。

【炮制】雷公曰：凡使，石臼中捣成粉，箩过，生甘草水飞过，澄晒，研用。

阳起石

味咸，微温。主崩中漏下，破子脏①中血，癥瘕，结气，寒热腹痛。无子，阴痿不起，补不足《本经》。

无毒。疗男子茎头寒，阴下湿痒，令人有子《别录》。

补肾气精乏，腰疼膝冷，湿痹，子宫久冷，冷癥寒瘕，止月水不定甄权。

补命门不足好古。

【经络】禀纯阳之气以生。盖以其山常有暖气，虽盛冬大雪遍境，此山无少积结。升也，阳也。入足少阴经《经疏》。

————————
① 子脏：即子宫、胞宫。

入肾命门经。为温补之品，而兼补剂。乃本经气分药_{苄绿}。

【合化】《济生》曰：得钟乳粉、酒煮附子，治元气虚寒，精滑不禁，大便溏泄，手足厥冷。《普济》曰：盐汤下阳起石末，治阴痿阴汗。

【论说】寇氏曰：男女下部虚冷，肾气乏绝，子脏久寒者，须水飞用之。凡石药冷热皆有毒，亦宜斟酌，并非可久服之物。

【禁忌】《经疏》曰：凡阴虚火旺，及阳痿属于失志，以致火气闭密，不得发越而然，与崩漏由于火盛而非虚寒者，均忌。之才曰：桑螵蛸为之使。恶泽泻、菌桂[①]、雷丸、石葵、蛇蜕皮。畏菟丝子，忌羊血。不入汤药。

【出产】《图经》曰：生齐山山谷及琅琊，或云山、阳起山，今惟出齐州，他处则无之。其山常有暖气，虽盛冬大雪，毫不积白，盖石气熏蒸使然。此山官禁。至初冬，州发丁夫，遣人监视，方可采取。以色白、肌理莹明、若狼牙者为上。古方多不用，今补下药多使用之。

【炮制】时珍曰：凡使，火煅、醋淬七次，研细，水飞用。

慈石_{一名吸铁石}

味辛，寒。主周痹，风湿肢节肿痛，不可持物，洗洗酸消，除大热烦满，及耳聋《本经》。

咸，无毒。养肾脏，强骨气益精，除烦，通关节，消痈肿颈核，小儿惊痫《别录》。

补男子肾虚，风虚身强，腰中不利加而用之_{甄权}。

误吞铁针等物，即研细末，以筋肉莫令断，与末同吞下之《大明》。

---

① 菌桂：肉桂的别名。

明目聪耳，止金疮血时珍。

【经络】得金水之气以生。《本经》辛寒。《别录》、甄权皆云味咸。《大明》甘涩而平。藏器咸，温。今详其用，应是辛咸微温，甘寒则非。气味俱厚，沉而降，阳中之阴。入足少阴，兼入足厥阴经《经疏》。

入肝肾二经。为冲和之品，而兼涩剂，能引肺金之气下归于肾芊绿。

【合化】《济生方》曰：得穿山甲，烧存性，以新绵裹塞耳中，另用一大块铁含口内，能治肾虚耳聋。《乾坤秘韫》曰：得金银花、黄丹、香油熬膏，贴诸般肿毒。

【论说】藏器曰：重可去怯，慈石、铁粉之属是也。时珍曰：一士病目渐生翳，余以羌活胜湿汤加减，而以磁朱丸佐之，两月愈。盖磁石入肾，镇养真阴，使肾水不外移；朱砂入心，镇养心血，使邪火不上侵。佐以神曲，消化滞气。生熟并用，温养脾胃发生之气，乃道家黄婆媒合婴儿姹女之理，但云明目，而未发出用药微义也。沈芊绿曰：黄婆脾也，婴儿肾也，姹女心也。黄婆媒合婴姹云者，乃调养脾气，使心肾相交也。

【禁忌】《经疏》曰：凡石药皆有毒，独慈石冲和，无悍猛之气，又能补肾益精，然体重，溃酒优于丸散。之才曰：柴胡为之使，杀铁毒，消金。恶牡丹，畏黄石脂。独孤滔曰：伏丹砂。

【出产】《图经》曰：生太山山谷及慈山之阴，有铁处则生其山之阳。今即慈州①、徐州及南海旁山中，皆有之。生慈州者岁贡最佳。能吸铁虚连十数针，或一二斤刀器，回转不落者为尤真。采取无时。

【炮制】雷公曰：凡使，用五花皮、地榆、白绵，并到于石

---

① 慈州：古代地名。唐贞观八年以南汾州改名，治所在吉昌县。天宝元年改为文城郡，乾元元年复改为慈州。金天德三年改为耿州。

上，捶碎作块，将石入瓷瓶中，下草药，以东流水煮三日夜，漉出拭干，复碾为细末，水飞过，再研用。时珍曰：凡使，火煅醋淬，研末水飞，或醋煮三日夜用。

青礞石《本经》名礞石

味甘、咸，平，无毒。主食积不消，留滞脏腑，宿食癥块不瘥，小儿食积羸瘦，妇人积年、食癥，攻刺心腹《嘉祐》。

功专利痰止惊《得宜》。

治积痰惊痫，咳嗽喘急时珍。

【经络】禀石中刚猛之性以生。体重而降。辛主散结，咸主软坚，重主坠下。阴中之阳。入足厥阴经《经疏》。

入肝经。为治惊消痰之品，而兼泻剂芊绿。

【合化】《得宜》曰：得硝石、赤石脂，治一切痰积痼疾。得焰硝，治惊风危症。

【论说】汤衡[1]曰：吐痰在水上，以石末掺之，痰即随木而下，其沉坠之性可知。然只可用之救急，气弱脾虚者，不宜多服。士瀛曰：礞石功能利痰，而性非胃家所好，如慢惊之类，皆宜佐以木香用之。时珍曰：其性下行。阴也，沉也。乃足厥阴之药。肝经风木太过，来制脾土，气不运化，积滞生痰，壅塞上中二焦，变生风热诸病，故宜服之。

【禁忌】《经疏》曰：凡积滞癥结，脾胃壮实者可用，虚弱者忌之。小儿惊痰，食积实热初发者，可用；虚寒，久病者，忌。如王隐君所制滚痰丸，谓百病皆生于痰，不论虚实寒热概用之，殊为未妥。不知痰有二因，一因于脾胃不能运化，积滞生痰。或

---

[1] 汤衡：生平未详，浙江东阳人，南宋儿科学家，著有《博济婴儿宝书》（又名《明验方》）二十卷、《婴孩妙诀》二卷。

多食酒面湿热之物，以致胶固稠黏，咯唾难出者，用之豁痰利窍，除热泄结，应如桴鼓。一因于阴虚火炎，煎熬津液，凝结为痰，或发热声哑，痰血杂出者。如误投之，则阴气愈虚，阳火反炽，痰热未退，而脾胃先为之败矣。可见古人立方，不能无弊，是在后人善用耳。

【出产】时珍曰：出江北诸山，以盱山出者为佳。有青白二种，以青者为佳。坚细而青黑，打开时中有白星点，煅后则星黄如麸金。其无星点者，不入药用。又曰：其色濛濛然，故以此名。

【炮制】时珍曰：礞石四两打碎，入硝石四两，拌匀，放大坩锅内，炭火十五斤，簇定，煅至硝尽，其石色如金为度。取出，研末，水飞去硝毒，晒干用。

代赭石

味苦，寒。主鬼疰，贼风蛊毒，杀精物恶鬼，腹中毒邪气，女子赤沃漏下《本经》。

甘，无毒。带下百病，产难，胞不出，堕胎，除五脏血脉中热，血痹血痢，大人小儿惊气入腹，及阴痿不起《别录》。

止反胃。月经不止，小儿惊痫及疳疾《大明》。

功专入血镇逆《得宜》。

【经络】禀土中之阴气以生。气薄味厚，阴也，降也。入手少阴足厥阴经《经疏》。

入肝、心包二经。为镇虚逆、养阴血之品，肝经血分引药芊绿。

【合化】《圣济》曰：得地黄汁治堕胎下血。《伤寒蕴要》[1]曰：得百合、滑石、泉水，治百合病已汗下，复发者。《得宜》曰：得冬瓜仁治慢惊风。

---

[1]《伤寒蕴要》：伤寒学著作，即《伤寒蕴要全书》，明代太医吴绶著。

【论说】好古曰：心肝二经，怯则气浮，重药，所以坠之。故仲景治伤寒汗吐下后，心下痞硬噫气，用旋覆代赭汤，取其能镇逆养阴也。今人用噎膈，甚有效。

【禁忌】《经疏》曰：下部虚寒，及阳虚阴痿，均忌。之才曰：畏天雄、附子。干姜为之使。

【出产】《图经》曰：生齐国山谷，及河东京东山中。以赤红青色，如鸡冠有泽，染人爪甲不渝者良。古方以左顾牡蛎①代使，乃知真者难得。今医家所用，多择取大块，其上纹头有如浮沤丁者为胜，故俗谓之丁头代赭。《别录》曰：出代郡者名代赭，出姑幕者名须丸。

【炮制】雷公曰：凡使，研细，以蜡水重重飞过。水面上有赤色如薄云者，去之，乃用细茶脚汤煮一伏时取出，又研以铁铛烧赤，下白蜜蜡，及新汲水冲之，再煮沸，取出晒干用。时珍曰：今人以火煅赤，醋淬三次，或五七次，研水飞用。

以上重剂石部

伏龙肝_{即灶中黄土}

味辛，微温，无毒。主妇人崩中，吐血，止咳逆血，醋调消痈肿毒《别录》。

热。治鼻洪，肠风带下，尿血泄精，催生下胞，及小儿夜啼《大明》。

治心痛狂癫，风邪蛊毒，小儿脐疮，重舌反胃，中恶诸疮时珍。

---

① 左顾牡蛎：即中药牡蛎。

【经络】得火土之气而成。《本经》言辛，微温。甄权言咸。但其质本土，味应有甘。以灶有神，故治邪恶。入足厥阴经《经疏》。

入肝经。为调中止血，燥湿消肿之品，而兼燥剂^{芊绿}。

【合化】《普济方》曰：得朱砂、麝香少许，为丸，治小儿夜啼。《圣惠》曰：得牛蒡汁，调涂重舌肿木。弘景曰：得附子、黄芩、阿胶，治便后血。《济急方》曰：得黄柏、黄丹、赤石脂、轻粉、清油，调涂臁疮久烂。《外台方》曰：得蒜泥或鸡子黄，和，敷一切痈肿。《得宜》曰：得阿胶、蚕沙，治妇人血漏。

【论说】思邈曰：产后呕恶不止，研末，或二钱或三钱，益母草汤送下，立效。

【禁忌】《经疏》曰：阴虚吐血者，忌用，以其中有火气。痈肿肿盛者，忌独用。

【出产】弘景曰：此灶中对釜月下黄土也。以灶有神，故号为伏龙肝。雷公曰：凡使，勿误用灶下土。其伏龙肝，是十年以来灶额内火气积久自结，如赤色石，中黄，其形貌八棱也。

【炮制】雷公曰：取得，研细，以水飞过用。

以上重剂土部

卷九

无锡沈金鳌原辑

丹徒刘铁云补正

滑剂

徐之才曰：滑可去著，冬葵子、榆白皮之属是也。刘完素曰：涩则气著，必滑剂以利之。滑能养窍，故润利也。张从正曰：大便燥结，宜麻仁、郁李之类。小便癃闭，宜葵子、滑石之类。前后不通，两阴俱闭也，名曰三焦约。约者，束也。宜先以滑剂润养其燥，然后攻之。

冬葵子一名露葵

味甘，寒。主五脏六腑，寒热羸瘦，癃，利小水神效《本经》。

通营卫，滋气脉，行津液，消水肿《开宝》。

下乳滑胎，通关格《大明》。

无毒。妇人乳内闭，肿痛《别录》。

出痈疽头孟诜。

下丹石毒弘景。

性主滑利，能通精《得宜》。

治痢时珍。

附 蜀葵花

甘，冷，无毒，带下，目中溜火，和血润燥，通窍，利大小肠_{时珍}。

【经络】 感冬气而生。降也，阳也_{元素}。

气味俱薄，淡滑为阳。其根叶与子，功用相同。入足太阳经_{时珍}。

入大、小肠二经。为润燥利窍之品_{芊绿}。

【合化】《肘后》曰：得猪脂，为丸，治关格胀满，大、小便不通欲死。《千金方》曰：得牛膝，治胞衣不下。《得宜》曰：得缩砂仁，治乳汁蓄痈。

【论说】 子和曰：葵子之功，大约利窍通乳，消肿滑胎，是其专长。时珍曰：蜀葵花赤者治赤带，白者治白带。赤者治血燥，白者治气燥，皆取其寒滑润利之功也。

【禁忌】 卢复曰：凡有风疾宿病，天行病后，及曾被犬伤者，忌之。时珍曰：伏硫黄。之才曰：黄芩为之使。

【出产】《图经》曰：无处不生。其子是秋种葵，覆养。经冬至春作子者，谓之冬葵子。

【炮制】 无。

肉苁蓉

味甘，微温。主五劳七伤，补中，除茎中寒热痛，养五脏，强阴益精气，多子，妇人癥瘕《本经》。

酸咸，无毒。除膀胱邪气，腰痛，止痢《别录》。

益髓壮阳，治女人血崩_{甄权}。

男子绝阳不兴，女人绝阴不产，润五脏，长肌肉，暖腰膝，男子泄精血，遗沥，女子带下、阴痛《大明》。

【经络】得天之阳气，地之阴气以生。降也，阳中之阴。入足少阴经《经疏》。

入心包、命门二经。为滋肾益精、滑肠之品，而兼补剂。肾经血分药也芊绿。

【合化】《圣济》曰：得鹿茸、山药、白茯苓，治肾虚白浊。《指南》①曰：得山茱萸、五味子，治消中易饥。

【论说】好古曰：命门相火不足者，以此补之。凡服苁蓉以治肾，必妨心。丹溪曰：峻补精血，骤用反动大便滑。周慎斋②曰：苁蓉补肾之阴，得菟丝补肾之阳，二者同用，能生精补阳。

【禁忌】《经疏》曰：凡泄泻，肾中有热，强阳易兴而精不固者，均忌。

【出产】《图经》曰：生河西山谷及代郡雁门，今陕西州郡多有生者，然不及西羌来者胜，肉厚而力紧也。旧说是野马遗沥落地所生。生时似肉，皮如松子，有鳞甲，苗下有一细扁根，长尺余。三月采，采时掘取中央好者，以绳穿，阴干，至八月乃堪用。

【炮制】雷公曰：凡使，先须清酒浸一宿，至明以棕刷去沙土浮甲，劈破中心，去白膜一重如竹丝草样。若不去尽，能隔人心前气不散，令人上气也。以甑蒸之，从午至酉，取出，又用酥炙得所。

锁阳

味甘，温，无毒。主大补阴气，益精血，利大便。虚人大便燥结者，可代苁蓉煮粥，不燥结者勿用丹溪。

---

① 《指南》：医案专著，即《临证指南医案》，也简称《临证指南》，十卷。清代叶桂门人华岫云等辑录整理。

② 周慎斋：即周之干（约1508—1586），字慎斋，宛陵人，明代著名医学家。经后人整理现存《慎斋遗书》《医家秘奥》等。

功专润燥养筋《得宜》。

治痿弱时珍。

【经络】得蛟龙之精，感地气而生。可升可降，阳也元素。

入肾经。为大助元阳之品，而兼补剂，专兴阳事芊绿。

【合化】《得宜》曰：得虎骨，能治痿弱。

【论说】中梓曰：其性咸温，宜入少阴。《本经》不载，丹溪始续补之。以其功在固精，故名锁阳。

【禁忌】切庵曰：性极滑利。大肠自利者忌之。

【出产】时珍曰：出肃州①。陶九成②云：生鞑靼田地，野马或与蛟龙遗精入地，久之发起如笋，鳞甲栉比，筋脉联络，绝类男阳。或谓里中淫妇，就而合之，一得阴气，勃然怒长。土人掘取以充药用，其功力百倍于肉苁蓉也。

【炮制】时珍曰：凡使，洗涤去皮，薄切晒干。

紫草

味苦，寒。主心腹邪气，五疸，补中益气，利九窍，通水道《本经》。

无毒。疗腹肿胀满。若合膏，疗小儿疮及面皶《别录》。

治恶疮，痲癣甄权。

主水肿痘疮，血热毒，二便闭涩者，皆活血凉血之功《医鉴》。

【经络】禀天地阴寒清和之气以生。可升可降，阴也。入足少阴、厥阴经。为凉血之圣药《经疏》。

---

① 肃州：古代地名。隋仁寿二年置，治所在福禄县。大业初废。唐武德二年复置，天宝元年改为酒泉郡，乾元元年仍改肃州。元至元七年改置肃州路。明洪武二十七年又改肃州卫。清雍正二年废肃州卫，七年仍置肃州。

② 陶九成：即陶宗仪，字九成，号南村，元朝末年文学家、史学家。著有《辍耕录》(又名《南村辍耕录》)等。

入手足厥阴经《得宜》。

入肝肾二经，兼入心包络经。为肝心包血分之药，而兼泻剂《芊绿》。

【合化】《得宜》曰：得白术、木香治痘疮血热，毒盛便闭。《直指》曰：得陈皮、葱白，能消解痘毒。

【论说】仲阳[①]曰：此性寒，小儿脾气实者可用，虚者反能作泻。古方惟用茸，取其初得阳气，以类触类，用发痘疮，故妙。今人不达此理，概用之，非也。时珍曰：痘疹欲出未出，血热毒盛，大便闭涩者宜用之。已出而紫黑，便闭者亦可用。若已出而红活及白陷，大便利者，切忌之。故《直指方》云得木香、白术佐之，尤为有益。

【禁忌】《经疏》曰：痘家气虚，脾胃弱，泄泻不思食，小便清利者，均忌。

【出产】《图经》曰：生砀山山谷及楚地，今则无处不生，人家园圃中或种莳。其根所以染紫，苗似兰香，茎赤节青。二月有花，紫白色，至秋结白实，三月采根，阴干。

【炮制】《备要》曰：凡使，去头须，必以酒洗用。

蒲黄

味甘，平，无毒。主心腹膀胱寒热，消瘀血，止血《本经》。

治痢血，鼻衄吐血，尿血泻血，利水道，通经络，女子崩中《甄权》。

妇人月候不匀，心腹痛，儿枕气痛，治扑打损伤、疮疖诸肿，下乳汁《大明》。

【经络】得地之阴气，兼得金之辛味以生。可升可降，阳中之

---

① 仲阳：即钱仲阳。

阴。入手少阴、太阳、太阴，足阳明、厥阴经《经疏》。

入足厥阴经《得宜》。

入肝、心包二经。为凉血活血、散结除热之品。生为滑剂，炒兼涩剂羊绿。

【合化】《简便方》曰：得青黛或入油发灰、生地黄汁，治肺热衄血。慎微曰：得地龙，洗，焙，陈橘皮为末，治产妇催生。《圣惠》曰：得阿胶、生地黄汁，治口耳火衄。《得宜》曰：得五灵脂，治心腹诸痛。得青黛，治重舌胀满。

【论说】弘景曰：此即蒲厘花上黄粉也，甚疗血。言闻①曰：手足厥阴血分药也，故能治血治痛，生则能行，炒则能止。宗奭曰：须蜜水和，可多食，人自利，能虚人。

【禁忌】《经疏》曰：一切劳伤发热，阴虚内热，无瘀血者，均忌。

【出产】《图经》曰：生河东池泽，今则无处不生，以秦州为良。春初生嫩叶，未出水时红白色，茸茸然。至夏抽梗于丛叶中，花抱梗端，如武士棒杵，俗谓蒲槌，亦谓之蒲厘花。黄即花中蕊屑也，细若金粉云。

【炮制】雷公曰：凡使，勿用松黄并黄蒿。真蒲黄须隔三重纸焙，令色黄，蒸半日，却再焙干，用之妙。

以上滑剂草部

榆白皮

味甘，平。主大小便不通，利水道，除邪气。久服断谷不饥，

---

① 言闻：即李言闻。

其实尤良《本经》。

无毒。疗肠胃邪热气，消肿，治小儿头疮痂庀《别录》。

通经脉，捣涩，可敷癣疮《大明》。

滑胎，利五淋，治㿎喘[①]，疗不眠甄权。

生皮捣，和三年醋滓，封暴患赤肿，女人妒乳肿，日六七易孟诜。

利窍，渗湿热，行津液，消痈肿时珍。

附榆叶

气味同。作羹食，消水肿，利小便，下石淋藏器。

榆荚仁

微辛，平，无毒。作糜羹食，令人多睡弘景。

【经络】禀春阳之气而生。性极滑利，可升可降，阳也。入手足太阳、手阳明经时珍。入大小肠、膀胱三经。为滑泄之品，能下有形留著之物芊绿。

【合化】《普济》曰：得当归、生姜，治堕胎，下血不止。《千金》曰：研末，和鸡子白，能涂五色丹毒。俗名游肿。

【论说】时珍曰：此能利窍渗湿热，去有形之积气，盛而壅塞者宜之。若胃寒而虚者，久服恐泄真气。苏颂言，粉榆多食不损人，恐非确论。

【禁忌】不著。

【出产】《图经》曰：无处不生，以秦州为胜。三月生荚。古人采仁以糜羹，今无复食者。榆有数种。惟白榆先生叶，却著荚，

---

① 㿎喘：疾病名，相当于哮喘病，表现为喘急而喉中痰鸣，鼻息气粗声高。

皮白色，二月剥皮，刮去其粗者，中极滑白，农人遇荒岁，取皮以为粉，食之充饥不损人。四月采实。

【炮制】孟诜曰：有赤白二种。赤为榆，白为粉，去粗皮，取白用。

以上滑剂木部

胡麻 <small>即黑脂麻</small>

味甘，平。主伤中虚羸，补五内，益气力，长肌肉，填脑髓《本经》。

无毒。坚筋骨，疗金疮，止痛《别录》。

润五脏，补肺气，止心惊，利大小肠，逐风湿气，游风头风，产后羸困，催生落胞，治劳气《日华》。

炒食，不生风病。风人多食，则步履端正，语言不謇<small>延飞</small>。

入肾，润燥《得宜》。

<small>附</small>白油麻

甘，无毒。治虚劳，滑肠胃，去头上浮风，润肌肉<small>孟诜</small>。

【经络】禀天地之中气，得稼穑之甘味以生，八谷之中惟此为良。入足厥阴、少阴经《经疏》。入脾经，兼入肝、肾、肺三经。为补益滋润之品，而兼补剂<small>芊绿</small>。

【合化】《圣惠》曰：得蔓菁子，治热淋茎痛。《简便方》曰：得连翘，治小儿瘰疬。《得宜》曰：得桑叶，逐风湿，坚筋骨。

【论说】河间曰：麻木谷而治风。盖治风先治血，血活则风散。胡麻入肝益血，故风药不可缺。隐居曰：胡麻性与茯苓相宜。

士良曰：初食利大小肠，久食则否。去陈留新。切庵曰：黑脂麻入肾。另有栗色者，名鳖虫胡麻，更佳。

【禁忌】孟诜曰：久食抽人肌肉。其汁停久者，饮之发霍乱。

【出产】《图经》曰：生上党川泽，今则无处不生，皆园圃所种。苗梗如麻，叶圆锐光泽，嫩时可作蔬，道家多食之。宗奭曰：种出自大宛，故名。时珍曰：有迟早二种。赤、黑、白三色，其茎皆方。秋开白花，节节结角。有四棱六棱者房小而子少，七棱八棱则房大而子多，随地之肥瘠而异。

【炮制】雷公曰：凡使先以水淘，浮者去之，沉者漉出，令干，以酒拌蒸，晒干，再于臼中舂，令粗皮退尽，拌小豆炒，待豆熟，去豆用之。

麻油

味甘，微寒，无毒。主利大肠，产妇胞衣不下《别录》。

天行热闷，膈内热结，服一合取利为度藏器。

下三焦热毒气，通大小肠，治蛔，心痛，敷一切恶疮，疥癣，杀一切虫。取一合，和鸡子二个、芒硝一两搅服。少时即泻下热毒孟诜。

【经络】入大肠经。为滋润之品，乃外科要药芊绿。

【合化】《百一选方》曰：得葱煎，能涂肿毒初起。《胎产须知》曰：得蜜同煎，治漏胎难产，因血干涩者。

【论说】士良曰：外科熬膏多用之，以其能凉血解毒，止痛生肌也。完素曰：油生于麻，麻温而油寒，同质而异性也。希雍曰：麻油主治，皆取其甘寒滑利，除湿润燥，凉血解毒之功也。虞抟曰：生用消疮肿，熟用利肠胃。时珍曰：入药以乌麻油为上，白麻油次之。

【禁忌】藏器曰：此虽常食之品，但发冷疾，滑精髓，困脾脏，令人体重损声。

【出产】宗奭曰：炒熟乘热压出油，谓之生油。须再煎炼，乃为熟油，始可食。不能点灯，亦一异也。

【炮制】弘景曰：生笮者良。若蒸炒者，不堪入药。

火麻仁——名大麻仁

味甘，平，无毒。主补虚劳，润五脏，疏风气，治大肠风热结涩，利小肠，疗热淋，通利大小便《开宝》。

产后余疾孟诜。

缓脾润燥，治阳明病，胃热汗多而便难。破血积，通乳催生。又木谷也，亦能治风《备要》。

【经络】禀土气以生。性最滑利，甘能补益。入手足阳明、足太阴经《经疏》。

入脾、胃、大肠三经。为滑利之品芊绿。

【合化】《本事方》曰：得紫苏子，治产后秘塞，及老人诸虚风秘。《外台方》曰：得绿豆，治血痢不止，必效。《得宜》曰：得当归、厚朴等辛药，乃能利大肠。

【论说】甄权曰：汗多、胃热、便难三者，皆燥而亡津液。汗出愈多，则津枯而大便愈燥。仲景脾约丸[1]，治津少大便秘，盖以润足太阴之燥，乃通肠也。子和曰：诸燥皆三阳病。韦宙[2]曰：此即作布之麻也。其根及叶捣汁服，治挝[3]打瘀血心腹满气短，及

① 脾约丸：即麻子仁丸。
② 韦宙：生卒年不详，唐代京兆万年人，兼通医术。撰《集验独行方》十二卷、《玉壶备急方》，均已佚。
③ 挝：本义为殴打、击。

踠折骨痛，不可忍者，皆效。无则以麻煮代之。带下崩中不止者，水煮汁服之效。

【禁忌】士良曰：多食损血脉，滑精气，痿阳事。妇人多食，即发带疾，以其滑利下行，走而不守也。又曰：畏牡蛎、白薇。恶茯苓。

【出产】《图经》曰：生太山川谷，今则处处皆有，田圃所莳。绩其皮以为布。麻蕡，一名麻勃，乃麻上之花，勃勃然，七月七日采，取之。其麻子，则九月采。凡入土者不用。

【炮制】宗奭曰：极难去壳。取帛包置沸汤中，浸至冷出之，垂井中一夜，勿令着水。次日日中曝干，就新瓦中挼去壳，簸扬取仁，粒粒皆完。

以上滑剂谷部

薤白

味辛、苦，温，无毒。主归骨，除寒热，去水气，温中散结气《别录》。

调中，补不足，止久痢、冷泻《日华》。

治泄痢下重，能泄下焦、大肠气滞东垣。

女人赤白带下孟诜。

功专滑利，散结《得宜》。

少阴病厥逆泄痢，及胸痹刺痛，下气散血，安胎时珍。

【经络】酝酿水木生化之气，至大火而告成。论其功用，从上而下，故能散结下气。入手阳明经若金。

入大肠经。为利窍助阳之品。心病宜食，且大利产妇芊绿。

【合化】藏器曰：得黄柏治赤痢不止。仲景曰：得栝蒌、半夏治胸痹刺痛。

【论说】王祯曰：薤，生则气辛，熟则甘美。薤散结，蒜消癥。宗奭曰：其叶光滑，露亦难贮，故云薤露。古方用治肺气喘急，亦取滑泄之义。切庵曰：薤，治泄痢下重。王好古云：下重由气滞，四逆散加此以泄滞。但按后重，亦有气虚、血虚、火热、风燥之不同。

【禁忌】孟诜曰：发热病不宜多食，三四月勿食生者。《大明》曰：生食引涕唾，不可与牛肉同食，令人作癥瘕。

【出产】《图经》曰：处处皆生。似韭而叶阔，多白无实。有赤白二种，皆春分莳之，至冬而叶枯。时珍曰：八月栽根，正月分莳，宜肥壤。数枝一本，则茂而根大，叶壮似韭，韭叶中实而扁，有剑脊，薤叶中空似细葱，叶有棱，气亦如葱。二月开细花，紫白色，根如小蒜。一本数颗，相依而生，五月掘得之。

【炮制】苏颂曰：宜去青，留白用。

以上滑剂菜部

柿

味甘，寒，无毒。主通耳鼻气，肠澼不足，解酒毒，压胃热，止口干《别录》。

涩。血淋，痔漏，下血时珍。

附柿饼

主补虚劳不足，消腹中宿血，厚肠胃，健脾气孟诜。

消痰止渴，治吐血，润心肺，疗肺痿心热，咳嗽润喉《大明》。

治反胃，咯血，血淋肠澼_{时珍}。

柿霜

主清上焦心肺热，生津止渴，化痰宁嗽，治咽喉口舌间疮痛《大明》。

柿木皮_{根皮同用}

主血崩，血痢下血_{时珍}。

蒂

主咳逆哕气，煮汁服_{孟诜}。

【经络】禀地中之阴气以生。降也，阴也。入手、足太阴经《经疏》。入肺、脾二经。为清肺涩肠宁嗽之品_{芊绿}。

【合化】朱氏曰：得灯心，治热淋涩痛。《得宜》曰：柿蒂得丁香，治呃逆不止。

【论说】藏器曰：生柿同酒食，易醉，或致心痛。同蟹食，令人腹痛作泻，以二物皆寒也。惟磨木香汁饮可解。丹溪曰：干柿属金而有土，属阴而有收意，故止血治咳，亦可为助。柿霜乃其精液，入肺病，上焦药尤佳。

【禁忌】《经疏》曰：肺经无火及风寒作嗽，冷痢滑泄，肠胃虚脱。与脾家素有寒积，或感寒腹痛，感寒呕吐者，均忌。

【出产】《图经》曰：黄柿，生近京州郡，红柿，南北皆有。朱柿出华山，脾柿生宣、歙、荆、襄、闽、广。俱可生啖。

【炮制】时珍曰：烘柿，非言火烘，乃败置器中，自然红熟，如烘成者。又曰：柿霜，系用大柿，去皮捻扁，日晒夜露至干，内瓮中，待生白霜，乃取出。今人谓之柿饼，其霜则谓之柿霜。

榧子

味甘、涩，无毒。主五痔，去三虫，蛊毒《别录》。

疗寸白虫，治咳嗽，白浊，助阳道弘景。

【经络】禀土气以生。详其功用，应是有苦，气应微寒，气薄味厚。降也，阴也。入手太阴、阳明经《经疏》。

入肺经。为涤除肠胃邪恶之品芈绿。

【合化】《圣济》曰：得芜荑、杏仁、肉桂，治尸咽痛痒，语言不出。

【论说】丹溪曰：肺家果也。火炒食子，香酥甘美。但多食能引火入肺，大肠受伤尔。李梴曰：榧子之功，总不外润肺杀虫二种。故小儿有好食菜叶、面黄者，日食七枚，以愈为度。

【禁忌】宗奭曰：多食滑肠。吴瑞曰：性热。同鹅肉食，生断节风，又上壅人，忌火气。时珍曰：反绿豆，能杀人。

【出产】《别录》曰：生永昌。藏器曰：树似杉子，如长槟榔，食之肥美。时珍曰：冬月开黄圆花，结实如枣核，长如橄榄，有尖者、不尖者。无棱而壳薄，黄白色，其仁可生啖，亦可焙收。以小而心实者为佳。

【炮制】时珍曰：猪肝炒榧，黑皮自脱，同甘蔗食，其渣自软。

海松子

味甘，小温，无毒。主骨节风，头眩，去死肌发白，散水气，润五脏，不饥《开宝》。

逐风痹寒气，虚羸少气，补不足，润皮肤《别录》。

治诸风，温肠胃_{李珣}。

润肺，治燥结咳嗽_{时珍}。

【经络】得天三之气以生。可升可降，阳也。气温属阳，味甘补血。入手太阴、足阳明经《经疏》。

入肺、大肠二经。为滋润之品_{羊绿}。

【合化】《外台》曰：得胡桃仁，治肺燥咳嗽。宗奭曰：得柏子仁、麻子仁，治大便虚秘。

【论说】希雍曰：温属阳，甘补血。血气充足则五脏自润，发白不饥，所由来矣。仙方服食，多饵此物。

【禁忌】李珣曰：多食，发热毒。

【出产】李珣曰：新罗松子，去皮食之甚香，与云南松子不同。时珍曰：出辽东及云南，与中国松树同。惟五叶一丛，球内结子大如巴豆，而有三棱，一头尖，尔久收生油。

【炮制】无。

以上滑剂果部

滑石

味甘，寒。主身热泄澼，女子乳难，癃闭，利小便，荡胃中积聚寒热，益精气《本经》。

无毒。通九窍六腑津液，去留结，止渴，令人利中《别录》。

燥湿，分水道，实大肠，化食毒，行积滞，逐凝血，解燥渴，降心火，偏主石淋为要药_{丹溪}。

疗疸水肿脚气，吐衄，金疮血出，诸疮肿毒《日华》。

功专发汗《得宜》。

【经络】禀石中之冲气而生。降也，阴也。入足太阳膀胱经，亦兼入足阳明，手少阴、太阳、阳明经《经疏》。

入膀胱经，兼入心、胃、大小肠四经。为通利下窍之品，而兼通剂^{芊绿}。

【合化】《千金》曰：得石羔，治女劳黄疸，日晡发热恶寒，小腹急，大便溏，额黑。河间曰：得甘草，解中暑，止泄泻。《集简》曰：得石羔、白枯矾，研，能掺阴下湿汗，及脚指缝烂。

【论说】元素曰：滑石气温味甘，治前阴窍涩不利。性沉重，能泄上气，令下行，故曰滑则利窍，不与诸淡渗药同。罗天益曰：滑石治渴，非真止渴，资其利窍，渗去湿热，则脾胃中和而渴自止耳。若无湿，小便利而渴者，内有燥热，宜滋润。误服之，津液愈亡而渴转甚矣。故好古以为至燥之剂。时珍曰：滑石利窍，不独小便也。上能利毛腠之窍，下能利精溺之窍，盖甘淡之味，先入于胃，渗走经络，游溢精气，上输于肺，下通膀胱。肺主皮毛，为水之上源，膀胱司津液，气化则能出，故滑石上能发表，下利水道，为泻热燥湿之剂。发表是荡上中之热，利水道是荡中下之热；发表是燥上中之湿，利水道是燥中下之湿。热散则三焦宁而表里和，湿去则阑门通而阴阳利。刘河间用益元散，通治上下表里诸病，盖是此意，但未发明耳。

【禁忌】《经疏》曰：凡阴虚不足，内热，以致小水短少赤涩，或不利，及烦渴身热，由于阴虚火炽水涸者，均忌。脾胃俱虚者，虽不作泄，亦忌。之才曰：石韦为之使。恶曾青，制雄黄。

【出产】《图经》曰：生赭阳山谷及泰山之阴，今道水莱濠州皆有之。永州出者白滑如凝脂；莱濠州出者理粗质青，有黑点。本草所载是北来者，今医家所用半是南来者。或云沂州^①所出甚佳。

---

① 沂州：古代地名。北周改北徐州置，治所在即丘县。隋初移治临沂县，大业初改为琅邪郡。唐初复为沂州，天宝初改为琅邪郡，乾元初又复为沂州。清雍正十二年升为沂州府。

【炮制】雷公曰：凡使，先以刀刮净，研粉，以牡丹皮同煮一伏时，去牡丹皮，取滑石，以东流水淘过，晒干用。

以上滑剂石部

涩剂

徐之才曰：涩可去脱，牡蛎、龙骨之属是也。刘完素曰：滑则气脱，如开肠洞泄，便溺遗矢之类，必涩剂以收敛之。张从正曰：寝汗不禁，涩以牡蛎、五味、五倍之属；滑泄不已，涩以肉豆蔻、诃黎勒、没食子、亚芙蓉、龙骨之属。凡酸味，同乎涩者收敛之义也。然此等皆宜先攻其本，而后收之可也。沈芊绿曰：张氏言此等皆宜先攻其本，此本字乃言病之本。谓先从其发病之所由以治之，然后加以收涩。不得认作本元之本，反先加攻伐，使元气更虚也。

地榆

味苦，微寒。主妇人七伤带下，五漏，止痛止汗，除恶肉，疗金疮《本经》。

甘，酸，无毒。止脓血，诸瘘，恶疮，热疮，消酒，除渴，明目《别录》。

止冷热痢、疳痢，极效《开宝》。

吐衄，肠风，月经不止，血崩，产前后诸血疾，并水泻《大明》。

治脑气不足，酿酒，治风痹，补脑时珍。

【经络】禀地中阴气，而兼得乎天之微阳以生。气薄味厚，体沉而降，阴也。入足厥阴、少阴，手、足阳明经《经疏》。

入肝、肾、大肠三经，兼入胃经。为专理下焦血症、湿热之品芊绿。

【合化】《活法机要》[①]曰：得苍术，治久病肠风，痛痒不止。《宣明》曰：得甘草、缩砂，治结阴下血，腹痛不已。萧炳曰：得樗皮，治赤白痢。

【论说】苏颂曰：古方断下多用之。宗奭曰：其性沉寒入下焦，热血痢可用。若虚寒人水泻，白痢，未可轻使。之才曰：地榆，除下焦热，治大小便血症，止血取上截，切片，炒用。其梢则能行血，不可不知。士瀛曰：诸疮痛者，加地榆；痒者，加黄芩。

【禁忌】《经疏》曰：此性寒下行，脾胃虚寒作泄。白痢久而胃弱，胎产虚寒泄泻，血崩，脾虚作泄，均忌。之才曰：得发良。恶麦门冬。伏丹砂、雄黄、硫黄。

【出产】《图经》曰：生桐柏山及冤句，今则无处不生。宿根，三月内生苗，初生布地，茎直高三四尺，对分出叶，似榆而稍狭细，长似锯齿状，青色。七月开花，如椹子，紫黑色；根外黑里红，似柳根。二八月采，曝干。

【炮制】《本草述》曰：切之，如绵者良，酒洗。

白及

味苦，平。主痈肿恶疮，败疽伤阴，死肌，胃中邪气，贼风鬼击，痱缓不收《本经》。

辛，微寒，无毒。除白癣疥虫《别录》。

---

① 《活法机要》：综合性医书。或题为元代朱震亨撰，一卷。

止惊邪，血邪血痢，痫疾风痹，赤眼癥结，湿热疟疾，发背瘰疬，肠风痔瘘，扑损刀箭伤，汤火疮，生肌止痛《大明》。

止肺血东垣。

主治金疮痈毒《得宜》。

【经络】得季秋之气，兼禀金水之性以生。降也。阳中之阴。东垣谓其性涩而收。是辛为金味，收为金气，故入手太阴经《经疏》。

入肺经。为补肺逐瘀生新之品，而兼补剂芊绿。

【合化】《圣惠》曰：得乳汁，调涂足心，能治重舌鹅口。《济急方》曰：得石膏为末，掺刀斧伤损，以收其口。《得宜》曰：得黄绢、丹皮，能补脬损。

【论说】思邈曰：肺损者复能生之。丹溪曰：凡吐血不止，宜加白及以止之。时珍曰：试血法，吐在水盆内，浮者肺血也，沉者肝血也，半沉半浮者心血也，各随所见，以羊肺、肝、心煮熟，蘸白及末，日日食之。

【禁忌】《经疏》曰：凡痈疽已溃，不宜同苦寒药服。之才曰：紫石英为之使。畏李核、杏仁。反乌头。

【出产】《图经》曰：生北山川谷及冤句越山，今江淮河陕汉黔诸州亦生，在石山上。春生苗，长一尺许，叶似栟榈，两指大，青色，夏开紫花。七月结实，至冬而叶凋，根似菱米，有三角，白色，角端生芽。二七月采之。

【炮制】《本草述》曰：水洗八九次，磨汁作糊。

白芍药

味苦酸，平，无毒。主缓中，去水气，利膀胱、大小肠，中恶腹痛腰痛，女人一切病，胎前产后诸病。治风，补劳退热，除

烦益气，泻肝安脾肺，收胃气，补肾气，止泻痢，固腠理，和血
脉，收阴气，理中气。治脏腑拥气，及脾虚中满，心下痞，胁下
痛，善噫，肺急胀逆喘咳，太阳鼽衄，目涩，肝血不足。止下痢
腹痛后重，阳维病苦寒热，带脉病苦腹痛满腰，腰溶溶如坐水中
《经疏》。

赤芍药

气味同。主邪气腹痛，除血痹，破坚积，寒热疝瘕，能通顺
血脉，散恶血，逐贼血，消痈肿，妇人血闭不通，目赤，肠风泻
血《经疏》。

【经络】禀天地之阴，而兼得甲木之气以生。气薄味厚，升而
微降，阳中之阴。为手、足太阴引经药《经疏》。

入脾、肺、肝三经。为收敛之品，而兼补剂、泻剂。乃肝、
脾血分之药也芊绿。

【合化】《得宜》曰：白芍药得人参益气，得当归养血，得白
术补脾，得川芎泻肝。《广利方》曰：赤芍得香附子，治血崩带
下。熊氏曰：白芍得香附子、熟艾叶，治经水不止。

【论说】丹溪曰：芍药泻脾火，性味酸寒，冬月必以酒炒。凡
腹痛都是血脉凝涩，亦必酒炒。然只能治血虚腹痛，余症并不治，
为其酸寒收敛，无温散之功也。下痢腹痛，必炒用，后重者不炒。
产后不可用者，以其酸寒伐生发之气也。如不得已，亦须酒炒。
苏颂曰：仲景治伤寒多用芍药，以其主寒热、利小便也。时珍曰：
白芍益脾，能于土中泻木；赤芍散邪，能行血中之滞。产后肝血
已虚，不可更泻，故禁之。希雍曰：白芍入脾经血分，兼泻肝家
火邪，故其所主，皆收而补。赤芍专入肝家血分，故主破散，主
通利。又白芍同当归补血，酒炒补阴。同甘草止腹痛，同黄连止

泻痢，同防风发痘疹，同姜枣温经散寒。白名金芍药，赤名木芍药。白补而赤泻，白收而赤散，白补血，赤行血，白下气赤补气，白止痛，赤利小便。沈芊绿曰：本草只载气性功用，不分赤白。至《经疏》始条析之，其旨精微，今因从之。

【禁忌】《经疏》曰：白芍酸寒。凡中寒腹痛，中寒作泄，腹中冷痛，肠胃中觉冷等症，均忌。赤芍破血，凡一切血虚病及泄泻，产后恶露已行，少腹痛已止，痈疽已溃，均忌。之才曰：雷丸为之使。恶石斛、芒硝。畏硝石、鳖甲、小蓟。反藜芦。

【出产】《图经》曰：处处有之，淮南者胜。春生红芽作丛，茎上三枝五叶，似牡丹而狭长，高一二尺。夏初开花，有红白紫数种，结子，至秋采根。根亦有赤白二种。崔豹①云：有草芍药、木芍药之分。

【炮制】雷公曰：凡采得，用竹刀削去皮，并头上叉，剉之，以蜜水伴蒸，从巳至未，晒干用之。时珍曰：今人多生用。惟避中寒者以酒炒，入妇人血药中以醋炒耳。

五味子

味酸，温，无毒。主益气，咳逆上气，劳伤羸瘦，补不足，强阴，益男子精《本经》。

养五脏，除热，生阴中肌《别录》。

明目，暖水脏，壮筋骨《大明》。

生津止渴，治泻痢，补元气不足，收耗散之气，瞳子散大东垣。

苦、辛、甘、咸、酸，五味皆备。敛汗退热，宁嗽定喘，除烦消渴，水肿，解酒毒切庵。

---

① 崔豹：生卒年不详，字正雄，又作正熊、正能，西晋渔阳郡人，训诂学家。撰有《古今注》三卷。

【经络】得地之阴气，而兼天之阳气以生。《本经》言味酸气温。好古言酸兼微苦咸。可升可降，阴中微阳。入足少阴、手太阴血分，足少阴气分《经疏》。

敛肺经浮游之火，归肾脏散失之元《得宜》。

入肺、肾二经。为收敛滋润之品，而兼补剂芊绿。

【合化】《本事》曰：得吴茱萸治五更肾泄。《谈野翁》曰：得蔓荆子，治烂弦风眼。

【论说】东垣曰：酸以收逆气，肺寒气逆，宜此与干姜同治之。又五味收肺气，仍火热必用之药，故治嗽以之为君，但有外邪者，不可骤用。有痰半夏为佐，喘阿胶为佐，但分量少不同耳。丹溪曰：五味大能收肺气，宜其有补肾之功。收肺气非除热乎？补肾非暖水脏乎？乃火热嗽必用之药。寇氏谓食之多致虚热者，收补之骤也，何惑之有。黄昏嗽，乃火气浮入肺中，不宜用凉药，宜五味子、五倍子敛而降之。汪机曰：五味治喘嗽，须分南北。生津止渴、润肺补肾、劳嗽宜用北者。风寒在肺，宜用南者。芊绿曰：东垣、丹溪皆以五味为治火热之药。独寇氏专据《本经》性温，谓治肺虚寒，不取其除热不治。其性虽温，既能收敛，且敛中又能滋润，自可除热。非性温之品，必不能除热也。宜丹溪驳之。

【禁忌】《经疏》曰：嗽初起脉数，有实火，及肝家有动气，肺家有实热，痧疹初发，及一切停饮，均在禁忌。之才曰：苁蓉为之使。恶葳蕤，胜乌头。

【出产】《图经》曰：生齐山山谷，今河东陕西州郡尤多。春初生苗，引赤蔓于高木，长六七尺，叶尖而圆，似杏叶。三四月开黄白花，类小莲花。七月成实，大如豌豆许，生青、熟红紫。今有数种，大抵相近，而以味甘者为佳。一说小颗皮皱，泡者有白色盐霜一重，味兼酸、咸、苦、辛、甘五味者，真也。

【炮制】时珍曰：凡使，以北产紫黑者良，入滋补药，蜜浸蒸，入劳嗽药。生用，俱槌碎核。南产色红而枯，惟风寒在肺者宜之。

覆盆子

味甘，平，无毒。主益气轻身，令发不白《别录》。

微酸，温。阴痿，男子肾精虚竭，女人食之有子甄权。

益肾脏，缩小便。取汁同蜜煎，治肺气虚寒宗奭。

附 叶

捣绞取汁，滴目中，能明目止泪，收湿气时珍。

【经络】得木气而生。宗奭。酸甘，深得其义。入足少阴经《经疏》。

入肝肾二经。为补涩之品，而兼补剂芊绿。

【合化】《集简》曰：酒浸焙，研为末，治阳事不起。《得宜》曰：得肉苁蓉、补骨脂，治阳事不起。《直指》曰：覆盆叶为末，用酸浆水洗后，掺臁疮溃烂。

【论说】寇氏曰：此能收缩小便，服之当覆其溺器，故名。士材曰：强肾无燥热之偏，固精无凝涩之害，金玉之品也。

【禁忌】《经疏》曰：强阳不倒者忌之。

【出产】《图经》曰：覆盆之茎苗，名蓬蘽。旧不著所出州土，今并处处有之。苗短不过人，茎叶皆有刺，花白，子赤黄如半弹丸大，而下有蒂承之如柿蒂状。五月采实，江南谓之莓，所生差晚。三月生苗，八九月花开，十月成实，用则同也。当之曰：子似覆盆之形，故名之。

【炮制】雷公曰：凡使淘去黄叶皮蒂，酒蒸晒干用。

以上涩剂草部

椿樗白皮<small>香者名椿，臭者为樗[1]，小樗名栲[2]</small>

味苦，温，无毒。疳䘌，樗根尤良《开宝》。

杀疳虫、蛔虫、疥䘌，鬼疰传尸，蛊毒下血，赤白久痢，去口臭<small>藏器</small>。

止血崩，产后血不止，赤带肠风，泻血不住，肠滑，缩小便，蜜炙用《大明》。

治赤白浊，赤白带，湿气下痢，精滑梦遗，燥下湿，去脾胃陈积之痰<small>丹溪</small>。

利溺涩<small>好古</small>。

<small>附</small>叶

苦温有小毒。煮水洗疮疥风疽《开宝》。

【经络】禀地中之阴气以生《本经》。

味苦。甄权言微热，丹溪言凉而燥。然考其用，必是微寒苦燥。降也，阴也。入手足阳明经《经疏》。

入胃、大肠二经。为固肠燥湿之品<small>芊绿</small>。

【合化】东垣曰：得诃黎勒、母丁香为丸，治休息痢疾。日夜无度，脐腹撮痛。萧炳曰：得地榆，止疳痢。《普济》曰：得寒食面为丸，治血痢下血。《本事方》曰：得苍术、枳壳为丸，治脾毒

---

① 樗：此处为樗树，即臭椿。
② 栲：此处为山樗。

肠风。《妇人良方》曰：得葱须、汉椒煮水，熏洗产后肠脱不能收拾者。

【论说】 丹溪曰：椿根白皮性凉而能涩血。凡湿热为病，泻痢浊带，精滑梦遗诸症，无不用之。有燥下湿，及去肺胃陈痰之功，治泄泻，有除湿实肠之力。但痢疾滞气未尽者，不可遽用。孟诜曰：椿芽多食动气，熏十二经脉、五脏六腑，令人神昏，气血微。若和猪肉熟面频食，则中满，盖拥经络也。时珍曰：椿皮入血分而性涩，樗皮入气分而性利。凡血分受病不足者宜椿，气分受病有郁者宜樗。沈芊绿曰：时珍以樗皮为性利。但樗皮亦能止泻，毕竟是涩药。

【禁忌】《经疏》曰：凡脾胃虚寒者，崩带属肾家真阴虚者，忌，以其徒燥也。滞下积气未尽者，亦忌。不入汤煎。藏器曰：樗根制硫黄、砒石、黄金。

【出产】《图经》曰：南北皆生。二木形干大抵相类，但椿木实而叶香可啖，樗木疏而气臭，膳夫亦能熬去其气。宗奭曰：椿樗皆臭。樗一种有花结子，一种无花不实。世以无花而木身大，其干端直者为椿，椿木用叶。其有花荚而木身小，干多过矮者为樗，樗用根及荚叶。又虫部有樗鸡，不言椿鸡，以显有鸡者为樗，无鸡者为椿。古人命名，其义甚明。

【炮制】《备要》曰：凡使二皮，以东引者良，去粗皮，或醋炙蜜炙用。

秦皮 本名梣[①]皮

味苦，微寒，无毒。主风寒湿痹，洗洗寒气，除热，目中青

---

① 梣：白蜡树，落叶乔木，树皮可入药，称秦皮。

翳，白膜《本经》。

大寒。疗男子少精，妇人带下，小儿惊痫身热，泽皮肤，有
子《别录》。

平。明目，去目中久热，两目赤肿疼痛，风泪不止，煎水澄
清，洗赤目极效_{甄权}。

主热痢下重，下焦虚_{好古}。

蛇咬，煮汤浸洗，研末敷_{藏器}。

【经络】禀西北高寒之气而生。降也，阴也《经疏》。

入足厥阴、少阳经《得宜》。

入肝、胆二经，兼入肾经。为收敛之品，而兼补剂，乃眼科
要药_{羊绿}。

【合化】《外台》曰：得黄连、苦竹叶，治眼暴肿痛。《直指
方》曰：得沙糖、大黄末，治眼弦桃针、肝脾经有积热者。《得
宜》曰：得黄连、阿胶、白头翁，治产后下痢。

【论说】《大明》曰：秦皮之功，以能除肝热而明目，故治目
疾惊痫。以其收涩而寒，故治崩带下痢。以其涩而能补下焦，故
益精有子。时珍曰：秦皮色青气寒，味苦性涩，乃是厥阴肝、少
阳胆经药也。故治目病惊痫，取其平木也。治下痢崩带，取其收
涩也。又能治男子少精，益精有子，皆取其涩而补也。

【禁忌】甄权曰：恶苦瓠、防葵。之才曰：大戟为之使。恶吴
茱萸。

【出产】《别录》曰：生庐江川谷及冤句水边。二八月采皮阴
干。《图经》曰：生陕西州郡及河阳。其木大都似檀，枝干皆青绿
色，叶如匙头许大，而不光泽，并无花实，根似槐根，俗呼为白
桪^①木。

---

① 桪：一种似槐的大树。

【炮制】不著。

诃黎勒即诃子

味苦，温，无毒。主冷气，心腹胀满，下食《开宝》。

破胸膈结气，通利津液_{甄权}。苦，酸。下宿物，止肠澼，久泄，赤白痢_{萧炳}。

消痰，开音止渴，下气除烦，治水，止呕吐，心腹虚痛，肺气喘急，漏胎及胎动欲生，胀闷气喘，痢疾肛门急痛，产妇阴痛。和蜡烧烟熏之及煎汤洗《大明》。

治痰嗽，咽喉不利，含咽汁_{苏恭}。

实大肠，敛肺降火_{丹溪}。

功专下气涩肠。《得宜》

附核

磨，白蜜注目，去风赤痛，神良_{苏颂}。

【经络】诃黎勒味苦涩气温。苦所以泄，涩所以收，温所以通。降也，阴也《经疏》。

苦重，酸轻，味厚_{好古}。

入肺、大肠二经。为收敛之品。生用能保肺清金以行气，煨用则固气温胃以实肠_{芊绿}。

【合化】《图经》曰：得橘皮、川朴，治气痢水泻。《圣惠》曰：得肉豆蔻，治水泻下痢。《得宜》曰：得乌梅、五味子，则收敛。

【论说】寇氏曰：气虚人宜缓缓少用，以此虽涩肠，而又泄气也。切庵曰：肺敛则音开，火降则渴止，古方有诃子清音汤。汪机曰：诃子皮，能治咳嗽喘逆。诃子核，亦能止嗽而兼治痢。

【禁忌】《经疏》曰：凡气虚嗽，痢初起者，均在禁忌。

【出产】《图经》曰：生交、爱二州，今则岭南亦生，以广州为最盛。株似木梡，花白，子似栀子，青黄色，皮肉相著。七八月实熟时采。

【炮制】雷公曰：凡使，以六棱、黑色、肉厚者良。酒浸蒸，去核取肉用，用核不用肉。

棕榈皮

味苦涩，平，无毒。主止鼻衄，吐血，破癥，治崩中带下，肠风，赤白痢，烧灰存性用《大明》。

主金疮疥癣，生肌止血 李珣。

【经络】禀微阳之气以生。主治血症，血得热则行，得黑灰则止。入足太阴、厥阴经《经疏》。

入肝、脾二经，为止血之品 羊绿。

【合化】《百一选方》曰：得瓜蒌，同烧灰，治下血不止。

【论说】宗奭曰：棕皮烧灰，治妇人血露及血崩。然必须佐以他药，方有大效。时珍曰：棕灰，性涩。若失血去多，瘀滞已尽者，用之切当。所谓涩可去脱也，与乱发灰同用更良，年久败棕，入药尤妙。

【禁忌】《经疏》曰：血症初起，瘀滞未竭，及湿热下痢，肠风带下方炽者，悉不宜遽用，即用亦无效。

【出产】《图经》曰：出岭南西川，今江南亦生。木高一二丈，傍无枝条，叶大而圆，歧生枝端，有皮相重，被于四旁，每皮一匝为一节。二旬一采，转复生上。六七月生黄白花，八九月结实作房，如鱼子，黑色，九十月采其皮用。

【炮制】除烧灰外，无他法，不著。

金樱子

味酸、涩，平，无毒。主脾泄下痢，止小便利，涩精气，久服令人耐寒《本经》。

^附花

主冷热痢《大明》。

东行根皮

主治寸白虫，止泻血及崩中带下《大明》。

【经络】得阳气而兼木化以生。气薄味厚，阴中之阳，降也。入足太阳、手阳明，兼入足少阴经《经疏》。入肾经，兼入膀胱、大肠二经。为固精秘气之品^{芊绿}。

【合化】《普济》曰：得罂粟壳为丸，治久痢不止。子叶同用。《得宜》曰：得芡实能固精，得缩砂能益精。

【论说】沈存中曰：金樱子，止遗泄，取其温且涩也。世人待红熟时取汁，殊大酸涩之本性，当取半黄者，捣，干末用。丹溪曰：经络隧道，以通畅为和平，而昧者取涩性为快，自作不靖，咎将谁归。

【禁忌】《经疏》曰：泄泻曰火热暴注者，小便不禁及精气滑脱，由阴虚火炽而得者，均忌。

【出产】《图经》曰：南中州郡多生，以江西、剑南、岭外者为胜。丛生郊野中，大类蔷薇，有刺。四月开白花，夏秋结实，亦有刺，黄赤色，形似小石榴。十一二月采之。时珍曰：山林间甚多，花最白腻，实大如指头，状如石榴而长，核细碎而有白毛，如营实之核，甚涩。

【炮制】《备要》曰：凡使，去核、毛、刺用。

南烛子

味酸、甘，平，无毒。主强筋骨，益气力，固精驻颜_{时珍}。

^附枝叶

苦，平，无毒。止泄除睡，强筋益气，变白去老，炊饭黑色，名青精饭_{时珍}。

【经络】禀春升之气以生。《本经》言味苦气平。然尝其味多带微涩，其气平者，平即凉也。入手足少阴、足太阴经《经疏》。

入心脾肾三经，为固涩之品_{芹绿}。

【合化】《经疏》曰：同旱莲草、没食子、地黄、桑椹、枸杞、山茱萸、何首乌、白蒺藜，能乌须发。

【论说】虞抟曰：凡变白之药，都是气味苦寒，有妨脾胃。惟南烛气味和平，兼能益脾。沈芹绿曰：时珍言南烛枝叶能止泄除睡变白，《于子》载固精驻颜。其强筋益力，子与枝叶相同，此殆互文，非若他药之主治。或子，或枝，或叶，有绝不相同者也。余尝以南烛子治久痢久泻，辄效。以治饭后磕睡亦效。可知止泄除睡，不独枝叶为然也。又尝以子治痢血日久症亦效，此并本草所未及者。曾制一方，用南烛子为君，制首乌为臣，谷芽生焦各半为佐，其使药则随症加用。如久痢加黄连、木香、诃子，久泻加山药、建莲，除睡加益智、远志。痢血加黄连、槐花、当归、地榆，真是如响斯应。

【禁忌】《经疏》曰：气味和平。除变白外无他用，故不著简误。

【出产】《图经》曰：今惟江东州郡有之。株高三五尺，叶类苦楝而小，凌冬不凋，冬生红子作穗。人家多植庭除间，俗谓之南天烛。不拘时，采其枝叶用。

【炮制】不著。

以上涩剂木部

醋 古名苦酒

味酸，温，无毒。主消痈肿，散水气，杀邪毒《别录》。

产后血晕，癥瘕积聚，破结气，心中酸水，痰饮藏器。

下气除烦，妇人心痛血气，并产后及伤损金疮，出血昏运。杀一切鱼肉菜毒《日华》。

主胃脘气疼，咽痛《开宝》。

【经络】得温热之气以生，故从木火而化。味酸气温，酸能敛壅逆，温能行逆血，故专入足厥阴经《经疏》。

入肝经。为收敛之品，有散瘀解毒、消食之功芊绿。

【合化】《外台》曰：得硫黄末，调敷痈疡风病。《千金》曰：得釜底墨，调敷舌肿不消。《子母秘录》曰：得大豆煮服，治胎死不下，月未足者。

【论说】宗奭曰：米醋此诸醋最酽[①]，入药多用之。以磨雄黄，涂蜂虿毒，亦取其收而不散之义。士材曰：入药当用米醋，二三年陈者。小麦醋不及，但能伤筋损齿，不宜多食。沈芊绿曰：大能开胃气，醒脾气，不但收敛之功见长也。

【禁忌】《经疏》曰：酸走筋，手足拘挛，屈伸不便者，忌之。

---

① 酽：指味厚。

又能助肝贼脾，凡脾病者，亦不宜过食。时珍曰：服茯苓、丹参，人不可食醋。

【出产】时珍曰：米醋，三伏时用仓米一斗，淘净，蒸饭摊冷，窨黄，晒簸，淋净，别以仓米二斗蒸饭，和匀入瓮，以水淹过，密封暖处，三七日成矣。

【炮制】不著。

罂粟壳亦名御米壳

味酸、涩，微寒，无毒。主止泻痢，固脱肛，治遗精，久嗽，止心腹筋骨诸痛时珍。

附罂粟米

主行风气，逐邪热，治反胃，胸中痰滞，不下食，治泻痢苏颂。

【经络】入肾经。为敛肺涩肠、固肾之品芐绿。

【合化】《普济》曰：得陈皮、乌梅，治热痢便血。《宣明》曰：得乌梅，治久嗽不止。

【论说】东垣曰：收敛固气，能入肾，故治骨病尤宜。丹溪曰：治嗽用粟壳不必疑，但要先去病根，此乃收后药也。治痢亦然，须先散邪行滞，不可速投粟壳、龙骨，以闭塞肠胃，致生变症。其苗味甘，作蔬食，除热润燥，开胃厚肠，极美也。王易简[1]曰：粟壳治痢如神。但性紧涩，多令人呕逆，故人畏而不敢服。若用醋制，加以乌梅，则用得法矣。

【禁忌】宗奭曰：御米性寒，多食利二便，动膀胱气。

【出产】《图经》曰：处处皆生，人家园庭尤多。花有红白二

---

① 王易简：即王硕。

种，微腥，其实形如饼子，中有米粒，极细。圃人隔年粪地，九月布子，经冬至春始生苗，极繁茂。不尔不生，生亦不茂，俟瓶焦黄乃采之。宗奭曰：其花亦有千叶者，一罂凡数千万粒，大小如葶苈子，其色白。

【炮制】 时珍曰：凡用，以水洗润，去蒂及筋膜，取外薄皮阴干，细切，以米醋拌炒入药，亦有蜜炒蜜炙者。

以上涩剂谷部

乌梅

味酸，平，无毒。主下气，除热烦满，安心，肢体痛，偏枯不仁，死肌《本经》。

利筋脉，主下痢，好睡口干《别录》。

止渴，调中去痰，治瘴疟吐逆，冷热痢《大明》。

虚劳骨蒸，消酒毒藏器。

功专敛肺固肠，解渴，止吐《得宜》。

止燥嗽，反胃噎膈，蛔厥吐利，杀虫，解鱼毒、硫黄毒时珍。

附白梅

酸、咸，平，无毒。主消痰，止霍乱，解酒毒，治泻痢烦渴，下血血崩。功同乌梅时珍。

梅根及叶

俱主霍乱，止休息痢《备要》。

【经络】 得木气之全以生，故其味最酸，所谓曲直作酸是也。

可升可降，阴也。入手太阴、足太阴经《经疏》。

入肺脾二经。为敛肺涩肠、涌痰消肿之品。二经血分药芊绿。

【合化】《圣惠》曰：得黄连为丸，治赤痢腹痛。《圣济》曰：得大枣，治水气满急。李楼曰：得鱼鲊，生捣，涂封指头肿毒，痛甚者。《得宜》曰：得建茶、干姜为丸，止休息痢。

【论说】好古曰：乌梅，脾肺二经血分药也。能收肺气，治燥嗽，肺欲收，急食酸以收之。时珍曰：乌梅、白梅所主诸病，皆取其酸收之义，仲景治蛔厥，用乌梅丸。方中用者，取虫得酸即止之义，稍有不同。又曰多食有损齿伤筋之弊。

【禁忌】《经疏》曰：凡风寒初起，疟痢未久者，均忌。东垣曰：忌猪肉。

【出产】《图经》曰：生汉中川谷，今襄汉川蜀江湖淮岭皆生。五月采其黄实，以烟熏之，便作乌梅。时珍曰：树叶皆略似杏，叶有长尖，先众木而花。其实酢曝干为脯，含之可以香口。子赤者材坚，子白者材脆，惟乌梅、白梅入药用。

【炮制】弘景曰：用时，须去核，微炒之。

木瓜

味酸，温、涩，无毒。主湿痹脚气，霍乱大吐下，转筋不止《别录》。
止呕逆，心膈痰唾，脚气冲心，止水利后渴不止藏器。
敛肺和胃，理脾伐肝李珣。
治腹胀善噫，心下烦痞好古。

附枝叶皮根

止霍乱吐下转筋，疗脚气《别录》。

治热痢^{时珍}。

【经络】禀春初之气，得曲直之化以生。气薄味厚。降多于升，阳中之阴。入足太阴、阳明，兼入足厥阴经《经疏》。

入足太阴经《得宜》。

入脾、胃、肺、肝四经。为利筋骨，调营卫之品，兼补剂。为手、足太阴血分之品^{芊绿}。

【合化】《食疗》曰：得桑叶、大枣，治脐下绞痛。《圣惠》则易以桑皮，治霍乱腹痛。《医林集要》曰：得鳝鱼身上涎，调涂反花痔疮。

【论说】孟诜曰：多食木瓜，损齿及骨，皆伐肝之明验。而木瓜为脾肺药，非肝药明矣。时珍曰：木瓜所主，霍乱、吐利、脚气，皆脾胃病，非肝病矣。肝虽主筋，而转筋则由湿热、寒湿之邪，袭伤脾胃所致，故筋转必起于足腓。腓及宗筋皆属阳明，木瓜治转筋，非益筋也，理脾而伐肝也。土病则金衰而木盛，故用酸温以收脾肺之耗散，而借其走筋以平肝邪，乃土中泻木以旺金也。木平则土得令，而金受荫矣。沈芊绿曰：木瓜治转筋，筋急者得之能舒，筋缓者得之能利。

【禁忌】《经疏》曰：下部腰膝无力，由精血虚，真阴不足，及伤食脾胃未虚，积滞多者，均忌。最忌铁器。

【出产】《图经》曰：今处处皆生，以宣城者为佳。其木状若奈花，生于春末而深红色，其实大者如瓜，小者如拳。时珍曰：可种可接，可以枝压。其叶光而厚，其实如小瓜而有鼻。津润。味不木者为木瓜。其圆小于木瓜，味木而酢涩者，为木桃，似木瓜而无鼻。大于木桃，味涩者为木李。木瓜性脆，可蜜渍之为果。去子蒸烂捣泥，入蜜，与姜煎，冬月饮尤佳。

【炮制】雷公曰：凡使，以铜刀削去硬皮并子，切片晒干，以黄牛乳汁拌蒸，从巳至未，待如膏煎，乃晒用也。

芡实子

味甘，平，涩，无毒。主湿痹，腰脊膝痛，补中，除暴疾，益精气，强志，聪耳明目《本经》。

止渴益肾，治小便不禁，遗精，白浊，带下时珍。

功专暖元阳《得宜》。

治泄泻，梦遗，滑精士材。

【经络】禀水土之气以生。可升可降，阴也。入足太阴、少阴经。补脾胃、固精气之药《经疏》。

入脾、胃二经，兼入心、肾二经。为固本益精之品，而兼补剂芊绿。

【合化】《摘玄》曰：得白茯，苓、黄蜡，治浊病。《得宜》曰：得生地能止血，得金樱子能涩精，得菟丝子能实大便。

【论说】苏恭曰：作粉食能益人，胜于菱也。张子和曰：人之食芡，必枚啮而细嚼之，使华液流通，转相灌输，其功胜于乳汁也。

【禁忌】《经疏》曰：生食，动风冷气，小儿不宜多食，以难化也。弘景曰：小儿多食，令不长。宗奭曰：食多不益脾胃，兼难消化。

【出产】《图经》曰：生雷泽，今处处有之。生水泽中，叶大如荷，皱而有刺，俗谓之鸡头盘。花下结实，其形类鸡头，故以名之。八月采实。保昇曰：苗生水中，子若拳大，形作鸡头，实若石榴，其皮青黑，肉白如菱米也。

【炮制】孟诜曰：凡用，蒸熟，烈日晒裂，取仁，亦可舂取粉用。

以上涩剂果部

赤石脂

味甘、酸、辛，大热，无毒。主养心气，明目益精，疗腹痛，肠澼，下痢赤白，小便利，及痈疽疮痔，及女子崩漏，产难，胞衣不出，久服补髓《别录》。

补五脏虚，乏气甄权。

补心血，生肌肉，厚肠胃，除水湿，收脱肛时珍。

【经络】禀土金之气以生。色赤象火，气薄味厚。降而能收，阳中之阴。入手阳明大肠，兼入手、足少阴经《经疏》。

入心、肾、大肠三经。为固敛之品，而兼重剂。降而能收，直达下焦血分之要药羊绿。

【合化】寇氏曰：得干姜、胡椒，治大肠寒滑，小便精出。《普济》曰：得牡蛎、食盐，治小便不禁。《得宜》曰：得干姜、粳米，治下利脓血。得蜀椒、附子，治心痛彻背。

【论说】东垣曰：赤石脂固肠胃，有收敛之能；下胞衣，无推荡之峻。仲淳曰：大小肠下后虚脱，非涩剂无以固之。其他涩药轻浮，不能达下，惟赤石脂体重而涩，直入下焦阴分，故为久痢泄澼要药。又能去恶血，盖恶血化，则胞胎无阻。东垣云胞胎不下，涩剂可以下之，是也。

【禁忌】《经疏》曰：凡火热暴注者，不宜用。滞下全是湿热，于法当利，自非的受寒邪下利白积者，不宜用。崩中法当补阴清热，不可全仗收涩。带下本属湿热积滞，法当祛暑除积，止涩非宜。之才曰：畏芫花。恶大黄、松脂。

【出产】《图经》曰：生济南射阳，及太山之阴，今出潞州①。

---

① 潞州：古代地名。北周宣政元年置，治所在上党郡。隋大业初改为上党郡。唐武德元年复为潞州，治所在上党县，天宝初复改为上党郡，乾元元年复为潞州。北宋崇宁三年升为隆德府，太宗三年又改为潞州。明嘉靖八年升为潞安府。

以色理鲜腻者为胜。采无时。

【炮制】不著。

白石脂

味甘、酸，平，无毒。主养肺气，厚肠，补骨髓，疗五脏，惊悸不足，心下烦，止腹痛，下水，小肠澼溏，便脓血，女子崩中漏下，赤白沃，排痈疽疮痔《别录》。

涩大肠甄权。

【经络】入肺、大肠二经。为固敛之品，兼重剂，降而能收。乃直达下焦气分之要药芉绿。

【合化】《斗门方》曰：得干姜，能止久泄久痢。《圣济》曰：得白蔹、鸡子白，能涂粉泽面皯。《全幼心鉴》曰：得白龙骨、木瓜，能治小儿滑泄。之才曰：得厚朴、米汁饮，能止便脓。

【论说】弘景曰：五色石脂，《本经》疗体亦相似，《别录》分条具载。今俗惟用赤白二脂，断下痢耳。时珍曰：赤白二脂，一入气分，一入血分，故时用尚之。

【禁忌】之才曰：燕屎为之使。恶松脂。畏黄芩。苏颂曰：畏黄连、甘草。

【出产】《图经》曰：生太山之阴。苏恭云：出慈州诸山，太山左侧。不闻有之。今惟潞州有焉。采无时。

【炮制】不著。

禹余粮

味甘，寒，无毒。主咳逆，寒热烦满，下赤白，血闭，癥瘕，大热《本经》。

平。疗小腹痛结，烦疼《别录》。

主崩中甄权。

治邪气及骨节疼，四肢不仁，痔瘘等疾《大明》。

催生，固大肠时珍。

功专镇固下焦《得宜》。

【经络】入胃、大肠二经。为固下之品，兼重剂。为二经血分药芊绿。

【合化】《得宜》曰：得赤石脂，治伤寒下利。得干姜，治赤白带下。得牡蛎、乌贼鱼骨、桂心，治崩中漏下。

【论说】子和曰：此手足阳明血分重剂也。其性涩，故主下焦前后诸病。李知先①诗云，下焦有病人难会，须用余粮赤石脂。无己曰：重可去怯。禹余粮之重，为镇固之剂。

【禁忌】之才曰：牡丹为之使，伏五金，制三黄。

【出产】《图经》曰：生东海池泽及山岛中，或池泽中，今惟泽潞有之。形如鹅鸭卵，外有壳重叠，中有黄细末，如蒲黄，采取无时。

【炮制】弘景曰：凡用研细，水洮取汁，澄之，勿令有沙土也。

明矾一名白矾

味酸，寒，无毒。主寒热泄痢，白沃②，阴蚀，恶疮，目痛，坚骨齿《本经》。

除固热在骨髓，去鼻中息肉《别录》。

---

① 李知先：字元象，号双钟处士，陇西（今属甘肃）人，南宋医家，以歌括形式论述《南阳活人书》，写成《南阳活人书括》。
② 白沃：谓泄下之物色白如沫。

除湿追涎，化痰坠浊，除风杀虫，止血定痛，蚀恶肉，生好肉，治惊痫喉痹，齿痛风眼，崩带脱肛，阴蚀，阴挺，痈疽疔肿，瘰疬疥癣，虎犬、蛇虫咬伤《备要》。

【经络】入脾经。为燥湿坠痰之品芊绿。

【合化】《圣惠》曰：得桂心，共为末，安舌下，能治木舌肿强。夏子益①曰：得滑石，能治眼赤鼻张，大喘，浑身斑出，其毛发如铁，毒气结于下焦者。《济急方》曰：得青矾、白面，醋煮米粉为丸，治黄肿水肿。《普济》曰：得硫黄，治反胃呕吐。《多能鄙事》②曰：得地肤子，煎洗身面痱子。

【论说】宗奭曰：不可多服，损心肺，却水故也。陈师古曰：矾石之用有四。吐利、风热痰涎，取其酸苦涌泄也；治诸血痛、脱肛、阴挺、疮疡，取其酸涩而收也；治痰饮、泄痢、崩带、风眼，取其收而燥湿也；治喉痹、中蛊、蛇虫伤螫，取其解毒也。

【禁忌】《经疏》曰：主治诸症，仅可资其引导，若必独用，均有损害。岐伯云：久服伤人骨。诚者斯言。之才曰：甘草为之使。恶牡蛎，畏麻黄。

【出产】《图经》曰：生河西山谷及陇西石门，今则晋州③慈州出焉。初生皆石也。采得碎之，煎炼乃成矾。凡有五种，色亦各异，所谓白矾、绿矾、黄矾、黑矾、绛矾也。

---

① 夏子益：即夏德，宋代医家，编著有《奇疾方》一部。

② 《多能鄙事》：类书，明代初期刘基所撰，全十二卷，收录了日常生活中必备的知识。

③ 晋州：古代地名。北魏建义元年以唐州改名，治所在白马城。北齐后废。唐武德元年又以平阳郡改置，治所在临汾县。五代复移治今临汾市。北宋政和六年升为平阳府；南朝梁大宝元年改豫州置，治所在晋熙郡。北齐天保六年改为江州，陈太建五年复为晋州，隋开皇初改为熙州；北周置，治所在绛县。建德五年废；金兴定四年置，治所在西张砦。元废；元太祖十年置，治所在鼓城县。明洪武初废县入州。

【炮制】雷公曰：凡使，须以瓷瓶盛于火中，煅令内外通赤，揭去瓶盖，安石蜂窠于内，烧之，窠尽为度。俟冷，埋入土中一夜，取出用之。

皂矾 —名绿矾

味酸，凉，无毒。主疥及诸疮_{苏恭}。

喉痹，虫牙口疮，恶疮疥癣，酿鲫鱼烧灰服，疗肠风泻血《大明》。

消积滞，燥脾湿，化痰涎，除胀满，黄肿疟痢，风眼、口齿诸病_{时珍}。

【经络】气味所禀与白矾同。其酸涌涩收，燥湿化涎之功，亦与白矾相似也《经疏》。

入脾经。为燥湿化痰之品_{芊绿}。

【合化】孙氏曰：得米醋，晒干为末，能吹喉风肿闭。《医方摘要》曰：得白面作馒头，将皂矾装入，盐泥封固，文武火烧为末，枣肉为丸，能治翻胃吐食。又曰得雄黄、乳香为末，能搽妇人甲疽。

【论说】时珍曰：此矾色绿味酸，烧之则赤，既能入血分伐木，又能燥湿化涎，利小便，消食积，故胀满、黄肿、疟痢、疳疾方，往往用之。然其源则自仲景用矾石消石，治女劳黄疸方中，变化而来也。

【禁忌】《经疏》曰：绿矾虽能消肉食坚积，然能令人作泻，胃弱人不宜多用。服此者，终身忌食荞麦，犯之立毙。

【出产】苏颂曰：出隰州温泉，并煎矾处生焉。初生皆石，煎炼乃成，形似朴消而绿色。取置铁板上，聚炭烧之，矾沸流出，色赤如金汁者，是真也。

【炮制】雷公曰：凡使，以深青莹净者良，煅赤用。

胆矾<small>一名石胆</small>

味酸、辛，寒，有毒。主明目目痛，金疮，诸痫痉，女子阴蚀痛，石淋寒热，崩中下血，诸邪毒气《本经》。

散癥积，咳逆上气，及鼠瘘、恶疮《别录》。

治虫牙，鼻中息肉《大明》。

带下赤白，面黄，女子脏急<small>苏恭</small>。

入吐风痰药中，最快利<small>苏颂</small>。

【经络】入胆经。为吐风痰、敛咳逆之品，兼宣剂。又能涌吐风热痰涎，发散风木相火<small>芊绿</small>。

【合化】《济生》曰：得僵蚕，研末，能吹喉痹喉风。杨起曰：得北枣，去核，共研末，敷走马牙疳。《圣济》曰：得牡蛎生研，醋调，涂赤白癜风。刘氏曰：得乳香、没药为末，醋调，搽杨梅毒疮痛甚者。

【论说】周密曰：治咽喉口齿疮毒，殊有奇功。有患喉痹欲死者，鸭嘴胆矾末，醋调灌之，大吐胶痰数升即瘥，此法百试百效。存中①曰：胆矾性敛而能上行。

【禁忌】之才曰：水英为之使。畏牡桂、菌桂、芫花、辛夷、白薇。

【出产】《图经》曰：生羌道山谷，今惟信州铅山县有之。生铜坑中，采得煎炼而成。又有自然生者，尤为珍贵。二月庚子辛丑日采之。苏恭云：真者出蒲州，有块如鸡卵者为真。

【炮制】不著。

以上涩剂石部

---

① 存中：即宋代科学家沈括，字存中。

乌爹泥即孩儿茶

味苦、涩，平，无毒。主清上膈热，化痰生津，涂金疮，一切诸疮，生肌定痛，止血收湿时珍。

治阴痔，痔肿，涂口疮，同蓬砂等分《备要》。

【经络】入肺经。为清散之品，乃幼科、外科之圣药羊绿。

【合化】《外科方》曰：得胡黄连为末，敷下疳、阴疮神效。孙氏曰：得麝香唾津调，敷痔疮肿痛。董炳曰：得熊胆、片脑、人乳，能搽脱肛气热，亦治痔疮。

【论说】希雍曰：本是茶末，故能清上膈。又得地中之阴气，故能凉血清热，治金疮以下诸症。苦能燥，涩能敛，故又主收湿。今人多用外治，内服者甚少。

【禁忌】不著。

【出产】时珍曰：乌爹泥出南番、爪哇、暹罗诸国。今云南、老挝、暮云场地方造之。云是细茶末，入竹筒中，坚塞两头，埋污泥沟中，日久取出，捣汁熬制而成，块小而润泽者为上，大而焦枯者次之。

【炮制】时珍曰：凡使，研细用。

以上涩剂土部

龙骨

味甘，平，无毒。主心腹鬼疰，精物老魅，咳逆，泄痢脓血，女子漏下，癥瘕坚结，小儿热气惊痫《本经》。

疗心腹烦满，四肢枯痿，汗出，夜卧自惊，恚怒，伏气在心下，不得喘息，肠痈内疽，阴蚀，止汗，缩小便、溺血，养精神，定魂魄，安五脏《别录》。

味涩。功专固脱《得宜》。

主涩肠，益肾，解毒辟邪，治多梦纷纭，疟痢吐衄，崩带，遗精脱肛，大小肠利，定喘敛疮《备要》。

附 **白龙骨**

主梦寐泄精，小便泄精《别录》。

【经络】禀阳气以生，而伏于阴。为东方之神，乃阴中之阳，鳞虫之长，神灵之物也。故其骨肉应乎肝，入足厥阴、少阳、少阴，兼入手少阴、阳明经《经疏》。

入肝、胆、肾三经，兼入心、大肠二经。为固敛浮越正气之品芋绿。

【合化】梅师曰：得韭子，治睡即遗尿。得桑螵蛸治遗屎淋沥。《三因方》曰：单用为末，吹入鼻中，治吐血、衄血、九窍出血。《得宜》曰：得远志，治健忘。得白石脂，治泄泻不止。

【论说】雷公曰：气入丈夫肾脏中，故益精药宜用之。海藏曰：并主带脉为病。许洪曰：牛黄恶龙骨，而龙骨得牛黄更良，有以制伏也。其气能收阳中之阴，入手足少阴、厥阴经。

【禁忌】《经疏》曰：味涩而主收敛。凡有积滞瘀血在内，法当通利疏泄。若骤加止涩，反能为害。惟久病虚脱者，在所不忌。之才曰：得人参、牛黄良。畏石膏。

【出产】《图经》曰：出晋地川谷，及太山岩石，水岸土穴中死龙处，今河东州郡多有之。或云是龙蜕，实非死骨。采取无时。

【炮制】《广记》曰：酒浸一宿，焙干研粉，水飞三次用，如急用时，以酒煮，焙干。

以上涩剂鳞部

牡蛎

味咸，平。主伤寒寒热，温疟洒洒，惊恚怒气。除拘缓鼠瘘，女子带下赤白。久服强骨节《本经》。

微寒，无毒。除留热在关节，营卫虚热，去来不定，烦满，心痛气结，止汗止渴，除老血，疗泄精，涩大小肠，止大小便，治喉痹咳嗽，心胁下痞热《别录》。

治风疟，鬼交精出孟诜。

男子虚劳，补肾安神，去烦热，小儿惊痫李珣。

去胁下坚满，瘰疬，一切疮好古。

功专降逆止汗《得宜》。

化痰软坚，清热除湿，止心脾气痛，赤白痢，白浊，消疝瘕积块，痰疾结核时珍。

【经络】得海气结成。气薄味厚。阴也，降也。入足少阴、厥阴、少阳经《经疏》。

入肝、胆、肾三经。为软坚利水固肠之品，乃肾经血分药也芊绿。

【合化】《肘后》曰：得石膏，能止病后常衄，小劳即作者。《医学集成》曰：得黄柏，治小便淋闷，用血药不效者。《古今录验》曰：得干姜，炮，共研末，水调，敷肾囊上，治水病囊肿。或云用葱汁、白面。《得宜》曰：得柴胡，去胁下硬。得松萝茶，能消项上结核。得大黄，能消股间肿。得地黄，能涩精。得元参、甘草、腊茶，治瘰疬奇效。

【论说】甄权曰：病虚而多热者，宜同地黄、小草用之。无己曰：牡蛎之咸，以消胸膈之满，以泄水气，使痞者消，硬者软也。元素曰：壮水之主，以制阳光，则渴饮不思。故蛤蛎之属能止渴也。

【禁忌】《经疏》曰：凡病虚而有寒者忌。肾虚无火，寒精自出者，亦忌。之才曰：贝母为之使。得甘草、牛膝、远志、蛇床子良。恶麻黄、辛夷、吴茱萸。伏硇砂。

【出产】《图经》曰：生东海池泽，今海旁皆有之。附石而生，魂礌①相连如房，故名蛎房。初生海边，大如拳石，四面渐长，有一二丈者，崭岩如山，大房如马蹄，小者如人指。海人凿房去肉，而其壳左顾者为雄，右顾者则牡蛎耳。十月采之。

【炮制】雷公曰：凡真牡蛎，以东流水入盐，煮一伏时，再入火中煅赤，研粉用。时珍曰：一说用童便，浸四十九日，五日一换，取出，以硫黄末和米醋涂上，黄泥固济，煅过用。

以上涩剂介部

五倍子一名文蛤，即虫食盐麸子木而生者

味酸、咸，平，无毒。主生津化痰，止嗽止血，敛汗，解酒，疗消渴泄痢，疮癣五痔，下血脱肛，脓水湿烂，子肠②坠下，散热毒，消目肿，敛疮口，染须发，止呕吐，治喉痹，黄病，心腹痛，小儿面鼻疳疮《医鉴》。

【经络】得木气，而兼金水之性，气薄味厚。敛也，阴也。入手太阴、足阳明经《经疏》。

---

① 魂礌：指累积的石块。

② 子肠：子宫或胞宫别称。

入肺经。为收敛之品。性涩能敛肺，气寒能降火_{芊绿}。

【合化】《圣惠》曰：得陈米饭丸，能止肠风脏毒，下血不止者。《得宜》曰：得茯苓、龙骨，治虚劳遗浊。得白矾，治肠风下血。朱氏曰：得白僵蚕、甘草共为末，白梅肉为丸，噙咽，能治咽中悬痈。《集简》曰：得盐和丸，治小便尿血。

【论说】丹溪曰：五倍子属金与水。噙之，善收顽痰，解热毒，佐他药尤良。黄昏咳嗽，乃火气浮入肺中，不宜用凉药，宜五倍子、五味子敛而降之。沈芊绿曰：滑精梦泄诸病，固宜收涩，然必能通，而后能涩。《医学纲目》载一方，以治虚而滑精者。用五倍子一两，茯苓二两，其用茯苓倍于五倍子者，泻多涩少，诚尽制方之妙。

【禁忌】《经疏》曰：凡嗽由外感，泻非虚脱者，忌之。

【出产】《图经》曰：无处不生，以蜀中者为胜。生肤木叶上，七月结实，无花，其木青黄色，其实青，至熟而黄，大者如拳，内多虫。九月采子，曝干。时珍曰：五六月有小虫如蚁，食盐麸子木汁。老则遗种，结小球于叶间，正如蛄螋①之作雀，瓮蠮虫之作蠮子也。初起甚小，渐大如拳，或如菱，其形圆长不等。始则青绿，久则细黄，缀于枝叶上，宛如结成。山人霜降前采取焉。

【炮制】《本草述》曰：去虫，汤药生用，丸药略炒用。

百药煎

味酸、咸，微甘，无毒。主清肺，化痰定嗽，解热，生津止渴，收湿，消酒，乌须发，止下血，久痢脱肛，牙齿宣䘌，面鼻疳蚀，口舌糜烂，风湿诸疮_{时珍}。

---

① 蛄螋：一种毛虫，背毛螫人。

【经络】入心、肺二经。为收摄之品^{芋绿}。

【合化】《濒湖》曰：得黄芩、橘红、甘草，能定嗽化痰。《普济》曰：得青盐、铜绿共研末，掺之，能治牙龈疳蚀。《济生》曰：得乌梅、白芷为丸，能治肠风脏毒。《本事方》曰：得陈槐花、五倍子为丸，治酒痢下血。

【论说】汪颖曰：功与五倍子同。但经酿造，其体轻虚，其性浮收，且味带余甘，治上焦心肺咳嗽、痰饮热渴诸病。含化之，尤为相宜。

【禁忌】不著。

【出产】时珍曰：用五倍子为粗末，每一斤以真茶一两，浓汁入酵糟四两，捣烂拌和。器盛置糠缸中窨之，待发起如发面状，即成矣。捏作饼丸晒干。

【炮制】不著。

以上涩剂虫部

卷十

无锡沈金鳌原辑
丹徒刘铁云补正

燥剂

徐之才曰：燥可去湿，桑白皮、赤小豆之属是也。王好古曰：湿有在上、在中、在下、在经、在皮、在里。张从正曰：积寒久冷，吐利腥秽，上下所出水液，澄澈清冷，此大寒之病，宜姜、附、胡椒辈，以燥之。若病湿气，则陈皮、白术、木香、苍术之属除之，亦燥剂也。而黄连、黄柏、栀子、大黄，其味皆苦。苦属火化，皆能燥湿，此《内经》之本旨也，岂独二术之类为燥剂也乎。

苍术 一名茅山术，亦名赤术，又名山精

味苦，温，无毒。主风寒湿痹，死肌，痉疸《本经》。

主头痛，消痰水，逐皮间风水结肿，除心中急满，及霍乱吐下不止，暖胃，消谷，嗜食《别录》。

主大风痛痹，心腹胀痛，水肿胀满，除寒热，止呕逆，下泄冷痢甄权。

治筋骨软弱，疮癣气块，妇人冷气，癥瘕，山岚瘴气，温疾《大明》。

除湿发汗，健胃安脾，治痿要药_{东垣}。散风益气，总解诸郁_{丹溪}。

苦、辛。治湿痰留饮，或挟瘀血成窠囊，及脾湿下流，浊沥带下，肠风滑泻_{时珍}。

【经络】入脾、胃、肺、大小肠五经。为祛风除湿、升阳散郁之品，而兼宣剂，亦兼补剂_{芊绿}。

苍术甘而辛烈，性温而燥。阴中之阳，可升可降。入足太阴、阳明，手太阴、阳明、太阳经_{时珍}。

【合化】《得宜》曰：得防风，则发汗。得黄柏，则胜湿。得香附，快中下二焦之气。得山栀，解术性之燥。孙氏曰：得脂麻，能补脾滋肾。《保命集》曰：得黄芩、淡桂、芍药，止脾湿水泻。一云：去白芍，加防风，得地榆，治脾湿下血。

【论说】东垣曰：苍术，别有雄壮上行之气，能除湿，下安太阴，使邪气不得传入于脾。以其经泔浸火炒，故能出汗。与白术止汗特异，用者不可以此代彼，盖有止发之殊。其余主治略同。河间曰：苍术主治与白术同。若除上湿，发汗之功最大。若补中焦，除脾胃湿，力不如白术，腹中狭窄者须用之。丹溪曰：苍术能解诸郁。痰、火、食、湿、气、血之六郁，皆因传化失常，不得升降，病在中焦，用药必兼升降。苍术为足阳明经药，气味辛烈，强胃健脾，发谷之气，能径入诸经，疏泄阳明之湿，通行敛涩；香附乃阴中快气之郁，下气最速。一升一降，故郁散而平。

【禁忌】《经疏》曰：二术，凡病属阴虚，血少精不足，内热骨蒸，口干唇燥，咳嗽，吐痰吐血，鼻血齿血，咽塞便秘滞下，及肝肾有动气者，均忌。

【出产】时珍曰：苍术，山蓟也，处处皆生，以茅山者佳。苗高二三尺，其叶抱茎而生，稍间叶似棠梨叶，其脚下叶有三五叉，皆有锯齿小刺，根如老姜之状，苍黑色，肉白，有油膏。昔人用术，不分赤白。自宋以来始言苍术苦辛气烈，白术苦甘气和，各自施用，亦颇有理。并以秋采者佳，春采则虚软易坏也。

【炮制】宗奭曰：苍术辛烈，须用米泔浸洗，再换泔浸二日，去上粗皮用。时珍曰：亦有用脂麻同炒，去其燥者。

仙茅

味辛，温，有毒。主心腹冷气，不能食，腰脚风冷，挛痹不能引，丈夫虚劳，老人失溺，无子，益阳道《开宝》。

治一切风气，丈夫五劳七伤，填骨髓_{李珣}。

开胃消食，下气，益房事，不倦《大明》。

【经络】禀火金之气而生，然必是火胜金微。虽云辛温，其实辛热之品。气味俱厚。可升可降，阴中之阳。入手、足厥阴经《经疏》。

入命门经，兼入肝、心包二经。为补火之品，兼补剂_{芊绿}。

【合化】《三因方》曰：得阿胶、鸡肶皮[1]，能定喘下气。《得宜》曰：得生地、枸杞、茴香、柏仁，治腰脚挛痹。

【论说】许真君[2]曰：命门，真阳之火，即先天祖炁。天非此火不能生物，人非此火不能有生，故真火一衰，即如以上诸病杂出。惟此正入命门，补火之不足，则诸病自除也。命门之系，上通于心，相火得补，则正气益自镇摄。

【禁忌】《经疏》曰：一切阴虚阳厥，火极似水等症，法并禁用。苏颂曰：忌食牛乳、牛肉。芊绿曰：忌铁器。

【出产】《图经》曰：生西域及大庾岭，今蜀川、江湖、两浙

---

① 鸡肶皮：中药鸡内金之别名。

② 许真君：即许逊，字敬之，豫章人，晋代道士。传说他曾镇蛟斩蛇，为民除害，道法高妙，声闻遐迩，时求为弟子者甚多，被尊为净明教教祖。

亦生焉。叶青如茅而软，稍阔，面有纵理，又似棕榈。至冬尽枯，春初乃生，三月有花，色黄，不结实，其根独茎而直，大如小指，下有短细肉根相附，外皮稍粗，褐色，内肉黄白色。二八月采根曝干用。衡山出者，花碧，五月结黑子。

【炮制】雷公曰：采得以清水洗，刮去皮于槐砧上，用铜刀切，以生稀布袋盛于乌豆水中，浸一宿取出，再用酒湿拌蒸，晒干。

草豆蔻一名草果

味辛，温，涩，无毒。主温中，心腹痛，呕吐，去口臭气《别录》。

下气，止霍乱，一切冷气，消酒毒《开宝》。

去客寒心胃东垣。

功专散滞气，消膈上痰《得宜》。

治瘴疠，寒疟，伤暑，吐下泄痢，噎膈反胃，痞满吐酸，痰饮积聚，妇人恶阻，带下，杀鱼肉毒时珍。

【经络】得地二之火气而有金，复兼感乎夏末秋初之令以生。故《别录》言辛温，而海藏又云大辛热。阳也，浮也。入足太阴、阳明经《经疏》。

入脾胃二经。为祛寒除湿、消痰截疟之品，调中补胃、健脾消食、开郁破气之要药也羊绿。

【合化】《普济》曰：得高良姜、生姜汁，能治胃弱呕逆。《圣济》曰：得黄连、乌头、生姜，能止霍乱烦渴。《得宜》曰：得熟附子，治寒疟；得乌梅，治久疟不止。

【论说】宗奭曰：调散冷气甚速，虚弱不能饮食者，宜与木瓜、乌梅、砂仁、益智、神曲、麦芽、甘草、生姜同用。东垣曰：

风寒客邪在胃口之上，当心作疼者，宜煨熟用。时珍曰：与知母同用，治瘴疟寒热，取其一阴一阳，无偏胜之害。盖草寇治太阴独胜之寒，知母治阳明独胜之火。

【禁忌】《经疏》曰：凡疟不由于瘴，心胃痛由火而不由寒，泻痢胀满，或小水不利，由暑气湿热者，均忌。《备要》曰：忌铁器。

【出产】《图经》曰：生南海，今岭南皆有之。苗似芦，叶似山姜、杜若辈，根似高良姜。花作穗，嫩叶卷之而生，初如芙蓉，穗头深红色，叶渐展，花渐出，而色亦渐淡，亦有黄白花者。南人多采，以当果实。《备要》曰：闽产名草豆蔻，如龙眼而微长，皮黄白，薄而棱峭，仁如缩砂，辛香气和。滇广所产者名草果，如诃子皮黑厚而棱密，子粗而辛臭。虽是一物，微有不同。

【炮制】雷公曰：凡使，去蒂，取向里之子及皮用，与茱萸于鏊上缓炒，待茱萸微黄黑去之，取草豆蔻皮及子，杵用之。时珍曰：今人惟以面裹，炉火煨熟，去皮用之。

肉豆蔻一名肉果

味辛，温，无毒。主积冷，心腹胀满，霍乱中恶，吐沫冷痒，小儿乳霍《开宝》。

解酒毒，消皮外络，下气《大明》。

苦、辛。宿食痰饮甄权。

心腹虫痛，脾胃虚冷气，并冷热虚泄，赤白痢，研末，粥饮下李珣。

【经络】禀火土金之气以生。升也，阳也。入足太阴、阳明经，亦入手阳明大肠经《经疏》。

入脾胃二经，兼入大肠经。为消食止泄之品芊绿。

【合化】《普济》曰：得姜汁炒半夏、木香，能暖胃除痰。《全幼心鉴》曰：得乳香、生姜，治小儿泄泻。

【论说】宗奭曰：亦善下气，多服则泄气，得中则和平其气。丹溪曰：属金与土，为丸，温中理脾。《日华子》称其下气。以脾得补而善运化，气自下也。非若陈皮、香附之驶泄，寇氏似未详其实，遂以为不可多服矣。汪机曰：痢疾用此涩肠。为伤乳泄泻之要药。

【禁忌】《经疏》曰：大肠素有火热及中暑热泄暴注，肠风下血，胃火齿痛，及湿热积滞方盛，滞下初起，均忌。雷公曰：忌铁器。

【出产】《图经》曰：出胡国，今惟岭南人家种之。春生苗，花实似豆蔻而圆小，皮紫紧薄，中肉辛辣。六七月采。

【炮制】雷公曰：凡使须以糯米粉、熟汤搜裹豆蔻于炉灰中，煨熟，去粉用。

益智仁

味辛，温，无毒。主益脾胃，理元气，补肾虚滑沥_{好古}。

涩精固气，宣通气郁，温中进食，摄涎唾，缩小便，止呕吐，止泄泻，客寒犯胃，冷气，腹痛泄精，女人崩带_{讱庵}。

心气不足，热伤心系吐血，血崩诸症_{时珍}。

【经络】得火土金三气以生。味辛气温，降也，阴中之阳。入足少阴、足太阴经《经疏》。

入脾经，兼入心、肾二经。为行阳退阴之品，而兼补剂，以补心气、命门、三焦之不足_{芊绿}。

【合化】《得宜》曰：得乌药，治小便频数，脬气不足。危氏曰：得茯神、远志、甘草，治小便赤浊。胡氏曰：得缩砂仁，治漏胎下血。

【论说】元素曰：益智辛热，能开发郁结，使气宣通。好古曰：益智本脾药，主君相二火。在集香丸则入肺，在四君子汤则入脾，在大凤髓丹则入肾。三脏互有子母相关之义，当于补药中兼用之，勿多服。士瀛曰：心者脾之母，进食不止于和脾。火能生土，当使心药入脾胃药中，庶几相得。故古人进食药中，多用益智，土中益火也。

【禁忌】《经疏》曰：凡症属燥热，病人有火者不宜用。故呕吐由热而不由寒，气逆由怒而不由虚，小便余沥由水涸精亏肉热，而不由肾气虚寒，泄泻由湿火暴注而不由气虚肠滑，均忌。

【出产】《图经》曰：生昆仑国，今岭南州郡往往有之。叶似襄荷，长丈余，其根旁生小枝，高七八寸，无叶花萼作穗，生其上，如枣许大，皮白核黑而小者佳。采无时。

【炮制】《本草述》曰：去壳炒，临用研。

补骨脂—名破故纸

味辛，大温，无毒。主五劳七伤，风虚冷，骨髓伤败，肾冷精流，及妇人血气、堕胎《开宝》。

苦、辛。男子腰疼，膝冷囊湿，逐诸冷痹顽，止小便，腹中冷甄权。

兴阳事，明耳目《大明》。

治肾泄，通命门，暖丹田，敛精神时珍。

【经络】禀火土之气，兼得天令之阳气以生。阳中微阴，降多于升。入手厥阴、足太阴经《经疏》。

入足少阴、厥阴经《得宜》。

入脾、命门、心包三经。为壮火益土之品，补相火以通君火之要药^{羊绿}。

【合化】《得宜》曰：得菟丝子，治下元虚惫。得杜仲、胡桃，治肾虚腰痛。得茯苓、没药，能定心补肾。得茴香，治小便无度。得韭子，治肾漏茎举。得肉果，治脾肾虚泄。得粟壳，治洞泻久痢。

【论说】飞霞曰：故纸属火，收敛神明。能使心包之火与命门之火相通，故元阳坚固，骨髓充实，涩以止脱也。胡桃属木，润燥养血，血属阴恶燥，故油以润之，佐故纸有水火相生之妙。万全曰：男子以精为主，女子以血为主。妇人血气衰，亦犹男子阳衰肾冷，而为血脱气陷之病，同乎男子之肾冷精流也。

【禁忌】《经疏》曰：凡病阴虚火动，阳道妄举，梦遗尿血，小便短涩，目赤口苦舌干，大便燥结，内热作渴，火升易饥，嘈杂，湿热成疾，以致骨乏无力者，均忌。时珍曰：忌芸薹及诸血。得胡桃、胡麻良。

【出产】《图经》曰：生广南诸州及波斯，今岭外山坂间亦有生者，然不及番舶者佳。茎高三四尺，叶似薄荷，花微紫色，实如麻子圆扁而黑。九月采。

【炮制】雷公曰：此性燥毒，须酒浸一宿，再以东流水浸三日夜，蒸至半日，晒干，胡桃肉同炒用。

胡芦巴

味苦，温，无毒。主元脏虚冷气，得附子、硫黄，治肾虚冷，腹胁胀满，面色青黑。得茴香、桃仁，治膀胱气大效《嘉祐》。

治冷气疝瘕，寒湿脚气，益右肾，暖丹田^{时珍}。

【经络】禀春夏之阳气以生。升也，阳中之阳。入命门之药^{元素}。

入命门经，为壮元阳、除寒湿之品，兼补剂芊绿。

【合化】《得宜》曰：得桃仁，治膀胱气。得茴香、川楝，治奔豚偏坠。得荞麦、茴香，治冷气疝瘕。得补骨脂、木瓜，治寒湿脚气。

【论说】洁古曰：元阳不足，冷气潜伏，不能归元者宜之。子和曰：有人病目不睹，思食苦豆。苦豆者，胡芦巴别名也。频频不缺，不周岁而目中微痛如虫行，目眦渐明而愈。此亦因益命门之功，所谓益火之原，以消阴翳也。

【禁忌】未详。

【出产】《图经》曰：生广州。又云种出南海诸番，盖其土芦菔子也。舶人皆种莳于岭外，然不及番中者真美。春生苗，夏结子作荚，至秋采之。

【炮制】时珍曰：凡入药淘净，以酒浸一宿，晒干，蒸熟，或炒用。

附子

味辛，温。主风寒，咳逆，邪气，温中，金疮，破癥坚，积聚血瘕，寒湿痿躄，拘挛膝痛《本经》。

甘，大热，有大毒。腰脊风寒，脚气冷弱，心腹冷痛，霍乱转筋，下痢红白，坚肌骨，又堕胎，为百药长《别录》。

温暖脾胃，除脾湿肾寒，补下焦阳虚元素。

除脏腑沉寒，三阳厥逆，湿淫腹痛，胃寒蛔动，经闭，补虚散壅东垣。

督脉为病，脊强而厥好古。

治三阴伤寒，阴毒寒疝，中寒中风，痰厥气厥，柔痓癫痫，小儿慢惊风。疗头风，肾厥头痛，暴泻脱阳，久痢脾泄，寒疟瘴气，久病呕哕，反胃噎膈，痈疽不敛，久漏冷疮。合葱涎，塞耳，治聋_{时珍}。

【经络】全禀地中火土燥烈之气，兼得乎天之热气以生。故其气味大辛大热，微兼甘苦而有大毒，气厚味薄。阳中之阴，降多于升，浮中有沉，无所不至。入手厥阴、命门，手少阳三焦，兼入足少阴、太阴经《经疏》。

入命门、三焦二经，兼入脾、肾、膀胱三经。为回阳退阴之品，兼补剂。专补命门相火，通行十二经，而无所不到也_{芊绿}。

【合化】《得宜》曰：熟附得麻黄，发中有补。生附得麻黄，补中有发。得人参能留阳气。得熟地，能固元阳。孙兆曰：得川乌头、干姜，能治阴毒伤寒，手足厥逆，脉息弦细。《济生》曰：得生南星、生木香，治中风气厥，痰壅，六脉沉伏者。《本事方》曰：得蜀椒、食盐，能治肾气上攻。《宣明方》曰：得炒焦山栀、食盐，能治小肠诸疝。《奇效》曰：得半夏、生姜，能治胃冷有痰。

【论说】虞抟曰：附子禀雄壮之质，能引补气药行十二经，以追复散失之元阳。引补血药入血分，以滋养不足之真阴。引发散药开腠理，以驱逐在表之风寒。引温暖药达下焦，以祛除在里之冷湿。好古曰：用附子以补火，必防涸水。如阴虚之人，久服补阳之药，则虚阳益炽，真阴愈耗，精血日枯，气无所附丽，遂成不救。吴绶曰：附子为阴症要药。凡伤寒传遍三阴，中寒夹阴，身虽大热而脉沉细者，或厥冷腹痛，甚则唇青囊缩者，急须用之。若待阴极阳竭而用之，已迟矣。无己曰：东垣治阴盛格阳伤寒，面目俱赤，烦渴引饮，脉七八至。但按之即散，用姜附汤加人参投半斤，得汗而愈，此神圣之妙也。元素曰：凡阴症用姜附药宜冷服。热因寒用也。盖阴寒在下，虚阳上浮，治之以寒，则阴益盛，治之以热，则拒膈不纳。用热药冷饮，下嗌之后，冷体既消，热性复发，情且不违，而致大益，此反治之妙也。又有寒药热饮，治热症者。此寒因热用，治亦相同也。《经》曰正者正治，反者反治。如用寒治热，用热治寒，此正治也。或以寒治寒，以热治热，此反治也。《经》所谓必伏其所主，而先其所因。盖借寒热药为反佐，以作向导也。亦曰从治。芊绿曰：热药不但附子，一切姜桂皆然。以此等治阴虚之人，固不免有不救之患。即阴阳俱虚，或阴虚更甚于阳者，以热药治之，亦必为害。且不特附子、姜、桂为然。即如人参原以补阳，余曾见一医治一阴虚之妇，其医性喜用枯燥药。服药数月，每日并进人参，病竟不痊，且愈多枯燥象。可见人参补阳，虽有益阳生阴之用，但必同滋阴药，然后能使阴分充足。若但与补阳药用之，未见其有济也。读书好古者，当推广之。

【禁忌】《经疏》曰：一切阳症、火症、热症，阴虚内热，血液衰少症，均忌。之才曰：地胆为之使。恶蜈蚣。畏防风、黑豆、甘草、人参、黄芪。时珍曰：畏绿豆、犀角。忌豉汁。

【出产】《图经》曰：乌头、乌喙、天雄、附子、侧子并出蜀土。冬至前布种，次年八月方成。苗高三四尺，茎作四棱，叶如艾，花紫碧色，作穗，实细小如桑椹，黑色。附子成熟后，以长二三寸为天雄，割削附子旁边夹子为侧子。其绝小者亦名侧子，元种者为乌头，其余大小概为附子，以八角者为上。或云冬采为附子，春采为乌头。又云一岁为侧子，二年为乌喙，三年为附子，四年为乌头，五年为天雄。今则一年种之便有五物，岂非种莳之法，用力倍至之效乎。

【炮制】时珍曰：生用须如阴制之法，去皮脐入药。熟用以水浸过，炮令发拆，去皮脐，乘热切片，再炒，令内外俱黄，去火毒入药。

川乌 即附子之母

味辛，热，有毒。主风痹血痹，半身不遂，诸风，除寒冷，温养脏腑，去心下坚痞，感寒腹痛元素。除寒湿，行经，散风邪，破诸积冷毒东垣。补命门不足，肝风虚好古。助阳退阴，功同附子而稍缓时珍。

【经络】入脾、命门二经。为助阳退阴之品，通行十二经络芊绿。

【合化】《宣明》曰：得郁金、橘红，治寒厥心痛，小肠、膀胱痛不可止。《得宜》曰：得干姜，治阴毒伤寒。得木香，治冷气洞泄《深师》曰：得黄柏，共为末，唾调，涂痈疽肿毒。

【论说】宗奭曰：补虚寒须用附子，去风即多用川乌，大略如此。时珍曰：附子性重滞，温脾逐寒。川乌头性轻疏，温脾去风。若寒疾即用附子，风疾即用川乌头。芊绿曰：乌头以出川彰明者为上，故加川字，以别草乌头也。附子即附生于乌头者，故亦以川产者为良。又按汪切庵云，王节斋气虚用四君，血虚用四物，虚甚俱加熟附，盖以四君四物皆和平宽缓之剂，须得附子健悍之性方能成功。附子热药，本不可轻用，但当病则虽暑热时月，亦可用，据此则附子非必为禁剂明矣。世之人所以不敢用者，亦局于丹剂之试訾，又或用之不当，立见祸害，遂以乌附为不可用也。不知是固用不得当之害，并非是药之有害，竟不可用也。不然仲景白通、四逆、真武等汤，何为用之哉？丹溪法重滋阴，故每偏诋阳药，非平允之说也。

【禁忌】详上。

【出产】详上。

【炮制】丹溪曰：凡用乌、附及天雄，须用童便浸透，煮过，以杀其毒，并助下行之力。入盐少许尤好，或以童便浸一二日，以竹刀切作四片，井水淘洗，再浸七日，晒干用。

草乌头

味辛，热，有毒。主中风恶风，洗洗出汗，除寒湿，破积聚寒热《本经》。

消胸中痰冷，食不下，心腹冷痰，脐间痛不可俯仰，堕胎《别录》。

主治诸风《得宜》。

治头风喉痹，痈肿疔毒时珍。

【经络】入脾经。为搜风胜湿、去痰攻毒之品芊绿。

【合化】王海藏曰：得葱头，治阴毒伤寒。《得宜》曰：得栀子，治疝气。得干姜，治阴毒伤寒。得木香，治冷气洞泄。戴古渝[1]曰：得川芎、苍术、生姜、葱头，治偏正头风。《医林正宗》[2]曰：得木鳖子、葱头、蚯蚓粪，研烂，醋调，敷瘰疬初作。

【论说】吴机曰：草乌，气锋锐，宜其通经络，利关节，寻蹊达径而自抵病所。时珍曰：草乌乃至毒之药，非若川乌、附子，人所栽种，可以酿制其毒也。芊绿曰：草乌头开顽痰，逐顽风，治顽疮，以毒攻毒，大胜川乌。然至毒无制，苟非当病，切勿轻投。

【禁忌】时珍曰：非风顽急疾，切忌轻投。之才曰：远志为之使。反半夏、瓜蒌、贝母、白蔹、白及。恶藜芦，忌豉汁。畏饴糖、黑豆。时珍曰：冷水能解其毒。

---

① 戴古渝：生平居里不详，著有《经验方》，已佚，本草著作中有引述。

② 《医林正宗》：医书，即《东溪节略医林正宗》，明代饶鹏（字九万，号东溪）著，共八卷。饶氏尤推崇"四子"（张仲景、朱丹溪、李东垣、刘河间），故撰书《四子医要》，刊刻时更名为《东溪节略医林正宗》。

【出产】时珍曰：草乌，即乌头之生于野者，《日华》谓之土附子。

【炮制】时珍曰：凡用草乌，去皮脐，总以姜汁炒透为妙。川乌亦须姜制。

白附子

味辛、甘，大温，有小毒。主心痛血痹，面上百病，行药势《别录》。

中风失音，一切冷风气，面𪿚瘢疵《大明》。

诸风冷气，足弱无力，疥癣风疮，阴下湿痒李珣。

补肝风虚好古。

去风痰丹溪。

【经络】感阳气而生。性燥而升，风药中之阳草也。东垣谓其纯阳，引药势上行是已。入足阳明经《经疏》。

入胃经。为祛风燥湿豁痰之品羊绿。

【合化】《济生》曰：得天南星、半夏、生姜汁，治痰厥头痛。《圣惠》曰：得枯矾，研末，涂舌上，以吐痰涎，能治喉痹肿痛。

【论说】时珍曰：根如草乌之小者，长寸许，皱纹有节。炮用。乃阳明经药，因与附子相似，故得此名，实非附子类也。切庵曰：阳明之脉营于面，白附能去头面游风。

【禁忌】《经疏》曰：似中风症，虽痰壅，忌用。

【出产】苏恭曰：本出高丽，今出凉州①以西，蜀郡不复有。生凉州者，在沙碛下湿地，独茎似鼠尾草，细叶周匝，生于穗间，

---

① 凉州：古代地名。西汉置，为汉武帝所置"十三刺史部"之一。东汉治所在陇县。三国魏初中移治姑臧县。隋大业三年废。唐武德二年复置，天宝元年改为武威郡，乾元元年复改凉州。五代及西夏时改称西凉府。

根形似天雄。

【炮制】《大明》曰：入药，炮用。

天南星—名虎掌

味苦、辛，温，有毒。主中风，麻痹，除痰下气，利胸膈，破坚积，消痈肿，散血堕胎《开宝》。

去上焦痰及眩运元素。

口噤身强东垣。

功专豁痰祛风《得宜》。

治惊痫风眩，喉痹舌疮，结核疝瘕，痈毒疥癣，利水《备要》。

附牛胆星

治惊风有奇效，除痰杀虫苏颂。

【经络】感金火之气而生。火金相搏，故其性烈。阴中之阳，可升可降。入手太阴经《经疏》。

入手、足太阴经《得宜》。

入肺经。为祛风湿豁顽痰之品，兼宣剂，并行肝脾经芊绿。

【合化】《得宜》曰：得生姜、大麻，治吐泻慢惊。得防风，治跌扑金刀伤风。得琥珀、朱砂，治痰迷心窍。《经验方》曰：得雄黄，面裹烧，候雄黄作汁，冷去火毒，入麝香少许，拂走马牙疳，透骨穿腮者。《博济》曰：得白僵蚕，纸包煨，研末，调以姜汁，治喉风喉痹。

【论说】士瀛曰：诸风口噤，宜用南星，更以人参、石菖蒲主之。时珍曰：味辛而麻，故能治风散血。气温而燥，故能胜湿除痰。性紧而毒，故能攻积拔肿，而治口㖞舌糜。得防风则不麻，得牛胆则不燥，得火炮则不毒。

【禁忌】《经疏》曰：阴虚燥痰，忌用。非西北人真中风者勿用。之才曰：蜀漆为使。畏附子、干姜、生姜。时珍曰：伏雄黄、丹砂。

【出产】《图经》曰：处处皆生。二月生苗，似荷梗，茎高一尺，叶如蒟蒻①，两枝相抱。五月开花似蛇头，黄色。七月结子作穗，似石榴子，红色。二八月采根，似芋而圆扁，亦与蒟蒻相类，采时慎之。一说天南星即本草虎掌。古方多用虎掌，不言南星。唐人中风痰毒方中，乃有立此名者。时珍曰：造牛胆星法，以南星生研末，腊月取黄牡牛胆汁，和剂纳入胆中，系悬风处干之，年久者弥佳。

【炮制】《备要》曰：凡使，以矾汤或皂角水浸三日夜，晒用，或酒浸一宿，蒸，竹刀切开，至不麻乃止。

半夏

味辛，平。主伤寒寒热，心下坚，胸胀，咳逆下气，头眩，咽喉肿痛，肠鸣，止汗《本经》。

有毒。消心腹胸膈痰热满结，心下急痛坚痞，时气呕逆，堕胎《别录》。

消痰，下肺气甄权。

治吐食反胃，霍乱转筋，肠腹冷，痰疟《大明》。

治寒痰及形寒饮冷，伤肺而咳，除胸寒，燥脾家湿，治痰厥头痛，消肿散结元素。

治眉棱骨痛丹溪。

---

① 蒟蒻：即魔芋。

救五绝急病《得宜》。

救暴卒无己。

除腹胀，目不得暝时珍。

【经络】得土金之气，兼感天之燥气以生。火金相搏，故其味辛平苦温。气味俱薄，沉而降。好古谓其辛厚苦轻，阳中之阴。入足太阴、阳明、少阳经，亦入手少阴经《经疏》。

入脾、胃、胆三经，兼入心、肺、大肠三经。为通阴阳，理顺逆，除湿化痰，开郁发表之品，而兼宣剂芊绿。

【合化】《和剂局方》曰：得醋制，再得茯苓、甘草治伏暑引饮。仲景曰：得黄连、瓜蒌，治结胸。《得宜》曰：得硫黄，治老人虚秘。《本事方》曰：得牡蛎、猪苓，治无管摄之遗浊。《外台》曰：得白芷，治骨鲠在咽。《肘后》曰：得鸡子白，调生半夏，敷痈疽发背及乳疮。

【论说】成无己曰：辛者散也，润也。半夏之辛以散逆气结气，除烦呕，发音声，皆以其行水气而润肾燥也。葛洪曰：凡遇五绝之病，缢溺压魇产死者，用半夏末吹入鼻中即活。盖取其能作嚏也。好古曰：脾无湿不生痰。故脾为生痰之源，肺为贮痰之所。吴机曰：俗以半夏性燥，代以贝母。不知贝母乃肺药，半夏乃脾胃药。咳嗽吐痰，虚劳吐血，痰中见血，诸郁咽痛喉痹，肺痈肺痿，痈疽，妇人乳难，皆宜贝母为向导，禁用半夏。若涎者，脾之液。脾胃湿热至涎化为痰，久则痰火上攻，昏愦口噤，偏废僵仆不语，生死旦夕，是非半夏、南星，曷可治乎？若以贝母代之，则翘首立毙。

【禁忌】《经疏》曰：一切血症，及阴虚血少，津液不足之病，均忌。之才曰：射干为之使。恶皂荚。畏雄黄、生姜、干姜、秦皮、龟甲，反乌头。甄权曰：柴胡为使。忌海藻、饴糖。元素曰：多用则泻脾胃，诸血症及口渴者禁用，为其损津液也。孕妇忌之。

【出产】《图经》曰：生槐里川谷，今则无处不生，以齐州者为佳。二月生苗一茎，茎端出三叶，浅绿色，颇似竹叶而光润。江南者似芍药叶，根下相重生，上大下小，皮黄肉白。五月、八月内采根，以灰裹二日，汤洗，曝干。一云，三月采者虚小，八月采者实大，然以陈久者为佳。时珍曰：研末，以姜汁和，作饼子，日干用，谓之半夏饼。或研末以姜汁、白矾汤和作饼，楮叶包置篮中，待生黄衣，日干用，谓之半夏曲。

【炮制】雷公曰：凡使，用白芥子半分，酽醋搅浊，将半夏一倍投入，洗三遍，待涎尽用之。时珍曰：治湿痰，以姜汁、白矾汤和之。治风痰，以姜汁及皂荚煮汁和之。治火痰，以姜汁、竹沥或荆沥和之。治寒痰，以姜汁、矾汤、白芥子末和之。此皆造曲妙法也。

以上燥剂草部

桂 俗名肉桂

味辛、甘，大热，有小毒。主温中，利肝肺气，心腹寒热冷疾，霍乱转筋，头腰痛，出汗，止烦止唾，咳嗽，鼻衄。能堕胎，坚骨节，通血脉，理疏不足，宣导百药《本经》。

补下焦不足，治沉寒痼冷之病，去荣卫中风寒，表虚自汗。春夏为禁药，秋冬下部腹痛，非此不能止元素。补命门不足，益火消阴好古。

木得桂而枯，又能抑肝风而扶脾土，脾虚恶食，湿盛泄泻，补劳通经诃庵。

治寒痹，风喑，阴盛失血，泻痢，惊痫时珍。

【经络】禀天地之阳气，兼得土金之气以生。木之纯阳者也。

洁古谓其气热，味大辛，纯阳。东垣谓其辛热有毒。浮也，阳中之阳。气之薄者为桂枝，气之厚者为肉桂。气薄则发泄，故桂枝上行发表。气厚则发热，故肉桂下行补肾。桂枝入足太阳经，桂心入手少阴、厥阴经血分，桂肉入足少阴、厥阴经血分《经疏》。

入肾肝命门三经。为下行温补之品，兼补剂。肝肾血分药芊绿。

【合化】《得宜》曰：得人参、麦冬、甘草，能益中气。得紫石英，疗吐逆。《和剂》曰：得茯苓，治暑月解毒。《全幼心鉴》曰：得姜汁炒黄连、茱萸、紫苏、木瓜，治小儿久痢。

桂心

味苦、辛，热，无毒。主一切风气，补五劳七伤，通九窍，利关节，益精明目，暖腰膝，破痃癖癥瘕，消瘀血，治风痹骨节挛缩，续筋骨，生肌肉《日华》。

主九种心痛，腹内冷气痛不可忍，咳逆结气壅塞，脚痹不仁，止下利，杀虫，治鼻中息肉，破血通利月闭，胞衣不下甄权。

主引血化汗化脓，内托痈疽痘疮，治噎膈腹满《备要》。

【经络】入心、心包二经。为补阳活血之品，兼补剂。手少阴血分之要药芊绿。

【合化】《圣惠》曰：酒煮桂心末，能涂偏正头风。煎服，治九种心痛，亦治寒疝。

桂枝

味辛、甘，温，无毒。主利肝肺气，头痛出汗，止烦止唾，咳嗽，鼻鼽，理疏不足，表虚自汗，风痹骨节挛痛《本经》。

主温经通脉，发汗解肌，治伤寒头痛，中风自汗，调和营卫，使邪从汗出，而汗自止，亦治手足痛风，胁风《备要》。

【经络】入肺、膀胱二经_{元素}。

为上行发表之品，而兼轻剂。能散血分之寒，及横行肩臂也_{芊绿}。

气味俱薄。体轻而上行，浮而升阳也。

【合化】《得宜》曰：得芍药、甘草，能和营卫。得雄鸡肝，治小儿遗尿。

柳桂

味辛、甘，温，无毒。主善行上焦，补阳气，散风邪《医鉴》。

【经络】入肺经。为表散之品，而兼轻剂，专入上焦之品。能横行于肩臂_{芊绿}。

【合化】不著。参观桂条。

官桂

味辛，温，无毒。主结气，利关节《本经》。

心痛胁痛，胁风，温经通脉《别录》。

祛冷风疼痛_{甄权}。

祛皮肤风湿_{元素}。

泄奔豚，散下焦畜血，利肺气_{无己}。

治痛风_{丹溪}。

【经络】入脾经，兼入肝经。为通利之品_{芊绿}。

【合化】《肘后》曰：单用，浓煎，能治心腹胀痛，气短欲绝。《千金》曰：亦治中恶心痛。

【论说】苏颂曰：菌桂，正圆如竹，有二三重者，即今之筒桂。牡桂皮薄色黄少脂肉，即今之观桂。半卷半脂者，即今之板桂。又云今观宾宜韶钦诸州所出种类之殊，惟菌桂大小成筒，与宾州所出相类。牡桂止嫩枝半卷多紫，与韶宜所出相类。桂皮黄心赤，与钦州所出相类。芋绿曰：苏氏既晰桂及菌牡之殊，复即他州所出之相类者，一一辨之，可云精矣。此可据以为依者也。乃海藏不考官桂之由，缪据《图经》之语《图经》云，今观宾宜诸州出者佳妄断为官桂，本是观桂，世人以观字画多，故写作官。此已觉鄙俚可笑矣。而时珍驳之，复云今观乃今视之意。曰官桂者，乃上等供官之桂，不更觉鄙俚，更觉可笑乎？盖官字之称，诚不知何据，然只因其名以别其物可耳，何必纷议其名之所由乎？如必议其名之由，将所谓牡桂者，牡与牝对，是凡物雄者之称，以此名桂，岂此为雄桂，而复有雌桂乎？且即李氏上等供官之说，夫供官固须上等，但牡桂皮薄色黄少脂肉，固非上等也。如以官桂非牡桂，别有其上等者，又何以今时所用官桂，竟是皮薄色黄少脂肉者乎？余故序列诸桂之后，而以官桂次之，反复辨论，以告世之学者。

【论说】海藏曰：桂枝，入足太阳。桂心，入手少阴血分。肉桂，入足少阴厥阴血分。细薄者为嫩为枝，厚脂者为老为肉，去其皮与里，当其中为桂心。希雍曰：《本经》主利肝肺气，头痛出汗，止烦止唾，咳嗽鼻衄，理疏不足，表虚自汗，风痹骨节挛痛者，桂枝之所治。以其病皆得之表虚不任风寒，寒邪客之所致，故悉主之，以能实表祛邪也。其主心腹寒热冷疾，霍乱转筋，腰痛堕胎，温中，坚筋骨，通血脉，宣导百药，无所畏者。肉桂之所治，以其病皆得之命门真火不足，阳虚寒动于中，及一切里虚阴寒，寒邪客里也。芋绿曰：本草有菌筒桂、牡桂、板桂、天竺桂之殊。今所用者，亦罕分别，惟以肉厚味辛甘气香者为主可耳。至于肉桂、桂心不过一去粗皮，一并内外皮都去为异。故缪

氏但分列肉桂、桂枝二种。主治不另出桂心，明以肉桂、桂心为
一物也。海藏则分肉桂、桂心、桂枝为三项，明其各有归经。故
汪㕚庵宗之，著《备要》，竟三项平列。此非缪之略而王与汪之详
也。不观于缪，不知肉桂、桂心为一物，恐为本草繁称菌筒、牡
板、天竺等名者之所淆。不观王与汪，不知肉桂、桂心虽一物，
而主治经络，毕竟有异。余故分列三味，如王说。并录缪氏分隶
两项之说于前，更特表之，以明其故。庶用桂者，知所以也，但
按《东医宝鉴》[①]详列桂心、肉桂、桂枝之下，复有柳桂一条，其
注云，枝者枝条，非身干也。盖取其枝上皮，取其轻薄而能发散，
正合《内经》辛甘发散为阳之义。又云，柳桂者，乃桂之嫩小枝
条极薄者。据此则桂枝、柳桂又是一物而有大小之异。盖桂枝者，
是桂树之枝，别乎身干之最大最厚而言，不必尽小。柳桂乃枝条
上纷出之细枝，曰柳者，言如柳条之细也。但今时所用桂枝，皆
是柳桂，何则所云桂枝？不过较身干上之肉桂为嫩为薄，不尽是
细条。今所用桂枝皆极细条，是柳桂也。且古人于桂枝，又有薄
桂之名。今并以此伪充肉桂矣，其得伪充肉桂者，以所用桂枝，
既皆是柳桂。人但泥枝之一字，只指柳桂为桂枝。不复知桂枝虽
嫩薄，不尽细小，并不知桂枝之外，更有柳桂之名，故市肆得以
混之，而人亦不觉也。不知肉桂补，桂枝散，欲补而以散剂用之，
未有不为害者。因愈咎肉桂之不可用，竟不知属市人之罪，可慨
也已。《宝鉴》又曰：筒桂厚者，宜入治脏及下焦药；轻薄者，宜
入治头目发散药；如柳桂嫩小枝，宜入治上焦药。则其言厚者，
固统肉桂、桂心在内；言轻薄者，乃专指桂枝；言嫩小者，则柳
桂也。余故并列柳桂于桂枝、桂心、肉桂三者之后，而特申其说
如此。

① 《东医宝鉴》：医学全书。朝鲜许浚选摘我国明以前医籍予以分类编纂而成，
　二十三卷。

【禁忌】《经疏》曰：桂性偏阳，法并忌者计有三十余症。一经误投，祸不旋踵，惟在医家，谨察病因，以施治乃可。之才曰：忌生葱、石脂。

【出产】《图经》曰：菌桂生交趾①山谷，牡桂生南海山谷，桂生桂阳。今岭表所出则有筒桂，肉桂、桂心、官桂、板桂之名，医家用之，罕有分别。旧说菌桂正圆如竹，有二三重者，即所谓筒桂也，或云即肉桂也。牡桂皮薄色黄少脂肉，气如木兰，味亦相类。削去皮名桂心，今之官桂疑是此。半卷多脂者，今之板桂疑是此。桂叶如柏叶而泽黑，皮黄心赤。今钦州所生者，叶密而细，亦恐是其类。其木俱高三四丈，生深山蛮洞，人家植于圃中者，移植于岭北，殊少辛辣之气，不堪入药。二八月采皮，九月采花，并阴干用。

【炮制】雷公曰：凡使，要紫色厚者，去上粗皮，取心中味辛者用之。如未用时，即用重蜜熟绢并纸裹，勿令见风，且不可近火。

公丁香

味辛，温，无毒。主温脾胃，风毒诸肿，能发诸香《开宝》。

风疳，骨槽劳臭，杀虫，辟恶去邪，治奶头花，止五色毒痢，五痔李珣。

治口气，冷气冷劳，反胃，鬼疰蛊毒，消痃癖，疗肾气、奔豚气，阴痛腹痛，壮阳，暖腰膝《大明》。

疗呕逆甚验保昇。

去胃寒，理元气元素。

---

① 交趾：古代地名。一作交阯，又称南交。泛指今五岭以南地。

热。治虚哕，小儿吐泻，痘疮，胃虚灰白，不得起发_{时珍}。

母丁香_{即鸡舌香}

味辛，微温，无毒。主风水毒肿，霍乱心痛，去恶热《别录》。
吹鼻，杀脑疳_{甄权}。

附 丁皮

气味同，主齿痛_{李珣}。
心腹冷气诸病，方家代用丁香_{时珍}。

【经络】禀纯阳之气以生。气厚味薄。升也，阳也。入足太
阴、足阳明经《经疏》。
入足太阴、少阴、阳明经_{好古}。
入肺、脾、胃三经。为暖补之品，泄肺、温胃、补肾之要药
_{芊绿}。

【合化】《圣惠》曰：得神曲，治反胃吐食。《摘玄》曰：得甘
蔗汁，治朝食暮吐。《经验方》曰：得木香，治反胃关格，气噎不
通。《得宜》曰：得柿蒂，治呃逆。得五味子，治奔豚。

【论说】宗奭曰：治脾胃冷气不和，甚良，母者尤佳。丹溪
曰：人之阴气，依胃为养，土伤则木挟相火，直冲清道而上，作
咳逆。古人以为胃寒，用丁香、柿蒂不能清痰理气，惟助火而已。
又口居上，地气出焉。脾有郁火，溢入肺中，失其清和之意。而
浊气上行，发为口气，若以丁香治之，是扬汤止沸耳。惟香薷治
之甚捷。沈芊绿曰：呃逆多由于火。容有因寒而致者，亦止呃逆
症中一款，故以丁香、柿蒂治之而败者，十有五六。但必以寒药
治之，矫枉太过又未的当，总在察其寒热虚实，因时制宜斯可耳。

【禁忌】《经疏》曰：一切症有火热症者，忌之。病非属虚寒，概不宜用。雷公曰：畏郁金。

【出产】《图经》曰：生交广南番，今惟广州有之。木类桂，高丈余，叶似栎，经冬不凋。花圆细黄色，其子出枝蕊上，如钉子长三四分。紫色中有粗大如山茱萸者，谓之母丁香。二月八月采子及根。又云：盛冬生花子，至次年春采之。

【炮制】雷公曰：丁香，有颗小雄、颗大雌之说。凡使，多用雌，力大。膏煎中用雄。若欲使雄，须去丁盖乳子，以其发人背痈也。

胡椒

味辛，大温，无毒。主下气，温中去痰，除脏腑中风冷《开宝》。去胃口虚冷气，宿食不消，霍乱气逆，心腹卒痛，冷气上冲李珣。调五脏，壮肾气，治冷痢，杀鱼肉、鳖、蕈毒《大明》。去胃寒吐水，大肠寒滑宗奭。

热。暖肠胃，除寒湿，反胃，虚胀，冷积阴毒，牙齿浮热作痛时珍。

【经络】禀天地纯阳之气以生。气味俱厚。阳中之阳。入手、足阳明经《经疏》。

入胃、大肠二经。为除寒快膈之品芊绿。

【合化】《圣惠》曰：得煨姜，治反胃吐食。

【论说】宗奭曰：去胃中寒痰，食已则吐水，甚验。大肠寒滑亦可用，须以他药佐之，过剂则走气也。时珍曰：噎膈症，或因酒得，或因气得，或因胃火得。张从正痛切戒用姜、桂、丁香、豆蔻、荜茇、胡椒等，此见固是。然亦有食入反出无火之症。又有痰气郁结，得辛热暂开之症，不可执一。

【禁忌】《经疏》曰：凡血分有热，阴虚发热，咳嗽吐血，咽干口渴，热气暴冲，目昏口臭，齿浮鼻衄，脏风脏毒，痔漏泄澼等症，如误服，即令诸病即时加剧，切忌。李珣曰：多食损肺，令人吐血。时珍曰：走气助火，昏目发疮。

【出产】时珍曰：生南番诸国，交趾、滇南、海南诸地。蔓生附树及作棚引之。叶如扁豆、山药等，正月开黄花，结椒垒垒，缠藤而生，状如梧桐子，亦无核，生青熟红，青者更辣。四月熟，五月采取，晒干乃皱。今中国食品常用之物。

【炮制】雷公曰：凡使，只用内无皱壳者，力大。汉椒使壳，胡椒使子。每修事，于石槽中碾碎成粉用。

荜澄茄

味辛，温，无毒。主下气消食，去皮肤风，心腹间气胀，令人能食，疗鬼气_{藏器}。

治一切冷气痰澼，并霍乱肚腹痛，肾气膀胱冷《大明》。

暖脾胃，止呕吐哕逆_{时珍}。

【经络】入脾、胃、肾、膀胱四经。为散寒解结之品，而兼通剂_{芊绿}。

【合化】苏颂曰：得高良姜，治伤寒咳逆，呃噫不定。

【论说】虞抟曰：病有反胃吐食，甚至吐出黑汁，治之不愈者，惟荜澄茄，米糊丸，姜汤下三十丸，日一自愈。但愈后须服平胃散三百帖，遂可。

【禁忌】《本草述》曰：病属阳逆者，投之则危，须审之。

【出产】《图经》曰：生佛誓国[1]，今广州亦有之。春夏生叶，

---

[1] 佛誓国：即室利佛誓国，7—13世纪印度尼西亚苏门答腊岛古国，也称为三佛齐帝国。

清滑可爱，结实似梧桐子、蔓荆子，微大。八九月采之。

【炮制】雷公曰：凡采得，去柄及皱皮丫，用酒浸蒸，从巳至酉，杵细，晒干用。

吴茱萸

味辛，温。主温中下气，止痛除湿，血痹，逐风邪，开腠理，咳逆寒热《本经》。

大热，有小毒，去痰冷逆气，饮食不消，心腹诸冷痛，中恶心腹痛《别录》。

霍乱转筋，胃冷，吐泻腹痛，产后心痛，治遍身瘭痹刺痛，利大肠壅气甄权。

下产后余血，治肾气，脚气水肿，通关节，起阳，健脾《大明》。

止痢止泻，厚肠胃孟诜。

治痞满塞胸，咽膈不通好古。

冲脉为病，气逆里急丹溪。

开郁化滞，治吞酸厥阴，痰涎头痛，阴毒腹痛，疝气血痢，及喉舌口齿生疮时珍。

【经络】禀火气以生。气味俱厚。可升可降，阳中之阴。入足太阴经血分，少阴、厥阴经气分元素。

入足太阴、阳明、厥阴经《得宜》。

入肝、肾二经，兼入脾、胃二经。为下气开郁，除风寒湿之品，而兼宣剂芊绿。

【合化】《和剂》曰：童便浸焙吴茱萸，得干泽泻为丸，治小肠疝气。得黄连、白芍，治赤白下痢。《圣惠》曰：得干姜，治食已吞酸。《圣济》曰：亦治霍乱转筋。夏子益曰：得木香，治寒热怪病。

【论说】段成式①曰：椒气好下，吴茱萸气好上，言其冲膈，多食损眼又脱发也。寇氏曰：此物下气最速，肠虚人尤甚。李杲曰：浊阴不降，厥气上逆，咽膈不通，食则令人口开目瞪，阴寒膈塞，气不得上下。此病不已，令人寒中腹满，膨胀下利。宜以吴茱萸之苦热，泄其逆气，用之如神，他药不可代也。但多用防损元气。丹溪曰：此性虽热，而能引热下行，盖亦从治之义。时珍曰：吐酸之症，宜降火清痰，用吴萸作向导。

【禁忌】《经疏》曰：一切阴虚之症，及五脏六腑有热无寒之人，均忌。之才曰：蓼实为使。恶丹参、硝石。畏紫石英。思邈曰：陈久者良，闭口者有毒。多食伤神，令人起伏气，咽喉不通。

【出产】《图经》曰：生上谷川谷，江浙、蜀汉尤多。木高丈余，皮青绿色，叶似椿而阔厚，紫色。三月开花，红紫色。七八月结实，似椒子，嫩时微黄，至成熟则深紫。九月九日采阴干。

【炮制】雷公曰：凡使，去叶梗，每十两，以盐二两，投东流水四斗，分作一百度洗之，自然无涎，日干，亦可用醋煮之。

以上燥剂木部

茴香 《本经》作蘹香子

味辛，平，无毒。主诸瘘，霍乱及蛇伤《唐本》②。

膀胱胃间冷气及育肠气，调中，止呕下食马志。

主暖丹田吴绶。

补命门不足东垣。

---

① 段成式：字柯古（803—863），唐代邹平人，著名志怪小说家，著有笔记小说集《酉阳杂俎》。

② 《唐本》：即唐代《新修本草》。

治干湿脚气，癞疝，阴肿阴疼《大明》。

小茴

气味同。主理气开胃，亦治寒疝_{时珍}。

【经络】得土金之冲气，兼禀天之阳气以生。辛香发散，甘平和胃，升也。阳中之阳，入足太阴、阳明、太阳、少阴经《经疏》。

入奇经《得宜》。

入心、脾、膀胱三经。为温肾治寒之品，而兼补剂_{芊绿}。

【合化】《保命集》曰：得苦楝子，治肾消饮水，小便如膏。戴原礼曰：得猪腰子、食盐，治肾虚腰痛。《本事方》曰：得葱白，焙干为末，治膀胱疝痛。《得宜》曰：得生姜、盐，治睾丸肿大。得杏仁、葱白，治膀胱疝痛。

【论说】存中曰：疝有七种，气、血、寒、水、筋、狐、癞也。肝经病，不属肾，以肝脉络于阴器也。多因痰湿所致，亦有挟虚者，当加参、术于温散药中。万全曰：凡疝皆受病于肝，发见于肾。时珍曰：自番舶来八瓣者，名八角茴香，炒黄用。得酒良。得盐则入肾，发肾邪，故治阴疝。大如麦粒，轻而有细棱者，为大茴，出宁夏。他处出而小者，为小茴，俱称小茴。

【禁忌】《经疏》曰：胃肾多火，阳道数举，得热则呕者，均忌。

【出产】《图经》曰：交广诸番及近都皆有之。三月生叶，似老胡荽，极疏细作丛，至五月高三四尺，七月生花，头如伞盖，黄色，结实如麦而小，青色，北人呼为土茴香。八九月采实，阴干。

【炮制】甄权曰：得酒良，炒黄用。

以上燥剂菜部

炉甘石

味甘，温，无毒。主止血，消肿毒，生肌，明目，去翳退赤，收湿除烂，同冰片。治目中一切诸病_{时珍}。

【经络】入胃经。为明目之品，眼科要药_{芊绿}。

【合化】《宣明》曰：得青矾、朴硝，洗诸般翳膜。《杂病治例》曰：得牡蛎粉，捻作纸挺，入疮口治漏疮不合。邵真人曰：得孩儿茶、麻油，调敷下疳阴蚀。《直指》曰：得蚌粉共研，扑阴汗湿痒。

【论说】时珍曰：余尝用此石煅淬，海螵蛸、硼砂各一两，为极细末，以点诸目疾，甚妙。入朱砂五钱，则性不黏也。仲淳曰：荣气不从，逆于肉里，乃生痈肿。甘温能通畅血脉，则肿毒自消矣。芊绿曰：炉甘石，主目疾者，目得血而能视，血衰则隐涩羞明。又或风热上壅，致赤烂肤翳也。此药味甘，则入脾而能益血，性温则能散风热，而不使为害，故功有由见也。

【禁忌】未详。

【出产】时珍曰：所在坑冶处皆有生者，川蜀、湘东最多，太原、泽州①阳城及云南者为胜。金银之苗也，其块大小不一，状似羊脑，松如石脂，亦粘舌。产金坑者色微黄，产银坑者色白，或带青或绿，赤铜得之，即变为黄。今之黄铜，即此物点化也。

【炮制】时珍曰：凡用，以炭火煅红，童子小便淬七次，水洗净，研粉水飞过，晒干用。

---

① 泽州：古代地名。隋开皇初以建州改名，治所在丹川县。大业初改为长平郡。唐武德元年别置泽州，治所在薄泽县，八年移治端氏县，贞观元年移治晋城县，天宝初改为高平郡，乾元元年复改为泽州。金天会六年改为南泽州，天德三年复为泽州。清雍正六年升为泽州府；辽开泰中置，治所在神山县。金承安二年改名惠州。

硫黄

味酸，温。主妇人阴蚀，疽痔，恶血《本经》。

大热，有毒。疗心腹积聚邪气，冷癖在胁，脚冷疼弱无力，下部蜃疮，杀疥虫《别录》。

下气，治腰肾久冷，除冷风顽痹，生用治疥癣甄权。

主阳气暴绝，阴毒伤寒，久患寒泄，脾胃虚寒而命欲垂尽者，用之，亦救危妙药也。治寒痹冷癖，暖精壮阳《备要》。

【经络】禀火气以生。气味俱厚。纯阳之物，升也。入手厥阴经《经疏》。

入命门、心包二经。为补阳之品，专补命门真火不足芊绿。

【合化】《经验》曰：得青盐，治元脏久冷，腹痛，虚泄里急。《圣惠》曰：研末，能扑诸疮胬肉如蛇出者。《救急良方》曰：得鸡子煎，香油调，搽疥疮有虫。《得宜》曰：得半夏，治久年哮喘。得艾叶，治阴毒伤寒。得乌鲗、五味，敷妇人阴脱。

【论说】寇氏曰：硫黄为救急妙药，但中病便当已，不可尽剂。世人盖知用而为福，而不知其为祸也。

【禁忌】《经疏》曰：古方未有服饵，近世遂为常服。然非真病虚寒，胡可服此大热毒药？即便虚寒症，亦当补气回阳，何须借此毒石。世人只知取效捷，而不知为害之酷烈也，戒之。之才曰：畏细辛、朴硝、铁、醋。

【出产】《图经》曰：生东海泰山、河西山矾石液，今出南海诸番岭外州郡。以色如鹅子初出壳者为真。时珍曰：凡产石硫黄地，必有温泉。《魏书》[①]盘盘国有火山，山旁皆焦，溶流数千里乃

---

① 《魏书》：北朝北齐人魏收所著的一部纪传体断代史书，记载了4世纪末至6世纪中叶北魏王朝的历史，共一百二十四卷。

凝坚，即石硫黄也。石硫黄生南海琉球山中，土硫黄生广南，以嚼之无声者佳。舶上倭硫黄亦佳。今人作烽燧，为军中要物。

【炮制】雷公曰：凡使，勿用青赤色及半白半青，以有黄色内莹净者为佳。时珍曰：凡入丸药，须以萝卜剜空，入硫在内，合定，缓火煨熟，去其臭气，以紫背浮萍同煮，消其火毒。以皂荚汤淘之，去其黑浆，方可用之。

以上燥剂石部

湿剂

徐之才曰：湿可去枯，白石英、紫石英之属是也。张从正曰：湿者润湿也。虽与滑类少有不同。《经》云辛以润之。辛能走气，能化液故也。盐硝味虽咸，属真阴之水，诚濡枯之主药也。人有枯涸皴揭之病，非独金化。盖有火以乘之，非湿剂不能愈。刘完素曰：津耗为枯，五脏痿弱，荣卫涸涩，必湿剂以润之。王好古曰：有减气而枯，有减血而枯。

饴糖

味甘，微温，无毒。主补虚乏，益气力，润五脏，消痰止嗽《开宝》。

【经络】用麦蘖或谷蘖同诸米熬炼而成，故味甘。甘入脾，而米麦皆养胃之物，故入足太阴、手太阴经《经疏》。

入肺、脾二经。为滋润之品芊绿。

【合化】《得宜》曰：得桂枝，能建中。《肘后》曰：得鸡子黄，硬咽，治鱼骨鲠咽。《圣济》曰：单食能解草乌头及天雄、附子毒。

【论说】丹溪曰：饴属土，成于火。大发湿中之热，多食动脾风，能生胃火。此损齿之因，非土制木，乃湿土生火也。中满呕吐，及湿热症，不得轻投。芊绿曰：本草诸米皆可作饴糖。惟以糯米作者入药，盖糯米能补益脏气也。

【禁忌】《经疏》曰：虽能补脾润肺，然过服则动火生痰。凡中满吐逆，酒病牙疳，咸忌之。肾病尤不可服。

【出产】弘景曰：方家用饴，乃云胶饴，是湿糖，如厚蜜者。其凝结及牵白者，饧饴，不入药用。

【炮制】不著。

白石英

味甘，微温，无毒。主消渴，阴痿不足，咳逆，胸膈间久寒，益气，除风湿痹《本经》。

疗肺痿下气，利小便，补五脏《别录》。

治肺痿吐脓，咳逆上气，疸黄甄权。

实大肠好古。

主治痿痹肺痈《得宜》。

【经络】禀金气以生。降也，阴中之阳。入手太阴、阳明经。《经疏》

入肺、大肠二经，为润燥之品，二经气分药芊绿。

【合化】《得宜》曰：得朱砂，治惊悸。得磁石，治耳聋。

【论说】寇氏曰：紫白二石英，攻疾可暂煮汁用，未闻久服之益。仲景只为㕮咀，不为细末，岂无意焉？若久服，宜详审。时珍曰：白石英入肺、大肠气分，治肺痹、肺痿、肺痈枯燥之病。但系石类，止可暂用，不宜久服。

【禁忌】详上论说。

【出产】《图经》曰：生华阴山谷及泰山，陶隐居云新安出者佳。苏恭云：泽州出者佳。大抵长而白泽，明澈有光，六面如削者，可用。采取在二月，亦云无时。

【炮制】雷公曰：凡使，取白如水晶，状若紫石英而差大，六棱者，煅用。

紫石英

味甘、辛，温，无毒。主心腹咳逆邪气，补不足，女子风寒在子宫，绝孕，十年无子，久服温中《本经》。

疗上气心腹痛，寒热邪气，结气，补心气不足，定惊悸，安魂魄，填下焦，止消渴，除胃中久寒，散痈肿《别录》。

养肺气，治惊痫，无脓甄权。

上能镇心，重以去怯；下能益肝，湿以去枯《得宜》。

【经络】禀土中之阳气以生。味厚于气。阳中之阴，降也。入手少阴、手厥阴、足厥阴经《经疏》。

入心、肝、心包三经。为镇怯润枯之品，而兼重剂。心肝血分药芊绿。

【合化】仲景曰：得白石英、寒水石、石膏、干姜、大黄、龙齿、牡蛎、甘草，治风热瘛疭。《大明》曰：得生姜、米醋摩研，敷痈肿毒气。

【论说】甄权曰：虚而惊悸不安者，宜加用之。时珍曰：紫石英上能镇心，下能益肝。心主血，肝藏血，其性暖而补，故心神不安，肝血不足，及女子血海虚寒不孕者宜之。《别录》言补心气。甄权言养肺。殊昧气阳血阴，营卫之别。惟《本经》所言诸症，甚得此理。仲淳曰：冲为血海，任主胞胎，女子系胞于肾及心包，虚则风寒乘之，故不孕。紫石英辛温走二经，散风寒，镇下焦，为暖子宫要药。

【禁忌】《经疏》曰：凡绝孕由阴虚火旺，不能摄受精气者，忌用。之才曰：畏附子。恶黄连。

【出产】《图经》曰：生太山山谷，陇州^①山中亦多。其色淡紫，其实莹澈，大小皆五棱，两头如箭簇，煮水饮之。比白石英功力倍矣。

【炮制】雷公曰：凡使，火煅，醋淬七次，水飞，晒干用。

朴硝<small>即皮硝，又名盐硝</small>

味苦，寒。主百病，除寒热邪气，逐六腑积聚，结固留癖，能化七十二种石《本经》。

咸、辛无毒。胃中食饮热结，破留血闭绝，停痰痞满，推陈致新《别录》。

疗热胀，治腹胀，大小便不通，女子月候不通<small>甄权</small>。

通泄五脏百病，治天行热疾头痛，消肿毒排脓《大明》。

其性主降《得宜》。

附芒硝

辛、苦，大寒，无毒。主五脏积聚，久热胃闭，除邪气，破留血，腹中痰实结搏。通经脉，利大小便及月水，破五淋，推陈致新《别录》。

下瘰疬黄疸病，时疾壅热，能散恶血，堕胎，敷漆疮效<small>甄权</small>。

---

① 陇州：古代地名。西魏废帝三年以东秦州改名，治所在汧阴县。北周明帝二年随县移治汧源县。隋大业三年废。唐武德元年复置，天宝元年改名汧阳郡，乾元元年复为陇州。金移治汧阳县。元初还故治。

马牙硝

大寒，微甘、咸，无毒。主除五脏积热，伏气_{甄权}。

亦入点眼药，去赤肿障翳，涩泪痛《大明》。

风化硝

主上焦风热，小儿惊热膈痰，清暑解毒。以人乳和涂，去眼睑赤肿，及头面暴热肿痛_{时珍}。

硝石

主治略同朴硝《大明》。

即火硝，其性主升，功专破积散坚《得宜》。

【经络】禀天地至阴极寒之气而生。气薄味厚，沉而降，阴也_{元素}。

入胃、大肠、三焦三经。为下泄除热、润燥软坚之品_{羊绿}。

【合化】《得宜》曰：朴硝得大黄，直入大肠涤垢。《外台》曰：得丹砂为丸，含咽，治喉痹肿痛。《信效方》曰：芒硝得童便，治妇人难产。《简要》曰：得茴香、酒，治小便不通。姚和众曰：马牙硝涂舌上，治小儿重舌。《简要》曰：亦治鹅口。《得宜》曰：硝石得僵蚕、冰硼，吹喉中，治喉痹。

【论说】仲淳曰：硝者，消也。其直往无前之性，无坚不破，无热不荡。病非热邪深固，闭结不通，不可轻投，恐误伐下焦真阴故也。好古曰：芒硝，《本草》言堕胎，然妊娠伤寒可下者，兼用大黄以润燥软坚泻热，而母子相安。盖药自病当之，故母与胎俱无患也。元素曰：孕妇惟三四月及七八月不可用此，余皆无妨。

许誉乡曰：芒硝消散，破结软坚；大黄推荡，走而不守，故二药相须，同为峻下之剂。寇氏曰：朴硝力紧急而不和，故荡逐食脍不消者。芒硝消和缓，故多用治伤寒。皇甫功曰：朴硝重浊，芒硝、牙硝清明，风化硝则又芒硝、牙硝去气味而甘缓轻软者也。故朴硝止可施鲁莽之人，及外敷之症。若汤散服饵，必须芒硝、牙硝为佳。仲景伤寒方，只用芒硝，不用朴硝，正此义也。又硝禀太阴之精，水之子也。气寒味咸，走血而润下，荡涤三焦、肠胃实热阳强之病，乃折治火邪药也。风化硝甘缓轻浮，故治上焦心肺痰热，而不泄利。时珍曰：硝有水火二种，形质虽同，性味迥别。惟《神农本经》朴硝、硝石二条为正。《神农》所列朴硝，即水硝也。煎炼结出细芒者为芒硝。结出马牙状者为马牙硝。其凝底成块者，通为朴硝。气味皆咸寒。《神农》所列硝石，即火硝也。煎炼结出细芒者亦名芒硝。结出马牙状者亦名马牙硝。其凝底成块者通为硝石，味性皆苦辛而温。二硝皆有芒硝、牙硝之称。自唐宋以下，所用芒硝、牙硝，皆水硝也。又《神农本经》止有朴硝、硝石。《名医别录》复出芒硝。《嘉祐本草》又出马牙硝。

【禁忌】详元明粉条。

【出产】《图经》曰：朴硝生益州山谷，有咸水之阳。硝石生益州山谷，及武都陇西西羌。芒硝生于朴硝，南北皆有之，以西川为胜。旧说三物同种，采得其苗似水淋，取汁煎炼，即朴硝也，一名硝石。炼朴硝或地霜而成，坚白如石者，即硝石也，一名芒硝。取朴硝以暖水淋汁，炼之减半，投盆内，经宿而有细芒生焉，即芒硝也。时珍曰：川晋之硝，则底少而面上生牙，如圭角，作六棱，纵横玲珑，洞澈可爱者，是为马牙硝。取芒硝、马牙硝，以萝卜煎炼，去咸味，即为甜味。置之风日中，吹去水气，轻白如粉，即为风化硝矣。

【炮制】详元明粉条。

元明粉

味辛，寒，无毒。主心热烦燥，并五脏宿滞，癥结_{甄权}。

明目退翳，膈上虚热，消肿毒《大明》。

【经络】以多次结成者为上。其色莹白，其味辛咸。沉而降，阴也。入手少阴，足厥阴、阳明经《经疏》。

入胃、大肠、三焦三经，为破结泄热之品_{羊绿}。

【合化】《集要方》曰：得童便，治热厥气痛。《伤寒蕴要》曰：得朱砂，治伤寒发狂，邪入心包者。

【论说】苏恭曰：元明粉治肿毒一句，非伏阳在内不可用。若用治真阴毒，杀人甚速。东垣曰：元明粉之用有二，去胃中实热，荡肠中宿垢，大抵用此以代盆硝。汪颖曰：元明粉煅炼多偏，佐以甘草，去其咸寒之毒，遇有三焦肠胃实热积滞，少年气壮者，量与服之，殊有速效。若脾胃虚冷，阴虚火动者，服之速之死矣。仲淳曰：《大明》言膈上虚热，当做实热，邪解心凉，故热退也。

【禁忌】《经疏》曰：凡病不由邪热闭结，及血枯津涸，以致大肠燥结。阴虚精乏，以致火热骨蒸。火炎于上，以致头痛目昏，口渴耳聋，咽痛，吐血衄血，咳嗽痰壅，虚极类实等症，均忌用朴硝、芒硝、硝石、元明粉等。

【出产】《经疏》曰：元明粉即芒硝投滚沸水化，夜置冰霜之下，结起在水面上者。用白莱菔切片煮汁，投硝，以结起多次为上。时珍曰：以朴硝、芒硝、马牙硝同甘草煎，过鼎罐升煅，则为元明粉。

【炮制】《大明》曰：凡入饮药，先安于盏内，搅热药浇服。

以上湿剂石部